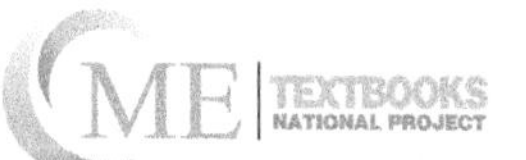

国家级继续医学教育项目教材

乳腺癌临床与转化性研究进展2016

主　编　陆劲松　徐兵河

编　委　（按姓氏笔画排序）

于海宁	万财凤	马　泰	马　越	王永胜	王红霞
王劲松	王瓯晨	王明瑶	王　岩	王佳玉	王　南
王树森	王　殊	王晓稼	王浩峰	王海波	王理伟
王碧芸	王耀辉	巴雅巴尔	邓甬川	厉红元	田　野
田　璨	史佳杰	白永瑞	成　芳	朱　玮	任延律
华　佳	庄　莹	刘莉萍	刘　健	刘　强	刘　淼
孙　建	孙　涛	杜跃耀	杨　帆	杨奇峰	李　弋
李凤华	李文杰	李　伟	李兴睿	李志高	李南林
李　萍	李　懿	吴　凡	吴子平	吴克瑾	沈坤炜
沈　赟	宋传贵	张凤春	张国君	张　剑	张　捷
张筱骅	张嘉峻	张　磊	张　蕾	陆劲松	陈小松
陈　龙	陈占红	陈　波	陈　莉	陈家艺	林海平
林燕苹	欧阳取长	所世腾	周美琪	郑　莹	赵晓菁
郝春芳	胡孝渠	施　亮	娄　春	耿翠芝	莫雪莉
夏　雯	钱　诚	倪小健	徐迎春	徐君南	殷文瑾
殷　凯	殷雪东	郭宝良	郭翔宇	唐颖悦	唐　瑶
涂水平	黄文河	曹　璐	龚成成	龚益平	彭　静
傅佩芬	傅　深	童林军	曾焕城	曾化桂	谢华英
赖宏娜	蔡叶峰	潘跃银	魏海燕		

主编助理　王耀辉　殷　凯　殷文瑾　张　捷

中华医学电子音像出版社

CHINESE MEDICAL MULTIMEDIA PRESS

北　京

图书在版编目（CIP）数据

乳腺癌临床与转化性研究进展. 2016/ 陆劲松主编. -- 北京：中华医学电子音像出版社，2016. 8

ISBN 978-7-83005-076-4

Ⅰ. ①乳… Ⅱ. ①陆… Ⅲ. ①乳腺癌-诊疗-研究 Ⅳ. ①R737. 9

中国版本图书馆 CIP 数据核字（2016）第 163817 号

网址：www.cma-cmc.com.cn（出版物查询、网上书店）

国家级继续医学教育项目教材
乳腺癌临床与转化性研究进展 2016
RUXIAN'AI LINCHUANG YU ZHUANHUAXING YANJIU JINZHAN 2016

主　　编：陆劲松　徐兵河
策划编辑：冯晓冬　史仲静
责任编辑：史仲静　裴　燕　王翠棉
文字编辑：王翠棉　杨善芝
校　　对：刘　丹
责任印刷：李振坤
出 版 人：史　红
出版发行：中华医学电子音像出版社
通信地址：北京市东城区东四西大街 42 号中华医学会 121 室
邮　　编：100710
E-mail：cma-cmc@cma.org.cn
购书热线：010-85158544
经　　销：新华书店
印　　刷：北京京华虎彩印刷有限公司
开　　本：889mm×1194mm　1/16
印　　张：24. 75
字　　数：640 千字
版　　次：2016 年 8 月第 1 版　　2016 年 8 月第 1 次印刷
定　　价：70. 00 元

内容提要

本书重点介绍了乳腺癌临床最新研究进展，邀请了临床一线著名乳腺癌肿瘤专家全方位、多角度、立体化地阐述了乳腺癌最新研究结果，对乳腺癌新辅助治疗、手术治疗、辅助放疗、晚期解救治疗等相关的重大临床试验进行详细解读，同时，就国际重要乳腺癌相关指南做了更新解读。本书内容权威、学术性强，对临床工作具有指导意义。

序

“精准医疗”的理念从提出至今，已不再是纸上谈兵，而是正在切实地改变着我们临床实践的重要准则。这一理念的落地，离不开每一次医学科学的不断突破。每年一度的美国圣安东尼奥乳腺癌会议、美国临床肿瘤学会（ASCO）会议召开之时往往是乳腺癌最新研究突破的集中发布之际，早于专业杂志公布一系列具有重要实践意义的临床试验及其转化性研究的重要结果。这其中，新药研发捷报频传，成果喜人，免疫治疗开启了肿瘤治疗的新纪元。而新旧配伍，使得经典方案“重焕青春，宝刀未老”。当然，除了内科治疗的不断突破，外科、放射治疗等局部治疗力求精益求精，争取“最小伤害，最佳效果”；而疾病诊断与评估方面的突破，也是成果显著。

当然，从“循证医学”过渡到“精准医疗”，绝非一日之功。每次的点滴进步，都离不开重大临床试验的深入开展。正如本书收录的这些临床试验，有的试图直接把握个体精准医疗的关键；有的迂回演进，多角度证明同一药物在不同人群的疗效。即使某些试验在现阶段结果为阴性，也为后续研究的深入明确了方向。总之，临床试验不断推进，为精准医疗打下了基础，而精准医疗的逐步实现，也深刻改变着当下的循证医疗。

有鉴于此，掌握最新临床试验成为了所有医务工作者的必备技能。然而，在这个每天都涌现海量信息的大数据时代，医务工作者由于临床工作的繁忙，无暇在第一时间获得最前沿的知识更新。即便可以通过网络媒体和学术会议了解这些最新进展，但由于信息不对、语言障碍等限制，许多医生无法获得全面系统的知识更新。为此，我们力图通过此书的编撰，为广大同道提供一本全面、精练的最新知识进展系列手册，便于临床医生能随时利用碎片时间阅读和学习。

如果强调个体差异的精准医疗是当代医学的趋势，那么，疾病管理的多学科协作诊疗模式（multi-disciplinary team，MDT）便是临床实践的潮流。乳腺癌患者的管理需要多学科的专业知识以及各科专家之间的有效沟通。正因如此，MDT 早已在业内形成广泛共识，并已然成了世界范围内各个国家癌症治疗的核心和重点。上海交通大学医学院附属仁济医院乳腺疾病中心从创立伊始，就把 MDT 作为科室的重点与特色。大量 MDT 的经验积累，实施流程的不断优化，保证了多个专科的广泛参与，大家各自阐述专科意见，最后多学科协作，对疑难病例做出最合理的临床决策，使得最优化的诊疗方案惠及每一例患者。

实践过程中，我们也深切感受到，这个目标的达成，需要各学科临床医生对疾病的诊治前沿有着最深刻的理解。为了帮助临床医生达到这一目标，本系列丛书从《乳腺癌临床与基础研究进展 2014》开始，直到如今大家捧在手中的这本最新的《乳腺癌临床与转化性研究进展 2016》，编撰过程中始终坚持以时效性、科学性、实用性为特色，试图用最前沿的信息、最精准的解读，让每一位医生更好地掌握学科最新进展，为适应 MDT 新模式打下基础。

临床试验与最新进展正是本书试图为每一位医生呈现的知识盛宴。

本书邀请了全国乳腺癌相关领域的一流专家，全面解读过去一年的重大临床试验。这其中既包括近一年来发表在重要医学学术刊物上的重大临床研究，又对近期最新基础、临床与转化研究进展及最新突破性临床试验进行了总结。全面系统、细致深入地阐述了一年来乳腺癌基础与临床研究现状，以期让国内乳腺癌临床一线工作者快速、准确地掌握乳腺癌研究领域的最新重点、热点问题与最新成果，尽量减少最新研究进展推广到临床实践的时间，使得符合国际标准的治疗方案与理念更快惠及中国患者。

为使本书对临床各专科及基础研究有更全面的指导作用，我们还邀请国内一线影像诊断科、肿瘤病理科、乳腺外科、肿瘤内科以及放疗科等多学科著名的专家参与编写临床试验以外的重要章节。同是桨声灯影里的秦淮河，俞平伯与朱自清却能各自作文，摇曳生姿，成就一段佳话。那么，面对同一话题，不同专业的专家从各自专业出发，是不是能碰撞出思维的火花呢？因此，我们对于某些重要热点问题或重要试验，力邀不同领域的专家，一起从不同角度、全方位进行解读和论述。

希望这些观点独到、理解深刻、全面立体的解读和论述能让读者对乳腺癌最新的基础、转化及临床研究领域有一个由表及里，从机制到临床的完整了解与认识，启发读者进行更深层次的思考与研究。

“纸上得来终觉浅，绝知此事要躬行”，为了使广大临床医生更深刻地理解这些临床试验和基础转化研究的规律和精髓，我们在全国范围内广泛收集典型乳腺疾病病例，邀请国内知名专家深入剖析，结合最新的循证医学证据及临床指南规范，编纂成《乳腺癌病例集锦 2016》一书。两书配套使用，可以让一线医务工作者在学习最新理论和临床试验成果的基础上，通过复杂的现实病例，锻炼自身临床思维，从而促进读者迅速提高实际临床诊断治疗能力。

由于编著时间紧迫，仓促付梓，文中疏漏之处在所难免，尚祈各位专家不吝指正。

陆劲松　徐兵河

2016 年 7 月于上海

全国继续医学教育委员会文件

全继委办发 [2006]06 号

关于推荐学习《国家级继续医学教育项目教材》的通知

各省、自治区、直辖市继续医学教育委员会：

为适应我国卫生事业发展和“十一五”期间继续医学教育工作需要，开展内容丰富、形式多样、高质量的继续医学教育活动，全国继续医学教育委员会同意中华医学会编写《国家级继续医学教育项目教材》。《国家级继续医学教育项目教材》是从每年的国家级继续医学教育项目中遴选，经近千名医学专家重新组织编写而成。《国家级继续医学教育项目教材》按学科编辑成册，共 32 分册，于 2006 年 4 月陆续与读者见面。

《国家级继续医学教育项目教材》主要是提供通过自学进行医学知识更新的系列学习教材，该教材包括文字教材和光盘，主要反映本年度医学各学科最新学术成果和研究进展。教材侧重最新研究成果，对医疗、教学和科研具有较强的指导性和参考性。它的出版为广大卫生技术人员特别是边远地区的卫生技术人员提供了共享医学科技进展的平台。

请各省、区、市继续医学教育委员会根据实际情况协助做好教材的宣传、组织征订和相关培训工作。

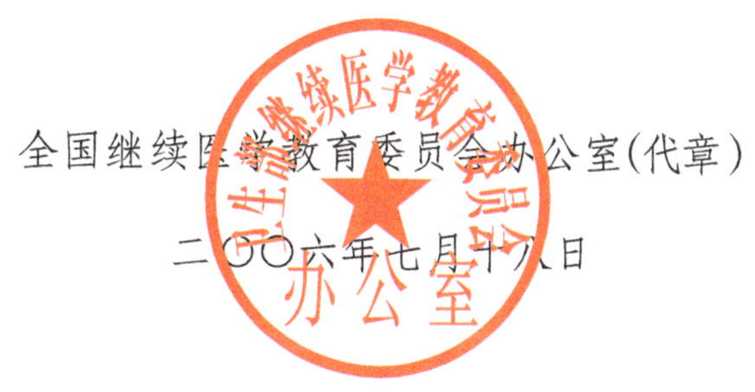

全国继续医学教育委员会办公室(代章)

二〇〇六年七月十八日

抄送：各省、自治区、直辖市卫生厅局科教处，新疆生产建设兵团卫生局科教处

中华医学会函(笺)

医会音像函[2006]80号

中华医学会关于转发全国继续医学教育委员会“关于推荐学习《国家级继续医学教育项目教材》的通知”的函

:

现将卫生部全国继续医学教育委员会办公室“关于推荐学习《国家级继续医学教育项目教材》的通知”转发给你们。

《国家级继续医学教育项目教材》系中华医学会接受全国继续医学教育委员会委托,与全国继续医学教育委员会联合编辑出版,是由各学科知名专家在国家级继续医学教育项目基础上按学科系统重新编撰的,反映医学各学科最新学术成果和研究进展的,集权威性、先进性、实用性为一体的继续医学教育教材,对医疗、教学和科研具有较强的指导性和参考价值。该出版物已被新闻出版总署列入“十一五”国家重点出版物出版规划(新出音 [2006] 817号)。

请各地方医学会和各专科分会根据实际情况协助做好教材的组织征订和相关培训工作。

特此函告。

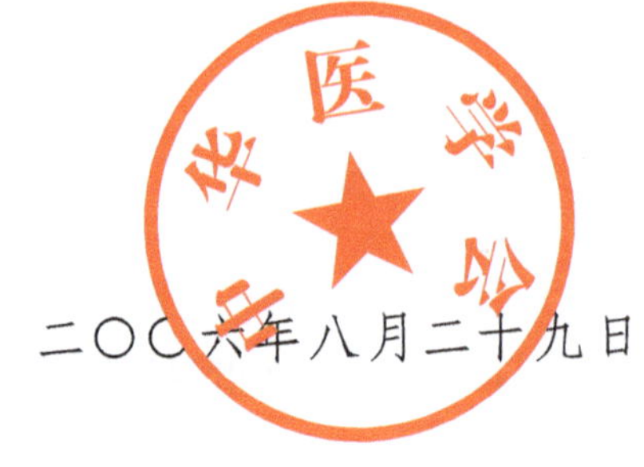

二〇〇六年八月二十九日

出版说明

医疗卫生事业发展是提高人民健康水平的必然要求，医药卫生人才建设是推进医疗卫生事业改革发展、维护人民健康的重要保障。国家卫生和计划生育委员会《医药卫生中长期人才发展规划（2011—2020年）》要求全国卫生技术人员继续医学教育覆盖率达到80%，因此，继续医学教育作为全国医药卫生人员毕业后业务再提高的重要方式任重道远。

《国家级继续医学教育项目教材》（以下简称《教材》）在2005年经国家卫生和计划生育委员会科教司、全国继续医学教育委员会批准，由全国继续医学教育委员会和中华医学会共同组织编写。该《教材》具有以下特点：一是权威性，由全国众多在本学科领域内知名的院士和专家撰写；二是具有很强的时效性，反映了经过实践验证的最新研究成果；三是强调实用性、指导性和可操作性，能够直接应用于临床；四是全面、系统，以综述为主，能代表相关学科的学术共识，而非某些专家的个人观点。

“十一五”期间，《教材》在最短的时间内启动了策划、编辑制作、学术推广等工作，自2006年以来已出版60余分册，涉及近40个学科，总发行量80余万册。综观《教材》，每一册都是众多知名专家智慧的结晶，其科学、实用的内容得到了广大医务工作者的欢迎和肯定，被全国继续医学教育委员会和中华医学会共同列为国家继续医学教育唯一推荐教材，同时被国家新闻出版广电总局定为“十一五”“十二五”“十三五”国家重点出版物。本套教材的编辑出版得到了国家卫生和计划生育委员会科教司、全国继续医学教育委员会和中华医学会各级领导以及众多专家的支持和关爱，在此一并表示感谢！

限于编写时间紧迫、经验不足，本套系列教材会有很多不足之处，真诚希望广大读者谅解并提出宝贵意见，我们将在再版时加以改正。

《国家级继续医学教育项目教材》编委会

目 录

第一部分 乳腺癌最新研究进展

第二部分 乳腺癌重大临床试验解读

第三部分 国际重要乳腺癌相关指南更新解读

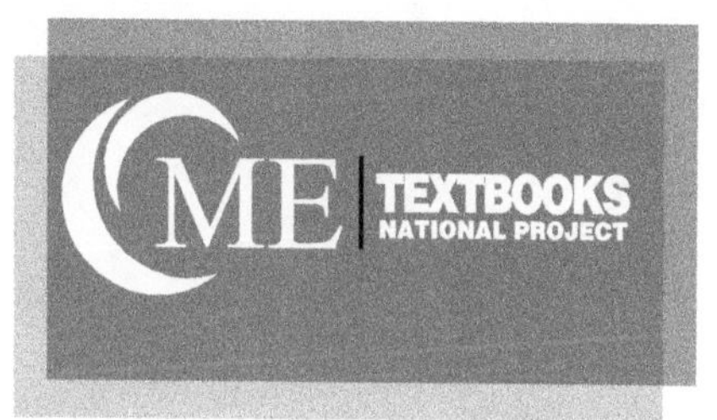

第一部分

乳腺癌最新研究进展

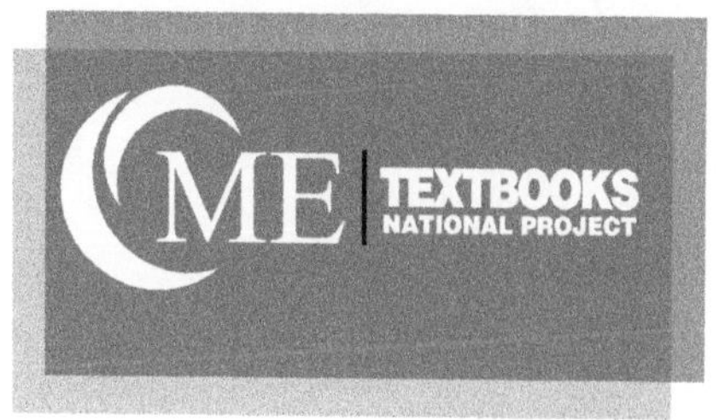

第一篇

总　　论

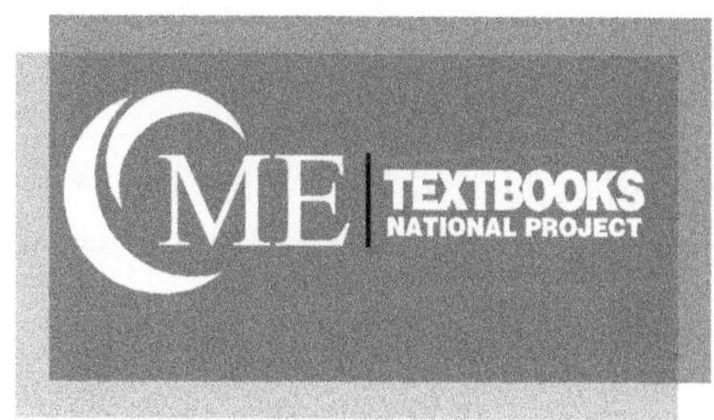

中国乳腺癌发病及危险因素流行病学研究进展

第 1 章

一、中国乳腺癌发病状况

（一）中国女性乳腺癌发病特征

乳腺癌是我国女性最主要的恶性肿瘤之一。从世界范围看，中国女性乳腺癌的发病和死亡水平较低。据全球癌症状况（GLOBOCAN）2012 估算，中国女性乳腺癌的年龄标化发病率和死亡率水平约为发达国家的 1/3，标化发病率略低于发展中国家平均水平，标化死亡率为发展中国家的 1/2。预计到 2035 年，我国女性乳腺癌发病数可达 25. 2 万例，因乳腺癌死亡人数可达 7. 6 万。

根据我国肿瘤登记中心的数据资料显示，2011 年全国新发女性乳腺癌病例约 24. 9 万，发病率为 37. 86/10 万，世界标化率 26. 65/10 万，0~74 岁累积率发病率为 2. 87%，位居女性发病首位。其中城市地区的新发病例占 60%以上，约 15. 8 万，农村地区新发病例约 9. 1 万，城市地区发病率和累积发病率均高于农村。同时，乳腺癌发病率随年龄的增长而增加，在 30 岁后发病率随年龄快速上升，到 55 岁年龄组达高峰，以后逐渐下降（图 1-1）。

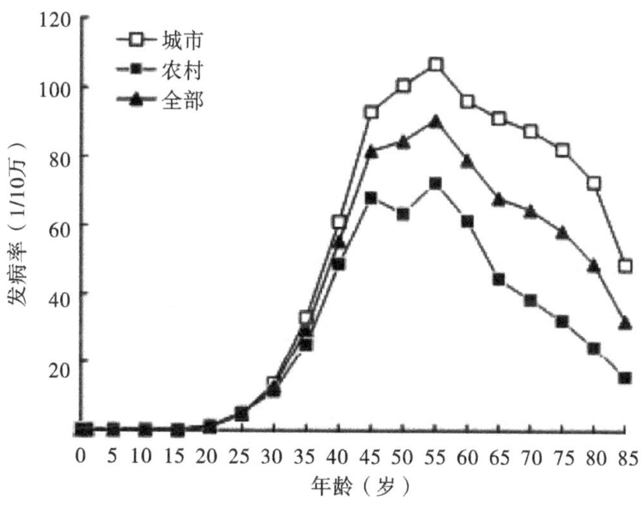

图 1-1　2011 年全国城市、农村地区乳腺癌各年龄组发病率

（二）中国女性乳腺癌的疾病特征

1. 乳腺癌组织学类型分布 我国乳腺癌患者组织学类型分布情况的报道多见于医院临床资料，上海的人群肿瘤登记和上海乳腺癌队列研究提供了以人群为基础的女性乳腺癌病理组织学类型分布资料。按照世界卫生组织的肿瘤学疾病分类标准（ICD-O-3）分类，我国女性乳腺癌中，70%以上为浸润性导管癌，占绝对多数，其他组织类型，如浸润性导管和小叶癌、浸润性小叶癌和浸润性小叶癌合并其他型癌等都较罕见，均未超过5%。各型分布与美国亚裔接近。

2. 乳腺癌诊断分期 乳腺癌的诊断分期不仅是个体乳腺癌治疗手段选择的重要依据，也是评价乳腺癌筛查和早发现的重要指标。我国多中心医院临床资料反映了我国部分城市和农村地区乳腺癌患者诊断时期别状况（表1-1），上海人群肿瘤登记资料和上海乳腺癌队列研究以人群为基础，一定程度上反映了我国医疗资源较好的大型城市的情况，I期乳腺癌大致占我国城市病例的20%，农村地区为10%，我国发达城市地区的早期比例大约可以达到1/3，而美国可以达到近50%。

表1-1 乳腺癌患者诊断时的分期构成比（%）

分期	上海人群肿瘤登记资料（2009—2011年）	上海乳腺癌队列（2002—2004年）	多中心医院临床资料（1999—2008年，农村与城市比较）	SEER（2005—2007年）
Ⅰ	26	34.6	15.7（19.9与12.7比较）	45
Ⅱ	33	45.5	44.9（41.6与48.3比较）	32
Ⅲ	9	15.2	18.7（19.8与18.2比较）	12
Ⅳ	6	0.0	2.7（1.5与3.7比较）	5
NOS	26	4.7	18.0（18.3与18.0比较）	6

注：NOS，非特异型；SEER，美国流行病学检测及最终结果数据库

3. 乳腺癌的分子分型 乳腺癌的分子分型与乳腺癌的临床病理特征、疾病转归、患者预后和治疗反应密切相关，各类分子分型的分布状况有助于从人群角度更好地认识该病。

近年来我国报道了几项大样本的乳腺癌分子分型分布的研究结果（表1-2），基本都是医院来源的病例研究，仅一项是以人群为基础的研究。这些研究的结果基本一致，在我国女性乳腺癌病例中，Luminal A型占50%~55%，Luminal B型占10%~15%，三阴性乳腺癌占15%~20%。其中三阴性乳腺癌所占比例与欧洲人群相近，但低于非洲裔美国人（20%）。

表1-2 中国女性乳腺癌分子分型的研究结果

研究年份	样本例数	Luminal A	Luminal B	HER-2	HER-2（+）*	三阴性	未分型	来源	研究者	发表年份
2000—2004	1662	54.0	—	—	26.7	19.3	—	上海，医院	Lin，et al	2009
2000—2002	1132	47.9	23.9	11.2	—	17.0	—	上海，医院	Liu，et al	2008
2001—2009	1417	50.0	15.1	10.9	26.0	23.0	—	沈阳，医院	Xing，et al	2010
2002—2003	1820	55.8	13.2	12.5	25.5	18.5	—	天津，医院	Zhao，et al	2009
2002—2006	2791	48.6	16.7	13.7	30.4	12.9	8.1	上海，人群	Su，et al	2011
		(52.8)**	(18.2)**	(14.9)**	(33.1)**	(14.1)**	—			
2002—2012	2324	59.6	12.9	5.6	—	22.0	—	湖南，医院	陈飞宇，等	2013
2008—2010	1006	54.8	18.1	7.7	—	19.4	—	新疆，医院	邱秀娟，等	2015

注：*，所有HER-2（+），包含Luminal B和HER-2；**，除去未分型后的比例；—，缺数据

（三）中国乳腺癌的发病趋势

我国女性乳腺癌发病率相对欧美发达国家比较低，然而，近 10 多年来，发达国家乳腺癌发病上升趋缓，甚至不再上升，而我国乳腺癌发病上升势头难以遏制，增长迅速。其主要原因包括暴露于乳腺癌危险因素的女性数量增多，女性人口老龄化，以及各年龄组发病率的上升。

2000—2011 年，据全国肿瘤登记中心收集的 22 个肿瘤登记地区的连续数据显示，中国女性乳腺癌发病在城市和农村地区均呈上升趋势，年龄调整后上升幅度减缓，但仍呈上升趋势。农村地区女性乳腺癌的发病率水平较低，但上升幅度相对较大，且年龄调整后，城市地区女性乳腺癌发病率上升减缓，农村地区女性乳腺癌上升较快（图 1-2）。

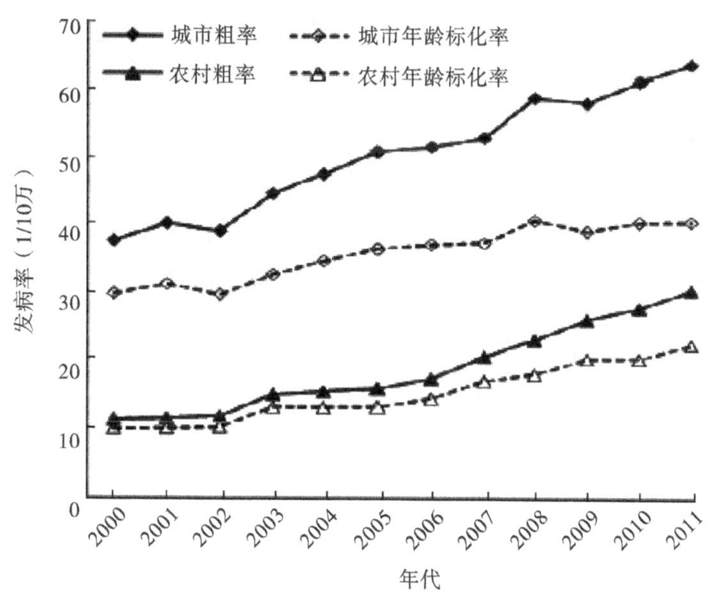

图 1-2　2000—2011 年全国 22 个肿瘤登记地区女性乳腺癌发病率变化趋势

（四）中国乳腺癌的生存状况

1. 生存率　随着乳腺癌筛查技术和治疗水平的提升，近年来，我国特别是城市地区乳腺癌患者生存率明显提高。一项基于我国 17 个肿瘤登记点数据的研究显示，2003—2005 年中国女性诊断为乳腺癌者 5 年年龄标化相对生存率为 73.0%（95%*CI* 71.2%~74.9%），乳腺癌生存率总体相对较高，但城乡间存在显著差异，城市生存率为 77.8%（95%*CI* 75.7%~79.9%），农村生存率为 55.9%（95%*CI* 51.9%~60.3%）。上海过去 40 年中，5 年相对生存率提高了 50%，目前生存水平已与欧美发达国家相当。

2. 伴发疾病研究　我国约有近 70 万的乳腺癌现患者。许多乳腺癌患者同时患有糖尿病、高血压和心血管疾病等 1 种或多种伴发疾病。伴发病影响着临床医生对乳腺癌的治疗决策，以及患者的短期和长期生存。上海乳腺癌队列研究发现，乳腺癌患者的高血压、糖尿病、冠心病及脑卒中患病率分别为 22.4%、6.2%、5.0% 和 2.2%，并且糖尿病增加了乳腺癌患者 40% 的全因死亡风险，卒中则增加了 152% 的非乳腺癌死亡风险，但该研究未发现伴发疾病与乳腺癌复发相关。

二、中国乳腺癌危险因素流行特点

乳腺癌的主要危险因素包括年龄、遗传基因、家族史、乳腺密度、内源性雌激素暴露、外源性雌激素暴露、生活方式及电离辐射等其他原因。通常将年龄、遗传基因、乳腺癌家族史等归为不可干预的因素，而将使用雌激素疗法、体质量指数、饮酒等生活方式归为可干预的因素。中国人群在遗传、环境和生活方式等方面与欧美乳腺癌高发地区有一定的差异，开展针对中国女性的乳腺癌危险因素研究可为解释中西方乳腺癌发病的差异提供证据。这些研究中最有影响的有两项，一项是中国恶性肿瘤危险因素研究（对上海，广州，北京，天津，重庆和武汉等 6 个主要城市的乳腺癌病例对照研究，以下简称“六城市研究”），另一项是“上海女性乳腺癌病例对照研究”。

（一）年龄

众多设计良好的流行病学研究证实，女性年龄增长是乳腺癌进展的主要危险因素，70 岁女性的乳腺癌短期风险为 30 岁女性的 10 倍左右。女性各年龄阶段发病风险有很大不同，不同地区女性各年龄阶段发病风险也有显著不同，其原因可能是存在种族差异，也可能存在其他危险因素暴露水平的差异。一般自 45 岁以后可以观察到各地区之间出现差异，而绝经后的差异最为显著。我国 45 岁以上乳腺癌病例约占 70%，发病率随着年龄的增长迅速增高，55 岁达到发病率高峰，以后逐渐下降。

（二）遗传基因

5%~10%的乳腺癌患者存在可识别的遗传倾向。女性乳腺癌最重要的遗传基因是 *BRCA1* 和 *BRCA2*。*BRCA1* 和 *BRCA2* 基因为常染色体显性基因，在细胞对 DNA 损伤的反应中起重要作用，并参与双链 DNA 的修复。研究表明，*BRCA1* 基因的遗传性改变，会导致较高的乳腺癌发生的相对危险度，其一生累积乳腺癌风险最高可达 80%，平均风险也在 55%~65%。*BRCA2* 基因突变，其一生累积乳腺癌风险约为 45%。不同种族中 *BRCA1* 和 *BRCA2* 基因突变的发生有所不同。该基因突变频率在德系犹太人后裔中非常高，约为 2%，冰岛、瑞典和荷兰人的突变频率也比较高，目前尚缺乏中国人群的资料。一项在中国汉族人群中估算乳腺癌高风险家系中 *BRCA1/2* 基因突变外显率的研究显示，*BRCA1/2* 基因突变携带者到 70 岁时，乳腺癌的外显率分别为 67%和 77%，具有和西方女性一样的高乳腺癌发病风险。因而，对中国高风险人群进行 *BRCA1/2* 基因突变检测具有重要临床意义。

（三）家族史

20%~30%的女性乳腺癌患者至少有 1 位亲属曾患乳腺癌。评估乳腺癌家族史导致的相对危险度，在以人群为基础的病例对照和队列研究中得到了一致的结果。Meta 分析结果显示，具有乳腺癌家族史的女性，其乳腺癌发病风险高出一般人群 2~3 倍以上，并且相对危险度随着罹患乳腺癌的亲属人数和诊断年龄的增加而增加。我国在六城市研究中，发现肿瘤家族史的危险度为 1.59。上海乳腺癌队列发现乳腺癌家族史的危险度为 1.74，此外，具有白血病、肺癌、食管癌等恶性肿瘤家族史也增加乳腺癌风险。

（四）乳腺密度

钼靶筛查技术的广泛使用使人们观察到，乳腺密度高即致密型乳腺也是乳腺癌独立的危险因素之一。同时，致密型乳腺也降低了钼靶筛查乳腺癌的检出率。乳腺致密程度除了与乳腺组织中胶原蛋白、上皮细胞及脂肪含量有关以外，还会受到女性年龄、遗传、绝经状态、某些药物（包括绝经期激素治疗）及酒精等因素影响。近年来多项设计良好的研究证实，乳腺致密程度高的女性患乳腺癌风险高，且其风险的升高，与乳腺密度呈正比。与乳腺密度最低的女性相比，乳腺密度略高的女性相对危险度（*RR*）为 1. 79，乳腺密度很高女性的 *RR* 增高至 4. 64。研究表明，我国妇女乳腺普遍脂肪含量较少，体积较小，多为致密型腺体乳房。其中 45~65 岁女性致密型乳腺比例高达 49%。

（五）内源性雌激素暴露

月经初潮年龄早、绝经年龄晚、不孕及初次足月产的年龄均与乳腺癌发病有关。初潮年龄<12 岁及 55 岁以后绝经的女性有更高的乳腺癌患病风险。初潮年龄推迟 1 岁，乳腺癌的危险度减少 20%，停经每推迟 1 年则增加 3%的乳腺癌患病风险，其风险增加可能是由于更长时间的体内雌激素暴露。与未生育或 35 岁后生育的妇女相比，20 岁前足月怀孕的妇女乳腺癌风险降低了 50%。第一次正常生育后 10~15 年开始，生育女性较未生育女性显现出患病风险的降低，且每多生一胎，患病风险下降 7%。母乳喂养每满 12 个月，乳腺癌 *RR* 就下降 4. 3%。

上海女性乳腺癌病例对照研究结果显示，中国妇女乳腺癌的危险因素在生育因素方面，与欧美国家的研究结果无显著差异。中国妇女无论绝经前和绝经后发生的乳腺癌，月经初潮早、从未生育和第一胎生育年龄大均与其危险增加有关，但未发现流产对乳腺癌危险的影响。

（六）外源性雌激素暴露

多项随机对照试验（RCTs）已证实雌激素和孕激素的联合激素疗法（hormone therapy，HT）与增加乳腺癌风险有关。联合 TH 可增加约 26%的浸润性乳腺癌的发病率。绝经后使用 HT 5 年及以上的女性乳腺癌风险增加 35%。因此，医生在评估是否使用联合激素治疗时需考虑患乳腺癌风险。此外，生活环境中类雌激素化合物，如食品、生活用品等均对易感人群具有不可忽视的影响。

（七）生活方式

除疾病状况以外，许多循证证据提示生活方式与乳腺癌发病相关。

发达国家研究表明，对于浸润性乳腺癌，不可干预因素的人群归因危险度为 37%（27%~47%），而可干预因素的人群归因危险度为 26%（14%~37%），也就是说，积极采取已知的针对乳腺癌危险因素的干预措施，有望将乳腺癌发病率降低 1/4。

我国居民危险因素监测资料表明，我国女性超重率为 30%，肥胖率为 12%，并呈逐步增长趋势，女性过量饮酒比例达到 9%，女性从不参加体育锻炼占 86%，72%的女性常处于被动吸烟的状态。我国与乳腺癌相关的生活方式危险因素的流行正呈现上升态势。

1. 超重或肥胖　超重或肥胖也与乳腺癌风险上升有关，特别是在未使用激素疗法的绝经后妇女中。世界癌症研究基金会的 CUP 项目 2010 年《食物、营养、体力活动与乳腺癌风险》报告总结，已有确实的证据证实肥胖增加绝经后妇女乳腺癌风险，腹部脂肪和身体总脂肪增加可能是绝经后妇女乳腺癌的危险因素。上海女性乳腺癌病例对照研究发现，腰臀比>0. 84 增加绝经后妇女乳腺癌风险［比值比（*OR*）= 2. 7，95%可信区间（*CI*）1. 4~4. 9］。

2. 体育锻炼或体力活动　许多观察性研究显示，体育运动锻炼可以降低乳腺癌发病风险，*RR* 平均减少 30%~40%，但饮食等混杂因素的影响不能排除。上海女性乳腺癌病例对照研究发现，青少年或成人期较多的体育运动或体力活动都与乳腺癌危险降低有关，且无论雌激素受体（ER）阳性或阴性、孕激素受体（PR）阳性或阴性，绝经前的乳腺癌或绝经后乳腺癌中运动能降低乳腺癌危险。

3. 饮酒 超过100项流行病学研究证实了女性的酒精摄入和乳腺癌的关联，危险度随着酒精摄入的增加而增加。饮酒与乳腺癌风险升高有关，具有剂量相关关系。每天饮酒约4杯的妇女与不饮酒者相比，*RR* 为 1.32（95%*CI* 1.19-1.45），每天多饮一杯酒，风险就增加7%。

4. 吸烟 吸烟与乳腺癌发病风险的关系尚不明朗。国内外有关吸烟与乳腺癌关系的流行病学研究结果也很不一致。六城市研究发现，被动吸烟增加18%绝经前乳腺癌的风险。上海的研究也观察到每天工作场所被动吸烟超过5小时者危险度增高60%。

5. 膳食营养 中国人在饮食习惯方面与西方存在比较大的差异，例如优质蛋白来源中大豆及其制品的比例显著高于欧美国家。除上文提到的六城市研究和上海女性乳腺癌病例对照研究，上海女性健康队列（Shanghai women health study，SWHS）在膳食营养与乳腺癌关系方面做了探讨。六城市研究中，各城市饮食习惯存在不同，各城市膳食营养与乳腺癌关系及其强度的研究结果不一。六城市研究调查的饮食习惯发生在发病前10年，较易引起回忆性偏倚。上海女性乳腺癌病例对照研究以及上海女性健康队列则在食物种类和摄入量方向的调查更为精细。

（1）食物：上海女性乳腺癌病例对照研究发现，青少年时期大豆制品类食物的摄入高，可能会降低成年以后患乳腺癌的危险，大豆类制品摄入量最高组的女性乳腺癌危险可降低约30%（*OR* 0.66，95%*CI* 0.46~0.95）。上海女性健康队列研究也显示，青少年时期高豆制品摄入降低绝经期前乳腺癌风险（*RR* 0.57，95%*CI* 0.34~ 0.97）。成人豆制品摄入，无论是计算大豆蛋白或大豆异黄酮摄入量，均与绝经期前乳腺癌风险呈负相关。在上海女性健康队列研究中，未发现豆制品摄入与绝经后乳腺癌风险的联系。

上海女性乳腺癌病例对照研究发现，各类肉类或鱼类食物摄入量与乳腺癌风险正相关，禽蛋和牛奶摄入量与乳腺癌风险负相关。过多食用油炸至熟透的红肉（猪肉，牛肉等）可能与乳腺癌危险增高有关（*OR* 1.92，95%*CI* 1.30~2.83）。多摄入蔬菜可能降低乳腺癌风险，摄入量最高组的乳腺癌危险可降低约20%（*OR* 0.80，95%*CI* 0.67~0.95）。未发现水果总摄入量与乳腺癌风险相关，但大量摄入柑橘类水果（*OR* 0.77，95%*CI* 0.66~0.90）或蔷薇科水果（*OR* 0.84，95%*CI* 0.81~0.98）可能会降低乳腺癌风险。规律饮用绿茶或许能轻微降低乳腺癌风险（*OR* 0.88，95%*CI* 0.79~0.98）。在绝经期女性中可以观察到，乳腺癌风险随绿茶饮用年数增加而降低，且每月绿茶饮用量与乳腺癌风险降低呈剂量反应关系。

（2）营养素：上海女性乳腺癌病例对照研究显示，虽然总钙摄入量与乳腺癌风险无相关性，但是从家禽中摄取的钙质与乳腺癌风险负相关，摄入量最高组的女性乳腺癌危险可降低约30%（*OR* 0.71，95%*CI* 0.55~0.93）。此外，来源于牛奶、海鲜、水果和蔬菜钙质与患乳腺癌风险无相关性。未观察到维生素补充剂与乳腺癌风险的相关性，但在饮食低维生素E摄入女性中观察到，使用维生素E补充剂或可以降低乳腺癌风险（*OR* 0.8，95%*CI* 0.6~1.0）。未发现膳食纤维摄入量与乳腺癌风险相关。膳食中动物来源的脂肪摄入量与乳腺癌风险呈正相关（*OR* 1.34，95%*CI* 1.14~1.58）。膳食中动物来源的亚铁血红素摄入量与乳腺癌风险呈正相关（*OR* 1.49，95%*CI* 1.25~1.78）。膳食中叶酸摄入降低乳腺癌风险（*OR* 0.71，95%*CI* 0.56~0.92）。烟酸摄入增加ER（+）/PR（+）乳腺癌风险（*OR* 1.62，95%*CI* 1.07~2.46）。

上海女性健康队列研究发现，碳水化合物摄入与乳腺癌风险呈相关性，碳水化合物摄入最高组，其绝经期前乳腺癌风险大大增加（*RR* 2.01，95%*CI* 1.26~3.19）。未发现膳食中亚麻油酸、花生四烯酸、α亚麻酸、海产品来源 *n*-3 多不饱和脂肪酸等摄入量与乳腺癌风险的相关性。但膳食

中 n-6 多不饱和脂肪酸摄入量和海产品来源 n-3 多不饱和脂肪酸摄入量与乳腺癌风险有交互作用。低海产品来源 n-3 多不饱和脂肪酸摄入、高 n-6 多不饱和脂肪酸摄入女性，比高海产品来源 n-3 多不饱和脂肪酸摄入、低 n-6 多不饱和脂肪酸摄入女性患乳腺癌风险高。

（八）电离辐射

乳腺对电离辐射的暴露与乳腺癌风险的升高有关，从辐射后 10 年开始至终身。电离辐射暴露种类繁多，包括医疗放射暴露（特别是胸部放射检查和放射治疗）以及原子弹辐射。风险大小取决于辐射量及辐射时的年龄，如在乳腺发育的青春期遭受辐射，风险极其高。至于电离辐射暴露增加乳腺癌风险的概率，研究结果各有不同，一般大致增加了 60%。因此，在选择钼靶检查的适应证范围时应加以评估，减少受检者辐射暴露。

（上海市疾病预防控制中心　郑　莹　施　亮）

参考文献

[1] 陈万青，郑荣寿. 中国女性乳腺癌发病死亡和生存状况. 中国肿瘤临床，2015，42（13）：668-674.

[2] Zeng HM，Zheng RS，Guo YM，et al. Cancer survival in China，2003—2005：a population-based study. Int J Cancer，2015，136（8）：1921-1930.

[3] Andreeva VA，Unger JB，Pentz MA. Breast Cancer among Immigrants：A Systematic Review and New Research Directions. J Immigr Minor Health，2007，9（4）：307-322

[4] Vainshtein J. Disparities in breast cancer incidence across racial/ethnic strata and socioeconomic status：a systematic review. J Natl Med Assoc，2008，100（7）：833-839.

[5] Forouzanfar MH1，Foreman KJ，Delossantos AM，et al. Breast and cervical cancer in 187 countries between 1980 and 2010：a systematic analysis. Lancet，2011，378（9801）：1461-1484.

[6] Hortobagyi GN，de la Garza Salazar J，Pritchard K，et al. The global breast cancer burden：variations in epidemiology and survival. Clin Breast Cancer，2005，6（5）：391-401.

[7] Ferlay J，Steliarova-Foucher E，Lortet-Tieulent J，et al. Cancer incidence and mortality patterns in Europe：estimates for 40 countries in 2012. Eur J Cancer，2013，49（6）：1374-403.

[8] 郑莹，张敏璐. 中西乳腺癌流行差异及其对防治的启示. 中华外科杂志，2015，12（53）：905-909.

[9] 郑莹，吴春晓，吴凡. 中国女性乳腺癌死亡现况和发展趋势. 中华预防医学杂志，2010，2（45）：150-154.

[10] Dai H，Yan Y，Wang P，et al.（2014）Distribution of mammographic density and its influential factors among Chinese women. Int J Epidemiol，2014，43（4）：1240-1251.

[11] Barnes BB，Steindorf K，Hein R，et al. Population attribuitable risk of invasive postmenopausal breast cancer and breast cancer subtypes for modifiable and non-modifiable risk factors. Cancer Epidemiol，2011，35（4），345-352

[12] Wilson LF，Page AN，Dunn NA，et al. Population attributable risk of modifiable risk factors associated with invasive breast cancer in women aged 45-69 years in Queensland，Australia. Maturitas，2013，76（4）：370-376.

[13] Chen WY，Rosner B，Hankinson SE，et al. Moderate alcohol consumption during adult life，drinking patterns，and breast cancer risk. JAMA，2011，306（17）：1884-1890.

[14] Cai X，Dai Q，Tseng M，et al. Dietary patterns and breast cancer risk in the Shanghai breast cancer study. Cancer Epidemiol Biomarkers Prev，2007，16（7）：1443-1448.

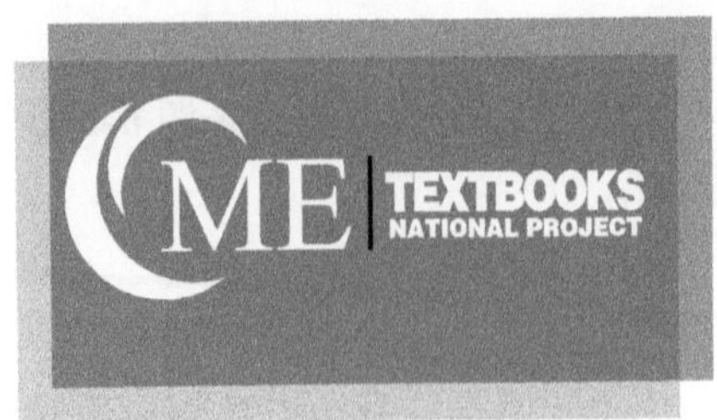

血小板衍生生长因子作为乳腺癌治疗靶点的研究进展

第 2 章

血小板衍生生长因子（platelet-derived growth factor，PDGF）是一类具有重要作用的细胞因子蛋白。前期的研究表明 PDGF 能通过与其受体（从属于酪氨酸受体Ⅲ家族）结合，影响细胞下游信号转导通路，进而参与调节许多肿瘤，特别是乳腺癌的发生与发展过程。近年研究显示，PDGF 受体 α 和 β 以及他们的配体能够调节乳腺癌细胞的生存生长、血管新生和转移等诸多过程。因此，抑制 PDGF 途径可以作为有效治疗乳腺癌的潜在靶点。

一、PDGF 的生理功能和信号通路

PDGF 家族主要由 4 个能够编码不同基因的多肽链组成，分别为 PDGF-A、PDGF-B、PDGF-C 和 PDGF-D。这些配体能够形成 5 个异源二聚体，分别为 PDGF-AA、PDGF-BB、PDGF-AB、PDGF-CC、PDGF-DD。并能够通过激活细胞膜表面的酪氨酸激酶受体 PDGF 受体 α 和 PDGF 受体 β 发挥生物学功能。其中，除 PDGF-DD 外的其他配体均能够激活 PDGF 受体 α，而只有 PDGF-BB 和 PDGF-DD 能够激活 PDGF 受体 β。当 PDGF 配体结合激活受体后能够募集并激活许多细胞内含有 SH2 结构域的信号分子（例如 Ras-MAPK，PI3K 和 PLC-g 等），参与影响细胞增殖、生存、迁移和许多其他的细胞生物学过程。在正常的生理条件下，他们能够参与伤口愈合、炎症和血管新生，并且在胚胎发育过程中有十分重要的功能，如 PDGF 受体 α 信号通路能够参与颅神经嵴、肺、生殖系统、肠和皮肤的发育；PDGF 受体 β 在新生血管形成和早期的造血系统有着重要的作用。在成年期，PDGF 信号通路是伤口愈合和组织修复的主要促有丝分裂原，能够引起许多间充质来源的细胞（主要包括成纤维细胞和血管细胞）生长。另外，PDGF 能够上调血管内皮生长因子（VEGF）的生成，并调节血管组成细胞的募集和形成新生血管出芽。另有体外研究证实，PDGF 刺激能够促进多种类型细胞的迁移活动。尽管 PDGF 信号通路在正常的生理条件下，能够调节各种类型的细胞过程，但是，该信号通路也参与影响许多病理血管性疾病和癌症的发生与发展。

二、PDGF 在乳腺癌生长和转移中的作用

许多研究表明，在乳腺癌细胞中 PDGF 受体的表达明显上升，并且异常表达的 PDGF 受体能够引起肿瘤细胞的过度生长。最近的研究表明，PDGF-A/PDGF 受体 α 与乳腺癌细胞的侵袭和转移密切相关，其能够通过促进 B 淋巴细胞淋巴瘤/白血病-2（BCL-2）和人表皮生长因子受体-2（HER-2）的表达增强肿瘤细胞的侵袭能力。高表达的 PDGF-B 已被证实与乳腺癌的组织学分级、

激素受体阴性 HER-2 过表达均密切相关，能够明显地增高肿瘤细胞的生存速率并显著缩短乳腺癌患者的生存时间、加速复发进程。在乳腺癌组织中，PDGF 受体 β 的表达明显高于癌旁正常组织，并且 PDGF 受体 β 能够促进肿瘤细胞内的血管新生过程，导致乳腺癌的进展。有研究表明，PDGF-C 的过表达能够促进裸鼠的淋巴结转移，增加乳腺癌细胞增殖细胞核抗原（Ki-67）的表达并降低生存率，说明其能够促进乳腺癌的发生和发展。而 PDGF-D 以及其受体和 PDGF 受体 β 在乳腺癌细胞系中表达较高，其过表达能够促进乳腺癌细胞内间充质类型标志物（vimentin 和 ZEB2）的表达，并相应地降低上皮标志物（E-cadherin）的表达。以上这些研究结果表明，PDGF 的配体及其结合受体活化的信号通路与乳腺癌细胞的生长和侵袭转移关系密切。

PDGF 受体 α 和 PDGF 受体 β 的表达与乳腺癌的侵袭能力、肿瘤进展状态、不良预后密不可分。一个主要的调节机制是由于 PDGF 对乳腺癌上皮间质转化（EMT）的调节作用，由肿瘤细胞释放的 PDGF 是机体间充质细胞潜在的化学趋化物和促有丝分裂原，PDGF 能够通过介导肿瘤细胞与机体微环境的相互作用，使微环境发生促细胞转移的改变。

三、PDGF 在乳腺癌血管新生中的作用

PDGF 能够直接和间接的刺激血管新生过程。由肿瘤细胞释放的 PDGF 能够引起内皮细胞和血管平滑肌细胞迁移和增殖，表明 PDGF 对血管新生具有直接的调节作用。另一方面，在血管内皮细胞中，活化的 PDGF 受体又能够通过 PI3K 信号通路刺激 VEGF 的转录过程和分泌，VEGF 的增加能够促进血管新生，进一步表明 PDGF 对新生血管的生成有间接调节作用。相对于不表达 PDGF 受体 β 的乳腺癌组织，具有较高表达 PDGF 受体 β 的乳腺癌组织表现出肿瘤组织内血管新生的程度明显增加，并且 PDGF 受体 β 在乳腺癌骨转移的肿瘤血管中也高表达。有研究发现，裸鼠皮下注射 PDGF-C 过表达的乳腺癌细胞系，即使抑制血管内皮生长因子 PDGF-C 也能够通过招募成纤维细胞并生成促血管新生生长因子导致肿瘤新生血管的形成，可见 PDGF 对肿瘤血管新生的调节作用并不依赖于 VEGF。

四、PDGF 在乳腺癌药物敏感性中的作用

大多数的乳腺癌与内分泌反应有关系。乳腺癌患者对内分泌治疗的敏感性直接影响治疗效果，对内分泌治疗敏感的患者可能获得更大收益。激素抵抗是严重影响乳腺癌治疗、增加化疗毒性的重要原因，而 PDGF 受体与雌激素受体（ER）之间的相互作用有极大的可能会导致内分泌治疗抵抗。有研究发现，尼洛替尼（一种 PDGF/Abl 酪氨酸激酶抑制剂）能够抑制内分泌治疗抵抗细胞的增殖，并且给予 ER（+）乳腺癌患者芳香化酶抑制剂（AI）新辅助治疗 PDGF 受体 β 和 PDGF-B 的表达在经过激素治疗 2 周后明显增加，而事先经过降低 PDGF 受体 β 处理的患者对 AI 治疗的反应较好。这些研究结果表明，PDGF-B 的表达可能是内分泌抵抗的一个早期标志物，并且 PDGF 受体可以作为 ER（+）乳腺癌的一个潜在的治疗靶点。最近的研究揭示 PDGF 受体 α、PDGF 受体 β 和 Abl 的表达在经 AI 治疗后的乳腺癌患者复发的同时明显增加，而且治疗后高水平的 PDGF 受体 β 对应着短时间的肿瘤进展时间（TTF），这一结果为靶向抑制 PDGF 通路，为克服乳腺癌内分泌治疗抵抗提供了理论基础。其他研究发现，10 例乳腺癌患者接受了来曲唑联合伊马替尼其中有 9 例取得了临床上的部分缓解，1 例疾病稳定。尽管这些结果并不足以证实联合应用 PDGF 受体抑制剂和规范内分泌治疗在乳腺癌患者的有效性，但是这些发现仍然为乳腺癌治疗提供了新的策略及治疗方向。

目前，许多 PDGF 受体抑制剂在治疗乳腺癌患者应用方面仍处于临床试验阶段。带有较小不良反应更加特异的 PDGF 受体抑制剂结合内分泌治疗能够给患者带来更大的福音。目前仍需进一步的研究来探索抑制 PDGF 受体在间质细胞中的潜在治疗价值。

（上海交通大学医学院附属仁济医院　张　蕾）

参考文献

[1] Hubbard SR. Juxtamembrane autoinhibition in receptor tyrosine kinases. Nat Rev Mol Cell Biol, 2004, 5 (6): 464-471.

[2] Eskens FA. Angiogenesis inhibitors in clinical development; where are we now and where are we going? Br J Cancer, 2004, 90 (1): 1-7.

[3] McCarty MF, Liu W, Fan F, et al. Promises and pitfalls of anti-angiogenic therapy in clinical trials. Trends Mol Med, 2003, 9 (2): 53-58.

[4] Tallquist M, Kazlauskas A. PDGF signaling in cells and mice. Cytokine Growth Factor Rev, 2004, 15 (4): 205-213.

[5] Wells A, Grandis JR. Phospholipase C-gamma1 in tumor progression. Clin Exp Metastasis, 2003, 20 (4): 285-290.

[6] Donovan J, Shiwen X, Norman J, et al. Platelet-derived growth factor alpha and beta receptors have overlapping functional activities towards fibroblasts. Fibrogenesis Tissue Repair, 2013, 6 (1): 10.

[7] Nistér M, Claesson-Welsh L, Eriksson A, et al. Differential expression of plateletderived growth factor receptors in human malignant glioma cell lines. J Biol Chem, 1991, 266 (25): 16755-16763.

[8] Lev DC, Kim SJ, Onn A, et al. Inhibition of platelet-derived growth factor receptor signaling restricts the growth of human breast cancer in the bone of nude mice. Clin Cancer Res, 2005, 11 (1): 306-314.

[9] Ahmad A, Wang Z, Kong D, et al. Platelet-derived growth factor-D contributes to aggressiveness of breast cancer cells by up-regulating Notch and NF-*Kappa*B signaling pathways. Breast Cancer Res Treat, 2011, 126 (1): 15-25.

[10] Wang Z, Li Y, Kong D, et al. The role of Notch signaling pathway in epithelial-mesenchymal transition (EMT) during development and tumor aggressiveness. Curr Drug Targets, 2010, 11 (6): 745-751.

[11] Hurst NJ Jr, Najy AJ, Ustach CV, et al. Platelet-derived growth factor-C (PDGFC) activation by serine proteases: implications for breast cancer progression. Biochem J, 2012, 441 (3): 909-918.

[12] Bhowmick NA, Neilson EG, Moses HL. Stromal fibroblasts in cancer initiation and progression. Nature, 2004, 432 (7015): 332-337.

[13] George D. Platelet-derived growth factor receptors: a therapeutic target in solid tumors. Semin Oncol, 2001, 28 (5 Suppl 17): S27-S33.

[14] Nakamura Y, Tanaka F, Yoshikawa Y, et al. PDGF-BB is a novel prognostic factor in colorectal cancer. Ann Surg Oncol, 2008, 15 (8): 2129-2136.

[15] Heinrich MC, Corless CL, Duensing A, et al. PDGFRA activating mutations in gastrointestinal stromal tumors. Science, 2003, 299 (5607): 708-710.

[16] Apperley JF, Gardembas M, Melo JV, et al. Response to imatinib mesylate in patients with chronic myeloproliferative diseases with rearrangements of the platelet-derived growth factor receptor beta. N Engl J Med, 2002, 347 (7): 481-487.

[17] Jechlinger M, Sommer A, Moriggl R, et al. Autocrine PDGFR signaling promotes mammary cancer metastasis. J Clin Invest, 2006, 116 (6): 1561-1570.

[18] Yu J, Ustach C, Kim HR. Platelet-derived growth factor signaling and human cancer. J Biochem Mol Biol, 2003, 36 (1): 49-59.

[19] Vrekoussis T, Stathopoulos EN, Kafousi M, et al. Expression of endothelial PDGF receptors alpha and beta in breast cancer: up-regulation of endothelial PDGF receptor beta. Oncol Rep, 2007, 17 (5): 1115-1119.

[20] Thommen R, Humar R, Misevic G, et al. PDGF-BB increases endothelial migration on cord movements during angiogenesis in vitro. J Cell Biochem, 1997, 64 (3): 403-413.

[21] Wang D, Huang HJ, Kazlauskas A, et al. Induction of vascular endothelial growth factor expression in endothelial cells by platelet-derived growth factor through the activation of phosphatidylinositol 3-kinase. Cancer Res, 1999, 59 (7): 1464-1472.

[22] Pietras K, Pahler J, Bergers G, et al. Functions of paracrine PDGF signaling in the proangiogenic tumor stroma revealed by pharmacological targeting. PLoS Med, 2008, 5 (1): e19.

[23] Crawford Y, Kasman I, Yu L, et al. PDGF-C mediates the angiogenic and tumorigenic properties of fibroblasts associated with tumors refractory to anti-VEGF treatment. Cancer Cell, 2009, 15 (1): 21-34.

[24] Weigel MT, Ghazoui Z, Dunbier A, et al. Preclinical and clinical studies of estrogen deprivation support the PDGF/Abl pathway as a novel therapeutic target for overcoming endocrine resistance in breast cancer. Breast Cancer Res, 2012, 14 (3): R78.

[25] Weigel MT, Banerjee S, Arnedos M, et al. Enhanced expression of the PDGFR/Abl signaling pathway in aromatase inhibitor-resistant breast cancer. Ann Oncol, 2013, 24 (1): 126-133.

[26] Chow LW, Yip AY, Loo WT, et al. Evaluation of neoadjuvant inhibition of aromatase activity and signal transduction in breast cancer. Cancer Lett, 2008, 262 (2): 232-238.

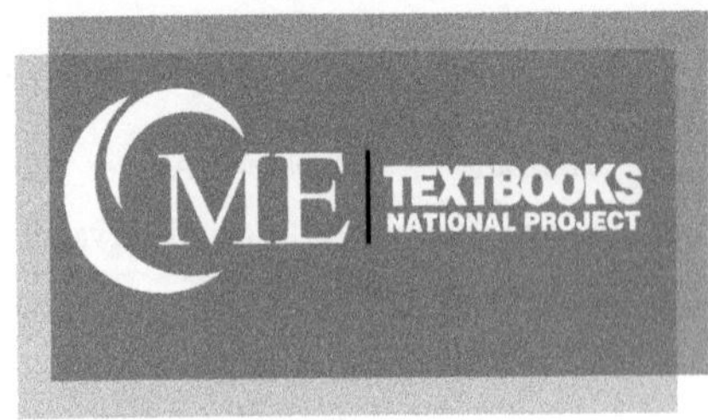

长链非编码 RNA 在乳腺癌中的研究进展一

第 3 章

乳腺癌是严重危害女性健康的主要恶性肿瘤，发病率有逐年增高且呈年轻化的趋势。寻找敏感度、特异度强的肿瘤标志物是肿瘤研究的重要任务，它对肿瘤患者的早期诊断、预后评价有重要作用。目前研究发现，一些长链非编码 RNA（long non-coding RNA，lncRNA）在肿瘤中的表达有较高的特异度和敏感度，具有成为新的肿瘤标志物的潜在价值。lncRNA 是一类长度超过200 nt，不具备蛋白编码功能的基因转录产物，大多由 RNA 聚合酶Ⅱ转录而来，缺少有意义的开放阅读框（open reading frame，ORF）。lncRNA 数量庞大，占非编码 RNA（non-coding RNA，ncRNA）的 80%~90%，能够广泛参与生物体的各种生理及病理过程，包括癌症的发生、发展及耐药机制。本文就近年来 lncRNA 在乳腺癌研究领域的进展阐述如下。

一、lncRNA 的生物学特点与功能

哺乳动物的基因组中能够编码蛋白的序列占基因组的比例少于 2%，因此 ncRNA 占据了基因组的绝大多数。这些 ncRNA 曾被认为是无功能的“转录噪音”，然后，越来越多的研究表明，这些 ncRNA 在细胞发育、代谢、凋亡等生物学过程中具有重要意义。

1. lncRNA 的生物学特点 NcRNA 数量庞大，包括一些“管家 RNA”，例如转移 RNA（transfer RNA，tRNA）、核糖体 RNA（ribsomal RNA，rRNA）、小的细胞核 RNA（small nuclear RNA，snRNA）、小的核仁 RNA（small nucleolar RNA，snoRNA）等，这些 ncRNA 在蛋白合成过程中起着重要的作用。根据 ncRNA 的大小，ncRNA 可以粗略地划分为小的非编码 RNA（small ncRNA）和 lncRNA，前者一般<200 bp，包括 siRNA、miRNA 和 piRNA 等；后者大小为 200~10000 pb。与其他 ncRNA 不同的一点在于，lncRNA 在不同物种间的保守性较差，因此对于 lncRNA 的功能探索要比 miRNA 和蛋白编码基因困难很多，研究最为缺乏，还有很长的路要走。

根据 lncRNA 与相邻蛋白编码基因的位置关系可将 lncRNA 分为 5 类：①正义 lncRNA（sense lncRNA），从蛋白编码基因的有意义链中转录而来；②反义 lncRNA（anti-sense lncRNA），从蛋白编码基因的无意义链转录而来；③内含子 lncRNA（intronic lncRNA），该 lncRNA 位于基因的内含子中；④基因间 lncRNA（inergenic lncRNA），lncRNA 位于两个蛋白编码基因间隔的位置；⑤双向 lncRNA（bidirectional lncRNA），由蛋白编码基因启动子反向转录而来。

2. lncRNA 的生物学功能 lncRNA 能够广泛参与生物体的各种生理及病理过程，如表观遗传学调控、癌症、神经系统功能等。lncRNA 作用机制众多，能够以分子诱饵、分子向导、分子支架及信号通路的调节剂等多种角色参与调节机体各种生物学过程。

大多数 lncRNA 曾被认为只存在于细胞核内，但最近的研究发现，相当一部分的 lncRNA 也定位在细胞质中。这就意味着 lncRNA 能参与转录后水平基因调控，甚至直接参与蛋白质翻译过程，但是具体的机制还不是很清楚。大量研究证实，lncRNA 广泛参与基因的表观遗传调控，DNA 甲基化、基因沉默、核仁显性、组蛋白修饰、基因组印迹等。lncRNA 作为一种新的表观遗传调控分子，受到了广泛的关注，越来越多的证据显示，lncRNA 在表观遗传学调控中扮演着非常重要的角色。lncRNA XIST 就是通过调节目的基因使其 CpG 岛发生甲基化，抑制 X 染色体基因的表达来介导 X 染色体失活。lncRNA 行使正常的功能能够保证染色质架构和表观记忆的稳定，从而招募组蛋白修饰复合体和 DNA 甲基化酶到正确的基因位点，从而保证基因的正常表达。

虽然只有很少的 lncRNA 被深入研究过，但是它们在时间和空间上的表达特异性提示 lncRNA 在生命发育中也有重要作用。芯片结果发现胚胎干细胞发育的各个不同阶段 lncRNA 表达模式差异显著，将小鼠胚胎干细胞的某些 lncRNA 敲除后，干细胞会逐渐丢失其多能干细胞的特性。lncRNA 的改变能影响细胞的自我平衡和和谐，例如细胞周期、DNA 损失修复、细胞增殖和迁移，这些都会导致肿瘤的形成。

二、lncRNA 与乳腺癌的关系

与 mRNA 相比，很多 lncRNA 在细胞中的表达水平相对较低，而且很多呈现组织特异性表达。诸多癌症细胞和病理组织 lncRNA 的表达谱进一步证明其在人类疾病诊断和预测中的重要生物学意义，特别是有一些 lncRNA 的表达水平与癌症的进展和预后具有相关性。下面选择部分与乳腺癌发生、发展相关的一些 lncRNA 进行介绍。

（一）乳腺癌致癌相关 lncRNAs

1. HOTAIR　同源异形盒转录反义 RNA（homeobox antisense intergenic RNA，HOTAIR）是一个长度为 2200 bp 不编码蛋白的基因。HOTAIR 在乳腺癌组织中显著高表达，而且表达水平与患者治疗后的乳腺癌转移和死亡风险有关，是一个有效的预测因子。这似乎与 HOTAIR 诱导的多硫蛋白抑制体 2（PRC2）依赖性基因抑制有关，HOTAIR 高表达后引起组蛋白第 27 位的赖氨酸甲基化改变，促进了细胞的侵袭和转移能力。

2. MALAT1　转移相关肺腺癌转录本 1（MALAT1）在细胞核中富集，又称为 NEAT2，在其 3' 区有 miR-1 的结合位点，能够通过靶向 miR-1 抑制 *CDC42* 基因的表达水平最终增强乳腺癌细胞的迁移、侵袭能力，并能够干预上皮间质转化（EMT）过程中的标志物 E-cadherin、vimentin 和金属蛋白酶 9（MMP-9）的表达来参与乳腺癌的转移过程。

3. lncRNA SRA　类固醇受体 RNA 激活因子（SRA）在染色体上的定位为 5q31. 3，在乳腺癌组织中高表达，而且表达水平与雌激素受体（ER）和孕激素受体（PR）有相关性，能促进肿瘤形成。Yan 等检测了 SRA 的多态性与乳腺癌易感性的相关性。结果发现，其中 1 个单核苷酸多态性（SNP）位点 rs10463297 的 TC 基因型比 CC 基因型显著地增加了乳腺癌的患病风险。rs10463297 的 TC，TC+CC 基因型和 rs801460 的 AA，GA+AA 基因型都与 ER（+）状态相关。

4. CCAT2　lncRNA CCAT2 染色体定位为 8q24，Zhang 等发现 CCAT2 在乳腺癌组织和乳腺癌细胞系中都是高水平表达，CCAT2 的表达水平与乳腺癌患者的总生存率等预后指标紧密相关，体外细胞水平抑制 CCAT2 的表达后能够降低癌细胞的增殖和侵袭能力，个体试验也证明抑制 CCAT2 的表达能够抑制肿瘤的生成，并且其作用机制可能是通过影响了 Wnt/β－catenin 信号通路中 CCND1 和 c-myc 的表达来实现的。

（二）乳腺癌抑癌相关 lncRNAs

1. GAS5 GAS5 在乳腺癌组织中表达水平较低，而且患者的病情缓解情况与 GAS5 的转录水平相关，过表达 GAS5 在 T-47D 乳腺癌细胞中起到抑制增殖和促进凋亡的作用，将 GAS5 基因沉默后使得由紫外照射诱导的细胞凋亡能力变弱。GAS5 能够直接与糖皮质激素受体（GR）基因的 DNA 结合区域相互作用，组织 GR 与糖皮质激素反应原件结合，从而抑制细胞的代谢和增殖。另一项研究表明，GAS5 与 miR-21 之间具有负调控关系，GAS5 的第 4 个外显子区域有 miR-21 的结合位点，miR-21 能够靶向 GAS5 干扰 GAS5 的表达，使癌细胞生存能力增强。

2. MEG3 母系表达基因 3（maternal expressed gene3，MEG3）是首个被发现有肿瘤抑制功能的 lncRNA，通过其基因转录下调及 DNA 甲基化的方式达到抑制乳腺癌细胞增殖的目的。MEG3 还参与抑癌基因 *p53* 的活化，共同诱导细胞凋亡。MEG3 还参与调节转化生长因子 β（TGF-β）通路，通过与 PRC2 相互作用，然后和 EZH2 一起靶向 TGF-β 通路基因。

3. lncRNA-p21 lncRNA-p21 大小约 3100 bp，在基因组上接近细胞周期调控基因 *CDKN1a*，能够直接被 p53 诱导并在 p53 抑癌通路中起到关键作用。研究表明，lncRNA-p21 的缺失将导致 hnRNP-K（heterogeneous nuclear ribonucleoprotein K）的错误定位，从而诱导细胞凋亡和死亡，抑制肿瘤生长。

（三）乳腺癌治疗耐药相关 lncRNAs

1. HOTAIR 研究发现，HOTAIR 与乳腺癌转移和预后差相关，与正常乳腺组织相比，HOTAIR 在他莫昔芬耐药乳腺组织中是特异高表达的，在雌激素的刺激下，它能通过上调 ER 蛋白的表达激活 ER 下游通路基因的表达；而且在乳腺癌细胞系中过表达 HOTAIR 能够促进乳腺癌细胞的增殖，并能促进他莫昔芬耐药的形成。

2. BCAR4 BCAR4 是在一项乳腺癌细胞他莫昔芬耐药功能性筛选实验中发现的，ZR-75-1 乳腺癌细胞系是他莫昔芬敏感细胞株，过表达 BCAR4 后使得他莫昔芬的抗细胞增殖作用降低，因此 BCAR4 被认为是临床上侵袭性增加和他莫昔芬耐药的生物标志物。BCAR4 在这种耐药形成中的作用依赖于 HER-2 共表达而不是 ERα，使用人表皮生长因子受体 2（HER-2）抑制剂对于这类由高水平 BCAR4 和 HER-2 表达引起耐药的患者来说或许是一个潜在的治疗方案。

3. lncRNA-ATB lncRNA-ATB（lncRNA activated by）通过 TGF-β 能够促进 HER-2（+）乳腺癌细胞的侵袭转移和对曲妥珠单抗的耐药，且高水平的 lncRNA-ATB 与乳腺癌患者曲妥珠单抗的耐药性显著相关。进一步研究表明，lncRNA-ATB 是通过竞争性结合 miR-200c，上调 ZEB1 和 ZNF-217 的表达，进而激活 TGF-β 信号，最终促进 EMT 过程的。

（四）乳腺癌 lncRNA 生物芯片和测序研究进展

一项研究通过芯片技术比较了三阴性乳腺癌（TNBC）和非三阴性乳腺癌组织（non-TNBC）的 lncRNA 表达谱，与 non-TNBC 相比，有 880 个 lncRNA 在 TNBC 中上调，784 个 lncRNA 下调，通路分析显示这些差异表达的 lncRNA 能够参与 PPAR 信号通路、p53 信号通路、泛素蛋白介导的蛋白质水解等过程，ROC 分析表明 RP11-434D9.1、LINC00052、IGKV、BC016831、CTC-338M12.3 可作为 TNBC 诊断和治疗的潜在靶点。

Yang 等通过二代测序技术分析了 7 对 HER-2（+）的乳腺癌组织和正常组织的 lncRNA 表达差异，其中 AFAP1-AS1 是上调倍数最多的 lncRNA，ORM2 是下调倍数最多的 lncRNA，LOC100288637 的表达与 HER-2 的表达有最大正相关性，RPL13P5 则有最大负相关。癌组织和正常组织差异的基因参与的通路有 MAPK 信号通路、PI3K-Akt 信号通路、信号周期等。共表达网络分析显示，LINC00636、LINC01405、ADARB2-AS1、ST8SIA6-AS1、LINC00511 是其中最核心的 lncRNAs。

lncRNA 研究已成为现代分子生物学和肿瘤领域研究的新热点，但是目前所鉴定的功能性 lncRNA 与依据生物信息学手段所推测的数目相比仅仅是冰山一角，对 lncRNA 的了解还存在很多空白和疑惑。虽然 lncRNA 研究尚处于起步阶段，但是越来越多证据表明，lncRNA 表达异常可能与乳腺癌及多种肿瘤有关。因此，对 lncRNA 的进一步研究可为临床提供新的思路和应对措施。乳腺癌中存在多种类型的致癌或抑癌基因，进一步研究这些影响细胞增殖或凋亡的 lncRNA 将可能为今后乳腺癌的治疗找到更有效的靶点。希望随着研究者的不断努力，进一步阐明它们与肿瘤的关系，为乳腺癌的诊断和治疗提供新契机。

（上海交通大学医学院附属仁济医院 彭 静 陆劲松）

参考文献

[1] Piao HL, Ma L. Non-coding RNAs as regulators of mammary development and breast cancer. Journal of mammary gland biology and neoplasia, 2012, 17 (1): 33-42.

[2] Vikram R, Ramachandran R, Abdul KS. Functional significance of long non-coding RNAs in breast cancer. Breast cancer (Tokyo, Japan), 2014, 21 (5): 515-521.

[3] Spizzo R, Almeida MI, Colombatti A, et al. Long non-coding RNAs and cancer: a new frontier of translational research? Oncogene, 2012, 31 (43): 4577-4587.

[4] Huarte M, Rinn JL. Large non-coding RNAs: missing links in cancer? Human Mol Genet, 2010, 19 (R2): R152-R161.

[5] Gupta RA, Shah N, Wang KC, et al. Long non-coding RNA HOTAIR reprograms chromatin state to promote cancer metastasis. Nature, 2010, 464 (7291): 1071-1076.

[6] Yan R, Wang K, Peng R, et al. Genetic variants in lncRNA SRA and risk of breast cancer. Oncotarget, 2016, 7 (16): 22486-22496.

[7] Cai Y, He J, Zhang D. Long noncoding RNA CCAT2 promotes breast tumor growth by regulating the Wnt signaling pathway. Onco Targets Ther, 2015, 8: 2657-2664.

[8] Pickard MR, Williams GT. Regulation of apoptosis by long non-coding RNA GAS5 in breast cancer cells: implications for chemotherapy. Breast Cancer Res Treat, 2014, 145 (2): 359-370.

[9] Zhang Z, Zhu Z, Watabe K, et al. Negative regulation of lncRNA GAS5 by miR-21. Cell Death Differ, 2013, 20 (11): 1558-1568.

[10] Qi P, Du X. The long non-coding RNAs, a new cancer diagnostic and therapeutic gold mine. Mod Pathol, 2013, 26 (2): 155-165.

[11] Xing Z, Park PK, Lin C, et al. LncRNA BCAR4 wires up signaling transduction in breast cancer. RNA Biol, 2015, 12 (7): 681-689.

[12] Hayes EL, Lewis-Wambi JS. Mechanisms of endocrine resistance in breast cancer: an overview of the proposed roles of noncoding RNA. Breast Cancer Res, 2015, 17: 40.

[13] Shi SJ, Wang LJ, Yu B, et al. LncRNA-ATB promotes trastuzumab resistance and invasion-metastasis cascade in breast cancer. Oncotarget, 2015, 6 (13): 11652-11663.

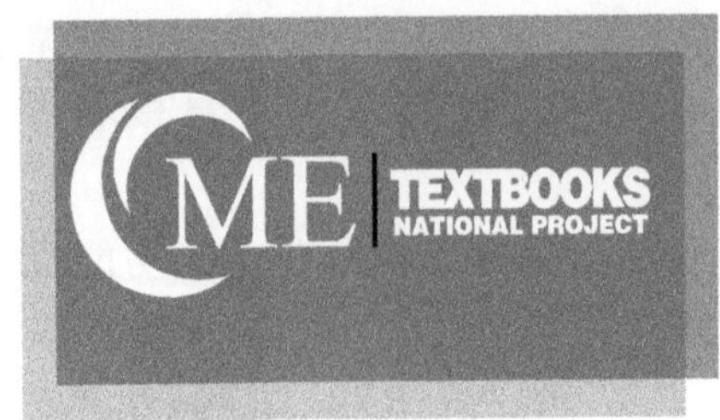

长链非编码 RNA 在乳腺癌中的研究进展二

第 4 章

乳腺癌是女性最常见的恶性肿瘤，具有高度异质性，以肿瘤分子生物学特征为基础的靶点确立已成为个体化精准治疗的关键。长期以来，人们认为细胞内的生命过程均遵循所谓的中心法则。研究发现，在哺乳动物的基因组中，只有1%的序列有蛋白编码的功能，基因组中存在的大量转录却不翻译成蛋白质的 RNA 序列，统称为非编码 RNA（noncoding RNA，ncRNA）；研究表明，其不是基因转录的副产品或暗物质，而是广泛参与了包括生长、分化、发育、凋亡在内的几乎所有生理和或病理过程。长链非编码 RNA（long noncoding RNA，lncRNA）是一类长度超过200个核苷酸的 RNA，其本身并不编码蛋白质，而是以 RNA 的形式在表观遗传学、转录、转录后调控等多种层面上影响基因的表达，与基因沉默、转录激活、染色体构型修饰等密切相关，其表达异常亦可影响肿瘤的发生、发展、侵袭、转移及预后。

一、lncRNA 概述

1. lncRNA 的来源　哺乳动物基因组序列中4%~9%的序列产生的转录本是 lncRNA，大部分的 lncRNA 发生了多聚腺苷酸化，它们主要是由 RNA 聚合酶Ⅱ转录和剪切而成，结构类似于 mRNA，具有复杂的二级和三级结构，还可以形成茎环状和发夹状结构，具有多重结合功能，一些 lncRNAs 被证实位于细胞质中，但是大部分 lncRNA 都定位于细胞核中。

lncRNA 的来源尚不清楚，研究提示有如下几种可能：①蛋白质编码基因的开放阅读框发生突变使蛋白编码基因结构中断；②染色质重组，导致2个原本距离较远的非转录片段串联与另一独立的基因并列，产生含多个外显子的 lncRNA；③由非编码基因通过反转录转座作用形成；④由非编码基因复制过程中的反移位产生，即 ncRNA 内部某段序列的重复复制，产生了具有相邻重复序列的 lncRNA；⑤基因中插入1个转座成分，转录原件插入产生新的有功能的 lncRNA。

2. lncRNA 的分类　根据在基因组上相对于蛋白编码基因的位置，lncRNA 可分为内含子型和基因间型两种；根据 lncRNA 的方向，可分为正向、反向和双向3种。正义链 lncRNA 和蛋白编码基因共用一部分或全部 DNA 序列，依据位置不同又可分为启动子、内含子和3′非翻译区 RNA；反义链是由蛋白编码基因的反向 DNA 序列转录产生；双向 lncRNA 则是由蛋白编码基因的2条相互反向的 DNA 序列同时转录产生的，且转录起始位点之间距离往往不超过1000 bp；基因间 lncRNA 则来自于独立转录产生 lncRNA 的 DNA 序列。

此外，根据 lncRNA 功能所涉及的分子机制，可分为以下 4 种类型。①信号原型：在细胞受到特定刺激条件下，lncRNA 作为信号分子表现出相应的组织特异性，并具有作为生物标志物的潜力。②诱饵原型：lncRNA 可作为分子诱饵，诱导特定蛋白质（如转录因子）并与之结合，从而抑制其下游基因表达。③引导原型：通过与 DNA 或蛋白质结合，引导特定的复合体到特定的染色体位置，影响下游基因的转录。④支架原型：作为蛋白质复合物的骨架，连接 2 个表观修饰的酶，从而调控相关基因的表达。

3. lncRNA 的功能　lncRNA 的作用机制非常复杂，几乎可以在转录、转录后可变剪切、蛋白质翻译、翻译后修饰、蛋白质的运输、定位和最终的激活等各个层次进行调节；它们还可以通过微小 RNA（microRNAs，miRNA）前体、内源性小干扰 RNA（small interfering RNAs，siRNA）、蛋白质作用骨架等多种形式参与调控。

lncRNA 通过与 DNA/RNA 或蛋白质结合，以不同的方式调控基因表达和蛋白质合成，目前已知的功能有以下几个方面：①通过在蛋白编码基因上游启动子区发生转录，干扰下游基因的表达；②通过抑制 RNA 聚合酶Ⅱ或者介导染色质重构及组蛋白修饰，影响下游基因的表达；③通过与蛋白编码基因的转录本形成互补双链，进而干扰 mRNA 的剪切，从而产生不同的剪切形式；④通过与蛋白编码基因的转录本形成互补双链，进一步在 Dicer 酶作用下产生内源性的 siRNA，调控基因的表达水平；⑤通过结合到特定蛋白质上，lncRNA 转录本能调节相应蛋白质的活性；⑥作为结构组分与蛋白质形成核酸蛋白复合体；⑦通过结合到特定蛋白质上改变该蛋白的细胞质定位；⑧作为小分子 RNA，如 miRNA、piwi 交互作用 RNA（piwi-interacting RNAs，piRNA）的前体分子转录等。

4. lncRNA 的命名　lncRNA 的命名还没有统一的规则，同一条 lncRNA 依据不同的命名方式，会存在不同名称。总体而言，其命名的方式有如下 5 种：①依据 lncRNA 与疾病的关系，如 UCA1；②依据 lncRNA 与周围基因的关系，如 HOTAIR；③依据 lncRNA 与基因上下游的调控关系，如 ATB、PANDA；④依据 lncRNA 参与的生物学功能，如 lincRNA-ROR、XIST、GAS5；⑤依据 lncRNA 在细胞内的定位，如 NEAT1。

5. lncRNA 的研究方法与运用　目前在 lncRNA 研究中较多使用微阵列（microarray）、RNA 测序（RNA-Seq）、Northern 印迹（northern blot）、实时定量反转录-聚合酶链反应（quantitative reverse transcription-polymerase chain reaction，qPCR）、荧光原位杂交（fluorescence in situ hybridization，FISH）、RNA 干扰（RNA interference，RNAi）和 RNA 结合蛋白免疫沉淀（RNA-binding protein immunoprecipitation，RIP）等较成熟的技术方法来进行 lncRNA 的定性、定量或功能分析。微阵列和 RNA-Seq 是高通量检测 lncRNA 表达情况的有效工具。qPCR 不仅广泛应用于分析 lncRNA 的表达水平，而且常用于验证微阵列实验结果的真实性。由于 lncRNA 的命名尚不系统，序列较长，功能研究也较困难；利用基因转染技术进行基因功能获得或敲除，仍然是功能研究的首选方法，即通过功能获得性（即构建过表达载体）和（或）功能缺失性研究（即构建 si RNA）观察 lncRNA 的生物学功能，并进一步通过 RNA 沉降（pull down）、RNA-RIP、染色质分离-RNA 纯化测序（chromatin isolation by RNA purification sequencing，ChIRP-seq）等方法检测与 lncRNA 相结合的 DNA、RNA 或蛋白质，从而明确其发挥分子调控作用的机制。

二、乳腺癌相关 lncRNA

乳腺癌是一多因素作用、多基因参与、多阶段形成的复杂的异质性疾病，病程中伴随着有害突变的积累、基因组不稳定性增加、表观遗传学修饰的改变及众多癌基因和抑癌基因的功能和表达异常的分子事件；lncRNA 是基因表达的重要调控分子，可以影响肿瘤细胞凋亡、信号通路和肿瘤浸润及转移等多方面，在肿瘤发生、发展中发挥着关键的作用，但由于其研究尚处于起步阶段，在乳腺癌方面报道不多，现分述如下。

1. lncRNA 与乳腺癌发生及早期诊断 在肿瘤组织中发现的 lncRNA 的表达水平分为上调、下调、双向调节，其中以上调最为多见，如同源异形盒转录反义 RNA（HOX transcript antisense RNA，HOTAIR）可同时与多硫蛋白抑制体 2（polycomb repressive complex 2，PRC2）和组蛋白去甲基化酶复合体结合，结合后可被引导至相关基因位点，分别导致染色体组蛋白 H3 第 27 位赖氨酸三甲基化和第 4 位赖氨酸二甲基化，最终导致部分基因沉默，部分基因异常表达。Gupta 等研究发现，在乳腺癌原发灶和转移灶中，HOTAIR 的表达水平异常增高 2000 倍，与乳腺癌的转移及预后密切相关，HOTAIR 高表达预示高转移风险和不良预后。国内学者研究提示，血清 HOTAIR 诊断乳腺癌敏感度为 73.3%，特异度为 93.3%，具有潜在的诊断价值。HOTAIR 还参与了上皮间质转化（epithelial-mesenchymal transition，EMT）及乳腺癌干细胞特性维持。

此外，对于 lncRNA，LSINCT5 的研究则发现，其能够在乳腺癌和卵巢癌中高表达并且调控肿瘤细胞的增殖，影响肿瘤侵袭性，这些基因可能参与了乳腺癌的发生过程。对染色体结构调控的一个经典例子为 XIST 参与 X 染色体失活的调控。*BRCA1* 相关的乳腺癌具有相对较高的 XIST-RNA 表达。

转移相关肺腺癌转录本 1（metastasis-associated lung adenocarcinoma transcript1，MALAT1）通过与 RNA 剪接、转录和染色体重组相关因子作用，调节 RNA 剪接、基因转录和细胞周期相关基因的表达，对 G1~S 期转变和有丝分裂进程至关重要。有报道在乳腺肿瘤组织中 MALAT1 表达上调，发挥类似“癌基因”的作用，同样的作用亦见于肺癌、结肠癌等肿瘤；另有研究发现，高浓度 17β-雌二醇可下调 MALAT1 的表达水平，抑制其对乳腺癌细胞的影响。最新研究发现，MALAT1 诱导乳腺癌细胞的迁徙和侵袭是通过与 miR-1 结合，下调细胞分裂周期分子 42（cell division cycle 42，cdc42）实现的。此外，异常的 KDM5B 可以通过诱导 MALAT1 过表达，促进乳腺癌细胞的侵袭性。

母系表达基因 3（maternal expressed gene 3，MEG3）能活化 *p53* 抑癌蛋白，诱导细胞凋亡，在乳腺癌组织细胞中 MEG3 表达水平较低或基本不表达，故导致凋亡受抑，促进乳腺癌细胞的增殖，此外，MEG3 表达缺失可促进肿瘤血管生成。

lncRNA H19 具有双向调节作用，其作用依据肿瘤种类不同而各异。研究发现，在乳腺癌中 H19 具有致癌作用，肿瘤组织中表达水平明显升高。H19 作为 miR-675 的前体，可促进乳腺癌细胞侵袭性，这种作用部分是通过下调泛素连接酶 E3 家族成员 Cbl-c 和 Cbl-b 实现的。

IRAIN 位于胰岛素样生长因子 1 型受体（insulin-like growth factor receptor-1，IGF1R）的基因座内，在乳腺癌细胞中，IRAIN 从基因内反向启动子转变为 IGF1R 编码 mRNA。IRAIN 是单等位基因表达的，在正常组织中 IRAIN 由来自母源性等位基因编码，而在乳腺癌组织中它来自于父源性等位基因；表观遗传分析显示，在基因启动子区域有大量 CpG 岛去甲基化；但 IRAIN 等位基因转变的具体机制和其对乳腺癌发展的影响尚未完全明确。

lncRNA-Hh 通过调节 Shh-GLI1 通路影响肿瘤干细胞的微球体形成与自我更新潜能，在 Twist 阳性的乳腺癌沉默 lncRNA-Hh，可促进 Shh-GLI1 通路活化，下调干细胞相关基因 SOX 和 OCT4 水平，从而下调微球体形成与移植瘤形成能力。lncRNA ATB 可通过调节 miR-200 和 STAT3 调节乳腺癌干细胞；HOTAIR 过表达上调干细胞相关基因及 EMT 相关分子标志物，另外，lncRNA BCAR4 是 *GLI2* 靶基因转录激活必须因子，而 GLI 靶基因在乳腺癌干细胞中发挥重要作用，提示 lncRNA BCAR4 及 HOTAIR 可能在乳腺癌干细胞调节中有作用，但尚需进一步研究加以证实。

总之，对 lncRNA 早期异常变化的检测可能早期预测早期乳腺癌，有助于乳腺癌的早期诊断。这些在表达水平上有差异的 lncRNA，有望日后成为肿瘤诊断的新型分子标志物。

2. 与乳腺癌疾病进展相关的 lncRNA　UCA1 在乳腺肿瘤中明显增高，与临床分期密切相关，提示其促进乳腺癌的发生与发展。荧光原位杂交和免疫组织化学分析证实，乳腺癌组织中 UCA1 和 p27 表达水平呈明显负相关，UCA1 与 p27 mRNA 竞争性结合不均一核糖核蛋白 1，抑制 p27 蛋白表达，从而加快乳腺癌细胞进入细胞周期和促进乳腺癌细胞增殖。

GAS5 包含 12 个外显子，具有多种剪切异构体。GAS5 通过与糖皮质激素受体的 DNA 结合域结合，抑制该受体的转录活性，阻断下游基因的表达，影响细胞代谢和存活。乳腺癌中，GAS5 通过阻滞细胞周期，诱导细胞凋亡，达到抑制细胞存活的目的。与癌旁的乳腺上皮细胞相比，乳腺癌组织中 GAS5 表达明显下降，此外，miRNA-21 可负调控 GAS5 的表达，促进乳腺癌细胞的增殖。

类固醇受体 RNA 激活因子（steroid receptor RNA activator，SRA）以 ncRNA 形式激活类固醇激素受体转录活性，且尚有编码型 SRA 通过转录为类固醇激素受体共激活蛋白来发挥作用。SRA 在这两种方式之间取得平衡，调节乳腺癌细胞生长，参与乳腺癌发生及进展的过程。在乳腺癌中，SRA 的高表达与 ER 和 PR 关系密切，干扰其表达可降低细胞侵袭能力。lncRNA SRA 的单核苷酸多态性位点 rs10463297 的 TC 基因型与乳腺癌风险相关。

长链非编码 RNA－再编程调节因子（long intergenic non-protein coding RNA，regulator of reprogramming，lincRNA-ROR）包含 4 个外显子，在诱导性多能干细胞中首次发现，可通过与人异质性细胞核核糖蛋白 1 相互作用，抑制抑癌基因 *p53*，从而影响 DNA 损伤修复、细胞周期进程、增殖分化等过程。在乳腺癌组织细胞中，lincRNA-ROR 表达较癌旁组织细胞显著升高。LincRNA-ROR 通过抑制 miR-205 靶基因 *ZEB* 的下调诱导 EMT 转化，促进乳腺癌细胞转移和侵袭，同时增强乳腺癌细胞的干细胞潜能；基因沉默后，可抑制体内乳腺癌细胞的生长及促进肺转移。另外，在三阴性乳腺癌 lincRNA-ROR 作为内源性竞争 RNA 抑制 miR-145 来抑制三阴性乳腺癌的侵袭性作用。

FOXCUT 定位 FOXC1 上游。FOXCUT 和 FOXC1 的表达呈正相关，当 FOXCUT 的表达被小干扰 RNA 下调，FOXC1 的表达也会随之下降。此外，将乳腺癌细胞的 FOXCUT 敲除可显著地抑制体外细胞增殖和转移，在基底样乳腺癌细胞中，FOXCUT 通过调控 FOXC1 促进肿瘤细胞增殖，这表明 FOXCUT 可能会成为基底样乳腺癌中新型生物标志物和可能的治疗靶向。

BC200 是神经元和生殖细胞特异性 lncRNA，参与蛋白合成的调节，在乳腺癌细胞表达下调，另有研究提示 BC200 促进乳腺癌细胞侵袭转移。Zfas1 作为肿瘤抑制因子，抑制细胞增殖和分化。TreRNA（translational regulatory lncRNA）是上皮型钙黏蛋白 mRNA 转录抑制因子，促进 EMT 及肿瘤细胞侵袭，有研究提示其与乳腺癌细胞的侵袭和转移能力密切相关。

lncRNA 和 miRNA、mRNA 间可形成调节网络，共同参与乳腺癌的进展过程，如 miR-19a 与 lncRNA-DLEU1 共表达，共同调节 ESR1 的表达，从而影响不同 ER 表达水平的乳腺癌细胞的发生和进展。

lncRNA RP11－445H22. 4 在乳腺癌患者中高表达，检测的敏感度和特异度分别为 92%和 74%，其表达水平与 ER、PR 和绝经状态有关。在 HER-2 亚型的乳腺癌中，AFAP1-AS1 是异常表达较为显著的 lncRNA，LOC100288637 与 HER-2 的正相关系数最高，而 RPL13P5 与 HER-2 负相关系数最高。

部分自身有调控作用的 lncRNA 还作为 miRNA 的前体存在。lncRNA Ftx 是 X 染色体失活中的一段保守序列编码的转录本，而在 Ftx 的序列中又包含 4 个 miRNA。内涵子 12 包含 2 个 miRNA；最近的一项研究显示，miR-374a 在乳腺癌中发生了上调，而且它能够通过激活 Wnt/β-catenin 信号通路促进肿瘤的转移。

随着分子生物学技术的进步，通过 lncRNA 微阵列和 RNA 测序法，更多的乳腺癌细胞特异性和时序特异性 lncRNA 不断被发现，差异表达的 lncRNA 在鉴定乳腺上皮细胞亚群，例如干细胞、基底细胞、成熟管腔细胞、管腔细胞祖细胞和肺泡祖细胞，干细胞和祖细胞的特性维持，细胞分化的调控等方面发挥重要作用，有望成为乳腺癌发生、发展的标志物。

3. lncRNA 与乳腺癌治疗 在某些肿瘤发生的早期，lncRNA 可通过介导转录水平的基因沉默途径调控癌相关蛋白的表达。因此，在肿瘤细胞发生表观遗传调控差错时，利用 lncRNA 来纠正这种差错便有可能将肿瘤细胞扼杀在摇篮里，从而达到早期治疗肿瘤的目的。

体外研究发现，降低细胞内 HOTAIR 的表达水平能够抑制乳腺癌细胞（特别是 PRC2 过表达的癌细胞）的侵袭能力。在内分泌治疗中，对他莫昔芬耐药的乳腺癌细胞系，以增高的 HOTAIR 促进配体非依赖性的 ER 激活，从而介导他莫昔芬的耐药；在三阴性乳腺癌细胞系，亦存在 HOTAIR 表达上调，应用伊马替尼与拉帕替尼联合治疗可以阻断细胞核表达 β-catenin 及 β-catenin 向 HOTAIR 启动子区的富集，抑制肿瘤细胞增殖。提示 HOTAIR 可能有望成为乳腺癌治疗的分子靶点。

研究发现，lncRNA 在内分泌抵抗性乳腺癌细胞中发挥关键作用，如他莫昔芬耐药性乳腺癌细胞中亦存在高表达的 lncRNA BCAR4。BCAR4 导致的内分泌抵抗作用独立于 ER 的功能，依赖于 ERBB2/HER-2 参与的信号传导途径，但其具体作用机制仍有待证实。

另外发现 lncRNA-ARA 与多柔比星抵抗相关。多柔比星可以诱导敏感细胞中 ARA 的表达，敲除 ARA 可使细胞周期蛋白 B1 表达下降 20%，ARA 能阻断 G2/M 期的转变。此外，敲除 ARA 还能诱导反凋亡因子 BCL-xL 下调 15%，前凋亡因子 Bax 上调 50%，同时伴随自噬体的重要组成因子表达上调，并且能够恢复多柔比星抵抗细胞的凋亡和自噬。ARA 还可调节多种肿瘤相关信号途径从而导致耐药性的产生，包括 MAPK 信号途径、PPAR 信号途径、嘌呤代谢、嘧啶代谢和细胞周期。

lncRNA PANDA 的过表达阻断了蒽环类药物的抗增殖作用，且与乳腺癌患者的不良预后有关。PANDA 通过与核转录因子相互作用抑制凋亡，使肿瘤细胞对化疗敏感性降低。

lncRNA ATB 在曲妥珠单抗耐药乳腺癌患者组织和细胞系 SKBR-3 细胞中表达显著上调，其机制为 lncRNA ATB 竞争性结合 mir-200c，上调 ZEB1 和 ZNF217，引起 EMT 转换，增加乳腺癌细胞的侵袭性，进而导致乳腺癌细胞对曲妥珠单抗产生抗性。下调的 lncRNA-ATB 可以显著抑制 SKBR-3 细胞的生长，同时增加曲妥珠单抗耐药 SKBR-3 细胞的凋亡。在移植瘤模型中，XIST 低表达可以预测组胺去乙酰化酶抑制剂靶向肿瘤干细胞诱导分化治疗反应性。

Jiang 等根据 mRNA（包括 FCGR1A、RSAD2、CHRDL1）和 lncRNA（包括 HIF1A-AS2、AK124454）的表达情况，在三阴性乳腺癌患者中制订了综合的 mRNA-lncRNA 评价系统，并据此为患者进行风险评估，临床试验研究证实，该方法能有效预测肿瘤复发和含紫杉醇类化疗方案的敏感性。

综上，lncRNA 本身及其参与的关键信号通路调节因子可能作为靶向治疗靶标，为乳腺癌的靶向治疗和精准治疗提供新的靶点。

4. lncRNA 与乳腺癌预后 lncRNA 表达谱可用于预测淋巴结阴性乳腺癌患者的预后，其敏感度高达 90%，特异度为 64%~65%。HOTAIR 高表达的乳腺癌组患者的无瘤生存时间和总生存时间均明显低于低表达组；多因素分析结果进一步说明它是乳腺癌转移和预后差的独立危险因素。多数雌激素上调的 lncRNA 在其编码基因的启动子附近都有 ERBSs，该区域受雌激素调节，这些区域 lncRNA 的表达与编码细胞增殖和肿瘤细胞信号途径蛋白质的 mRNA 表达密切相关。

NEAT1 由位于 11 号染色体上的家族性肿瘤综合征多发性内分泌腺瘤 1 型位点转录，且缺乏内含子。该基因产生两种转录物，NEAT1－1 和 NEAT1－2。在实体瘤中，NEAT1 由缺氧诱导产生，受缺氧诱导因子-2（hypoxia-inducible factor-2，HIF-2）调节。NEAT1 可诱导核旁斑的产生，导致 F11R（JAM1）mRNA 的核保留，加速肿瘤细胞增殖，抑制凋亡。乳腺癌中 NEAT1 高表达与不良预后相关。

NKILA 是通过上调 NF－κB 信号途径中的炎症细胞因子的一种 lncRNA，它对 NF－κB 信号途径起负调节作用。NKILA 与 NF－κB/IκB 结合，直接模拟 IκB 的磷酸化，从而直接抑制 IKK 诱导的 IκB 磷酸化和 NF－κB 激活。此外，NKILA 还可以阻止 NF－κB 介导的乳腺癌的转移，NKILA 表达下降提示乳腺癌患者预后不良。

NBAT1 与 PRC2 成员 EZH2 结合，可上调 Wnt 信号通路 DKK1，调节细胞增殖，抑制乳腺癌细胞的侵袭转移。在乳腺癌细胞中，NBAT1 的低表达与癌细胞的转移和不良预后有关，提示 NBAT1 有望作为乳腺癌预后标志物和转移治疗靶标。

EGOT 是参与调节嗜酸性颗粒蛋白转录翻译的 lncRNA。相比于癌旁正常组织，EGOT 在乳腺癌组织中表达水平较低。EGOT 的低表达与肿瘤大小、淋巴结转移的数目以及高增殖细胞核抗原（Ki-67）水平显著相关，EGOT 低表达的患者总体预后更差，其有望成为乳腺癌患者预后预测指标。

EPB41L4A-AS2 是功能不明的新发现的 lncRNA，有研究发现，EPB41L4A-AS2 高表达可以抑制肿瘤细胞增殖，过表达 EPB41L4A-AS2 的乳腺癌患者预后良好。

lncRNA 很可能在不同分子亚型的乳腺癌（包括腔上皮 A、腔上皮 B、HER-2 过表达和基底样）和乳腺癌进展的不同阶段差异表达。这些 lncRNA 的鉴定为亚型特异性和阶段特异性乳腺癌的诊断提供了新的方法。如 RP11－434D9. 1、LINC00052、BC016831 和 IGKV 与三阴性乳腺癌的发生密切相关。lncRNA 还可预测不同亚型乳腺癌的预后，如腔上皮 A 亚型中 PSORS1C3 的高表达预后好，而腔上皮 B 型、HER-2 和基底样亚型中 RP11－558F24. 4、RP4－668G5. 1 和 AC010982. 1 预后差。LINC00472 属于基因间型 lncRNAs，有研究提示，其高表达与 ER（+）、低组织学分级和预后好的分子分型相关，在组织学分级为 2 的乳腺癌患者中，LINC00472 与无病生存时间相关，可作为肿瘤复发的早期预测因素。

临床还可根据 lncRNA 的表达情况对乳腺癌进行新的亚型分类。有研究根据 lncRNA 将乳腺癌分为 4 个亚型，亚型 Ⅰ 类似于基底样乳腺癌，有 122 种 lncRNA 过表达，其中具有代表性的是 lncRNA HOTAIRM1、AC005152. 3 和 RP11－84E24. 2；亚型 Ⅱ 类似于 HER-2 型乳腺癌，存在 57 种 lncRNA 过表达，其中具有代表性的是 lncRNA HOTAIR；亚型 Ⅲ 和 Ⅳ 类似于腔上皮 A 和 B 型乳腺癌，分别有 45 种和 51 种 lncRNA 过表达，其中亚型 Ⅲ 具有代表性的是 lncRNA RP11－53O19. 2 和 RP11－473L15. 3。邵志明教授团队以转录组芯片技术检测 mRNAs 和 lncRNAs 的表达，将 165 例三阴性乳腺癌患者分为 lncRNAs 特异性的 5 个亚型，包括免疫调节型（immunomodulatory subtype，IM）、管腔雄激素受体型（luminal androgen receptor subtype，LAR）、间质样型（mesenchymal-like subtype，MES）、基底样和免疫抑制型（basal-like and immune suppressed，BLIS）。这种分类方法完全独立于 ER、PR 和 HER-2 的状态，可能比 PAM50 分类更能准确预测患者对激素治疗的反应和预后。

三、lncRNA 研究的局限性

微阵列及高通量测序技术的发展使 lncRNA 序列研究进展迅速，但由于缺乏统一命名原则，lncRNA 结构的稳定性缺乏，当前的各种研究中进行 lncRNA 采取的基因扩增方法各异，对表达水平高低的判断标准亦不统一，使得目前 lncRNA 研究结果的可靠性难以保证，难以得到确切的统一结论。而不同物种间，lncRNA 的保守序列较少，物种间序列差异较大，使动物实验难以开展，进一步加大了 lncRNA 研究的难度。即使研究相对成熟的 lncRNA HOTAIR 文献报道亦存在争议，Bhan 等研究提示雌激素在转录水平上诱导 HOTAIR，HOTAIR 启动子区存在多个功能性雌激素反应元件，该机制可能促进了 HOTAIR 表达的上调和乳腺癌的进展；但在 Lu 等研究中 HOTAIR 的表达在原发性乳腺癌中的差异非常大，其与临床或病理特征并没有显著的统计学联系。因此，不仅需要大量的研究来确定 lncRNA 稳定的结构，还需要更精确的研究方法进行功能分析，从而揭示 lncRNA 在疾病中发挥作用的本质。

随着分子生物技术的不断发展，越来越多的 lncRNA 被发现，其功能也越来越为人们所关注。目前，lncRNA 在乳腺癌发生、发展中发挥作用的机制初现端倪，仍有待深入研究解读。相信随着分子生物学技术的发展，lncRNA 在乳腺癌中作用的神秘面纱将逐渐揭开，这将有助于深入认识其发生发展的机制，指导乳腺癌的早期诊断，为乳腺癌治疗靶点的确定和预后判断提供新的方向，为提高乳腺癌诊治水平和改善预后开辟新思路。

志谢：本文由国家自然科学基金项目（81301858）资助。

（上海交通大学医学院附属仁济医院　徐迎春
上海交通大学附属第一人民医院　王红霞
上海交通大学医学院附属苏州九龙医院　上海交通大学医学院附属瑞金医院　张凤春）

参考文献

[1] Guttman M, Amit I, Garber M, et al. Chromatin signature reveals over a thousand highly conserved large non-coding RNAs in mammals. Nature, 2009, 458 (7235): 223-227.

[2] Ponting CP, Oliver PL, Reik W. Evolution and functions of long noncoding RNAs. Cell, 2009, 136 (4): 629-641.

[3] Wang KC, Chang HY. Molecular mechanisms of long noncoding RNAs. Mol Cell, 2011, 43 (6): 904-914.

[4] Shore AN, Rosen JM. Regulation of mammary epithelial cell homeostasis by lncRNAs. Int J Biochem Cell Biol, 2014, 54: 318-330.

[5] Wilusz JE, Sunwoo H, Spector DL. Long noncoding RNAs: functional surprises from the RNA world. Genes Dev, 2009, 23 (13): 1494-1504.

[6] Yan B, Wang ZH, Guo JT. The research strategies for probing the function of long noncoding RNAs. Genomics, 2012, 99 (2): 76-80.

[7] Zhou Y, Zhang X, Klibanski A. MEG3 noncoding RNA: a tumor suppressor. J Mol Endocrinol, 2012, 48 (3): 45-53.

[8] Gupta RA, Shah N, Wang KC, et al. Long non-coding RNA HOTAIR reprograms chromatin state to promote cancer metastasis. Nature, 2010, 464 (7291): 1071-1076.

[9] Padua Alves C, Fonseca AS, Muys BR, et al. Brief report: The lincRNA Hotair is required for epithelial-to-mesenchymal transition and stemness maintenance of cancer cell lines. Stem Cells, 2013, 31 (12): 2827-2832.

[10] Silva JM, Boczek NJ, Berres MW, et al. LSINCT5 is over expressed in breast and ovarian cancer and affects cellular proliferation. RNA Biol, 2011, 8 (3): 496-505.

[11] Sirchia SM1, Tabano S, Monti L, et al. Misbehaviour of XIST RNA in breast cancer cells. PLoS One, 2009, 4 (5): e5559.

[12] Zhao Z, Chen C, Liu Y, et al. 17beta-Estradiol treatment inhibits breast cell proliferation, migration and invasion by decreasing MALAT-1 RNA level. Biochem Biophys Res Commun, 2014, 445 (2): 388-393.

[13] Chou J, Wang B, Zheng T, et al. MALAT1 induced migration and invasion of human breast

cancer cells by competitively binding miR-1 with cdc42. Biochem Biophys Res Commun, 2016, 472 (1): 262–269.

[14] Bamodu OA, Huang WC, Lee WH, et al. Aberrant KDM5B expression promotes aggressive breast cancer through MALAT1 overexpression and downregulation of hsa-miR-448. BMC Cancer, 2016, 16: 160.

[15] Zhou Y, Zhong Y, Wang Y, et al. Activation of p53 by MEG3 noncoding RNA. J Biol Chem, 2007, 282 (34): 24731–24742.

[16] Pei J, Wang B. Notch-1 promotes breast cancer cells proliferation by regulating LncRNA GAS5. Int J Clin Exp Med, 2015, 8 (8): 14464–14471.

[17] Vennin C, Spruyt N, Dahmani F, et al. H19 noncoding RNA-derived miR-675 enhances tumorigenesis and metastasis of breast cancer cells by downregulating c-Cbl and Cbl-b. Oncotarget, 2015, 6 (30): 29209–29223.

[18] Kang L, Sun J, Wen X, et al. Aberrant allele-switch imprinting of a novel IGF1R intragenic antisense non-coding RNA in breast cancers. Eur J Cancer, 2015, 51 (2): 260–270.

[19] Zhou M, Hou Y, Yang G, et al. LncRNA - Hh strengthen cancer stem cells generation in Twist - positive breast cancer via activation of hedgehog signaling pathway. Stem Cells, 2016, 34 (1): 55–66.

[20] Chen S, Shao C, Xu M, et al. Macrophage infiltration promotes invasiveness of breast cancer cells via activating long non-coding RNA UCA1. Int J Clin Exp Pathol, 2015, 8 (8): 9052–9061.

[21] Mourtada-Maarabouni M, Pickard MR, Hedge V L, et al. GAS5, a non-protein-coding RNA, controls apoptosis and is downregulated in breast cancer. Oncogene, 2009, 28 (2): 195–208.

[22] Zhang Z, Zhu Z, Watabe K, et al. Negative regulation of lncRNA GAS5 by miR-21. Cell Death Differ, 2013, 20 (11): 1558–1568.

[23] Beato M, Vicent GP. A new role for an old player: Steroid receptor RNA Activator (SRA) represses hormone inducible genes. Transcription, 2013, 4 (4): 167–171.

[24] Novikova IV, Hennelly SP, Sanbonmatsu KY. Structural architecture of the human long non-coding RNA, steroid receptor RNA activator. Nucleic Acids Res, 2012, 40 (11): 5034–5051.

[25] Zhang A, Zhou N, Huang J, et al. The human long non-coding RNA-RoR is a p53 repressor in response to DNA damage. Cell Res, 2013, 23 (3): 340–350.

[26] Eades G, Wolfson B, Zhang Y, et al. lincRNA-RoR and miR-145 regulate invasion in triple-negative breast cancer via targeting ARF6. Mol Cancer Res, 2014, 13 (2): 330–338.

[27] Liu J, Shen L, Yao J, et al. Forkhead box C1 promoter upstream transcript, a novel long non-coding RNA, regulates proliferation and migration in basal-like breast cancer. Mol Med Rep, 2015, 11 (4): 3155–3159.

[28] Iacoangeli A, Lin Y, Morley EJ, et al. BC200 RNA in invasive and preinvasive breast cancer. Carcinogenesis, 2004, 25 (11): 2125–2133.

[29] Askarian-Amiri ME, Crawford J, French JD, et al. SNORD-host RNA Zfas1 is a regulator of mammary development and a potential marker for breast cancer. RNA, 2011, 17 (5): 878–891.

[30] Gumireddy K, Li A, Yan J, et al. Identification of a long noncoding RNA-associated RNP complex regulating metastasis at the translational step. EMBO J, 2013, 32 (20): 2672–2684.

[31] Wu Q, Guo L, Jiang F, et al. Analysis of the miRNA-mRNA-lncRNA networks in ER + and ER- breast cancer cell lines. J Cell Mol Med, 2015, 19 (12): 2874–2887.

[32] Xu N, Chen F, Wang F, et al. Clinical significance of high expression of circulating serum lncRNA RP11 - 445H22.4 in breast cancer patients: a Chinese population-based study. Tumour Biol, 2015, 36 (10): 7659–7665.

[33] Iio A, Nakagawa Y, Hirata I, et al. Identification of non-coding RNAs embracing microRNA-143/145 cluster. Mol Cancer, 2010, 136 (9): 831.

[34] Wang YL, Overstreet AM, Chen MS, et al. Combined inhibition of EGFR and c-ABL suppresses the growth of triplenegative breast cancer growth through inhibition of HOTAIR. Oncotarget, 2015, 6 (13): 11150–11161.

[35] Cathcart P, Lucchesi W, Ottaviani S, et al. Noncoding RNAs and the control of signalling via nuclear receptor regulation in health and disease. Best Pract Res Clin Endocrinol Metab, 2015,

29 (4): 529–543.

[36] Jiang M, Huang O, Xie Z, et al. A novel long non-coding RNA-ARA: adriamycin resistance-associated. Biochem Pharmacol, 2014, 87 (2): 254–283

[37] Li XJ, Zha QB, Ren ZJ, et al. Mechanisms of breast cancer resistance to anthracyclines or taxanes: an overview of the proposed roles of noncoding RNA. Curr Opin Oncol, 2015, 27 (6): 457–465.

[38] Shi SJ, Wang LJ, Yu B, et al. LncRNA-ATB promotes trastuzumab resistance and invasion-metastasis cascade in breast cancer. Oncotarget, 2015, 6 (13): 11652–11663.

[39] Salvador MA, Wicinski J, Cabaud O, et al. The histone deacetylase inhibitor abexinostat induces cancer stem cells differentiation in breast cancer with low Xist expression. Clin Cancer Res, 2013, 19 (23): 6520–6531.

[40] Hah N, Kraus WL. Hormone-regulated transcriptomes: lessons learned from estrogen signaling pathways in breast cancer cells. Mol Cell Endocrinol, 2014, 382 (1): 652–664.

[41] Choudhry H, Albukhari A, Morotti M, et al. Tumor hypoxia induces nuclear paraspeckle formation through HIF-2α dependent transcriptional activation of NEAT1 leading to cancer cell survival. Oncogene, 2015, 34 (34): 4482–4490.

[42] Liu B, Sun L, Liu Q, et al. A cytoplasmic NF-κB interacting long noncoding RNA blocks IκB phosphorylation and suppresses breast cancer metastasis. Cancer Cell, 2015, 27 (3): 370–381.

[43] Hu P, Chu J, Wu Y, et al. NBAT1 suppresses breast cancer metastasis by regulating DKK1 via PRC2. Oncotarget, 2015, 6 (32): 32410–32425.

[44] Lv M, Xu P, Wu Y, et al. LncRNAs as new biomarkers to differentiate triple negative breast cancer from non-triple negative breast cancer. Oncotarget, 2016, 7 (11): 13047–13059.

[45] Wang L, Li J, Zhao H, et al. Identifying the crosstalk of dysfunctional pathways mediated by lncRNAs in breast cancer subtypes. Mol Biosyst, 2016, 12 (3): 711–720.

[46] Shen Y, Wang Z, Loo LW, et al. LINC00472 expression is regulated by promoter methylation and associated with disease-free survival in patients with grade 2 breast cancer. Breast Cancer Res Treat, 2015, 154 (3): 473–482.

[47] Su X, Malouf GG, Chen Y, et al. Comprehensive analysis of long non-coding RNAs in human breast cancer clinical subtypes. Oncotarget, 2014, 5 (20): 9864–9876.

[48] Bhan A, Hussain I, Ansari KI, et al. Antisense transcript long noncoding RNA (lncRNA) HOTAIR is transcriptionally induced by estradiol. J Mol Biol, 2013, 425 (19): 3707–3722.

[49] Lu L, Zhu G, Zhang C, et al. Association of large noncoding RNA HOTAIR expression and its downstream intergenic CpG island methylation with survival in breast cancer. Breast Cancer Res Treat, 2012, 136 (3): 875–883.

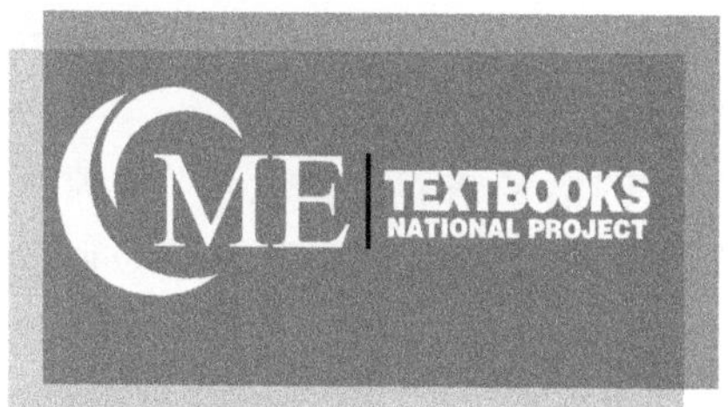

乳腺肿瘤干细胞的研究现状

第 5 章

恶性肿瘤严重威胁人类健康，主要原因是其恶性生长、转移和复发。传统肿瘤学观点认为，肿瘤中每个肿瘤细胞都具有无限增殖和多向分化的能力。新近提出的肿瘤干细胞理论对此提出质疑。肿瘤干细胞理论认为，肿瘤组织中存在一小群具干细胞特征的细胞，称其为肿瘤干细胞，其单个细胞即可发展为肿瘤，具有干细胞的自我更新和多向分化能力，且与肿瘤的侵袭、转移、复发和治疗抵抗等功能密切相关，而其他绝大部分肿瘤细胞只具有相对的增殖能力。本文就乳腺肿瘤干细胞的当前研究现状进行综述。

1. 乳腺肿瘤干细胞起源 2003 年 AI-Hajj 等借助异种乳腺肿瘤细胞移植动物模型，首次在实体瘤中证实了乳腺肿瘤干细胞（breast cancer stem cells，BCSCs）的存在，利用流式细胞仪通过筛选细胞表面标志物，在 8 例肿瘤性胸腔积液和 1 例原发病灶标本中分离和鉴定出了乳腺肿瘤干细胞（占总肿瘤细胞数的 2%）。100 个分化抗原（CD）44^{+}/$CD24^{-}$/$lineage^{-}$细胞在 NOD/SCD 小鼠中 12 周内就能形成明显的肿瘤，而接种 $CD44^{-}$或 $CD24^{+}$细胞的小鼠则很少有肿瘤生长。新形成的肿瘤具备所有与原发肿瘤相似的组织病理学特征，且仍能表达 1%~5%的 $CD44^{+}$/$CD24^{-}$细胞。

肿瘤干细胞理论认为，异常调节和突变可引起正常干细胞向肿瘤干细胞转变。有重要依据支持肿瘤干细胞起源于正常干细胞：①干细胞广泛存在于机体各种可发生肿瘤的组织；②干细胞的长寿性使其易于获得肿瘤性转化所需的突变，而且通过自我更新把突变传递和积累起来；③肿瘤干细胞具有与正常干细胞相似的基本特性；④应用瘤组织进行移植，即使在具有相同免疫系统的同基因小鼠也需要大量瘤细胞，这提示其中仅少数具有干细胞性质的肿瘤细胞才可以致瘤。

2. 乳腺肿瘤干细胞表面标志物 乳腺肿瘤干细胞一经证实存在，通过合适标记、有效筛选乳腺肿瘤干细胞的研究便层出不穷。$CD44^{+}$/$CD24^{-/low}$表型已经成为分离筛选乳腺肿瘤干细胞的可靠表型。CD44 是一种细胞表面糖蛋白，也是透明质酸的特殊受体，在乳腺肿瘤细胞的突变、黏附、侵袭和迁移中发挥关键性作用，同时在细胞增殖和肿瘤血管形成中有重要作用。CD24 是另一种低水平表达的细胞表面糖蛋白，能够加强肿瘤的生长和转移能力。乙醛脱氢酶（aldehyde dehydrogenase，ALDH）也可作为筛选乳腺肿瘤干细胞的标记。ALDH 是一种胞质酶，在起始干细胞的分化阶段，参与细胞内乙醛和视黄醇的氧化过程。Ginestier 等利用体内或体外的实验证明，在正常的和肿瘤性乳腺上皮细胞亚群中 ALDH 活性增高，这些亚群具有干细胞或祖细胞属性。$ALDH^{+}$乳腺肿瘤细胞亚群具有致瘤性和自我更新的能力，其形成的肿瘤含有亲代肿瘤的异质性。另外，Xu 等研究发现，在 2 个乳腺肿瘤细胞系中分离得到的侧亚群（side population，SP）细胞中，CD55 呈高表达状态。应用 $CD55^{hi}$作为标记筛选分离乳腺肿瘤干细胞发现，这些 $CD55^{hi}$细胞和侧亚群细胞一样，对于胞质缺失或神经酰胺诱导的细胞凋亡具有顽固的抵抗性，抗凋亡因子

BCL-2 亦呈高度表达。因此，在研究侧亚群细胞的功能时，CD55^{hi}可作为筛选侧亚群细胞的标志物。

3. 乳腺肿瘤干细胞信号传导途径 有研究发现一些与肿瘤有关的信号调节途径也调节正常干细胞的生长。如 Notch 途径、Hedgehog 途径以及 Wnt 途径，在调节正常干细胞的自我更新及肿瘤的发展过程中起重要作用，同时对于胚胎的发育以及维持成体组织的稳态有关键性作用。这些途径具有治疗抵抗性，在乳腺肿瘤治疗期间和治疗结束后，其开放数量会增加。Notch 途径和 Hedgehog 途径与正常干细胞的自我更新和分化密切相关，其异常调节会导致乳腺肿瘤细胞中出现乳腺肿瘤干细胞表型。Wnt 途径在干细胞自我更新和未分化状态的维持当中发挥极其重要的作用。

干细胞信号传导途径中一些转录因子的作用非常关键。胚胎干细胞关键蛋白 Sox2、Nanog 和干细胞多能性调节基因 Oct4 能够维持胚胎干细胞的自我更新，多向潜能和未分化状态。Rodriguez 等研究发现，43%的基底样乳腺癌（basal-like breast cancer，BLBC）表达胚胎干细胞关键蛋白 Sox2，提示基底样乳腺癌是一种低分化型乳腺癌。

4. 乳腺肿瘤干细胞和上皮间质化 乳腺肿瘤的治疗抵抗性和上皮间质化（epithelial-mesenchymal transition，EMT）以及间质上皮化有关。当乳腺肿瘤干细胞经过上皮间质化后，经化疗或内分泌治疗后存活的细胞获得了和乳腺肿瘤干细胞相似的基因决定簇，并且表现出上皮和间充质的标志物（分别为细胞角蛋白和波形蛋白）。经化疗或内分泌治疗后，上皮间充质转化样基因表达性增强，表明上皮间充质可塑性（epithelial-mesenchymal plasticity，EMP）有细胞毒性药物抵抗性的作用。上皮间充质可塑性被认为是上皮间质化或间质上皮化后细胞所获得的一种能力。在上皮间质化过程中，发生了一系列改变，包括转录的关闭以及 E-cadherin 等上皮性标志物的下调，并且出现了波形蛋白、纤连蛋白、N-cadherin 等间充质性标志物，这些变化导致了细胞结构和功能的不稳定性。

另外，许多生长因子在上皮间质化过程中表达，如表皮生长因子（epidermal growth factor，EGF）、肿瘤坏死因子 α（tumor necrosis factor α，TNF-α）以及转录生长因子 β（transforming growth factor β，TGF-β），这些生长因子的表达反过来刺激间充质转录因子的表达。在干细胞成分多的肿瘤中，这些因子表达上调，同时在乳腺肿瘤细胞系的间充质干细胞中也发挥重要作用。

5. 乳腺肿瘤干细胞和微环境 肿瘤要得以生长，除了干细胞在长期的自我更新过程中由于多基因突变导致干细胞生长失去了正常调控，而停止在分化的某一无限制增殖阶段外，还需有支持肿瘤生长的周围环境。这种支持肿瘤生长的周围环境，即微环境。它是一种生态定位，包含许多影响肿瘤干细胞特性的成分，主要有成纤维细胞刺激物、免疫细胞、自分泌信号、胞外基质（extracellular matrix，ECM）成分及物理性、化学性因素如氧分压、营养物质、酸碱度等。微环境保持着干细胞处于休眠状态，阻止了干细胞的分化，促进了干细胞采取不对称分裂方式，产生 1 个干细胞和 1 个子代细胞，从而保持了干细胞数量的稳定。细胞培养实验证明，如果没有适合的周围环境，干细胞会迅速丢失它们的特异性和稳定性。因此，微环境对于干细胞定位、增殖和分化具有关键意义，甚至能决定干细胞的分化方向。Chepko 等首次证明了在乳腺组织中也存在微环境。他们对鼠乳腺上皮进行电子显微镜分析发现，小的明细胞（推测的乳腺干细胞）通过基底膜与邻近的腔上皮细胞、肌上皮细胞隔绝开来，形成了特殊的结构，即微环境。

6. 乳腺肿瘤干细胞和治疗抵抗性 肿瘤干细胞与肿瘤形成、局部复发与远处转移、化疗与放射治疗抵抗（radioresistance）有关。乳腺肿瘤干细胞化疗抵抗（chemoresistance）的机制非常复杂，也没有明确的定义。通常认为这些机制包括 ABC 运载体的过度表达、解毒酶的作用（香荚兰醛脱氢酶）、低细胞周转率、激活 DNA 检测点反应的能力和 DNA 修复活性高等。乳腺肿瘤干细胞含有高水平的 ABC 运载体（尤其是 ABCG2），这是其与肿瘤中其他细胞的一个区别。ABC 运载体可以通过反流泵机制将药物泵出乳腺肿瘤干细胞外，以消除药物对该细胞的损害，因此，这种属性使得乳腺肿瘤干细胞具有药物治疗抵抗性。临床上最合适的化疗方案可以杀灭实体瘤中的大部分细胞，但是一小部分细胞（被认为是肿瘤干细胞）由于含有 ABC 运载体而具有药物抵抗性，这些未被杀灭的细胞起初处于静止的 G0 期。经过一段时间后或者受到某些刺激（细胞因子的释放、热休克蛋白等）后，这些处于静止状态的肿瘤干细胞反而被诱导分裂而形成祖细胞，随后一些祖细胞分化成具有化疗抵抗表型的新成熟肿瘤细胞。这就是临床上具有获得性化疗抵抗性的乳腺肿瘤模型。处于此期肿瘤的患者易产生复发肿瘤，并且对进一步的化疗不敏感。另外，乙醛脱氢酶参与细胞内的氧化过程，能够将乙醛氧化为羧酸、视黄酸和氨酪酸（γ-氨基丁酸），并且通过直接清除氧自由基，间接产生抗氧化复合物来引起肿瘤干细胞的放射治疗抵抗性。

7. 乳腺肿瘤干细胞和转移、复发　Sheridan 等研究认为，表达 $CD44^+/CD24^-$ 的乳腺肿瘤细胞的含量与乳腺肿瘤的浸润和转移呈正相关。Balic 等对早期乳腺肿瘤患者骨髓中具有播散性肿瘤（DTC，CK 染色阳性的代表含有 DTC）的标本进行免疫组织化学分析发现，在肿瘤微小转移灶中所含的肿瘤干细胞占有相当的比例。Sheridan 等对 13 种乳腺肿瘤细胞系研究发现，$CD44^+/CD24^-$ 群比例高的细胞系为表达更高水平促侵袭相关基因，体外侵袭实验也提示侵袭能力更强。Liu 等将 $CD44^+$ $CD24^{-/low}ESA^+$ lin^- 的致瘤性乳腺肿瘤干细胞与正常乳腺上皮细胞进行基因差异表达分析，发现 186 个基因的表达有显著性差异，将这些基因命名为“侵袭性”基因信号（“invasiveness” gene signature，IGS）。IGS 与肿瘤的死亡、转移相关，且独立于肿瘤大小及淋巴结转移状态。结合 IGS 与创伤反应信号对于判断 10 年无复发生存率具有重要意义。

肿瘤干细胞理论的提出是人类认识乳腺肿瘤发病机制的一大进步，为乳腺肿瘤发病机制、早期诊断和根治方法的研究提供了新的方向。但是，乳腺肿瘤干细胞的研究仍存在诸多问题。虽然学者们发现了许多乳腺肿瘤干细胞筛选标志物和方法，但是仍未形成共识。如何有效综合利用这些筛选标志物以及通过研究发现更为精确高效的筛选标志物是迫切需要解决的问题。乳腺肿瘤干细胞被证实具有治疗抵抗效应，但是其机制非常复杂，仍需要更多的研究数据支持。乳腺肿瘤干细胞靶向治疗的研究定将带给人们根治乳腺肿瘤的希望，这将是乳腺肿瘤治疗发展中的一大飞跃性的突破。

外周血自体干细胞移植成为乳腺肿瘤患者治疗的新亮点，是一种新兴且很有发展潜力的治疗新策略。乳腺肿瘤患者如果对于常规剂量的化疗耐受性差，预后不良，可行外周血干细胞移植，从而可接受高剂量化疗，而不会增加治疗剂量相关的病死率，且具有更高的有效性和安全性。

（哈尔滨医科大学附属肿瘤医院　李　伟　任延律）

参考文献

[1] Al-Hajj M, Wicha MS, Benito-Hernandez A, et al. Prospective identification of tumorigenic breast cancer cells. Proc Natl Acad Sci USA, 2003, 100 (7): 3983-3988.

[2] Polyak K. Breast cancer origins and evolution. J Clin Invest, 2007, 117 (11): 3155-3165.

[3] Molyneux G, Regn J, Smally MJ. Mammary stem cells and breast cancer. Cell Mol Life Sci, 2007, 64 (24): 3248-3260.

[4] Perrone G, Gaeta LM, Zagami M, et al. In situ identification of CD44 +/CD24-cancer cells in primary human breast carcinomas. PLoS One, 2012, 7 (9): e43110.

[5] Ginestier C, Hur MH, Charafe-Jauffret E, et al. ALDH1 is a marker of normal and malignant human mammary stem cells and a predictor of poor clinical outcome. Cell Stem Cell, 2007, 1 (5): 555-567.

[6] Peitzsch C, Kurth I, Kunz-Schu ghart L, et al. Discovery of the cancer stem cell related

determinants of radioresistance. Radiother Oncol, 2013, 108 (3): 378-387.

[7] Karamboulas C, Ailles L. Developmental signaling pathways in cancer stem cells of soild tumors. Biochim Biophys Acta, 2013, 1830 (2): 2481-2495.

[8] Singh A, Settleman J. EMT, cancer stem cells and drug resistence: an emerging axis of evil in the war on cancer. Oncogene, 2010, 29 (34): 4741-4751.

[9] Creihton CJ, Li X, Landis M, et al. Residual breast cancers after conventional therapy display mesenchymal as well as tumor-initiating features. Proc Natl Sci USA, 2009, 106 (33): 13820-13825.

[10] Li QQ, Xu JD, Wang WJ, et al. TwistI-mediated adriamycin-induced epithelial-mesenchymal transition relates to multidrug resistence and invasive potential in breat cancer cells. Clin Cancer Res, 2009, 15 (8): 2657-2665.

[11] Borovski T, De Sousa E, Melo F, et al. Cancer stem cell niche: the place to be. Cancer Res, 2011, 71 (3): 634-639.

[12] Chuthapisith S, Eremin J, El-Sheemey M, et al. Breast cancer chemoresistence: emerging importance of cancer stem cells. Surg Oncol, 2010, 19 (1): 27-32.

[13] Singh S, Brocker C, Koppaka V, et al. Aldehyde dehydrogenases in cellular responses to oxidative stress. Free Radic Biol Med, 2013, 56: 89-101.

[14] Sheridan C, Kishimoto H, Fuchs RK, et al. $CD44^{+}/CD24^{-}$ breast cancer cells exhibit enhanced invasive properties: an early step necessary for metastasis. Breast Cancer Res, 2006, 8 (5): R59.

[15] Balic M, Lin H, Young L, et al. Most early disseminated cancer cells detected in bone marrow of breast cancer pa-tients have a putative breast cancer stem cell phenotype. Clin Cancer Res, 2006, 12 (19): 5615-5621.

[16] Liu R, Wang X, Chen GY, et al. The prognostic role of a gene signature from tumorigenic breast-cancer cells. N Engl J Med, 2007, 356 (3): 217-226.

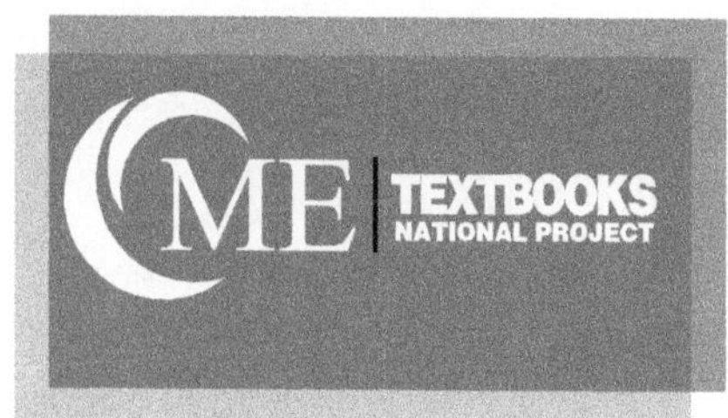

上皮间质转化在乳腺癌中的研究进展

第 6 章

一、EMT 的生理及病理作用

上皮细胞通过一系列事件，向单个迁移性细胞转化，从而能够侵入细胞外基质，这个过程称为上皮间质转化（epithelial mesenchymal transition，EMT）。在 EMT 过程中，上皮细胞和间质细胞的形态和功能截然不同：上皮细胞是组织结构良好的一层立方形或柱形细胞。上皮细胞通过细胞间黏附复合体形成水平方向上的相互紧密连接，表现出顶端-基底极性，形成特征性的固定基底膜，使上皮和其他组织区分开来。间质细胞为纺锤形，由于缺乏细胞间联结和细胞极性，形成能穿透细胞外间质的单个细胞。

在生理情况下，EMT 和组织生长和分化相关，在胚胎发生、炎性反应、创伤愈合、组织再生和器官纤维化中发挥重要作用。而在恶性肿瘤中，EMT 常被用来解释肿瘤细胞的播散和转移机制，包括如何移动到肿瘤的侵袭性前端获得迁移和侵袭能力，侵入邻近组织和器官，EMT 在这个过程中发挥了关键的作用，被认为是肿瘤转移的起始步骤。此外，EMT 也能使细胞侵入血液循环，支持肿瘤细胞在血流中存活，并促进细胞在远处转移部位渗出血管，最终播散至全身形成远处转移灶。

二、EMT 的分子调控机制

1. 调控 EMT 的信号通路和转录因子 EMT 是由一系列刺激因子激发的，包括生长因子信号通路、肿瘤基质细胞间相互作用和缺氧环境。从上皮细胞向间质转换的复杂过程中，EMT 诱导信号通路，转录因子和多个正反馈回路之间产生重要的信号交联。

EMT 能被细胞外基质成分和生长因子诱导，例如转化生长因子（TGF）-β、播散因子/肝细胞生长因子（SF/HGF）、成纤维细胞生长因子（FGF）、表皮生长因子家族成员（EGFs）、胰岛素样生长因子 1 和 2（IGF-1、2）。其中 TGF-β 是最为重要的信号通路，其诱导 EMT 作用已被大量研究证实，并且和其他信号通路产生信号交联。

Wnt、Hedgehog、Notch 和 integrin 等信号传导通路也在 EMT 过程中信号传导通路发挥了协调作用。Wnt 通路和黏附联接中 E-cadherin 的缺失激活了 β-catenin，后者能诱导多个 EMT 诱导转录因子，例如 Slug、Twist1 和 Goosecoid。Wnt 和酪胺酸激酶受体通路通过 GSK3b 调控 Snail 核转运和降解。Notch 通路是由 TGF-β 通路诱导的，能通过激活 NF-kB 通路或调控 TGF-β 信号通路本身来调控 EMT。一系列转录因子通过对 E-cadherin 的转录性调控来诱导 EMT，包括 SNAI1、SNAI2、

ZEB1、ZEB2、TWIST、FOXC1、FOXC2、TCF3 和 GSC。E-cadherin 低表达，vimentin 和 N-cadherin 高表达是公认的用来鉴定 EMT 细胞的间质标志，现在也被用来鉴定循环肿瘤细胞。EMT 诱导信号通路还能通过蛋白磷酸化或抑制蛋白水平来干扰细胞间形成紧密联接和桥粒。

EMT 还能导致细胞外基质（ECM）的重构。许多 EMT 诱导的因子能上调黏连蛋白和胶原蛋白等 ECM 蛋白，金属蛋白酶和其他多种重构酶的表达。通过维持慢性炎症、缺氧，EMT 能导致活性氧簇（ROS）的线粒体产量增加，引起缺氧诱导因子 1α 和 NF-κB 信号通路的激活和糖原合酶激酶-3β 的失活。

2. miRNA 和 lncRNA 非编码 RNA 调控 小非编码 RNA 或 microRNA 是基因表达的调控因子。众多研究已经证明，一系列 miRNA 与 EMT 直接或间接相关，它们也是 EMT 相关转录因子。其中被研究的最多的是 miR-200 家族，其表达和上皮分化密切相关。通过研究基底样乳腺癌和 Luminal 型乳腺癌标本，研究者发现 miR-200c 和 ZEB1 之间的双向反馈回路精确调控 EMT 和 MET。miR-200f 和 miR-205 都能通过靶向抑制 EMT 转录因子 ZEB1 和 ZEB2，来维持 E-cadherin 表达。此外，miR-200 家族还通过抑制 Suz12，解救其通过 polycomb 介导的 E-cadherin 表达抑制作用。而在 ER（-）的间质乳腺癌细胞系中 miR-200c 转录受到抑制。miR-200c 还能通过抑制 TrkB，靶向抑制膜突蛋白和黏连蛋白，最终减少细胞迁移。在乳腺上皮细胞中，miR-200 家族成员能靶向抑制 Notch 通路的配体，Jagged 1（Jag1），进而抑制 Slug 上调诱导的 EMT。

在众多调控 EMT 的 microRNA 中，miR-206 由于与雌激素受体（ER）存在双向负调控关系而受到研究者的关注，以往的多个研究显示，miR-206 在乳腺癌中的表达较周边正常组织为低。在病例随访研究中发现，原发灶中 miR-206 表达较低的患者的复发转移的中位时间更短，并与更高的临床分期及淋巴结转移显著相关，这些结果都提示低 miR-3406 表达水平和乳腺癌的高转移能力密切相关。在机制研究中发现，miR-206 通过靶向抑制肌动蛋白结合蛋白 CORO1C 的表达，抑制三阴性乳腺癌细胞的迁移能力。而在最近研究中，我们发现在 miR-206 基础表达量极低的 ER 阳性乳腺癌细胞系中，过表达 miR-206 能抑制迁移和侵袭能力。并发现 miR-206 过表达能上调 E-cadherin，下调间质蛋白标志物 N-cadherin、vimentin、ZEB1 和 SNAI1。进一步的机制研究则发现 miR-206 过表达导致 ER 阳性乳腺癌细胞系的 TGF-β 自分泌水平下降，并能靶向抑制 TGF-β 信号通路中的协同受体 NRP1 及下游基因 SMAD2。这些机制均导致 TGF-β 诱导的 EMT 受到抑制。除此之外，miR-221/222、miR-22、miR-130a、miR-17/92、miR-145 都能直接调控 ER，并且大部分与 EMT 相关。而在 ER（-）乳腺癌中表达下调的 miR-520/373 家族靶向抑制 NF-κB 和 TGF-β 信号通路，进而抑制 EMT。

长链非编码 RNA（lncRNA）是>20 核苷酸的转录产物，不包含开放阅读框架，也不具备蛋白编码功能。越来越多的证据显示，lncRNA 在细胞生长、存活、迁移、侵袭、分化中起重要作用，已成为目前研究的热点。多个研究通过乳腺上皮细胞系和乳腺癌组织的研究发现，lnc-ROR、lncRNA-HIT 等 lncRNA 的上调能诱导 EMT 过程。Xu 等在乳腺癌细胞系和癌组织中发现，lncRNA-MALAT1 下调能通过 PI3K AKT 通路诱导 EMT 过程。另外一项研究显示，MALAT1 和 RNA 结合蛋白 HuR（ELAVL1）的核苷酸蛋白复合物能够结合到干细胞标志 CD133 的启动子区域并调控其表达。在 Luminal 型非转移 MCF-7 乳腺癌细胞中，HuR 缄默能使 N-cadherin 和 CD133 表达升高而形成一种转移性和间质样细胞表型。而在基底样转移性细胞系 MDA-MB-231 和三阴性乳腺癌细胞中，在 CD133 调控区域中没有发现这种抑制复合物。这项研究结果提示，如果不能在乳腺癌细胞中形成这种抑制性复合物，将上调 CD133 表达，促进 EMT 的发生。

三、对 EMT 的争议与展望

尽管 EMT 的概念提出已久，且被大量研究证实，但 EMT 的临床相关性仍被反复质疑。其中主要原因是，在临床的肿瘤和转移灶中缺乏完全的 EMT 表型。而在临床上，E-cadherin 的缺乏并不总是和 EMT 的产生相关，例如乳腺小叶癌中，编码 E-cadherin 的 *CDH1* 基因是失活状态的，但仍具有上皮特性。很多和 EMT 无关的细胞改变，即使导致完全缺乏 E-cadherin 表达，也常常不足以触发 EMT 相关转录进程。

而众多研究也证实，除完全的上皮表型（E）和完全间质表型（M）外，还存在 EMT 进程的中间表型，被称为部分 EMT（P）表型，P 表型同时具备上皮细胞和间质细胞特征。Zhang 等通过外源性 TGF-β1 诱导乳腺上皮细胞系 MCF10A 后发现，低浓度 TGF-β1 诱导下出现 E 到 P 的转变是由 SNAI1/miR-34 双向负反馈回路调节的，这个步骤是可逆的；而高浓度下 P 表型到 M 表型是由 ZEB1/miR-200 双向负反馈回路调控的不可逆步骤。这种 P 表型细胞已在很多乳腺癌标本和引流淋巴结中被发现，而这种细胞含量最多的是高侵袭性的三阴性乳腺癌中。这些研究提示部分 EMT 广泛存在于乳腺癌组织中，更进一步提示完全的 EMT 可能并不是肿瘤播散转移的必要条件。最近，由 Fischer 等在 *Nature* 上发表的研究也给出了更为明确的证据。他们使用间质特异性 Cre 介导荧光标记染色 Luminal 亚型乳腺癌细胞，这种染色剂将在细胞发生 EMT 时不可逆切换荧光颜色，即使发生 MET 也不再变回原色。结果发现，在转基因小鼠模型的原发灶、血液中发现的 EMT 事件相当稀少，而在肺转移灶中，EMT 细胞比例进一步降低，提示在这一类型乳腺癌原发灶和肺转移灶中都是以上皮细胞为主的，而且整个转移过程中未发生 EMT。而通过过表达 miR-200 抑制 EMT 也不能影响肺转移的发生。但在化疗后，EMT 细胞的确能明显形成复发肺转移灶，表明 EMT 细胞由于分化减少，耐受凋亡和化疗抵抗相关基因表达的增加导致化疗耐受性升高，而过表达 miR-200 能消除化疗抗性。提示 EMT 靶向治疗可能和化疗结合用于临床治疗。这项研究结果表明，至少在部分肿瘤中，EMT 并不是转移所必需的。

此外，发生 EMT 的肿瘤细胞从原发灶脱落后将侵入邻近血管，进入血液循环，最终形成远处转移灶。因此，循环肿瘤细胞（CTC）分析可能提供这类血液循环中播散细胞的 EMT 状态信息。早期的 CTC 细胞捕获一般是根据上皮标志物，而在 EMT 细胞中可能是缺失的，这导致捕获的细胞总是以上皮表型为主。而最近的新技术实现了从完全上皮表型到完全间质表型的广谱细胞分离。通过这些设备，研究者发现从侵袭性更强的乳腺癌患者中，捕获的表达不同水平的间质标志物——CTC 的比例更高，而且在化疗和靶向治疗失败后会进一步升高。这些 CTC 也同时表达上皮和间质标志物。然而，有待进一步研究的问题是，我们仍然不能区别这类细胞是在原发灶中诱导 EMT 后主动迁移的，还是从以上皮表型被动进入血管后，由血小板起源的 TGF-β 诱导的部分 EMT。

EMT 是一个广为人知并被接受应用的概念，理论上，EMT 贯穿着肿瘤播散转移的全过程。在体外实验中，EMT 的调控机制都已被深入探索和研究。但由于乳腺癌本身的异质性，转移过程的复杂性都使传统的 EMT 理论难以在体内实验中得到很好的研究和确认。最近的研究在完善 EMT 调控机制，发现新的转移证据的同时，也挑战了传统的 EMT 理论，并提出 EMT 除了转移机制以外的化疗耐药上的作用和机制。所有这些都为 EMT 在乳腺癌中进一步研究提供了新的方向和思路，有助于研究者们更全面和深入地理解 EMT 现象，使靶向 EMT 治疗应用于临床治疗在未来成为可能。

（上海交通大学医学院仁济医院　殷　凯　陆劲松）

参考文献

[1] Baum B, Settleman J, Quinlan MP. Transitions between epithelial and mesenchymal states in development and disease. Semin Cell Dev Biol, 2008, 19 (3): 294-308.

[2] Nieto MA. Epithelial plasticity: a common theme in embryonic and cancer cells. Science, 2013, 342 (159): 1234850.

[3] Thiery JP, Acloque H, Huang RY, et al. Epithelial-mesenchymal transitions in development and disease. Cell, 2009, 139 (5): 871-890.

[4] Kalluri R, Weinberg RA. The basics of epithelial-mesenchymal transition. Clin Invest, 2009, 119 (6): 1420-1428.

[5] Yang J, Weinberg RA. Epithelial-mesenchymal transition: at the crossroads of development and tumor metastasis. Dev Cell, 2008, 14 (6): 818-829.

[6] Wang Z, Banerjee S, Li Y, et al. Down-regulation of notch-1 inhibits invasion by inactivation of nuclear factor-*Kappa*B, vascular endothelial growth factor, and matrix metalloproteinase-9 in pancreatic cancer cells. Cancer Res, 2006, 66 (5): 2778-2784.

[7] Moreno-Bueno G, Portillo F, Cano A. Transcriptional regulation of cell polarity in EMT and cancer. Oncogene, 2008, 27 (55): 6958-6969.

[8] Roussos ET, Keckesova Z, Haley JD, et al. AACR special conference on epithelial-mesenchymal transition and cancer progression and treatment. Cancer Res, 2010, 70 (19): 7360-7364.

[9] Ozdamar B, Bose R, Barrios-Rodiles M, et al. Regulation of the polarity protein Par6 by TGFbeta receptors controls epithelial cell plasticity. Science, 2005, 307: 1603-1639.

[10] Howe EN, Cochrane DR, Richer JK. Targets of miR-200c mediate suppression of cell motility and anoikis resistance. Breast Cancer Res 2011, 13 (2): R45.

[11] Li Y, Hong F, Yu Z. Decreased expression of microRNA-206 in breast cancer and its association with disease characteristics and patient survival. J Int Med Res, 2013, 41 (3): 596-602.

[12] Wang J, Tsouko E, Jonsson P, et al. miR-206 inhibits cell migration through direct targeting of the actin-binding protein coronin 1C in triple-negative breast cancer. Mol Oncol, 2014, 8 (8): 1690-1702.

[13] Hou P, Zhao Y, Li Z, et al. LincRNA-ROR induces epithelial-to-mesenchymal transition and contributes to breast cancer tumorigenesis and metastasis. Cell Death Dis, 2014, 5: e1287.

[14] Richards EJ, Zhang G, Li ZP, et al. Long non-coding RNAs (LncRNA) regulated by transforming growth factor (TGF) beta: LncRNA-hit-mediated TGFbeta-induced epithelial to mesenchymal transition in mammary epithelia. Biol chem, 2015, 290 (11): 6857-6867.

[15] Xu S, Sui S, Zhang J, et al. Downregulation of long noncoding RNA MALAT1 induces epithelial-to-mesenchymal transition via the PI3K-AKT pathway in breast cancer. Int J Clin Exp Pathol, 2015, 8 (5): 4881-4891.

[16] Latorre E, Carelli S, Raimondi I, et al. The Ribonucleic Complex HuR-MALAT1 Represses CD133 Expression and Suppresses Epithelial-Mesenchymal Transition in Breast Cancer. Cancer Res, 2016, 76 (9): 2626-2638.

[17] Brabletz T. To differentiate or not-routes towards metastasis. Nat Rev Cancer, 2012, 12 (6): 425-436.

[18] Chao Y, Wu Q, Acquafondata M, et al. Partial mesenchymal to epithelial reverting transition in breast and prostate cancer metastases. Cancer Microenviron, 2012, 5 (1): 19-28.

[19] Thomson S, Petti F, Sujka-Kwok I, et al. A systems view of epithelial-mesenchymal transition signaling states. Clin Exp Metastasis, 2011, 28 (2): 137-155.

[20] Zhang J, Tian XJ, Zhang H, et al. TGF-beta-induced epithelial-to-mesenchymal transition proceeds through stepwise activation of multiple feedback loops. Sci Signal, 2014, 7 (345): 91.

[21] Davis FM, Stewart TA, Thompson EW, et al. Targeting EMT in cancer: opportunities for

pharmacological intervention. Pharmacol Sci，2014，35（9）：479–488.

[22] Fischer KR，Durrans A，Lee S，et al. Epithelial-to-mesenchymal transition is not required for lung metastasis but contributes to chemoresistance. Nature，2015，527（7579）：472–476.

[23] Yu M，Bardia A，Wittner BS，et al. Circulating breast tumor cells exhibit dynamic changes in epithelial and mesenchymal composition. Science，2013，339（6119）：580–584.

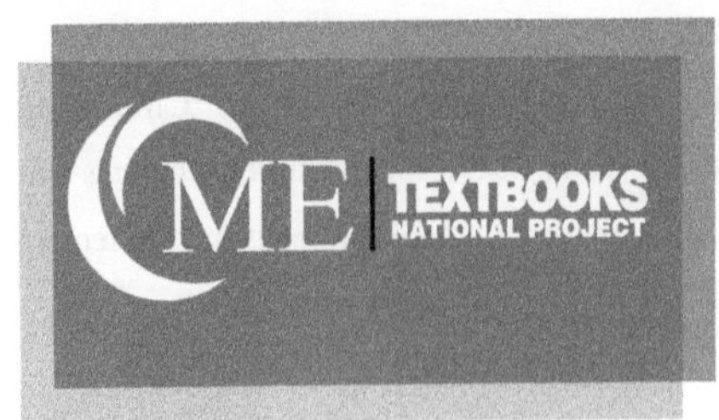

外泌体在乳腺癌中的研究进展

第 7 章

乳腺癌是女性最常见的恶性癌症之一。虽然有手术、放射治疗、化疗、内分泌治疗、生物靶向治疗及中医药辅助治疗等多种手段治疗可供选择，但是女性乳腺癌的发病率、病死率依然呈迅速上升且伴有年轻化趋势，并居女性各肿瘤之首。这主要与乳腺癌的远处转移有关，尤其是脑转移。外泌体是由肿瘤细胞或者免疫细胞分泌形成的活性分子，与肿瘤发生、转移关系密切，成为新型有发展前途的治疗靶点。

一、外泌体的生物学特点

外泌体是由真核细胞的多囊泡体与细胞膜融合后释放到细胞外环境中的纳米量级的膜性小囊泡，直径为 30~120 nm。外泌体是通过细胞的“内吞-融合-外排”活动分泌形成，包括肿瘤细胞、免疫细胞、上皮细胞、神经元、施万细胞，细胞在内吞时形成的多囊泡体，在与胞质膜融合的过程中，多囊泡体的内腔可以释放大量外泌体到胞外环境。因此，在各种体液如血液、尿液、胆汁、唾液中，通过对外泌体的定性定量测定，可对疾病进行诊断和预后评估。

外泌体内含有与来源细胞类似的蛋白质、脂质、mRNAs、microRNAs、信号分子等具有生物学活性的物质，容易与相邻细胞的细胞膜发生融合，从而将生物学活性物质选择性地递送至受体细胞，在不同细胞间进行信息传递，调节细胞间的信号传导，发挥多种生物学功能。绝大多数外泌体内有微管蛋白、肌动结合蛋白、热激蛋白、四跨膜蛋白，还有与来源细胞相关的蛋白如多泡体胞内体产生相关蛋白 Alix、Tsg101，与外泌体的释放有关的蛋白磷脂酶 D_2（PLD_2）、CD55、CD59 蛋白，以保护外泌体不受补体攻击，膜转运和融合相关蛋白 Rab GTP 酶、Annexins，还有些如肿瘤细胞来源外泌体肿瘤抗原和免疫抑制蛋白 fasL、TRAIL、TGF-β、Survivin-2B 等，抗原呈递细胞来源外泌体中含有主要组织相容复合体（MHC）-Ⅰ和 MHC-Ⅱ。在乳腺癌 2 种细胞株 MCF-7 和 MDA-MB231 外泌体的蛋白组比较研究中发现，MDA 来源外泌体包含更高水平的基质金属蛋白质酶与 MDA-231 细胞的肿瘤转移能力有密切关系。同时，外泌体中丰富的 mRNAs、microRNAs（esRNA）可以进行细胞之间穿梭，从而参与传递组织间遗传信息和抗原递呈及免疫共刺激作用。细胞外囊泡相关 mRNAs 通过靶细胞刺激翻译蛋白，从而促进血管生长素蛋白生成，帮助肿瘤生成和转移。

二、外泌体在乳腺癌肿瘤微环境中的作用

1. 外泌体介导乳腺癌的侵袭和转移 研究发现，肿瘤细胞来源的外泌体在肿瘤微环境中具有

促进肿瘤血管新生和肿瘤转移的作用，从而促进肿瘤发展。在酸性条件下，肿瘤细胞来源外泌体释放出的蛋白整合素α3、α6和细胞因子，如FGF、血管内皮生长因子（VEGF）和血管生长素，这些外泌体通过结合内皮细胞膜表面受体刺激血管形成，从而促进肿瘤生长。此外，临床研究认为三阴性乳腺癌比其他亚型乳腺癌易复发和转移，预后较差。MDA-MB-231细胞来源miR-105外泌体，其通过作用于人微血管内皮细胞HMVEC上的ZO-1蛋白，造成内皮细胞单层紧密连接破坏，增加远处器官的血管通透性，导致肿瘤转移。通过小鼠尾静脉注射miR-105和心内注射MDA-MB-231细胞后，观察到小鼠肺部和脑部转移病灶。肿瘤细胞来源外泌体协助间质干细胞（MSC）分化成肿瘤相关肌纤维母细胞，从而促进肿瘤增殖、浸润和转移。在MDA-MB-231和MCF-7细胞来源外泌体中发现高表达的α-SMA，预示乳腺癌间质出现α-SMA表达的成纤维细胞，即肌成纤维母细胞，与肿瘤的恶性程度密切相关。研究发现，乳腺癌细胞来源细胞通过分泌RISC装载复合体蛋白Dicer酶、TRBP和AGO2，促进mRNA的成熟，肿瘤发展和侵袭依赖于Dicer酶的浓度。肿瘤微环境中的缺氧因素可以通过影响外泌体的释放促进乳腺癌细胞的侵袭和转移。在乳腺癌模型中，低氧诱导因子（HIF-1）通过促进*RAB22A*基因的转录和表达，增加微泡的分泌，从而介导肿瘤的侵袭和转移。相反，*RAB22A*基因的敲除联合HIF抑制剂破坏肿瘤的侵袭转移能力，可能成为靶向治疗新热点。研究利用外泌体miRNA let-7a在高转移能力的乳腺癌标本中具有明显低表达的特点，将let-7a转染至EFGR高表达的乳腺癌组织后发现，有抑制肿瘤生长发展、有抗肿瘤转移的潜在作用。Wnt信号通道被证实参与乳腺癌的发生发展，Wnt蛋白可以由成纤维细胞外泌体介导，通过远距离扩散结合到靶细胞表面的受体上，从而调节细胞的分化。另外，乳腺癌相关前癌基因Wnt1的上调会引起乳腺小叶中小泡的增生，从而增加乳腺癌分级升高的风险。

2. 外泌体协助肿瘤免疫逃逸　研究发现肿瘤细胞来源外泌体通过与T淋巴细胞、DC细胞、巨噬细胞和Treg细胞相互作用，抑制机体抗肿瘤免疫应答，协助肿瘤免疫逃逸。在外周血白细胞和T47D乳腺癌细胞来源外泌体共同培养下，细胞毒T淋巴细胞的功能明显下降，这与骨髓来源前提细胞摄取肿瘤细胞来源外泌体有关。另外，通过TLR/MyD88通道促进MDSC增殖间接抑制T淋巴细胞激活。而人$CD14^+$单核细胞和MDA-MB-231来源外泌体共同培养会抑制DC细胞的分化。在4T1肿瘤模型中，miR-16通过肿瘤来源外泌体转运到肿瘤相关巨噬细胞后，其表达量减少，从而抑制巨噬细胞的浸润和极化。而MDA-MB-231和MCF-7来源外泌体通过NF-κB的激活刺激巨噬细胞的生长。此外，肿瘤细胞来源外泌体富含大量的MHC Ⅰ类的β链，可改变免疫系统的识别，从而促进肿瘤的免疫逃逸。

3. 外泌体参与细胞凋亡　肿瘤来源外泌体有促进肿瘤细胞的增殖，减少细胞凋亡的作用。外泌体高表达抗凋亡蛋白Survivin和fasL蛋白，与免疫细胞表面表达的fas结合，通过fas/fasL途径诱导免疫细胞死亡，以此来调节抗肿瘤免疫应答。在miR-373转染的MCF-7肿瘤细胞发现下调的雌激素受体表达和肿瘤细胞凋亡量，这提示miR-373与乳腺癌细胞的侵袭关系，有可能使miR-373成为临床上有价值的诊断标志物。

4. 外泌体介导肿瘤细胞的化疗耐药性　化疗药物耐药性成为乳腺癌肿瘤治疗的一大障碍。研究发现，人表皮生长因子受体2（HER-2）（+）外泌体结合并干扰曲妥珠单抗的活性，这代表HER-2（+）外泌体降低曲妥珠单抗可用性。研究发现利用负载卵清蛋白的树突状细胞来源外泌体$OVA\text{-}T_{exo}$可以通过CD40L信号刺激CTL长期记忆功能，进行抗肿瘤免疫应答。在曲妥珠单抗耐药的$BT474_{A2}$模型中，$OVA\text{-}T_{exo}$对于杀灭肿瘤细胞有一定效果。小鼠未成熟的树突状细胞中分离的外泌体高度表达融合蛋白IRGD肽。该IRGD外泌体纯化和装载多柔比星，并且对于MDA-MB-231乳腺癌细胞显示出具有高亲和力，从而显著抑制肿瘤细胞增殖。这说明化疗药物可以通过外泌体的介导到达，破坏肿瘤细胞。在化疗抵抗中，外泌体介导的P-gp蛋白转运是形成化疗抵抗的因素之一。实验发现，耐药性的 MCF-7 分泌外泌体含有高浓度 P-gp 蛋白。亦或者微泡转录 TrpC5 后，激活 NFATc3 转录因子，刺激 P-gp mRNA 的转录。同时，在 MCF-7 细胞中发现 miR-221/miR-222 作为信号分子参与肿瘤对他莫昔芬的耐药，相反使用 miR-221 和 miR-222 的抗体有明显效果。除此之外，在酸性的微环境中，乳腺癌来源外泌体直接排斥肿瘤周围的抗化疗药物，分泌的外泌体量与细胞间提升的药物浓度成正比，这说明外泌体一定程度上直接参与耐药性。那么使用质子泵抑制剂能够相对抑制外泌体分泌，能增加化疗药物的治疗效果。

三、外泌体用于肿瘤的诊断和预后评估

乳腺癌患者血清中外泌体的含量显著高于健康人水平。在患者血清中，外泌体的致癌癌标志 CD24 特异性表达以及 FAK、EGFR 分子过多表达与肿瘤临床分期、分级有密切关系。miR-195、CEA、CA153、survivin-2B 等肿瘤特异性抗原和 miRNA 可以作为肿瘤诊断标志物进行早期临床诊断。外泌体对实体肿瘤的上述作用表明，外泌体 miRNA 的数量可能与肿瘤的大小变化有关，可用于肿瘤的临床风险或疗效评估以及预后判定。外泌体的标志物检测简便，其可能成为肿瘤诊断的新指标和途径，这对肿瘤高危人群早期诊断和早期治疗带来希望。

四、外泌体的治疗潜能及展望

乳腺癌肿瘤的耐药性成为治疗棘手问题，通过使用外泌体分泌 miRNA 抗体可以阻断 miRNA 参与化疗药物耐受的问题。而针对增强机体抗肿瘤免疫应答的研究发现，负载乳腺癌抗原 DC 细胞分泌大量外泌体，可促进同种异体 T 淋细胞增殖，诱导特异性抗乳腺癌的免疫效应。有临床研究证明，在黑色素瘤、非小细胞肺癌、卵巢癌中，联合应用 CpG 或者环磷酰胺等佐剂或者 TLR-3，促进 DC 细胞成熟，使负载肿瘤抗原的外泌体 D_{exo} 抗肿瘤作用得到充分发挥，2010 年前列腺癌疫苗 Sipuleucel-T 利用该原理研制成功，已经被美国食品药品管理局批准上市。

肿瘤来源的外来体（TEX）在 TS/A、P815 和 MC38 动物肿瘤模型中，驱动抗原特异性 T 淋巴细胞和 B 淋巴细胞反应，已经被证明是有效的抗癌疫苗。在热休克蛋白作用下，TEX 促进 Th1 的极化，激活自然杀伤细胞的活性。通过收集大肠癌患者腹水来源外泌体 AEX 联合 GM-CSF，诱导肿瘤特异性抗肿瘤细胞毒性 T 淋巴细胞的反应，认为对于晚期大肠癌患者有一定治疗效果。然而，有研究表明 TEX 能抑制 T 淋巴细胞的增殖，通过 fas 或者 PD-L1 配体介导 T 淋细胞凋亡。TEX 联合 NKG2D 配体下调 NK 细胞受体，从而降低 NK 活性。另一方面，TEX 表面的 HSP70 刺激 NK 细胞活性，增强免疫应答。TEX 发现促进单核细胞向骨髓来源的抑制性细胞方向分化，促进肿瘤生长。TEX 对机体免疫功能的好坏，还需要进一步的实验予以完善。

总之，外泌体作为细胞间通信的纳米级活性分子，在肿瘤发生、发展中起到重要作用。对乳腺癌而言，外泌体对于其诊断、治疗、预后方面的研究需要进一步完善，才能为乳腺癌的治疗提供更有力的证据。

（上海交通大学附属第六人民医院 唐颖悦 沈 赞）

参考文献

[1] Gerratana L, Fanotto V, Bonotto M, et al. Pattern of metastasis and outcome in patients with breast cancer. Clin Exp Metastasis, 2015, 32 (2): 125-133.

[2] Lowry MC, Gallagher WM, O'Driscoll L. The Role of Exosomes in Breast Cancer. Clin Chem, 2015, 61 (12): 1457-1465.

[3] Théry C. Exosomes: secreted vesicles and intercellular communications. Biology Rep, 2011, 3: 15.

[4] Kruger S, Abd Elmageed ZY, Hawke DH, et al. Molecular characterization of exosome-like vesicles from breast cancer cells. BMC Cancer, 2014, 27 (14): 44.

[5] Skog J, Würdinger T, van Rijns S, et al. Glioblastoma microvesicles transport RNA and proteins that promote tumour growth and provide diagnostic biomarkers. Nat Cell Biol, 2008, 10 (2): 1470-1476.

[6] Lotvall J, Valadi H. Cell to cell signalling via exosomes through esRNA. Cell Adh Migr, 2007, 1 (3): 156-158.

[7] Lin NU, Claus E, Sohl J, Sites of distant recurrence and clinical outcomes in patients with metastatic triple-negative breast cancer: high incidence of central nervous system metastases. Cancer, 2008, 113 (10): 2638-2645.

[8] Zhou W, Fong MY, Min Y, et al. Cancer-secreted miR-105 destroys vascular endothelial barriers to promote metastasis. Cancer Cell, 2014, 25 (4): 501-515.

[9] Cho JA, Park H, Lim EH, et al, Exosomes from breast cancer cells can convert adipose tissue-derived mesenchymal stem cells into myofibroblast-like cells. Int J Oncol, 2012, 40 (1): 130-138.

[10] Melo SA, Sugimoto H, O'Connell JT, et al. Cancer exosomes perform cellindependent microRNA biogenesis and promote tumorigenesis. Cancer Cell, 2014, 26 (5): 707-721.

[11] King HW, Michael MZ, Gleadle JM. Hypoxic enhancement of exosome release by breast cancer cells. BMC Cancer, 2012, 12: 421.

[12] Wang T, Gilkes DM, Takano N, et al. Hypoxia-inducible factors and RAB22A mediate formation of microvesicles that stimulate breast cancer invasion and metastasis. Proc Nat Acad Sci USA, 2014, 111 (31): 3234-3242.

[13] Ohno S, Takanashi M, Sudo K, et al. Systemically injected exosomes targeted to eGFR deliver antitumor microRNA to breast cancer cells. Mol Ther, 2013, 21 (1): 185-191.

[14] Brennan KRm, Brown AM. Wnt proteins in mammary development and cancer. J Mammary Gland Biol Neoplasia, 2004, 9 (2): 119-131.

[15] Hong EH, Chang SY, Lee BR, et al. Blockade of Myd88 signaling induces antitumor effects by skewing the immunosuppressive function of myeloid-derived suppressor cells. Int Can, 2013, 132 (12): 2839-2848.

[16] Jang JY, Lee JK, Jeon YK, et al. Exosome derived from epigallocatechin gallate treated breast cancer cells suppresses tumor growth by inhibiting tumorassociated macrophage infiltration and M2 polarization. BMC Cancer, 2013, 13: 421.

[17] Shi J, Ren Y, Zhen L, et al. Exosomes from breast cancer cells stimulate proliferation and inhibit apoptosis of CD133+cancer cells in vitro. Mol Med Rep, 2015, 11 (1): 405-409.

[18] Abusamra AJ, Zhong ZH, Zheng XF, et al. Tumor exosome expressing Fas ligand mediate CD8+ T-cell 270 apoptosis. Blood Cells Mol Dis, 2005, 35 (2): 169-173.

[19] Eichelser C, Stuckrath I, Muller V, et al. Increased serum levels of circulating exosomal microRNA-373 in receptor-negative breast cancer patients. Oncotarget, 2014, 5 (20): 9650-9663.

[20] Ciravolo V, Huber V, Ghedini GC, et al. Potential role of HER-2-overexpressing exosomes in countering trastuzumabbased therapy. J Cell Physiol, 2012, 227 (2): 658-667.

[21] Xie Y, Wang L, Freywald A, et al. A novel T cell-based vaccine capable of stimulating long-term functional CTL memory against B16 melanoma via CD401 signaling. Cell Mol Immunol, 2013,

10 (1): 72-77.

[22] Wei Y, Lai X, Yu S, et al. Exosomal miR-221/222 enhances tamoxifen resistance in recipient ER-positive breast cancer cells. Breast Cancer Res Treat, 2014, 147 (2): 423-431.

[23] Federici C, Petrucci F, Caimi S, et al. Exosome release and low pH belong to a framework of resistance of human melanoma cells to cisplatin. PLoS ONE, 2014, 9 (2): e88193.

[24] Wang BY , Zhang J, Wang JL, et al. Intermittent high dose proton pump inhibitor enhances the antitumor effects of chemotherapy in metastatic breast cancer. J Exp clin Cancer Res, 2015, 34 (1), article85.

[25] Menck K, Scharf C, Bleckmann A, et al. Tumor-derived microvesicles mediate human breast cancer invasion through differentially glycosylated EMMPRIN. J Mol Cell Biol, 2015, 7 (2): 143-153.

[26] Toth B, Nieuwland R, Liebhardt S, et al. Circulating miroparticles in breast cancer: a comparative analy sis with established biomarkers. Anticancer Res, 2008, 28 (2A): 1107-1112.

[27] Khan S, Ferguson BH, Turay D, et al. Early diagnostic valueo f Survivin and its alternative splice variants in breast cancer. BMC Cancer, 2014, 14: 176.

[28] Romagnoli GG, Zelante BB, Toniolo PA, et al. Dendritic Cell-Derived Exosomes may be a Tool for Cancer Immunotherapy by Converting Tumor Cells into Immunogenic Targets. Front Immunol, 2014, 5: 692.

[29] Damo M, Wilson DS, Simeoni E. TLR-3 stimulation improves anti-tumor immunity elicited by dendritic cell exosome-based vaccines in a murine model of melanoma. Sci Rep, 2015, 5: 17622.

[30] Morse MA, Garst J, Osada T. A phase I study of dexosome immunotherapy in patients with advanced non-small cell lung cancer. J Transl Med, 2005, 3 (1): 9.

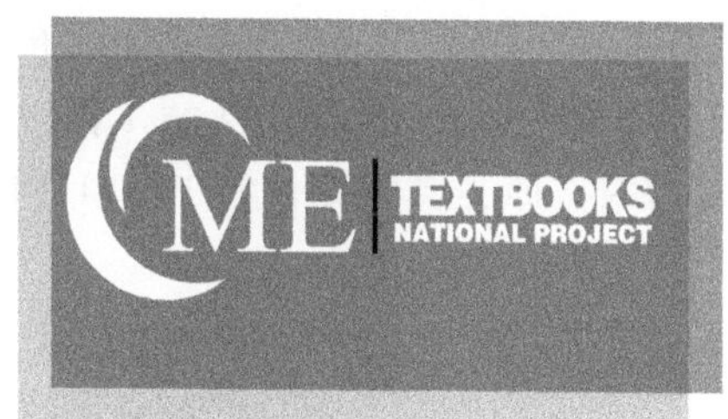

重要转化性研究对临床的指导

第8章

2015年，中国医学科学院肿瘤医院赫捷院士和全国肿瘤登记中心主任陈万青教授发表的数据表明，乳腺癌在中国妇女中的年发病率为（30~40）/10万，高居妇女肿瘤首位。目前，乳腺癌的治疗手段有局部手术治疗和全身治疗，包括化疗、内分泌治疗、生物靶向治疗、免疫调节治疗等。早期乳腺癌的治疗效果已经相当好，5年生存率在90%以上，但仍有30%~40%的乳腺癌患者最后会复发。由于其人数的巨大，对于临床医生和研究者来说是一个巨大的难题和挑战。

美国国立卫生研究院（NIH）从20世纪90年代开始强调转化医学的概念。转化医学是指将基础医学的研究直接和临床治疗联结的一个新的思维，其核心是在从事基础医学发现的研究者和了解患者需求的医生以及卫生工作者之间建立起有效的联系，特别集中在分子基础医学研究向最有效的疾病预防诊断、治疗和预防模式的转化。乳腺癌不是单一的疾病，而是由多种发病机制和治疗反应完全不同的疾病组成，目前强调个体化治疗和精准治疗。因为乳腺癌的危害巨大，所以美国对于乳腺癌投入的研究经费非常庞大，据美国国立癌症研究院统计，其投入金额近年均占据各肿瘤的首位，且比排名第二的肺癌高出1倍。也正是这样高额的投入，乳腺癌的研究成果非常多，极大地推动了乳腺癌治疗手段的不断向前发展，为乳腺癌患者带来福音。

目前乳腺癌的转化研究主要集中于细胞生长通路、DNA损伤修复、表观遗传调控、肿瘤微环境、肿瘤血管生成、肿瘤干细胞、肿瘤免疫治疗等。本文将从肿瘤免疫治疗、PI3K/AKT/mTOR通路、CDK4/6通路等阐述重要转化性研究对临床的指导意义。

一、肿瘤免疫治疗

免疫治疗作为一种极具发展前景的治疗方式给乳腺癌的治疗带来了新的希望。近年来，乳腺癌免疫治疗的手段迅速发展，如何将这些研究成果合理、快速地用于临床，为乳腺癌的免疫治疗提供了机遇与挑战。

肿瘤细胞与机体免疫系统存在3种状态：清除、对抗和逃逸。大部分明确诊断患者的肿瘤处于免疫逃逸阶段。免疫逃逸的机制可能源于肿瘤细胞的抗原表达缺失或者免疫耐受环境的建立。尽管乳腺癌并不是传统意义上的免疫原性恶性肿瘤，但是多项研究均揭示了瘤内免疫反应与肿瘤进展的密切关系，众多研究者已经清晰地认识到免疫系统在乳腺癌的进展中具有调控作用。乳腺癌的肿瘤浸润T淋巴细胞表达许多共刺激或抑制分子，如CTLA-4、程序性细胞死亡蛋白1（PD-1）、诱导性T淋巴细胞共刺激分子（ICOS）、腺苷A2a受体和淋巴细胞激活基因3（LAG3）等，共同参与抗原提呈。

目前研究较多的是 CTLA-4、PD-1 和程序性细胞死亡蛋白 1 受体（PD-L1）。CTLA-4 是一种蛋白受体，表达于激活的 T 淋巴细胞表面，能够下调 T 淋巴细胞活性。PD-1 是表达于激活的 T 淋巴细胞、前 B 淋巴细胞、自然杀伤细胞、树突状细胞和单核细胞表面的抗原，其配体包括 PD-L1 和 PD-L2，在维持 T 淋巴细胞耐受中发挥重要作用。

2015 年 SABCS 大会上介绍了两种研究中抗 PD-L1 抗体的研究结果，其中 JAVELIN 研究旨在探索 PD-L1 抑制剂 avelumab 治疗局部晚期或转移性乳腺癌患者的安全性和疗效。本项研究总共入组了 168 例患者，其中 58 例为三阴性乳腺癌（TNBC）患者，72 例为雌激素受体（ER）（+）/人表皮生长因子受体 2（HER-2）（-）或孕激素受体（PR）（+）/HER-2（-）患者，26 例为 HER-2（+）患者。结果显示，总有效率（ORR）为 4.8%。特别提到在 8 例有效患者中 5 例都是三阴性乳腺癌，即在所有有效的患者中三阴性乳腺癌占到了 62.5%。在 PD-L1 表达阳性的患者中，有效率可达 33.3%；而在 PD-L1 表达阴性的患者中，有效率则仅有 2.4%。另外，在 5 例 TNBC 的有效患者中，有 4 例是 PD-L1 表达阳性的患者。另一项 GP28328（NCT01633970）研究是 atezolizumab 联合白蛋白结合型紫杉醇治疗晚期三阴性乳腺癌的多中心 Ib 期临床研究，疗效队列纳入了 24 例患者，随访时间均>3 个月，9 例患者接受 atezolizumab 联合白蛋白结合型紫杉醇一线治疗，8 例患者接受二线治疗，7 例患者接受三线或三线以上治疗。结果显示，接受一线治疗的患者相比二线或二线以上治疗的患者可获得更高的有效率。一线治疗时，11.1%的患者获得完全缓解（CR），77.8%的患者获得部分缓解，11.1%的患者获得疾病稳定（SD），没有患者出现疾病进展（PD），客观有效率为 88.9%，连续 2 次以上有效率（confirmed ORR）为 66.7%。

PD1 抗体相关的临床研究也正在进行，并取得比较喜人的结果。Pembrolizumab（MK-3475）是一种人源化的 IgG4，与 PD-1 受体有高度亲和力，抗 PD-1 抗体能阻断 PD-L1 和 PD-L2 的双重配体。Ⅰ期 Keynote-012 临床试验在 27 例晚期三阴性乳腺癌患者中评估 pembrolizumab 疗效，5 例（18.5%）患者获得缓解，其中 1 例患者获得完全缓解（3.7%）。PD-1 抑制剂 nivolumab 联合白蛋白紫杉醇治疗 HER-2 复发转移乳腺癌正在进行Ⅰ期临床试验，研究的主要终点是剂量限制性毒性，次要终点包括药物不良反应导致的剂量调整、治疗延迟、中断和终止、无进展生存期、疾病控制率、总体有效率及有效持续时间。探索性终点包括肿瘤相关的 PD-L1 的表达 nivolumab 治疗相关的免疫激活机制、nivolumab 血清浓度水平等。研究结果值得期待。

Ipilimumab 和 tremelimumab 均为针对 CTLA-4 的单克隆抗体，可以有效逆转 CTLA-4 对效应 T 淋巴细胞的抑制，同时也阻断 CTLA-4 对免疫抑制细胞的激活。Tremelimumab 用于一项激素受体阳性转移性乳腺癌患者的研究中，入组患者 26 例，12 周甚至以上的缓解达到 11 例，即 ORR 率达到 42%。而且，治疗后患者外周血可见到明显升高的 $CD4^+$ 和 $CD8^+$T 淋巴细胞、$ICOS^+$T 淋巴细胞/$FoxP3^+$Tregs，这些都是阻断了 CTLA-4 的效果。Vonderheide 等一项针对晚期乳腺癌患者的Ⅰ期临床试验中发现，联合使用依西美坦和 tremelimumab（抗 CTLA-4）可以使 42%的患者病情达到稳定，并且使患者外周血中表达 ICOS 的 $CD4^+$ 和 $CD8^+$T 淋巴细胞增多。

近几年，肿瘤免疫治疗的好消息不断，目前已在一些肿瘤，如黑色素瘤和非小细胞肺癌等的治疗中展示出了强大的抗肿瘤活性，并已有肿瘤免疫治疗药物获得美国食品药品管理局（FDA）批准临床应用。这同样给乳腺癌患者带来了巨大的希望。但目前单用免疫治疗的有效率不高，疗效并不理想，免疫治疗联合其他的治疗方式，如放化疗或内分泌治疗，才是乳腺癌免疫治疗未来的方向。

二、细胞生长通路

不受控制的生长是肿瘤细胞的重要特征之一。ER 和 HER-2 是其阳性细胞生长的主要通路，但针对 ER/HER-2 的治疗主要抑制细胞增殖，并非直接杀死肿瘤细胞，肿瘤细胞常可通过获得其他的生长通路导致耐药。这些通路包括 CDK4/6、PI3K/AKT/mTOR 通路、Src、或纤维细胞生长因子受体（FGFR）、IGFR 等。

CDK4/6 抑制剂 palbociclib 能够选择性抑制细胞周期蛋白依赖性激酶 4 和 6（CDK4/6），恢复细胞周期控制，阻断肿瘤细胞增殖。Paloma-1 和 Paloma-3 临床试验结果已获美国 FDA 的肯定，并已批准该药上市。2016 年 ASCO 会议上公布的Ⅲ期 Paloma-2 临床研究结果显示，Palbociclib 和来曲唑的联合疗法作为 ER（+）/HER-2（-）晚期乳腺癌的一线选择，无进展生存时间可长达 24.8 个月，成为 ER（+）转移性乳腺癌一个重要的新选择。

临床前研究显示，ER 信号与哺乳动物雷帕霉素靶蛋白（mTOR）信号通路间的交叉作用与内分泌治疗耐药有关，mTOR 抑制剂可部分恢复肿瘤对激素的敏感性。mTOR 抑制剂依维莫司 2012 年 7 月获得了美国 FDA 和欧洲药品管理局（EMEA）批准用于治疗来曲唑或阿那曲唑治疗失败的 HR（+）及 HER-2（-）晚期乳腺癌。目前 PI3K/AKT/mTOR 通路的靶向治疗药物主要分为四大类：PI3K 抑制剂、PI3K-mTOR 双重抑制剂、AKT 抑制剂、mTORC1/2 抑制剂，这些药物正在进行临床前或临床试验研究。

表皮生长因子受体（EGFR）信号转导通路在乳腺癌的增殖、侵袭转移过程中具有重要作用。转移性三阴性乳腺癌中多存在 EGFR 的过表达。一项Ⅱ期临床研究纳入了此前未接受或仅接受一次化疗的晚期三阴性乳腺癌患者，在顺铂的基础上加或不加西妥昔单抗治疗，顺铂治疗后进展的患者予加用西妥昔单抗。试验结果表明联合西妥昔单抗治疗组的 ORR（20% 与 10% 比较，$P=0.11$）、中位无进展生存时间（3.7 个月与 1.5 个月比较，$P=0.032$）、中位总生存时间（12.9 个月与 9.4 个月比较，$P=0.31$）均高于对照组。虽然 ORR 与总生存时间的获益无统计学意义，但其结果仍为该方案在晚期三阴乳癌中的进一步研究 EGFR 提供了支持。

FGFR 通路在乳腺癌的侵袭转移过程中也具有重要作用。体外研究显示，成纤维细胞生长因子受体 1（FGFR1）的扩增和过表达与乳腺癌内分泌耐药相关。约 8%激素受体阳性 HER-2（-）的乳腺癌存在 FGFR1 的扩增。Dovitinib 是一种多靶点口服受体酪氨酸激酶抑制剂，不仅可以抑制 FGFR，而且还能靶向 VEGFR 和 PDGFR。临床前研究显示，dovitinib 在乳腺癌中具有令人鼓舞的疗效。一项 dovitinib 联合氟维司群用于绝经后内分泌耐药激素受体阳性 HER-2（-）乳腺癌患者的随机、双盲、安慰剂对照的Ⅱ期临床研究正在进行中，该研究纳入 150 例患者，并按有无 FGF 通路扩增、有无内脏转移进行分层，主要研究终点为无进展生存，我们期待最终的研究结果。

三、肿瘤化疗耐药

除了生长通路之外，肿瘤细胞对治疗（化疗）的耐药主要来自于 DNA 损伤修复、肿瘤微环境或肿瘤干细胞等。

聚腺苷酸二磷酸核糖聚合酶（PARP）在 DNA 损伤修复、维持基因组稳定性方面具有重要的作用，它是碱基切除修复过程中的一个关键酶。PARP 有多个亚型，以 PARP-1 的研究最为广泛。DNA 的损伤可以激活 PARP-1，从而启动下游修复程序。单独抑制 PARP-1 的活性并不能完全导致细胞内 DNA 的损伤累积，直至细胞死亡，因为细胞内基因稳定性的维持并不仅仅依赖于 PARP-1，乳腺癌易感基因 *BRCA1/2* 可以通过同源重组的途径去修复 DNA 损伤，从而维持基因组的稳定性。而对于 *BRCA1/2* 缺陷或突变的乳腺癌细胞，给予 PARP-1 抑制剂则能促进肿瘤细胞的凋亡，这种 PARP-1 抑制剂与 *BRCA1/2* 缺陷或突变的合成致死作用已得到相关研究的证实，并被应用于乳腺癌的治疗。目前已有多种 PARP-1 抑制剂应用于乳腺癌的临床研究，包括 iniparib、veliparib 和

olaparib。由于 *BRCA1/2* 缺陷或突变的肿瘤细胞主要见于三阴性乳腺癌，因此相关 PARP-1 抑制剂的临床试验也主要针对三阴性和 *BRCA1/2* 突变的乳腺癌患者。2011 年《新英格兰杂志》发表了 iniparib 联合化疗用于转移性三阴性乳腺癌患者的一项Ⅱ期临床研究。该研究纳入了 123 例转移性三阴乳癌患者，并将其随机分为试验组（iniparib+吉西他滨+卡铂）和对照组（吉西他滨+卡铂）。主要的研究终点为临床获益率和安全性。试验结果振奋人心，试验组的临床获益率（56%与 34%比较）和中位总生存时间（12.3 个月与 7.7 个月比较）均明显高于对照组，而不良反应则没有显著差异，然而随后的大样本Ⅲ期临床试验则未显示出试验组无进展生存时间和总生存时间的显著获益优势。研究者在后续的临床试验中尝试将 iniparib 应用于早期三阴性乳癌的新辅助治疗，主要研究终点为病理性完全缓解（pCR）。2013 年 ASCO 大会报道了这项Ⅱ期临床研究，结果显示 pCR 率达 36%，该研究表明术前在吉西他滨联合卡铂的基础上加用 Iniparib 对早期三阴性和 *BRCA1/2* 突变的乳腺癌患者是有效的。2013 年 SABCS 报道在三阴性乳腺癌的标准新辅助化疗方案（紫杉类联合蒽环类）中添加铂类和 veliparib 可使 pCR 率提高 26%。此外，olaparib 在 *BRCA1/2* 突变乳腺癌中的初步临床研究也显示了良好的反应性，但目前尚缺乏改变临床策略的大规模Ⅲ期临床试验的结果。

癌症细胞往往高度依赖于特定基因来增殖。其结果是，它们高度依赖于可以接近那些基因的翻译机制。因此，它们也特别依赖“超级增强子”。增强子是与转录因子结合的 DNA 区域，可以增强位于其附近的基因表达。“超级增强子”简单地说，是互相靠近的一些增强子，它们可以互相协助，共同增强基因转录。BET 与这类“超级增强子”相结合，而 BET 抑制剂则阻断这种结合。癌症细胞对这类抑制作用特别敏感，这被称为“非癌基因成瘾”现象。2016 年 1 月 6 日 *Nature* 在线发表的一项研究称，抑制 BET 蛋白 BRD4 可以使三阴性乳腺癌异种移植模型肿瘤消退。BET 抑制剂在开展癌症Ⅱ期试验有 MK-8628，GSK-525762A，另外还有 5 项在进行Ⅰ期研究。

乳腺癌并非一种单一的疾病。Luminal A 型及 Luminal B 型是最常见的乳腺癌分子亚型，占所有乳腺癌的 60%以上，预后相对较好。HER-2（+）和三阴性乳腺癌的预后则相对较差。随着科技的进步，目前乳腺癌的治疗不能只靠切除手术，而是已经走到“细分”的程度，乳腺癌患者一经确诊，便应该通过基因检测确认所属亚型；针对乳腺癌不同类型，需要规范个体化的“分型”治疗。

精准医学指导下的乳腺癌治疗是当前热点话题，也是一个全新的模式。精准医学更好地利用了肿瘤的基因组学和蛋白质组学信息，通过检测及大数据的分析支持，为患者提供更加精准的诊断和治疗，以满足不同人群的需求。对于患者来说，精准医学将带来更为精细的诊断、分类和治疗，通过了解不同个体间耐药性的差异，可以给予每例患者更有针对性的、基于个体差异的、更为合适的药物。我们期待未来随着精准医疗理念的深入，基因组学技术的发展和普及，对患者的诊断、治疗、随访都更为个体化，进行差异化区分，减少不必要的药物应用，从而达到更好的治疗效果。

（中山大学孙逸仙纪念医院　赖宏娜　刘　强）

参考文献

[1] Chen W, Zheng R, Baade PD, et al. Cancer statistics in China, 2015. CA Cancer J Clin, 2016, 66 (2): 115-132.

[2] Cordes LM, Gulley JL, Madan RA. The evolving role of immunotherapy in prostate cancer. Curr Opin Oncol, 2016, 28 (3): 232-340.

[3] Pardoll DM. The blockade of immune checkpoints in cancer immunotherapy. Nat Rev Cancer, 2012, 12 (4): 252-264.

[4] Śledzińska, Menger L, Bergerhoff K, et al.

Negative immune checkpoints on T lymphocytes and their relevance to cancer immunotherapy. Mol Oncol, 2015, 9 (10): 1936–1965.

[5] Boyerinas B, Jochems C, Fantini M, et al. Antibody-dependent cellular cytotoxicity activity of a novel anti-PD-L1 antibody avelumab (MSB0010718C) on human tumor cells. Cancer Immunol Res, 2015, 3 (10): 1148–1157.

[6] Vonderheide RH, LoRusso PM, Khalil M, et al. Tremelimumab in combination with exemestane in patients with advanced breast cancer and treatment-associated modulation of inducible costimulator expression on patient T cells. Clin Cancer Res, 2010, 16 (13): 3485–3494.

[7] Vonderheide RH, LoRusso PM, Khalil M, et al. Tremelimumab in combination with exemestane in patients with advanced breast cancer and treatment-associated modulation of inducible costimulator expression on patient T cells. Clin Cancer Res, 2010, 16 (13): 3485–3494.

[8] Yunokawa M, Koizumi F, Kitamura Y, et al. Efficacy of everolimus, a novel mTOR inhibitor, against basal-like triple-negative breast cancer cells. Cancer Sci, 2012, 103 (9): 1665–1671.

[9] Wander SA, Zhao D, Besser AH, et al. PI3K/mTOR inhibition can impair tumor invasion and metastasis in vivo despite a lack of antiproliferative action in vitro: implications for targeted therapy. Breast Cancer Res Treat, 2013, 138 (2): 369–381.

[10] Katoh M, Nakagama H. FGF receptors: cancer biology and therapeutics. Med Res Rev, 2014, 34 (2): 280–300.

[11] André F, Bachelot T, Campone M, et al. Targeting FGFR with dovitinib (TKI258): preclinical and clinical data in breast cancer. Clin Cancer Res, 2013, 19 (13): 3693–3702.

[12] Mateo J, Ong M, Tan DS, et al. Appraising iniparib, the PARP inhibitor that never was-what must we learn. Nat Rev Clin Oncol, 2013, 10 (12): 688–696.

[13] Anders C, Deal AM, Abramson V, et al. TBCRC 018: phase II study of iniparib in combination with irinotecan to treat progressive triple negative breast cancer brain metastases. Breast Cancer Res Treat, 2014, 146 (3): 557–566.

[14] O'Shaughnessy J, Schwartzberg L, Danso MA, et al. Phase III study of iniparib plus gemcitabine and carboplatin versus gemcitabine and carboplatin in patients with metastatic triple-negative breast cancer. J Clin Oncol, 2014, 32 (34): 3840–3847.

[15] Llombart-Cussac A, Bermejo B, Villanueva C, et al. SOLTI NeoPARP: a phase II randomized study of two schedules of iniparib plus paclitaxel versus paclitaxel alone as neoadjuvant therapy in patients with triple-negative breast cancer. Breast Cancer Res Treat, 2015, 154 (2): 351–357.

[16] Telli ML, Jensen KC, Vinayak S, et al. Phase II Study of Gemcitabine, Carboplatin, and Iniparib As Neoadjuvant Therapy for Triple-Negative and *BRCA1/2* Mutation-Associated Breast Cancer With Assessment of a Tumor-Based Measure of Genomic Instability: PrECOG 0105. J Clin Oncol, 2015, 33 (17): 1895–1901.

[17] Shu S, Lin CY, He HH, et al. Response and resistance to BET bromodomain inhibitors in triple-negative breast cancer. Nature, 2016, 529 (7586): 413–417.

[18] Settleman J. Cancer: Bet on drug resistance. Nature, 2016, 529 (7586): 289–290.

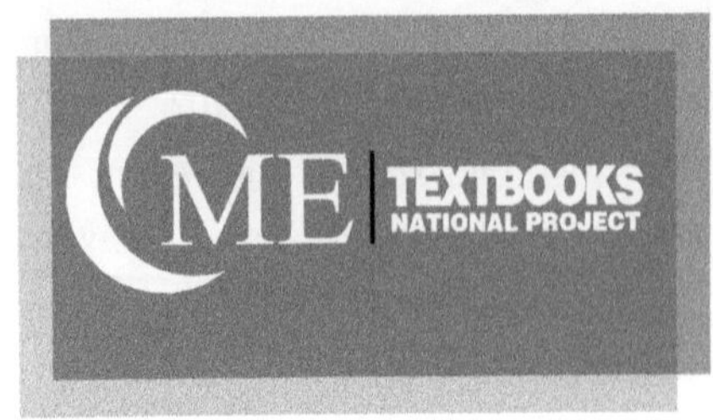

基因检测对乳腺癌治疗的预测研究进展

第9章

2015年，在肿瘤治疗领域，最集中的热点话题当属精准医学，即根据每例患者的个体特征“量身定制”治疗方案，将个体疾病的遗传学信息用于指导其诊断和治疗的医学。因为肿瘤治疗中已经遭遇到一些难题：无法解释的耐药、肿瘤的基因异质性、监测反应和肿瘤复发的手段不足、联合用药的知识缺陷。精准医学更加个体化的分子手段将丰富和修正，却不会取代现在肿瘤学已经成功的领域（如预防、诊断、一些筛查方法和有效的治疗）。基因检测则是实现精准治疗的重要手段之一，利用其寻找靶向癌症的驱动基因，根据遗传分析的改变，对试验抗癌药物与患者进行匹配以及通过超深度测序、循环DNA检测等发现关键耐药亚克隆，及时调整治疗策略等。如今乳腺癌治疗决策同样步入了精准医学与分型分类治疗的崭新时代。

一、基因检测与肿瘤治疗

近期，一项meta分析回顾了2011年至2013年间发表的346项单个药物的Ⅰ期试验，涉及13200例难治性癌症患者数据的重新分析。58项研究中的患者根据生物标志物进行指导用药；293项研究没有根据指导用药。在选用生物标志物进行的个性化治疗对比非个性化治疗方法研究中，中位有效率（RR）分别为31%和5%。接受生物标志物指导治疗的患者中位无进展生存时间为5.7个月，而没有接受指导的患者存活时间则少于3个月。根据基因组标志物接受治疗者（42%）RR低于根据蛋白标志物进行治疗者（22%）。Schwaederle等对2010年到2012年精准医学在不同肿瘤的Ⅱ期临床试验也做了meta分析，共570项研究32149例患者。个性化治疗中位有效率与非个性化治疗分别为31%与10.5%，延长中位无进展生存时间分别为5.9个月与2.7个月，总生存时间分别为13.7个月与8.9个月。与此同时，根据基因组标志物指导治疗比根据蛋白标志物治疗有更长的无进展生存时间和总生存时间。

2016年美国临床肿瘤学会（American Society of Clinical Oncology，ASCO）年会“精准医学：改善患者获益”专场上，一项摘要号为LBA11511的非随机性开放标签的Ⅱ期伞式/篮子试验MyPathway研究公布初步结果。该研究考察了4种靶向药物超说明书治疗携带相应突变的、没有可用的有获益治疗的晚期患者。共有129例患有12种不同癌症的患者入组，均行分子检测，并显示携带人表皮生长因子2（HER-2）、BRAF、Hedgehog（Hh）或表皮生长因子受体（EGFR）通路突变。HER-2突变（扩增、过表达、突变）患者接受曲妥珠单抗+帕妥珠单抗联用方案；*BRAF*突变患者接受威罗菲尼；Hh通路突变患者接受维莫德吉；*EGFR*突变患者接受厄洛替尼。研究入组的患者仅为上述药物适应证之外的患者。22例获得了缓解，39例疾病稳定。显示出探索基于基因组的检测与治疗方案的必要性。

二、基因检测与乳腺癌治疗的渊源

精准治疗在乳腺癌并不是一个新的概念。在乳腺癌治疗领域，驱动因子雌激素受体（ER）和 HER-2 的发现被视为里程碑式的进展，内分泌治疗和抗 HER-2 治疗使早期乳腺癌患者走向治愈，成为肿瘤靶向治疗的范本。约有 2/3 的浸润性乳腺癌表现为激素受体［ER 和（或）PR］（+）。雌激素对这类肿瘤的生长起着关键作用。内分泌治疗药物通过减少雌激素与 ER 的结合、降低雌激素水平或下调 ER 水平等各种途径发挥作用。20 世纪 70 年代，他莫昔芬的问世成为乳腺癌内分泌药物治疗新的里程碑，20 世纪 90 年代第三代芳香化酶抑制剂的问世则使乳腺癌内分泌治疗进入了一个新时代。早期乳腺癌的辅助内分泌治疗显著改善激素受体阳性乳腺癌的无病生存时间和总生存时间。在晚期乳腺癌，各大指南均建议激素受体阳性转移性乳腺癌首选内分泌治疗，除非疾病需快速控制或存在内分泌耐药顾虑。

基因检测在乳腺癌中另一经典案例就是 HER-2/neu 蛋白表达的识别。这项在 20 世纪 80 年代中期的重要发现极大地改变了我们识别因 HER-2 蛋白过表达而风险升高的乳腺癌方法，同时也改变了我们对 HER-2（+）乳腺癌的治疗方法。抗 HER-2 药物的成功研发有助于使规范的抗 HER-2 靶向治疗应用于临床实践，并极大地改善了此类型乳腺癌的预后。

三、基因检测与乳腺癌预测研究

SAFIR01/UNICANCER 研究是多中心前瞻性评价通过基因检测筛选异常改变并作为靶点治疗的研究项目。2011 年 6 月至 2012 年 7 月，共入组 423 例患者。检测到 195 例（46%）伴有可靶向治疗的基因改变。最频繁的改变是 *PIK3CA* 共 74 例（25%），*CCND1* 53 例（19%），*FGFR1* 36 例（13%）。117 例患者（39%）检测到少见基因改变（即一般人群中改变频率<5%），包括 *AKT1* 突变、*EGFR*、*MDM2*、*FGFR2*、*AKT2*、*IGF1R*、*MET* 扩增。55（13%）例患者接受相应靶向治疗。在 43 例可评价的患者中，4 例（9%）患者有效，9 例（21%）稳定>16 周。

PIK3CA 基因突变通过 PI3K/Akt 途径会引发 Akt 持续活化，导致成纤维细胞和乳腺上皮细胞的生长和转化，抑制细胞凋亡，与肿瘤的发生发展关系密切

PIK3CA 所介导的信号传导通路。多种生长因子激活 PI3K/Akt/mTOR 通路，它在翻译水平控制细胞生长和增殖的调节。在乳腺癌中，若干机制都参与了这一通路的过度活化，包括酪氨酸激酶受体（IGFR、ErbB、FGFR）和基因的改变，如 PI3K、Akt 或 PTEN 缺失突变。这些改变将触发转录因子的磷酸化和随后的细胞存活、增殖和血管增生增加等一系列级联反应。mTOR 抑制剂依维莫司（RAD001），合并内分泌治疗作为新辅助治疗的 270 例激素受体阳性绝经后乳腺癌患者的Ⅱ期随机试验结果中看到了希望。通过超声检查，依维莫司加来曲唑治疗 4 个月比来曲唑加安慰剂治疗的总反应率显著增高（58%与 47%比较）。2 个关于依维莫司联合内分泌治疗激素受体阳性转移性乳腺癌的随机试验表明，他莫昔芬联合依维莫司、依维莫司联合依西美坦，具有疗效优势，可用于激素受体阳性 HER-2（-）的晚期乳腺癌患者，对芳香化酶抑制剂（AI）使用过程中出现复发或病情进展，且无症状性内脏疾患的患者尤为适用。正在进行的研究如 BOLERO-4（依维莫司和来曲唑作为一线治疗）和 BOLERO-6（依西美坦-依维莫司与卡培他滨比较），将有助于明确患者的最佳治疗选择。

2013 年圣安东尼奥乳腺癌研讨会上报告了 GeparSixto（G6）一项研究，共有 595 例患者，其中 512 例患者检测 *PIK3CA* 基因突变，包括 240 例 HER-2（+）乳腺癌和 272 例三阴性乳腺癌

(TNBC)。总体而言，13.1%至少存在一个 *PIK3CA* 突变，HER-2（+）组为 19.2%，三阴性组为 7.7%。*PIK3CA* 突变在 HER-2（+）/激素受体阳性组（21.5%）对比 HER-2（+）/激素受体阴性组（15.4%）更加频繁（*P*=0.245）总之，病理完全缓解（pCR），在 *PIK3CA* 突变组显著性降低（分别为 22.7%、43.6%，*P*=0.001）。在 HER-2（+）/激素受体阳性亚组中，*PIK3CA* 基因突变组只有 6.5% pCR，而无 *PIK3CA* 基因突变组为 30.8%（*P*=0.005）。相反，根据 HER-2（+）/激素受体阴性组中 *PIK3CA* 突变状态，pCR 基本上没有区别（42.9%与 42.1%比较，*P*=0.825）。HER-2（+）乳腺癌患者与 TNBC 相比，肿瘤中更有可能会存在至少一个 *PIK3CA* 突变。只有在 HER-2（+）乳腺癌这一亚组中差异有显著性。也就是说，在 HER-2 和激素受体高表达亚组中的乳腺癌患者，如果她们的肿瘤中有 1 个或者多个 *PIK3CA* 基因突变，通过术前的化疗和 HER-2 靶向治疗并不会出现较大获益。结论：*PIK3CA* 基因突变的 HER-2（+）/激素受体阳性乳腺癌将对化疗和抗 HER-2 治疗产生耐药。需要对该亚组人群确定其他的治疗方案。

研究人员在对接受激素治疗后复发的转移性乳腺癌患者的肿瘤标本进行分析中发现，这些肿瘤经常具有 *ESR1* 突变，并且所有这些突变均影响 ER 识别雌激素的部分——配体结合域。研究显示，在接受 AI 治疗的晚期 ER（+）乳腺癌中，20%~50%ER 基因存在获得性 *ESR1* 突变。这种基因突变是导致雌激素受体阳性乳腺癌细胞对治疗药物，尤其是对 AI 产生抵抗的一个重要原因。2015 年，Schiavon 等通过循环肿瘤 DNA（ctDNA）检测 *ESR1*，这种检测方法与肿瘤活检同样灵敏，两种方法能够达到 97%的匹配率。一旦出现 *ESR1* 基因突变，突变癌细胞就会快速扩增并成为体内癌细胞的主要类型，导致乳腺癌恶性程度更高，发展更快。FERGI 研究中发现，*ESR1* 突变并不影响氟维司群的疗效，高剂量氟维司群能否成为 *ESR1* 突变的激素受体阳性乳腺癌内分泌优选治疗，成为密切关注的焦点。

从 PALOMA-3 研究的血液学样本库中分析 ctDNA *ESR1* 突变与 CDK4/6 抑制剂（palbociclib）是否相关的研究发现，*ESR1* 突变与继往 AI 治疗后获得性耐药相关，但是不论是否存在 *ESR1* 突变，转移性乳腺癌患者都能从 palbociclib 联合内分泌的治疗中获益：无 ESR1 突变组（9.5 个月与 3.8 个月比较；*HR* 0.44，*P*< 0.0001），存在 *ESR1* 突变组（9.4 个月与 4.1 个月比较；*HR* 0.52，*P*=0.0052）。而采用相同检测方法的 SoFEA 研究中，含氟维司群的联合内分泌治疗相比于依西美坦使 *ESR1* 突变者获益更多（5.7 个月与 2.6 个月比较，*HR* 0.52，*P*=0.0052），无 *ESR1* 突变者两组无进展生存时间为 5.4 个月与 8.0 个月比较（*HR* 1.07，*P*=0.77）。

在乳腺癌中，细胞周期相关基因和蛋白常常失调控。15%~20%的人类乳腺癌表现出细胞周期蛋白 D1（CCND1）基因与大部分人类乳腺肿瘤过度表达细胞周期蛋白 D1 的扩增。乳腺肿瘤的发生需要 CDK4 相关激酶活性的持续存在。最终，几乎所有 ER（+）细胞系 *p16INK4a* 基因的表达缺失，CDK 抑制剂 p21 和 p27 蛋白的表达减少以及细胞周期蛋白 E 和 D1 的表达增加均与抗雌激素治疗抵抗相关。Palbociclib 是具有口服活性、有效性和高度选择性的 CDK4 和 CDK6 可逆性抑制剂。该化合物可以通过阻止细胞周期由 G1 期向 S 期进展从而防止细胞 DNA 合成。多中心随机对照研究（A5481003）显示，来曲唑 2.5 mg，每天 1 次（持续用药）结合 palbociclib 125 mg，每天 1 次比较来曲唑单药 2.5 mg，每天 1 次（持续用药），联合用药有更好的耐受性、中位无进展生存时间和临床疗效，但是不良反应相当。

总之，乳腺癌基因检测预测治疗疗效、个体化精准治疗与临床实践的关系越来越密切。但是，一切仍以标准化治疗为前提，再谈精准治疗，相互结合，选择最佳用药时机和顺序，最大限度使患者受益。精准医学的发展需要临床队列和生物样本库，通过组学研究、分子影像、大数据等手段，制订个体化治疗方案，从而达到增加疗效、减轻损伤、降低费用的目的。

（天津医科大学肿瘤医院　郝春芳）

参考文献

[1] Collins FS, Varmus H. A new initiative on precision medicine. N Engl J Med, 2015, 372 (9): 793–795.

[2] Schwaederle M, Zhao M, Lee JJ, et al. Impact of Precision Medicine in Diverse Cancers: A Meta-Analysis of Phase II Clinical Trials. J Clin Oncol, 2015, 33 (32): 3817–3825.

[3] Cardoso F, Costa A, Norton L, et al. ESO-ESMO 2nd international consensus guidelines for advanced breast cancer (ABC2). Ann Oncol, 2014, 25 (10): 1871–1888.

[4] Stephens PJ, Tarpey PS, Davies H, et al. The landscape of cancer genes and mutational processes in breast cancer. Nature, 2012, 486 (7403): 400–404.

[5] André F, Bachelot T, Commo F, et al. Comparative genomic hybridisation array and DNA sequencing to direct treatment of metastatic breast cancer: a multicentre, prospective trial (SAFIR01/UNICANCER). Lancet Oncol, 2014, 15 (3): 267–274.

[6] Loibl S, von Minckwitz G, Schneeweiss A, et al. PIK3CA mutations are associated with lower rates of pathologic complete response to anti-human epidermal growth factor receptor 2 (her2) therapy in primary HER-2-overexpressing breast cancer. J Clin Oncol, 32 (29): 3212–3220.

[7] Toy W, Shen Y, Won H, et al. ESR1 ligand-binding domain mutations in hormone-resistant breast cancer. Nat Genet, 2013, 45 (12): 1439–1445.

[8] Robinson DR, Wu YM, Vats P, et al. Activating ESR1 mutations in hormone-resistant metastatic breast cancer. Nat Genet, 2013, 45 (12): 1446–1451.

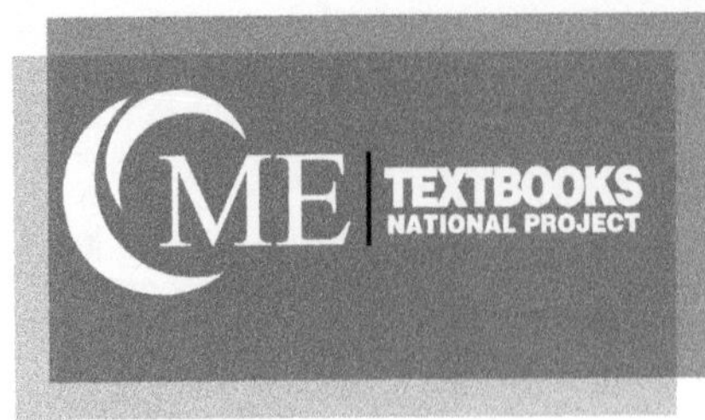

BCL 系列调控分子在乳腺癌中的研究进展

第 10 章

BCL 是 B cell lymphoma/leukemia 的缩写，从名称可以看出，该系列的调控分子先后在恶性 B 淋巴细胞疾病中被发现，BCL 系列成员众多，命名从 BCL1~11，且在后来的研究中出现更为常用的命名。这些调控分子很多是体内普遍存在并发挥作用的信号通路的成员，在包括乳腺癌在内的实体瘤同样扮演重要角色。现就其在乳腺癌中的研究逐一阐述。

一、*BCL1*

BCL1 的另一个名称细胞周期蛋白 D1（*CCND1* 基因编码）使用更加普遍，是在非霍奇金淋巴瘤的一个特殊亚型外套细胞淋巴瘤的染色体转位 t（11；14）（q13；q32）研究时发现的，位于 11q13。该基因编码细胞周期蛋白 D1 在外套细胞淋巴瘤广泛表达。细胞周期蛋白 D1 有细胞周期蛋白 D1a 和细胞周期蛋白 D1b 两种亚型。BCL1 是 G1/S-特异性周期蛋白，细胞周期蛋白 D1 通过结合并激活 G1 时期特有的周期蛋白依赖性激酶 CDK4/6，致 G1 期周期抑制蛋白（Rb）被磷酸化，磷酸化的 Rb 蛋白从其所结合的 E2F 转录因子上解离，E2F 转录因子起始转录活细胞周期的基因，从而推动细胞周期由 G1 时期进入到 S 时期。可以认为细胞周期蛋白 D1 的主要功能是促进细胞增殖。

（一）在乳腺癌临床与病理中的联系

细胞周期蛋白 D1 在相当多的肿瘤过表达，被认为在肿瘤形成中起到“中心”作用。在各个肿瘤都被广泛研究。BCL1 在乳腺癌的最早研究是 1989 年的报道，18 例乳腺癌，BCL1 在 17 例患者转录增加。综合多项研究的 1 篇综述报道，细胞周期蛋白 D1 在超过 50%的乳腺癌高表达，和总生存时间以及无复发生存时间呈负相关。大多数过表达细胞周期蛋白 D1 的乳腺癌患者雌激素受体（ER）（+），而 ER（+）患者中细胞周期蛋白 D1 过表达者的预后较差。细胞周期蛋白 D1 的过表达也和乳腺癌的骨转移有关。

近年来有关多态性和乳腺癌易感性的研究渐多，但结论不一致：最新的综合了 18 项 meta 分析研究认为，两者并没有显著关联。另一项 400 例乳腺癌和 200 名健康对照的多态性研究指出，细胞周期蛋白 D1 和 *CDK4* 基因突变会增加乳腺癌的风险，可以作为乳腺癌早期诊断的生物标志物。分析细胞周期蛋白 D1 在乳腺癌的治疗敏感性和疗效预测的研究开始出现，在人表皮生长因子受体 2（HER-2）（+）/ER（+）乳腺癌，细胞周期蛋白 D1 基因过表达预示新辅助化疗效果差。

（二）分子机制研究

1. 基础研究 细胞周期蛋白 D1 除了通过前述细胞，周期依赖性蛋白激酶（CDK）发挥作用的经典途径外，在乳腺癌还有其他途径，如过表达的细胞周期蛋白 D1 可以直接结合并激活 ERα。细胞周期蛋白 D1 还可以和类固醇受体共活化物（steroid-receptor coactivator）相互作用。

体外有关其调节的研究很多，很多癌基因（*p21ras*、*Rac*、*Dbl*、*Src*、*ErbB-2/Neu*）、生长因子、离子通道以及 G 蛋白耦联受体都可以调节其表达；细胞周期蛋白 D1 表达的调节和转录因子（E2Fs、JUN/fos、CREB 和 ATF2/ETS）、共刺激因子（p300/CREB－结合蛋白、CBP 和 Brg/Brm1）、miRNAs 以及支架蛋白（JIP1 和 caveolins）也有协同性。

由于其在乳腺细胞的强大作用，动物研究表明，细胞周期蛋白 D1 过表达可在转基因鼠直接引起自发性乳腺癌，降低其表达可以阻断鼠体内乳腺癌的发展。另外，过氧化物酶体增殖子活化受体（peroxisome proliferator-activated receptor gamma，PPAR－γ）是核受体，细胞周期蛋白 D1 可以抑制 PPAR－γ 的表达和功能，其抑制作用是 CDK 非依赖性的。在正常乳腺上皮向乳腺癌的转化过程中 PPAR－γ 表达渐低，细胞周期蛋白 D1/PPAR－γ 的相互作用是正常乳腺上皮生长调控必须的。细胞周期蛋白 D1/PPAR－γ 的相互作用异常可能是细胞周期蛋白 D1 导致自发瘤的部分机制。

2. 在细胞迁移和上皮间质转化的研究 细胞周期蛋白 D1 在癌细胞的迁移方面有重要作用，降低其表达可以阻断 MDA-MB-231 乳腺癌细胞的迁移，转化生长因子（TGF）－β 可以上调细胞周期蛋白 D1 的表达和促进细胞周期蛋白 D1 和 p21 在核内的共定位，导致细胞侵袭伪足的出现和脉管侵犯。另一篇研究则发现，细胞周期蛋白 D1 沉默后，由 *Id1* 基因介导的 MDA-MB-231 迁移能力增加，强化了癌细胞上皮间质转化（EMT）能力。

3. 在维持肿瘤干细胞特性的研究 细胞周期蛋白 D1 在控制乳腺正常上皮干细胞和乳腺癌干细胞的自我更新、增殖和分化方面都有作用，尤其是在 ErbB2 驱动的癌变中如此。有学者研究认为，在三阴性乳腺癌，Notch 是其发挥上述作用的媒介，Notch 的配体 JAG1，促进 Notch 结合到细胞周期蛋白 D1 的启动子区域。JAG1 的下调可以降低细胞周期蛋白 D1 的表达和细胞的增殖。

二、*BCL2*

1984 年 Tsujimoto 首先发现 *BCL2* 基因，1990 年进一步发现其具有抗细胞凋亡的作用。*BCL2* 基因是 BCL 2 家族中的主要成员，位于染色体 18q21，包括 3 个外显子及 2 个启动子。其编码的蛋白含有 1 个或多个 BCL2 同源结构域（BH-1、2、3、4），主要定位于线粒体外膜、内质网膜和核膜等。在细胞接受凋亡刺激后，BCL2 蛋白会被磷酸化或经 caspase 3 催化而裂解，发挥抗凋亡作用。BCL2 的高表达在淋巴瘤中极为常见，是其恶性行为的重要调控因素。

（一）在乳腺良性组织、良性疾病和癌前病变中的作用

正常乳腺的 BCL2 表达呈现组成性，体现其在生理状态下的重要功能，在正常腺体的表达还具有周期性，在卵泡期逐渐升高，在卵泡期末达高峰，在黄体期末明显降低，与乳腺组织凋亡的周期性变化相吻合，这说明 BCL2 在乳腺的周期性凋亡中扮演重要角色。在良性导管增生和 ADH 也呈组成性表达。

（二）在乳腺癌临床与病理中的联系

对乳腺癌临床与病理的联系研究很多，最早的是导管原位癌的研究报道，*BCL2* 的阳性率为

76%，和分化级别有关：高分化者100%表达，中等分化者90%表达，分化差者仅33%表达，差异有统计学意义（*P*<0.001）。

BCL2 在乳腺癌开展研究较早，有很多临床研究，比较有代表性的3项研究都是大样本的研究，其报道的例数和阳性率分别是11212例（73%）、6741（66.99%）和7230（68.2%）。

进一步的乳腺癌分子分型后的研究发现，三阴性乳腺癌者的 *BCL2* 表达率为29%，远低于非三阴性乳腺癌（81%）。Kolacinska 等检测 *BCL2* 在各分子亚型的表达情况发现，*BCL2* 在 Luminl 型的表达显著高于 HER-2（+）和三阴性（*P*=0.0002）。Koronakis 等也发现三阴性乳腺癌与 Luminal A 型乳腺癌相比，*BCL2* 明显低表达（三阴性85.7%与非三阴性35.5%比较，*P*<0.05）。

BCL2 表达情况和淋巴结转移的报道不一：Silvestrini 等研究认为，*BCL2* 表达与腋窝淋巴结转移无相关。但也有不同的研究结果认为，随着乳腺癌组织学分级的增高，*BCL2* 表达逐渐降低，与腋淋巴结转移亦呈负相关。

最近的报道在研究 *BCL2* 和常规指标关系之外，还关注了 *BCL2* 和其他指标的关系：在50例三阴性乳腺癌和30例非三阴性乳腺癌，免疫组织化学比较两组的 *BCL2* 和 COX2 表达情况。对于三阴性乳腺癌的 *BCL2* 阳性率是50%，而非三阴性者是86.7%，差异有统计学意义（*P*=0.005）。不论三阴性，还是非三阴性乳腺癌，COX-2 和 *BCL2* 的表达都具有相关性。

（三）BCL2 与乳腺癌预后的关系

BCL2 的表达对于生存期的影响受到更多的关注。多数研究认为，BCL2 在乳腺癌患者中的高表达预示着较好的预后。2008年的一项 meta 分析显示，在5892例乳腺癌，BCL2（+）者的无病生存率及总生存率均明显优于 BCL2（-）者，是在肿瘤分期分级之外的独立预后因素。Hwang 等报道的7230例乳腺癌患者中，BCL2（+）者与 BCL2（-）者相比，其年龄更偏向>35岁（*P*<0.004），肿瘤直径≤2 cm、淋巴结转移阴性、临床分期Ⅰ期、孕激素受体（PR）（+）、ER（+）、HER-2（-）、组织学分级1或2级、保乳手术治疗及未行化疗患者的比例更大（*P*<0.001）。BCL2（+）者的总生存率明显优于 BCL2（-）者，无论是单因素分析［危险比（*HR*）0.36；95%可信区间（*CI*）0.306～0.426；*P*<0.001）还是多因素分析（*HR* 0.417；95%*CI* 0.417～0.705；*P*<0.001）都是如此。

Dawson 首先涉及从分子分型的角度，深入研究 BCL2 和乳腺癌预后关系发现，所有乳腺癌患者的分子分型，BCL2（+）都是预后好的指标：ER（-）者（*HR* 0.63；95% *CI* 0.54～0.74；*P*<0.001），ER（+）者（*HR* 0.56；95%*CI* 0.48～0.65；*P*<0.001），HER-2（-）者（*HR* 0.55；95%*CI* 0.49～0.61，*P*<0.001）和 HER-2（+）者（*HR* 0.70；95%*CI* 0.57～0.85；*P*<0.001）。另有学者研究包括72例非激素依赖性［ER（-）和 PR（-）］的浸润性乳腺癌。57例随访20～193个月（中位78个月）。BCL2 免疫组织化学阳性和淋巴结转移3枚以上者（*P*=0.021）以及预后差（*P*=0.011）都显著相关。更新的研究有不同的结论显示，在2399例乳腺癌患者 BCL2 免疫组织化学的表达情况为1304例（54.4%）是 BCL2（+），和年龄轻（<50岁）、早期、低分级、激素受体阳性以及 HER-2（-）密切相关。仅激素受体阳性/HER-2（-）亚群的 BCL（+）者预后显著好于阴性者（*P*<0.001）。多因素分析显示，BCL（+）仍然是对激素受体阳性/HER-2（-）亚群有利的独立预后因素（*HR* 0.609；95%*CI* 0.424～0.874；*P*<0.007）。

在备受关注的三阴性乳腺癌有更多的研究。Abdel-Fatah 等报道，在736例三阴性乳腺癌患者中，早期乳腺癌 BCL2 阳性者的10年死亡风险及复发风险是 BCL2（-）者的0.58倍或0.56倍。但亦有研究者提出三阴性乳腺癌中 BCL2 的高表达预示患者预后较差。

Bachmann 等则从 BCL2 基因的多态性角度研究其对于乳腺癌预后的影响。274例浸润型乳腺癌的石蜡组织切片 BCL2 的 938C>A 基因多态性免疫组织化学研究发现，在淋巴结阴性浸润型乳腺癌患者中，Kaplan-Meier 曲线显示携带 938AA 基因型的乳腺癌患者 10 年生存率显著高于其他类型，携带 AA 型基因的为 88.6%，携带 AC 型基因的为 78.4%，携带 CC 基因的为 65.8%。在多因素 Cox 回归模型分析中发现，*BCL2*（938CC）基因型可作为淋巴结阴性乳腺癌患者死亡的一个独立危险因素。这些显示 *BCL2* 基因（-938C>A）多态性可作为浸润性乳腺癌预后指标及淋巴结检测为阴性患者的高危指标。

有研究者对于三阴性乳腺癌做了进一步的分型，得出新的结论：在 492 例三阴性乳腺癌，组织芯片发现如下。①47 例（9.5%）三阴性乳腺癌有 BCL2 表达，但和临床病理参数无显著关系，也和预后无关。②三阴性乳腺癌分为基底样型［CK5/6（+）和（或）表皮生长因子受体（+）］和非基底样型，在非基底样型，BCL2 的表达和更差的总生存率以及无病生存率显著相关（$P=0.002$；$P=0.002$）。在用蒽环类药物治疗的非基底样型三阴性乳腺癌患者中，BCL2 的表达也和更差的生存预期有关（总生存率 $P=0.004$；无病生存率 $P=0.003$）。多因素分析显示，BCL2 是非基底样型三阴性乳腺癌的独立预后不良的因素（总生存率$P=0.003$；无病生存率 $P=0.002$）。

也有从三阴性乳腺癌患者的新辅助化疗后是否达到病理完全缓解（pCR）来深入分析预后的影响，结论是新辅助化疗后达到 pCR 的患者，比起那些没达到 pCR 者预后好。198 例三阴性乳腺癌患者，采用两种不同的含紫杉醇的新辅助化疗方案，化疗前完成核芯针穿刺活检和免疫组织化学，结果发现，BCL2 对于 pCR 没有预测价值。

新近的研究还考虑到了分子分型和年龄因素的联合分析：1081 例乳腺癌患者免疫组织化学检测 BCL2，634 例未接受辅助治疗，447 例接受他莫昔芬治疗。BCL2 的表达和 ER/PR（+）、低分级、HER-2（-）、更小的肿瘤显著相关，这些和以前的报道一样。对于 ER（+）和（或）PR（+）者或对于接受他莫昔芬治疗者，BCL2 的表达不是独立的预后因素。但 ER（-）/PR（-）或三阴性者，BCL2 的表达是独立的不利的预后因素，对于绝经后患者尤其如此。

（四）BCL2 对治疗敏感性的研究

Abdel-Fatah 等研究发现，早期三阴性乳腺癌中 BCL2（-），接受蒽环类为基础的辅助化疗患者与接受其他方案，如 CMF 者相比，其复发与死亡风险降低了 40%~50%（$P<0.05$），但 BCL2（+）者则未从蒽环类化疗中获益；而晚期三阴性乳腺癌患者中 BCL2（-）者接受蒽环类为基础的新辅助化疗者病理性缓解率为 44%，也显著高于 BCL2（+）者的 14%（$P=0.003$）。故 BCL2 表达情况可作为预测乳腺癌患者化疗敏感性的指标。更新的研究显示，172 例早期乳腺癌，蒽环类化疗方案化疗后，标本免疫组织化学结果结合随访资料分析，BCL2（+）者有更好的无病生存率（$P=0.005$）。多因素风险显示其是独立的预后因素。似乎结论不尽相同。

Raha 等近期将 MCF7 和 T47D 细胞持续暴露于他莫昔芬环境，制作耐他莫昔芬的乳腺癌细胞株 TAMRM 和 TAMRT。这 2 种耐药细胞株，ER 的表达水平提高，而 PR 表达下降。BCL2 和 c-Myc 的表达上调。提示 BCL2 也参与耐内分泌治疗的机制。Lyng 等报道了 108 例绝经后 ER（+）的乳腺癌患者的结果显示，BCL2 联合 CDKN1A 表达情况，对于预测他莫昔芬治疗效果的准确性可达 75%，且 BCL2-CDKN1A 高表达者的他莫昔芬治疗患者，其无复发生存率明显优于 BCL2-CDKN1A 低表达者（$P=0.015$），而未接受他莫昔芬治疗组则未发现 BCL2-CDKN1A 表达情况对患者的预后有影响（$P=0.25$）。Sieuwerts 等报道 285 例他莫昔芬作为一线治疗的乳腺癌患者的结果发现，在无进展生存期大于 6 个月的患者中往往存在 BCL2 的高表达，且无论是单因素（*HR* 0.60；95%*CI* 0.44~0.82；$P<0.05$），还是多因素分析（*HR* 0.67；95%*CI* 0.49~0.93；$P<0.05$）均显示 BCL2 高表达者较低表达者的复发风险降低。因此，BCL2 过表达可作为乳腺

癌对他莫昔芬治疗良好反应性的指标。

（五）作用于 BCL2 的上游机制

1. 调控 BCL2 表达的因子 同源结构域蛋白 BP1 是编码转录因子的重要调节基因，可直接结合 BCL2 的启动子区域上游，激活 *BCL2* 基因转录活性，导致其表达增加。肿瘤相关巨噬细胞和乳腺癌耐药有关。最近的研究显示，具体机制包括肿瘤相关巨噬噬细胞分泌的白介素（IL）-10 上调乳腺癌细胞的 BCL2 mRNA 的表达，进而提升癌细胞对化疗的耐药性。

E-钙黏蛋白是介导上皮细胞间钙依赖性黏附的一种跨膜糖蛋白，Ferreira 等发现其表达的缺失导致 Notch-1 表达及活性上调，促进 BCL2 表达，延长细胞的生存期。Karch 等则发现在浸润性小叶乳腺癌（97%患者的上皮型钙黏蛋白为阴性）与浸润性导管乳腺癌（96%患者的上皮型钙黏蛋白为阳性）中，BCL2 的表达状况并无多大区别，在上皮型钙黏蛋白表达缺失的乳腺癌细胞中，并未检测到 Notch-1 的表达。两者的报道不一致，有待进一步研究。

Wang 等研究发现，雌二醇加入 MCF-7 细胞的培养液后，BCL2 的 mRNA 水平上调，他莫昔芬可阻断这一效应。可见雌激素与雌激素受体参与介导 BCL2 的表达。另有研究发现，COX2 在 MCF-7 中的过表达，可增加 BCL2 的表达。这 2 项研究的调节分子不仅是体内的生理成分，也常常和其拮抗剂作为药物使用，因此不仅具有调控机制的研究意义，也为临床用药提供新的适应证，以避开不良反应。

2. BCL2 是很多药物产生效应的机制 布洛芬可以抑制雌激素对 MCF-7 促进增殖和抑制凋亡效应，固定细胞在 G0/G1 期，阻断雌激素对于 ER α 的表达和转录活性的影响。布洛芬通过下调细胞周期蛋白 D1 和 BCL2 蛋白的表达，影响 ER 的基因组信号通路，达到此目的。布洛芬是 COX2 的拮抗剂，其可能下调 BCL2 蛋白的机制就包括抑制 COX2 对 BCL2 表达的促进作用。

Tubulysins 是天然的四肽物质，抑制微管蛋白的聚合，也是哺乳动物细胞的潜在增殖抑制剂。KEMTUB10 是其合成的类似物。在 MCF7 和 MDAMB231 乳腺癌细胞，KEMTUB10 可使得细胞停滞在 G2/M，其诱导的凋亡是依赖 p53、Bim 及 BCL2 的磷酸化介导的。

苦参碱可抑制细胞的增殖，增加细胞凋亡。体外 MCF-7 细胞实验发现，效果呈现时间依赖性和剂量依赖性的特征，且发现 Bax 表达增加，BCL2 表达下降是其部分机制。

3. 调控 BCL2 表达的 mircoRNA MiR-181a 通过结合 BCL2 基因的 3′UTR，下调 *BCL2* 基因的表达，可以促进多柔比星诱导的乳腺癌细胞的凋亡。MiR-204 在乳腺癌组织和细胞系（MCF-7 和 MDA-MB-231）的表达水平显著下调，人为促进 miR-204 的过表达可以抑制乳腺癌细胞的增殖，促进其凋亡。具体机制是 miR-204 直接作用于 JAK2，抑制 JAK2 和其磷酸化形式的活性，继而抑制 STAT3、BCL2 和 survivin 的活性，导致细胞凋亡。癌细胞自然状态下的表达下调，有利于其抗凋亡。人为促进 miR-204 表达可能是治疗乳腺癌的新策略。MiR-497 抑制乳腺癌发展的机制，也是由于转录后阶段下调 BCL2 蛋白的表达水平，进而促进癌细胞的凋亡。

（六）BCL2 的下游效应机制

1. 调控凋亡和自噬 Madjd 等研究发现，乳腺癌干细胞可通过上调 BCL2 表达拮抗细胞凋亡。BCL2 同时也是调节乳腺癌细胞自噬的重要因素。Oh 等认为，在乳腺中存在 BCL2 过表达时，可能会扰乱细胞自噬通路并导致发生自噬错误，同时因其抗凋亡作用而保持癌细胞的生存。Tawfik 等也证实，BCL2 的抗自噬活性可产生下游的抗凋亡作用。

2. 抑制细胞增殖 BCL2（+）乳腺癌与 BCL2（-）乳腺癌细胞的细胞周期分析相比，S 期细胞数减少，G0/G1 期细胞增加，细胞倍增时间增加，因此，BCL2 可能延长细胞周期，减缓了细胞增殖。Zinkel 等也发现 BCL2 的表达可延迟细胞进入 G1 期，并通过延长 G0 期来减缓 G1～S 期的过渡，具有抑制细胞增殖的效应。

3 抑制细胞迁移　Ke 等研究发现，BCL2 可减弱 MCF-7 细胞的扩散迁移能力，而 BCL2 表达缺失者表现出更强的移动性。可能是 BCL2 蛋白与肌动蛋白、凝溶胶蛋白（gelsolin，肌动蛋白结合蛋白）等结合形成的复合物，其抑制 gelsolin 的活性作用。由于细胞微观的移动性是肿瘤宏观转移现象的基础，这就解释了 BCL2 表达在乳腺癌中可减少潜在转移风险，并改善患者预后的原因。

（七）治疗研究

BCL2 是一种抗凋亡基因，其过表达会降低乳腺癌对化疗的敏感性，抑制 BCL2 的功能，包括在基因或蛋白水平，这已成为诱导肿瘤细胞凋亡或提高乳腺癌细胞对化疗敏感性的策略。目前正在研究的方法有反义寡核苷酸（antisense oligonucleotides，ASODN）、RNAi、microRNA 及小分子抑制剂。

反义寡核苷酸根据碱基互补原理，合成特定互补的 DNA 或 RNA 序列导入靶细胞，形成 rnRNA-DNA 或 mRNA-RNA 杂交双链，抑制或封闭靶基因表达，使其丧失活性。用 BCL2-ASODN 处理乳腺癌细胞后其 BCL2 表达下调，细胞凋亡增加。Singh 等报道了 miR-195、miR-24－2 及 miR-365－2 等 microRNA 可直接与人 BCL2 基因的 3′-UTR 位点结合，抑制其表达，上述 microRNA 的过表达，可降低线粒体膜电位，促进线粒体中细胞色素 C 释放，使得 MCF-7 细胞凋亡增加。MicroRNA 可成为乳腺癌潜在的治疗方法。但也存在一些问题：反义寡核苷酸及 RNAi 易被核酸酶降解，稳定性差；ASODN、RNAi 的非特异性结合降低其效力；ASODN、RNAi 本身具有一定的毒性作用。

Crawford 等使用一种 BCL2 蛋白的小分子抑制剂 YC137，通过抑制 Bid 的 BH3 肽与 BCL2 的结合，诱导 BCL2 高表达乳腺癌细胞（如 MB435B 和 SUM159）的凋亡。联用 siRNA/shRNA 与 YC137，共同抑制 BCL2 家族的抗凋亡因子 BCL2 与 BCL-W 后发现，耐弗维司群的 MCF-7 细胞的自噬和凋亡增加，进而恢复其对弗维司群的敏感性。

这样的联合用药不局限 BCL2 家族内成员：ABT-737 是模拟 BH3 的小分子抑制剂，与 BCL2、BCL-xL、BCL-w 都有高亲和力，抑制期活性。Aurora 激酶是丝氨酸-苏氨酸激酶的成员，对于有丝分裂和减数分裂都有重要作用，VX-680 是其抑制剂。在乳腺癌细胞株 MDA-MB-435S，联用 ABT-737 和 VX-680，在转录水平导致 BCL2 表达的下调和在转录后水平下调 c-FLIP、Mcl-1 的表达，可诱导 caspase 依赖性的凋亡，对正常细胞无影响。

BCL2 和核糖体 S6 激酶 1（ribosomal S6 kinase 1，S6K1）都有抑制凋亡的作用。如果同时阻断应该是治疗乳腺癌的一个有效策略。ABT263 和 PF4708671 分别是两者的抑制剂。联用后，显著增加 BT474 乳腺癌细胞的凋亡，强于单用一种药。

三、*BCL3*

BCL3 基因最初在 B 淋巴细胞慢性淋巴细胞白血病（B-CLL）的一个亚型中被发现。基因定位于 19q13，全长有 11.27 kb，包含 9 个外显子。编码的蛋白包括由 446 个氨基酸残基构成，具有 7 个锚蛋白样重复序列，N 端区域富含脯氨酸，C 端区域富含脯氨酸及丝氨酸。BCL3 是 IKB 蛋白家族的非典型成员，不同于其他 IKB 家族，BCL3 是核蛋白，具有调节核转录因子 NF-κB 的亚细胞转位及其与 DNA 结合活性的功能。BCL4 被证实和 BCL3 为同一个分子。

BCL3 被一些细胞因子上调，如 TNF-α、IL-1、p53 和脂连素等。作为 NF-κB 家族的成员，也同样被 NF-κB1 调节，以及被通过形成自身调节环而终止激活。BCL3 可以活化 AP1 和 STAT3。BCL3 还在转录后的翻译水平以及蛋白稳定性方面被调节。BCL3 通过与 p50 及 p52 形成异源复合物而担任转录激活剂或转录抑制剂。BCL3 也可以和 Jab1、Pirin、Tip60（KAT5）及 Bard1 这些转录共调节分子结合。

乳腺癌是首个发现 BCL3 在其中调节异常的实体瘤，Cogswell 等发现 BCL3 mRNA 和蛋白在乳腺癌细胞株过表达，在乳腺癌灶比癌周正常组织、乳腺癌细胞核内 p65/RelA 表达都低，甚至缺失，BCL3 过表达，且 c-Rel、p50 和 p52 也是活化的。NF-κB 调节的靶基因的转录量增加。这显示 NF-κB/p52 和 BCL3 在乳腺癌中是有参与细胞信号转导功能的。研究还发现，ER 状态和核内 NF-κB 复合物的水平没有关系。支持这一结论的是过表达 c-Rel 的转基因鼠，在 MMTV 的强启动子作用下，产生的自发瘤高表达 BCL3、p50、p52 蛋白以及 RelA 和 RelB 蛋白。将过表达 BCL3 的乳腺癌细胞株 MCF-7/LCC1 制备裸鼠移植瘤模型，同样证实 BCL3 可以增加乳腺癌的增殖。因此，在乳腺癌细胞株，撤离雌激素会增加 BCL3 的活性和表达量，以提供一个替代刺激增殖的信号通路。

BCL3 在乳腺癌还有抑制凋亡的作用，在 MCF7AZ 乳腺癌细胞株，BCL3-p52 二聚体可以反式激活抗凋亡基因 BCL2。DNA 的损坏可以上调 BCL3，进而诱导 HDM2 的表达，抑制 p53 在 DNA 损害时诱导细胞凋亡的功能。在乳腺癌中，还发现 BCL3 可以阻止蛋白酶体对 CtBP1 的降解，导致对促凋亡基因的稳定抑制，进而抑制凋亡。BCL3 和 CtBP1 的表达与乳腺癌高度相关。

间质干细胞（MSCs）和肿瘤相关的成纤维细胞（CAFs）可以使 ERα（+）的乳腺癌细胞对弗维司群耐药。在 MCF-7 细胞，两者都可通过下调 IGFBP5，增加 PI3K/AKT 和 JAK/STAT3 信号通路的活性，并上调 BCL3、β1、IGF1R、HIF1 α 和 CAIX 的表达。即使弗维司群存在的情况下，BCL3 仍可刺激肿瘤的生长。BT474 也可通过下调 IGFBP5，和上调 P-AKT、BCL3 和 IGF1R 的水平，表现出对基质细胞的类似反应，而 T47D 细胞则没有变化。

四、*BCL6*（BCL5）

1993 年，*BCL6* 作为原癌基因，在人类非霍奇金淋巴瘤（non-hodgkin's lymphomas，NHL）中首次被克隆表达。BCL6 位于染色体 3q27 区域，全长 26 000 bp，含有 10 个外显子和 7 个内含子。BCL6 基因编码蛋白由 706 个氨基酸组成，包含 2 个特异性结构：一个为 N 末端的 BTB/POZ 区域，是蛋白-蛋白相互作用的基础；另一个为 C 末端的 6 个 C2-H2 锌指结构，是特异性 DNA 结合位点。BCL5 和 BCL6 是同一分子。

Liou 等研究发现，BCL6 在同一个体广泛表达，如表皮肿瘤细胞、嗅觉神经元细胞、乳腺上皮细胞以及结肠细胞等。但是不同细胞中 BCL6 的表达水平存在差异，在生发中心（germinal center，GC）B 淋巴细胞和具有 GC 表型 B 淋巴细胞中表达很高。

Bel-6 mRNA 丰度对于 BCL6 蛋白表达和功能是一个较弱的指示因子，BCL6 蛋白表达受一系列转录后调节机制控制，包括 mRNA 在翻译水平的缺失、蛋白的磷酸化、乙酰化、共调节因子介导的降解等。

BCL6 的主要功能是转录抑制作用，进而有抑制细胞凋亡等功能。Seyfert 等研究显示，天然 BCL6 蛋白在体内结合到同源 DNA 位点时，可以发挥转录抑制因子功能。研究还显示，BCL6 作用强大，不仅可以抑制许多不同启动子来源的基因转录，甚至当结合位点远离转录起始位点的上游或下游时也可以发挥转录抑制作用。

BCL6 的转录抑制作用可通过 POZ 域与一些共抑制因子分子如 SMRT、N-COR、B-COR 及组氨酸去乙酰酶-1 等相互结合抑制转录因子结合到基因调控区，从而发挥转录抑制功能。BCL6 还可通过与其他转录因子相互作用的方式间接影响转录活性，这种方式有时甚至超过了 BCL6 直接与 DNA 位点结合方式发挥转录抑制作用，特别适用于不含 BCL6 结合位点的基因转录抑制，即 BCL6 通过结合其他的转录因子来间接抑制该基因的转录，如 IRF4 因子。

BCL6 是淋巴系统功能的重要调节因子。BCL6 在体内对 B 淋巴细胞生发中心结构的形成起重要作用。BCL6 也是 B 淋巴细胞来源的淋巴瘤常见的活化癌基因，在淋巴瘤的形成和发展中有关键性的作用，尤其是生发中心来源的 B 淋巴细胞淋巴瘤。

（一）在乳腺癌临床与病理中的联系研究

BCL6 在乳腺癌中的第一篇研究发表于 2003 年，免疫组织化学发现正常乳腺组织 BCL6 的表达见于 5%～10%的上皮细胞，且肌上皮细胞没有染色，顶浆分泌腺化生部位的 BCL6 染色都是阳性。93 例乳腺癌，BCL6 阳性率 43%（1/14 1 级、16/45 2 级和 23/34 3 级），如果排除弱阳性，则阳性率为 14%（0/14 1 级、3/45 2 级和 10/34 3 级），且级别越高则表达阳性率越高。

在 150 例乳腺癌患者的病理标本和 10 份正常乳房标本中，免疫组织化学检测 BCL6 的表达情况为 16%的乳腺癌患者存在 BCL6 的过表达（≥10%的细胞数），而良性组织则<1%。线性回归分析发现，其与细胞周期蛋白 D-1 的表达显著相关（$r=0.197$，$P=0.016$）。χ^2 分析还发现，BCL6（+）和 p53 过表达正相关（$P=0.016$），也与 HIF-1α 的表达正相关（$P<0.001$）。

单核苷酸多态性（SNP）预测乳腺癌的价值备受关注，174 例患者，在 45 个与乳腺癌发病有关的基因上，发现 98 个 SNP 位点。应用 SVMs 等评估技术发现，3 个 SNP 的组合对乳腺癌和良性乳腺疾病有鉴别作用。BCL6 基因的+4449C/T 位点，氨基酸残基 387 Asp/Asp（rs1056932）；芳香烃羟化酶 CYP1B1 的+4328C/G 位点，氨基酸残基 293 Leu/Val（C/G）（rs5292）；醛固酮合酶基因 CYP11B2 的+4536T/C 位点，氨基酸残基 386 Val/Ala（T/C）（rs4541）。组合预测价值较任何单个基因的预测价值大。

沉寂 6 年之后，第 3 篇关于 BCL6 的临床与病理研究报道了 93 例乳腺癌患者免疫组织化学的标本，BCL6 在乳腺癌的阳性率为 23.7%。长达 10 年的随访数据显示，BCL6 的表达情况不具有预测价值。值得注意的是，47 例腋窝淋巴结转移阳性患者的淋巴结 BCL6 都是阴性的，其中包括 12 例原发灶 BCL6 阳性患者。9 例复发者，其 BCL6 的表达情况和原发肿瘤相似或下降。这篇研究所做的基础研究发现，免疫组织化学显示的癌细胞 BCL6 的蛋白表达和 RT-PCR 显示的基因表达情况没有明显的相关性；去甲基化药物 5-氮胞苷处理后的乳腺癌细胞株 M435 中 BCL6 表达显著下降；BCL6转染使 BCL6 过表达的乳腺癌细胞系 M435，与转移有关的基因 CXCR4、Itg β-3 和 FLT-1 的水平也显著升高。这提示 BCL6 可能会促进肿瘤转移，但 BCL6 在转移淋巴结为阴性，该研究认为两者矛盾。

Walker 通过 TCGA 网站检索的结果是，790 例乳腺癌的 51%是在 *BCL6* 基因位点有扩增的，只有 11%是下降的。

（二）STAT5 和甾体类激素与 BCL6 的调控关系

这个研究方向是有关 BCL6 作用机制研究的热点之一。STAT 是潜在的转录因子，存在细胞质，只有在被 Jak 激酶磷酸化后才具有活性，然后转入核内，以二聚体的形式调节靶基因的转录。STAT5 和 STAT3 是 2 个相关的转录因子，在乳腺的发育中都很重要且作用不同。STAT5 和 STAT3 两者同时活化的乳腺癌，比只有 STAT3 活化者，分化更好，预后也更好。研究发现，两者一些主要基因的作用是相反的。两者共激活的细胞，STAT5 占据主导作用，导致癌细胞增殖的抑制和对化疗药敏感性增加。体外在 T-47D 和 SK-BR-3 乳腺癌细胞研究发现，催乳素促进 STAT5 的磷酸化，抑制 BCL6 mRNA 表达的上调。而 OSM 促进 STAT3 的磷酸化，促进 BCL6 mRNA 表达上调。STAT5 抑制 BCL6 表达的能力超过 STAT3 对其抑制的效应，进而削弱了 BCL6 对乳腺癌细胞的抑制分化，促进增殖和抵抗凋亡的作用。这是 STAT5 和 STAT3 两者同时活化的乳腺癌，比只有 STAT3 活化者分化更好、预后更好的重要原因。

Tran 报道，BCL6 抑制乳腺癌细胞分化，在分化差的乳腺癌细胞表达更高。相反，STAT5 具有介导催乳素的促进细胞分化作用，STAT5 信号丢失的乳腺癌细胞的分化较差，预后不良。进一步研究发现，催乳素是 BCL6 的潜在抑制因子，这需要 STAT5a 介导，而不是催乳素活化的 STAT5b、MEK-ERK 或 PI3K-AKT 信号通路。催乳素在 T47D、MCF7、ZR75.1 和 SKBr3 细胞可以快速抑制 BCL6 mRNA 的表达，继而在 3 小时内蛋白的含量随之下降。这种抑制效果在 STAT5a 的过表达后得到强化，而不是 STAT5b。STAT5a 的免疫共沉淀显示，其在 BCL6 基因的调节区域有结合位点，是 STAT5a 作为 BCL6 上游调节因子最直接的证据。这种抑制作用，在裸鼠乳腺癌移植瘤模型以及临床新鲜标本的研究中也得到验证。细胞内 BCL6 蛋白水平和核内的 STAT5a 水平呈负相关（$r=-0.52$；$P<0.001$），而不是和 STAT5b 负相关。该研究不仅证实了 STAT5a 是 BCL6 的上游抑制因子，也发现其是催乳素抑制 BCL6 表达的介导分子。

催乳素通过 STAT5，促进乳腺癌特别是 Luminal 亚型细胞的分化。STAT5 的缺失和抗雌激素治疗失败有关。在 Luminal 亚型乳腺癌，孕激素可诱导 CK5（+）的基底样细胞出现，该细胞具有干细胞样特性：细胞静止、肿瘤侵袭能力和对化疗耐药。可致紫杉醇诱导的癌细胞的凋亡率降低 4 倍。

混有 CK5（+）细胞的 Luminal 亚型，主要是 ERα（+）/CK5（-）细胞，但混杂有少部分 ERα（-）/CK5（+）细胞，被称为“Luminal 和基底细胞混合型”或“Lumino basal”型。这类肿瘤通过扩大 ERα（-）/CK5（+）细胞的比重而产生的化疗耐药日益受到重视。

在体内、体外，合成孕激素诱导的 Luminal 型乳腺癌细胞的 CK5 阳性亚群，可以被催乳素抵消。Pg 诱导的 CK5 细胞形成之前，癌细胞先有显著的 BCL6 的上调。而敲低 BCL6 可以防止 Pg 诱导的 CK5（+）细胞亚群的出现。催乳素通过 Jak2-Stat5 信号通路，抑制 BCL6 的表达。抵消 Pg 诱导的 BCL6 的上调，使得 Pg 诱导的 CK5（+）细胞亚群不再出现。

可以看出，孕激素和催乳素对 BCL6 分别有促进和抑制作用，而 BCL6 对于日益受到重视的 CK5（+）细胞亚群起到关键性的调控作用，鉴于孕激素和催乳素是每个乳腺癌患者体内长期存在的生理性因素，BCL6 作为激素和癌细胞特殊亚型的中介角色亦显得尤其重要。

最新的研究发现，除了孕激素，糖皮质激素和盐皮质激素外，作为甾体类的激素都可以增加 CK5（+）的细胞数目。这类甾体类激素诱导的 CK5（+）细胞缺乏雌激素和孕激素，表达干细胞标志物 CD44，在软琼脂糖的克隆形成能力增强，体内外多药耐药现象出现。在 ERα（+）的细胞系 T47D、MCF7、BT474 和 ZR75-1，孕激素、糖皮质激素和盐皮质激素可以上调 BCL6，而在 ERα（-）细胞系 SKBr3 或 MDA-MB-231 无效。另外，17β-雌二醇没有这一能力。甾体类激素诱导 CK5（+）细胞需要 BCL6 的介导。shRNAs 或催乳素下调 BCL6 后，可以阻止甾体类激素诱导的 CK5（+）细胞。在 T47D 移植瘤动物模型，也证实催乳素可以抑制甾体类激素诱导 CK5（+）细胞。

由于糖皮质激素、盐皮质激素和孕激素一样是体内激素，前者也是广泛使用的药物，这一研究具有普遍意义，值得进一步深入研究。另一方面，抑制或拮抗这些甾体激素以消除的其作用，会有广泛的不良反应，阻断其介导因素 BCL6 更加务实可行。

（三）microRNA 对 BCL6 的调控作用

临床研究显示，90 例乳腺癌患者 miR-339-5p 表达下降，淋巴结转移增加，且与更高的临床分期相关。癌灶 miR-339-5p 阳性者有更好的总生存时间和无病生存时间，是乳腺癌的独立预后因素。体外研究发现，在侵袭性强的 MDA-MB-231 和 MDA-MB-468，miR-339-5p 的表达比起良性乳腺组织明显下调。研究其机制发现，转染 miR-339-5p 的寡核苷酸只轻微减少癌细胞的生长，却显著影响其迁移和侵袭。下调 BCL6 表达，是其抑制迁移和侵袭的重要要机制。

该团队进一步对 127 例乳腺癌和 50 例良性乳腺疾病展开研究，用免疫组织化学发现，BCL6 高表达，且和疾病进展预后差有关。体外研究 MCF7 和 T47D 乳腺癌细胞株，通过 cDNA 和 siRNA 转染，上调或敲低 BCL6 的表达。BCL6 的过表达促进细胞的增殖、不依赖支持物的生长、迁移、侵袭和存活。在裸鼠模型也增加肿瘤的生长和侵袭。敲低其表达使得乳腺癌细胞的癌特性下降。BCL6 诱导 CXCR4 和细胞周期蛋白 D1 蛋白的表达，可部分解释其增加癌细胞的侵袭和增殖的特性。

该团队关注到乳腺癌的 PRL 和 BCL6 的研究后，进一步探索 miR-339-5p 参与 PRL 调控 BCL6 的可能性及机制。在 MCF-7 和 T47D 细胞株，PRL 抑制 BCL6 蛋白和 mRNA 的表达，上调 miR-339-5p 表达。选择性下调 miR-339-5p 可以显著逆转 PRL 诱导的 BCL6 蛋白和 mRNA 的表达。外源性 PRL 刺激可显著降低乳腺癌细胞增殖、克隆形成、迁移和侵袭。抑制 miR-339-5p 的表达可以逆转这一现象。PRL 抑制 BCL6 的表达，是 miR-339-5p 依赖性的途径。

Wang 检测 110 份乳腺癌标本的 miR-127 表达情况与临床病理的联系，miR-127 在乳腺癌组织显著下调，这和淋巴结转移分期晚有显著关联，是独立预后因素。功能研究发现，上调 miR-127 可以抑制 BCL6，显著抑制增殖，促进凋亡，减少迁移和侵袭。

Zhao 研究发现，Tudor-SN 是 RNA 的组分，在乳腺癌有表达。其通过 miRNA（包括 let-7、miR-34a 或 miR-221）依赖性的方式，调节靶基因的表达。在 MDA-MB-231 细胞株，稳定敲低内源性 Tudor-SN 的表达，可抑制迁移和侵袭能力。机制是 Tudor-SN 抑制 miR-127 的表达，进而增加 BCL6 的表达。

（四）BCL6 对 EMT 的调控

Ritter 报道，内脏脂肪来源的脂肪干细胞和乳腺癌细胞 MCF-7 和 MDA-MB-231 共培养时，通过细胞间接触，可刺激 IL-6 和 IL-8 分泌，促进乳腺癌细胞的增殖，诱导 EMT。其对 MCF-7 的影响超过转移能力更强的 MDA-MB-231。对 EMT 的诱导由 BCL6 及 PI3K/AKT 信号通路介导。

ZEB1 结合在乳腺癌 E-cadherin 的启动子区域，抑制其转录。BCL6 通过提高转录抑制因子 ZEB1 的表达，促进 EMT，进而促进癌细胞的迁移和侵袭能力。BCL6 抑制剂 79-6 抑制其功能在乳腺癌细胞的功能。

（五）其他 BCL6 的调控机制研究

Walker 比较详细地研究了多种乳腺癌细胞系敲低 BCL6 表达后的细胞调控和表型情况。在 3 个乳腺癌细胞系 MDA-MB-468、T-47D 和 MCF-7、BCL6 结合的位点绝大多数相同，但也有不同的结合位点，而且结合程度不一样。这说明 BCL6 在 3 个细胞的功能是有差异的。在 MCF-7 细胞，siRNA 敲低 BCL6 后，蛋白表达下调。RNA 聚合酶 Ⅱ 增高，乙酰化组蛋白 H4 升高，这和 BCL6 对于这一位点的转录抑制功能下降是一致的。MDA-MB-468 的结论相同，在 T-47D 的 RNA 聚合酶 Ⅱ 增高更加温和。在多种乳腺癌细胞系，siRNA 敲低 BCL6 表达后，ChIP-seq 分析其靶基因的变化情

况为 *HERC5*、*KLF6* 和 *SH3PXD2B* 基因被其下调，而 MED24 上调，且在 8 个细胞系均是如此。敲低 BCL6 后，细胞出现明显的形态学改变：细胞空泡化、黏附减少、生长缓慢、细胞平台期密度降低和集落形成率下降。

从上述可见 BCL6 在乳腺癌表达异常常见，且有广泛而重要的功能。正因为如此，这个领域的杰出研究者 Walker 在近期的一篇文章中指出，三阴性乳腺癌病死率较高，缺乏常规的治疗手段。BCL6 在 50%的乳腺癌有扩增，在包括三阴性乳腺癌在内的几乎所有的乳腺癌细胞系都有表达。抑制 BCL6 的表达是潜在的治疗手段。

五、*BCL7*

BCL7 位于非霍奇金淋巴瘤的 12q24. 1 区域，克隆出一个富含 CpG 岛的基因，其蛋白由 231 氨基酸构成，被命名为 BCL7A 和 actin-结合蛋白，且与钙介质素具有同源性。BCL7A 被认为是肿瘤抑制基因，在皮肤 T 淋巴细胞淋巴瘤，BCL7A 表达丢失和预后差相关。BCL7B 和 BCL7C 分别位于 7q11. 23 和 16p11，是 2 个相关基因，和 BCL7A 对氨基端的 51 个氨基酸有 90%的共同氨基酸。BCL7B 常在先天性疾病 Williams 综合征异常表达。最近的研究显示，在原始虫体，BCL7B 抑制 Wnt 信号通路，而促进凋亡通路。目前没有 BCL7 在乳腺癌中的研究报道。

六、*BCL8*

BCL8 是在弥漫性大细胞淋巴瘤 DLCL 的染色体 15q11-13 区域发现的，其中 BCL8A、BCL8C、BCL8D、BCL8E 是截断的转录片段，被认为是假基因，或无效的转录本。BCL8B 编码 1 个相对分子量为327 kDa的蛋白质，和蛋白激酶 A 锚定蛋白 RG 有广泛同源性。推测可能有相似的功能，但尚待进一步研究。目前没有乳腺癌这方面的研究。

七、*BCL9*

在急性淋巴母细胞白血病所有细胞株 CEMO-1 发现，大量 BCL9 的表达。BCL9 是染色体易位的靶点，常和 1q21 的异常同时出现。BCL9 可以看作是 Wnt 信号通路的一部分，BCL9 促进 β-catenin 介导的基因转录活性，增加细胞增殖、迁移、侵袭和转移能力。在裸鼠移植瘤模型，BCL9 被敲低后可以显著延长鼠的存活期，还被认为会增加癌细胞的干细胞特性和 EMT 能力。BCL9-2 是 BCL9 的同源物。*BCL9-2* 是原癌基因，Wnt/β-catenin 信号通路的共刺激因子。

正常乳腺在青春期和孕期会表达增加，但复旧的乳腺下调，复旧时如果 BCL9-2 过表达会推迟复旧甚至小叶增生。老年转基因鼠使之过表达 BCL9-2，而发生导管样乳腺肿瘤，且有核表达 ER。在 ER（+）乳腺癌中，BCL9-2 过表达，且 BCL9-2 过表达者对他莫昔芬疗效较好。BCL9-2 通过转录因子 SP1 和 *ERα* 基因的近段启动子相互作用，调节 ER 的表达，促进不依赖 β-catenin 的细胞增殖。

八、*BCL10*

BCL10 位于人类染色体 1p22，在 MALT 淋巴瘤被发现。野生型的 BCL10 调节促进凋亡的分子。在各种肿瘤突变的概率不多，其在 23%的乳腺癌（47 例）表达缺失。

AGTR1（Ang Ⅱ受体Ⅰ型）在 10%～20%的乳腺癌［Luminal、ER（+）、PR（+）、HER-2 亚型］表达异常，并刺激肿瘤形成和癌细胞的侵袭。在 AGTR1 过表达的 BT549 细胞系以及建立的 AGTR1 稳定过表达细胞株 ZR75-AGTR1 的研究发现，Ang Ⅱ可以通过 AGTR1 活化 NF-κB 信号通路，增加乳腺癌细胞的侵袭表型。BCL10、CARMA3 和 MALT1（CBM 信号）三者结合的复合体调节这一 AGTR1 依赖性的 NF-κB 信号通路的活化。除了可以用 AGTR1 拮抗剂阻断，也可以被 BCL10 的敲低后阻断这种效应。

研究发现，BCL10 在细胞核内的 DNA 损害区域富集，ATM 介导的 BCL10 磷酸化和 RNF8 介导的 BCL10 泛素化，都可以把 UBC13 结合到 RNF8/RNF168，使其调节泛素化介导的 DSB 信号和修复。抑制 BCL10 后，抑制 RNF168 的二聚化和 RNF168 介导的组蛋白 H2A 泛素化。显示其是一个新 DDR（DNA 损伤修复）因子。免疫组织化学显示，在 339 例乳腺癌中，中位随访 60 个月（3～127 个月）的资料显示，BCL10 的表达状态和预后呈负相关，是潜在乳腺癌治疗的生物标志。

九、*BCL11*

BCL11 是在鼠科髓性白血病中被发现的，编码 1 个锌指蛋白，有 3 种异构体：BCL11a 编码 773 个氨基酸，含有 2 个锌指结构；BCL11b 编码 486 个氨基酸，只有 1 个锌指结构蛋白；BCL11b 编码 239 个氨基酸。BCL11 对于 T 淋巴细胞的发育和保持分化是必须的。敲除 BCL11 后，T 淋巴细胞或出现 NK 细胞的表型。丢失 1 条 BCL11b 等位基因的鼠，易患胸腺淋巴瘤和淋巴母细胞性白血病。可见其对正常发育的重要性。

BCL11A 在 TNBC 过表达，尤其是基底细胞样乳腺癌（BLBC），其基因位点过表达率高达 38%。外源性的 BCL11A 增加肿瘤形成能力，而敲低后抑制 TNBC 细胞在移植瘤动物的成瘤能力。在 DMBA 诱导的自发瘤模型，BCL11A 敲除降低肿瘤的形成能力。即便是在 p53 表达缺失的已经成瘤的细胞，BCL11A 的失活也可以引起肿瘤缩小。在细胞水平，BCL11A 缺失导致乳腺上皮干细胞和祖细胞的数量减少。

BCL11A 是一个 TNBC 的转录因子，在干细胞和祖细胞有重要的作用，在 38%的基底细胞样乳腺癌高表达。148 例Ⅰ～Ⅲ期的在有蒽环为主化疗的 TNBC 中，其冰冻组织经 Affymetrix SNP6.0 检测基因表达情况。BCL11A 位点的扩增见于 16 例（11.6%），正常 99 例（71.7%），缺失 23 例（16.7%）。生存分析显示，BCL11A 表达缺失者的乳腺癌特异性生存时间（BCSS）和无复发生存时间比正常和过表达者的预后差。多因素分析显示，BCL11A 的拷贝数是用蒽环化疗 TNBC 的独立的 BCSS 和无复发生存时间为预测因素的。BCL11A 的拷贝数可以作为化疗方案制订的考虑因素。

从上述可见，BCL 系列分子的共同点是首先发现于 B 淋巴细胞的恶性疾病，因而命名。这些分子的另一共性是，由于调控分子在细胞内的普遍适用性，其作用并不局限于 B 淋巴细胞等血液系统疾病，在包括乳腺癌在内的实体瘤等也有复杂而重要的作用。

BCL 系列分子在编码基因上没有明显同源性，在蛋白结构上也缺乏显著的共性结构，因此只能称为系列。常在某一分子内部，由于蛋白的共性结构基础上还存在分子间差异，组成家族，最突出的例子是 BCL2 家族分子众多。没有基因和蛋白等物质基础的关联性，导致这一系列分子的调控功能也各不相同。

BCL 系列分子被发现的时间早晚和调控功能的重要性都不一样，有些分子如 BCL2、BCL6 和 BCL1 受到的关注更多，研究报道也多；另一些分子则研究甚少，有的还没有展开乳腺癌方面的研究，其中也有出现较晚，深入研究有待时日。期待以后会陆续出现更精彩、更重要的文献。

（上海交通大学附属仁济医院　孙　建　陆劲松）

参考文献

[1] Velasco-Velazquez MA, Li Z, Casimiro m, et al. Examining the role of cyclin D1 in breast cancer. Future Oncol, 2011, 7 (6): 753-765.

[2] Li X, Huo X, Li W, et al. Genetic association between cyclin D1 polymorphism and breast cancer susceptibility. Tumor Biol, 2014, 35 (12): 11959-11965.

[3] Ullah Shah A, Mahjabeen I, Kayani NA. Genetic polymorphisms in cell cycle regulatory genes CCND1 and CDK4 are associated with susceptibility to breast cancer. J Buon, 2015, 20 (4): 985-993.

[4] Tanioka M, Sakai k, Sudo T, et al. Transcriptional CCND1 expression as a predictor of poor response to neoadjuvant chemotherapy with trastuzumab in HER-2-positive/ER-positive breast cancer. Breast Cancer Res Treat, 2014, 147: 513-525.

[5] Zhong Z, Yeow WS, Zou C, et al. Cyclin D1/cyclin-dependent kinase 4 interacts with filamin A and affects the migration and invasion potential of breast cancer cells. Cancer Res, 2010, 70 (5): 2105-2114.

[6] Tobin NP, Sims AH, Lundgren KL, et al. Cyclin D1, Id1 and EMT in breast cancer. BMC Cancer, 2011, 11: 417.

[7] Jeselsohn R, Brown NE, Arehdt L, et al. Cyclin D1 kinase activity is required for the self-renewal of mammary stem and progenitor cells that are targets of MMTV-ErbB2 tumorigenesis. Cancer Cell, 2010, 17 (1): 65-76.

[8] Cohen B, Shimizu Izarailit J, et al. Cyclin D1 is a direct target of JAG1-mediated Notch signaling in breast cancer. Breast Cancer Res Treat, 2010, 123 (1): 113-124.

[9] Martinou JC, Youle RJ. Mitochondria in apoptosis: BCL-2 family members and mitochondrial dynamics. Dev Cell, 2011, 21 (1): 92-101.

[10] Liang Y, Nylander KD, Yan C, et al. Role of caspase 3-dependent BCL-2 cleavage in potentiation of apoptosis by BCL-2. Mol Pharmacol, 2002, 61 (1): 142-149.

[11] Paszkiewicz-Kozik E, Kulik J, Fabisiewicz A, et al. Presence of t (14; 18) positive cells in blood and bone marrow does not predict outcome in follicular lymphoma. Med Oncol, 2009, 26 (1): 16-21.

[12] Dawson SJ, Makretsov N, Blows FM, et al. BCL2 in breast cancer: a favourable prognostic marker across molecular subtypes and independent of adjuvant therapy received. Br J Cancer, 2010, 103 (5): 668-675.

[13] Ali HR, Dawson SJ, Blows FM, et al. A Ki67/BCL2 index based on immunohistochemistry is highly prognostic in ER-positive breast cancer. J Pathol, 2012, 226 (1): 97-107.

[14] Hwang KT, Woo JW, Shin HC, et al. Prognostic influence of BCL2 expression in breast cancer. Int J Cancer, 2012, 131 (1), E1109-1119.

[15] Tawfik K, Kimler BF, Davis MK, et al. Prognostic significance of BCL-2 in invasive mammary carcinomas: a comparative clinicopathologic study between "triple-negative" and non- "triple-negative" tumors. Hum pathol, 2012, 43 (1): 23-30.

[16] Kolacinska A, Chalubinska J, Zawlik I, et al. Apoptosis-, proliferation, immune function-, and drug resistance-related genes in ER positive, HER-2 positive and triple negative breast cancer. Neoplasma, 2012, 59 (4): 424-432.

[17] Koronakis NK, aranikas G, Lagoudianakis EE, et al. Analysis of clinical and molecular associations of triple negative breast cancers in node-negative patients. Eur J Gynaecol Oncol, 2010, 31 (3): 304-307.

[18] Sezgin Alikanoglu A, Yildirim M, Suren D, et al. Expression of cyclooxygenase-2 and BCL-2 in breast cancer and their relationship with triple-negative disease. J BUNON, 2014, 19 (2), 430-434.

[19] Ruibal A, Aguiar P, Del Río ML, et al. Positive immunohistochemical expression of bcl-2 in hormone-independent breast carcinomas is associated with a greater lymph node involvement and poor outcome. Med Oncol, 2014, 31 (8), 105.

[20] Seong MK, Lee JY, Beyeon J, et al. BCL-2 is a highly significant prognostic marker of hormone-receptor-positive, human epidermal growth factor receptor-2-negative breast cancer. Breast Cancer Res

Treat, 2015, 150 (1): 141-148.

[21] Abdel-Fatah TM, Perry C, Dickinson P, et al. BCL2 is an independent prognostic marker of triple negative breast cancer (TNBC) and predicts response to anthracycline combination (ATC) chemotherapy (CT) in adjuvant and neoadjuvant settings. Ann Oncol, 2013, 24 (11): 2801-2807.

[22] Kim T, Han W, Kim MK, et al. Predictive significance of p53, Ki-67, and BCL-2 expression for pathologic complete response after neoadjuvant chemotherapy for triple-negative breast cancer. J Breast Cancer, 2015, 18 (1): 16-21.

[23] Honma N, Horii R, Ito Y, et al. Differences in clinical importance of BCL-2 in breast cancer according to hormone receptors status or adjuvant endocrine therapy. BMC Cancer, 2015, 15: 698.

[24] Biesaga B, Niemiec J, Ziobro M. BCL-2, topoisomerase IIalpha, microvessel density and prognosis of early advanced breast cancer patients after adjuvant anthracycline-based chemotherapy. J Cancer Res Clin Oncol, 2014, 140 (12): 2009-2019.

[25] Raha P, Thomas S, Thurn KT, et al. Combined histone deacetylase inhibition and tamoxifen induces apoptosis in tamoxifen-resistant breast cancer models, by reversing BCL-2 overexpression. Breast Cancer Res, 2015, 17: 26.

[26] Lyng MB, Laenkholm AV, Tan Q, et al. Gene expression signatures that predict outcome of tamoxifen-treated estrogen receptor-positive, high-risk, primary breast cancer patients: a DBCG study. PLoS One, 2013, 8 (1): e54078.

[27] SieuwertsAM, Lyng MB, Meijer-van Geldor ME, et al. Evaluation of the ability of adjuvant tamoxifen-benefit gene signatures to predict outcome of hormone-naive estrogen receptor-positive breast cancer patients treated with tamoxifen in the advanced setting. Mol Oncol, 2014, 8 (8): 1679-1689.

[28] Yang C, He L, He P, et al. Increased drug resistance in breast cancer by tumor-associated macrophages through IL-10/STAT3/bcl-2 signaling pathway. Med Oncol, 2015, 32 (2): 3520.

[29] Ferreira AC, Suriano G, Mendes N, et al. E-cadherin impairment increases cell survival through Notch-dependent upregulation of BCL-2. Hum Mol Genet, 2012, 21 (2): 334-343.

[30] Lamidi OF, Sani M, Lazzari P, et al. The tubulysin analogue KEMTUB10 induces apoptosis in breast cancer cells via p53, Bim and BCL-2. J Cancer Res Clin Oncol, 2015, 141 (9): 1575-1583.

[31] Li H, Li X, Bai M, et al. Matrine inhibited proliferation and increased apoptosis in human breast cancer MCF-7 cells via upregulation of Bax and downregulation of BCL-2. Int J Clin Exp Pathol, 2015, 8 (11): 14793-14799.

[32] Wei C, Luo Q, Sun X, et al. microRNA-497 induces cell apoptosis by negatively regulating BCL-2 protein expression at the posttranscriptional level in human breast cancer. Int J Clin Exp Pathol, 2015, 8 (7): 7729-7739.

[33] Choi JE, Woo SM, Min KJ, et al. Combined treatment with ABT-737 and VX-680 induces apoptosis in BCL-2-and c-FLIP-overexpressing breast carcinoma cells. Oncology Rep, 2015, 33 (3): 1395-1401.

[34] Park JA, Jin Hu, Lee HN, et al. S6K1 inhibition enhances the apoptotic cell death of breast cancer cells in response to BCL-2/BCL-xL inhibition by the downregulation of survivin. Oncol Lett, 2015, 10 (2): 829-834.

[35] Leyh B, Dittmer A, Lange T, et al. Stromal cells promote anti-estrogen resistance of breast cancer cells through an insulin-like growth factor binding protein 5 (IGFBP5)/B-cell leukemia/lymphoma 3 (BCL-3) axis. Oncotarget, 2015, 6 (36): 39307-39328.

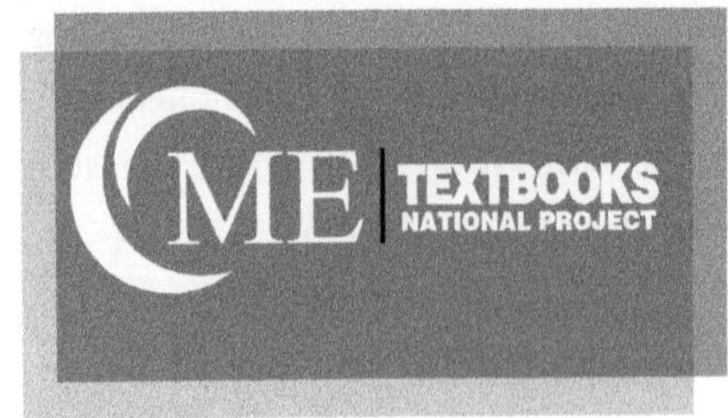

再生型生物材料在乳腺癌研究中的应用

第 11 章

随着组织工程的发展，生物材料的应用日益广泛。在乳腺癌研究中，尤其在乳腺癌微环境（breast canecer microenvironment）以及乳腺癌治疗中的应用备受关注。

乳腺癌微环境是由细胞外基质（extracellular matrix，ECM）、脂肪细胞、间质细胞及血管等成分组成的肿瘤生存环境，对癌细胞的形态、分化、增殖以及信号的传导至关重要。目前，在乳腺癌微环境的研究中，再生型生物材料为乳腺癌生存环境的模拟，尤其是以 ECM 为基础的动态微环境的模拟提供了更佳的研究平台。

在 21 世纪，乳腺癌细胞的三维培养迅速发展。ECM 相关的生物材料在三维培养中应用最为普遍。随着时间推移，生物材料应用具有快速增加的总体趋势。

针对乳腺癌的治疗，大部分药物多具有细胞毒性，并且疗程长，反复的注射、口服治疗，易对患者的身心造成不同程度的影响。目前，多种生物材料在抗癌药物缓释研究中的应用，尤其是具有生物兼容性、可降解以及可再生生物材料（regenerative biological materials）的应用日益引起人们的关注。2009 年后，生物材料在药物释放中的研究明显增加。其中，生物相容性及可降解的人工合成生物材料的应用较少，而自然来源多聚生物材料的应用日益普遍。随时间推移其应用呈现增加的趋势。

一、再生型生物材料

所谓再生型生物材料，目前认为是一类来源丰富，在机体内具有良好的生物相容性、可降解及具有自组装能力的生物材料。

目前应用于乳腺癌研究的生物材料，大部分为自然来源和人工合成的生物材料。其中，以自然来源生物材料建立的三维细胞培养模型与 ECM 更为相似，但仍存在诸多的问题，比如：①繁琐的操作过程；②多余的残留蛋白质和混杂信号；③需要额外的成分维持细胞的生长。而人工合成的生物材料虽然应用方便、经济，但是仍不能很好地模拟组织结构的动态性变化和机械力诱导的信号调节，并且其在降解过程中会释放有毒的酸性物质。因此，在乳腺癌的研究中对再生型生物材料的需求日益迫切。

目前，再生型的生物材料多采用自然来源的生物材料，通过蛋白功能性多肽的整合进行改进，以实现其再生性。其具体优势在于：①整合后的生物材料更贴近细胞外基质，可为细胞提供纳米级的微环境，从而更利于细胞的黏附和生长，比如将纤连蛋白 Arg-Gly-Asp（RGD）序列整合进 PEG 的生物支架内，更利于细胞的黏附、扩散迁移；②整合过程中，更易于对氨基酸残基的设计修改，从而获得特异的生物学活性；③作为人工合成的生物材料，其成分简单，可在机体内自行组装合成，并且具有良好的生物相容性及可降解性。其中，丝素蛋白作为另外一种可降解的生物材料，可在 PEG 作用下实现向 β 折叠结构的转变，从而具备自组装的特性。目前，因其理想的机械强度、生物相容性、降解和药物控释性，已广泛应用于组织工程和药物缓释的研究。

二、再生型生物材料在细胞微环境模拟中的应用

目前，在乳腺癌微环境模拟的研究中，应用最为广泛的模型，主要包括肿瘤细胞球培养模型及以生物材料为基础的培养模型。其中，肿瘤细胞球培养模型因存在细胞球体积更小且易碎，置入动物体内更加困难及结构的不稳定性等缺点限制其应用。而生物材料，尤其是再生型生物材料为基础的培养模型则能为细胞的黏附、增殖、分化、迁移及侵袭提供理想的环境，甚至是动态的生存环境，并且具有极佳的可操控性，从而更加广泛的应用于乳腺癌微环境的研究。

1. 细胞-基质　在三维的培养环境下，细胞与 ECM 充分接触，更能反映细胞真实的生存环境。ECM 介导细胞的生理活动，使细胞能根据生存的需要改变 ECM（图 11-1）。

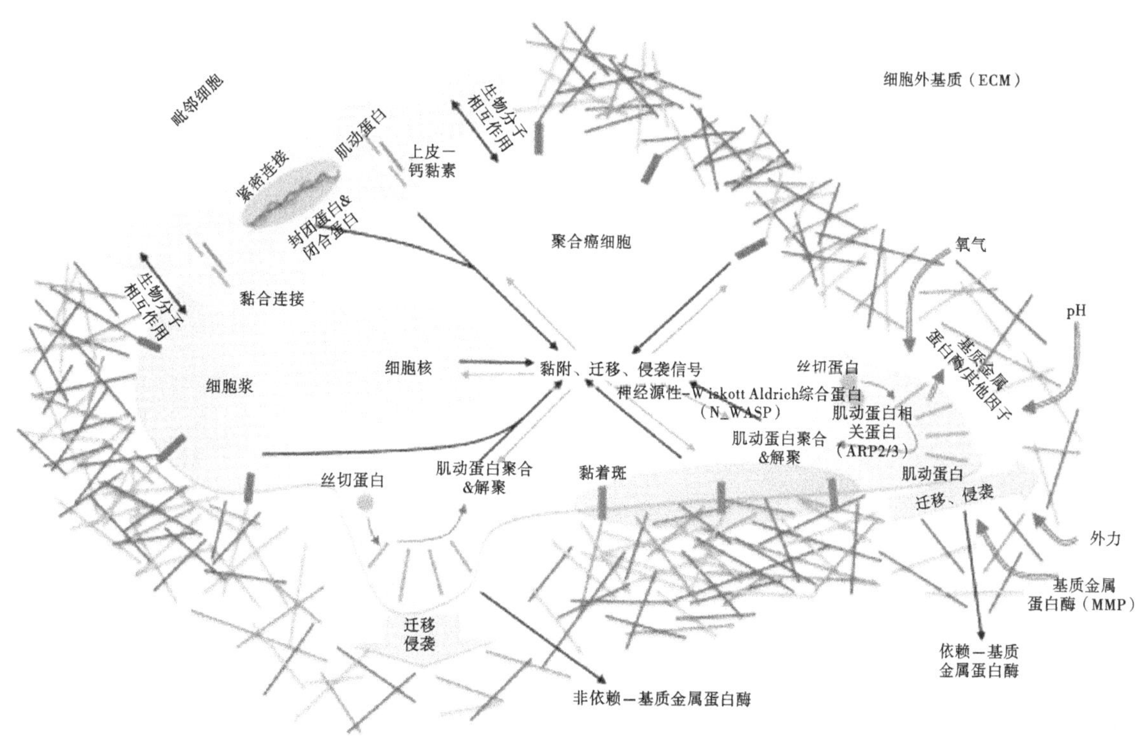

图 11-1　在三维培养条件下，癌细胞的黏附、迁移及侵袭

在三维 ECM 中，癌细胞通过黏合连接，紧密连接，黏着斑及生物分子与毗邻细胞及基质相互作用。细胞内/外信号共同调节细胞黏附、迁移及侵袭。癌细胞的周围环境，如局部氧水平、pH 值、硬度/外力及毗邻细胞分泌的基质金属蛋白酶（MMPs），都会对 ECM 内的癌细胞的迁移和侵袭产生影响。

目前的研究显示，通过在包含 PEG 的凝胶内添加黏附多肽，如 RGD 和酪-异亮-甘-丝-精氨

酸（Tyr-Ile-Gly-Ser-Arg，YIGSR）等建立三维培养模型显示，细胞和基质相互作用的增强，以及伴有核转录因子激活蛋白 1（activatorprotein1，AP1）、核转录因子反应结合蛋白（cAMP response element binding protein，CREB）、信号转导及转录激活蛋白 1（signal transducer and activator of transcription，STAT1）和 STAT3 等转录因子表达增高的肿瘤进展。

正常乳腺上皮细胞在基底膜或基质胶组织中形成腺泡及管样结构，此过程受细胞与基质相互作用的控制，目前的研究已通过生物材料，成功模拟了这一过程。而在三维的环境中，乳腺癌细胞不断增殖并出现杂乱无章的克隆形态，可见细胞内在的差别（原癌基因和抑癌基因的上、下调）及细胞-细胞、ECM 的相互作用在乳腺结构的形成中扮演重要角色。比如，癌胚抗原相关的黏附分子 1，在三维的培养环境下，能够将乳腺癌细胞转变成正常形态的管样结构。而在三维基质模型内的研究显示，激活的癌基因，如 HER-2；凋亡基因的抑制，如 BIM；则破坏正常的腺泡形成。此外，在三维的培养环境中，不同的 ECM 成分/浓度及基质细胞影响乳腺癌细胞的形态，表明物理特性（如 ECM 的硬度）、机械特性等对细胞间的 ECM 具有限制作用。

2. 细胞-细胞 目前，三维共培养体系已被普遍应用于细胞-细胞相互作用的研究。其中研究最为广泛的包括成纤维细胞、脂肪细胞及血管内皮细胞。成纤维细胞在与癌细胞共同培养的过程中，对癌细胞的抑制作用缺失，而对癌细胞的增殖和迁移具有明显促进作用。相对于单细胞培养及二维共培养，成纤维细胞与癌细胞间的直接共培养更能阐明癌细胞和微环境的理化改变以及对治疗的反应。脂肪细胞作为乳腺组织内含量丰富的细胞，在三维共培养的研究中，呈现了对乳腺癌细胞的增殖、侵袭及转移的促进作用。此外，血管生成作为肿瘤生长和转移的关键过程，既往的研究受限于对此过程的模拟，而三维培养则为体外肿瘤血管生成的研究提供了有效的工具，以进一步分析内皮细胞/ECM 与癌细胞的相互作用和调节。如在三维模型内，MDA-MB-231 与血管内皮细胞的共培养，会刺激血管的出芽生长。

也就是说，在再生型生物材料建立的三维培养模型中，乳腺癌细胞的生长更符合伴随 ECM 结构、成分改变的细胞-基质相互作用及细胞与细胞相互作用的情况，其更能模拟细胞微环境内组织结构的动态性变化。

三、再生型生物材料在抗癌药物缓释中的应用

在乳腺癌的治疗中，抗癌药物的释放方式是影响细胞应答和药效的关键因素。目前，通常采用工程技术的方法，将药物与再生型生物材料分子结合，以实现药物释放的可控性。而以药物缓释为目的的材料结构设计，则需满足一定的标准，如生物材料内药物应均匀分布，功能性药物释放所需的速度和温度，长时间材料结构和生物活性的维持等。目前，以再生生物材料作为药物缓释载体的形式主要有水凝胶、三维多孔支架等。

1. 水凝胶 再生型生物材料制备而成的水凝胶，已应用于缓释药物的研发。其普遍应用的原位聚合/交联方法有热力成胶、离子诱导、化工方法（如碳化二亚胺）、光引发交联（如紫外线诱导各组分的交联）等。其交联的优势在于可保护成型的结构，从而在较长一段时间保持有效的药物释放。而不同的交联方法对凝胶的理化性质产生影响，如紫外交联支持细胞黏附，碳化二亚胺的化学交联则抑制细胞黏附。

水凝胶作为药物缓释的载体，目前的研究已证实其硬度极大地影响癌细胞对药物的敏感性。如表皮生长因子受体（epidermal growth factor receptor，EGFR）多肽抑制剂在硬度大的水凝胶中可明显减少 EGFR 及蛋白激酶 B（protein kinase B，Akt）的表达，从而诱导细胞的凋亡。并且理想的 pH 值、温度及重塑的能力对于水凝胶的生成、结构的维持、细胞的活力及对药物的应答都是关

键因素。目前低分子水凝胶也被应用于药物释放的研究。例如，将疏水性药物封装进自组装的纳米材料，从而实现药物的可控性释放。

目前，再生型水凝胶缓释体系的代表有温度调节的纳米复合水凝胶体系和三嵌段水凝胶共聚物。其中，温度调节的纳米复合水凝胶体系应用 HDI-普朗尼克 F127 共聚物和羟基磷灰石（hydroxylapatite，HA）构建，能够在体温下实现溶胶-凝胶的转换以及自发组装成 100~200 nm 的胶束结构。通过此体系，多柔比星可维持超过 28 天的释放，并且能够有效减少乳腺癌细胞的增殖。此外，可注射的三嵌段水凝胶共聚物，其应用维生素 E 功能化的聚碳酸酯和 PEG 合成，应用于曲妥珠单抗的局部和持续释放。目前的研究显示，其注射到小鼠皮下 HER-2（+）的肿瘤周围，4 周后肿瘤明显缩小，6 周后肿瘤内仍保留高浓度的赫赛汀，且局部的释放效果明显优于皮下和静脉内的释放。这些研究都呈现了再生型水凝胶体系在肿瘤治疗中的可行性和高效性。

2. 三维多孔支架　三维多孔支架是指应用生物材料构建的一类多空隙的三维网络结构，因其具有生物相容性，大的比表面积、高的孔隙率和低的密度等物理特性，已被广泛应用于生物医药领域。其在药物研发中的应用，主要有两种方式，一是在支架内或支架的表面，即药物添加到介质包被的支架内以评估细胞应答。另一种方法是将药物和生物材料混合，注射到组织以释放药物，从而对肿瘤细胞产生影响。目前，丝素蛋白正在多孔支架药物缓释的研究中，其应用日益广泛。

丝素蛋白，作为自然来源的生物材料，在可控条件下可实现水溶性的无规线团向非水溶性的β-折叠的结构转变，以形成更稳定的结构，并且转变过程无需添加交联剂便可以实现。也就是说，再生型丝蛋白材料更易于调控多空支架结构的力学性能、微观形状以及降解速率，从而更利于抗癌药物缓释体系的建立和研发。目前的研究显示，在动物模型中，以丝素蛋白支架为载体的多柔比星可实现药物的持续释放（>4 周），并且对乳腺癌原发灶及转移灶均具有明显的疗效。但仍需进一步的临床研究证实其功效。

总而言之，生物材料作为组织工程的主要内容，在乳腺癌中的应用日益广泛，尤其在乳腺癌微环境及抗癌药物缓释的研究领域。而再生型的生物材料，尤其是人工合成的成分与天然成分的交联整合材料，在生物相容性、可降解性及自助装的特性方面更加突出，从而为乳腺癌的研究提供了更佳的手段和工具。

（哈尔滨医科大学附属肿瘤医院　李文杰　钱　诚）

参考文献

[1] Springer NL，Fischbach C. Biomaterials approaches to modeling macrophage-extracellula rmatrix interactions in the tumor microenvironment. Curr Opin Biotechnol，2016，40：16-23.

[2] Janson IA，Putnam AJ. Extracellular matrix elasticity and topography：material-based cues that affect cell function via conserved mechanisms. J Biomed Mater Res A，2015，103（3）：1246-1258.

[3] Coburn JM，Kaplan DL. Engineering biomaterial-drug conjugates for local and sustained chemotherapeutic delivery. Bioconjugate Chem，2015，26（7）：1212-1223.

[4] Girdhari Rijal，Weimin Li. 3D scaffolds in breast cancer research. Biomaterials，2016，81：135-156.

[5] Brown J，Lu CL，Coburn J，et al. Impact of silk biomaterial structure on proteolysis. Acta Biomater，2015，11：212-221.

[6] Swartzlander MD，Barnes CA，Blakney AK，et al. Linking the foreign body response and protein adsorption to PEG-based hydrogels using proteomics. Biomaterials，2015，41：26-36.

[7] Burke KA，Roberts DC，Kaplan DL. Silk fibroin aqueous-based adhesives inspired by mussel adhesive proteins. Biomacromolecules，2016，17（1）：237-245.

[8] Weiswald LB, Bellet D, Dangles-Marie V. Spherical cancer models in tumor biology. Neoplasia, 2015, 17 (1): 1-15.

[9] Nguyen T, Chen CJ, Shively JE. Phosphorylation of CEACAM1 molecule by calmodulin kinase IID in a three-dimensional model of mammary gland lumen formation. J Biol Chem, 2014, 289 (5): 2934-2945.

[10] Zustiak SP, Dadhwal S, Medina C. Three-dimensional matrix stiffness and adhesive ligands affect cancer cell response totoxins. Biotechnol Bioeng, 2016, 113 (2): 443-452.

[11] Levinger I, Ventura Y, Vago R. Life is three dimensional-as in vitro cancer cultures should be. Adv. Cancer Res, 2014, 12 (1): 383-414.

[12] Ivers LP, Cummings B, Owolabi F, et al. Dynamic and influential interaction of cancer cells with normal epithelial cells in 3D culture. Cancer Cell Int, 2014, 14 (1): 108.

[13] Chwalek K, Bray LJ, Werner C. Tissue-engineered 3D tumor angiogenesis models: potential technologies for anti-cancer drug discovery. Adv Drug Deliv Rev, 2014, 79-80: 30-39.

[14] Imamura Y, Mukohara T, Shimono Y, et al. Comparison of 2D - and 3D-culture models as drug-testing platforms in breast cancer. Oncol Rep, 2015, 33 (4): 1837-1843.

[15] Tian R, Chen J, Niu R, et al. The development of low-molecular weight hydrogels for applications in cancer therapy. Nanoscale, 2014, 6 (7): 3474-3482.

[16] Appel EA, Tibbitt MW, Webber MJ, et al. Self assembled hydrogels utilizing polymer-nanoparticle interactions. Nat Commun, 2015, 6: 6295.

[17] Lee AV, Ng VW, Gao S, et al. Injectable hydrogels from triblock copolymers of vitamin E-functionalized polycarbonate and poly (- ethylene glycol) for subcutaneous delivery of antibodies for cancer therapy. Adv Funct Mater, 2014, 24: 1538-1550.

[18] Kapoor S, Kundu SC. Silk protein-based hydrogels: Promising advanced materials for biomedical applications. Acta Biomaterialia, 2016, 31: 17-32.

[19] Laiva AL, Venugopal JR, Karuppuswamy P, et al. Controlled release of titanocene into the hybrid nanofibrous scaffolds to prevent the proliferation of breast cancer cells. Int J Pharm, 2015, 483 (1): 115-123.

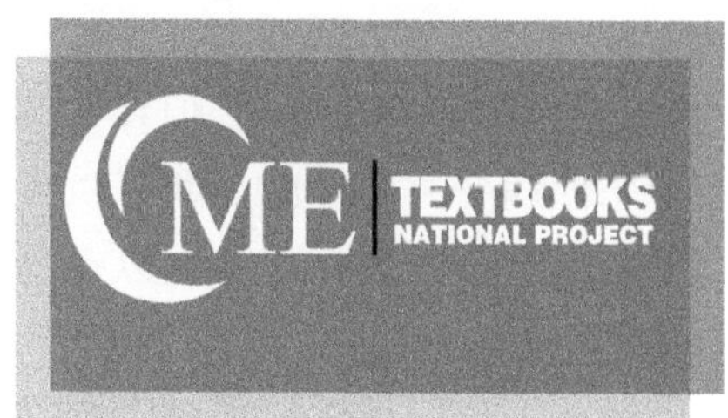

超声新技术在乳腺癌中的应用进展

第 12 章

超声成像是临床医学影像学检查的重要组成部分，由于它的实时、便捷、无创等优势，已成为临床检查乳腺病变的一线手段。特别是随着超声造影（contrast enhanced ultrasound，CEUS）、超声弹性成像（ultrasonographic elastography，UE）及全自动乳腺容积扫描（automated breast volume scanner，ABVS）等技术的发展与不断完善，超声在乳腺癌的诊断及疗效评估中的价值有了明显的提高。

一、超声造影

（一）CEUS 成像原理

CEUS 显像的物理基础是利用血液中的气体微泡在声场中的非线性效应产生的强烈后散射来提高超声图像的对比分辨率。作为一种血池示踪剂，它克服了灰阶和彩色多普勒超声的局限性，能够显示实质组织的微血管。声诺维（SonoVue）是目前应用最为广泛的造影剂，主要成分为大分子、低溶解度、无毒、惰性气体六氟化硫（SF_6），由人体生物兼容的磷脂包裹形成微泡。它的平均直径为 2. 5 μm，90%的微泡直径<6 μm，主要经外周静脉注射，不经肝、肾代谢，由肺呼出。SonoVue 注射后 2 min 可排出 40%～50%，11 min 时排出 80%～90%。与计算机体层摄影（CT）和磁共振成像（MRI）的小分子造影剂不同，它不会进入细胞外间隙，是一种纯血池显像剂。

（二）CEUS 在乳腺疾病中的应用

CEUS 在乳腺疾病中的应用主要包括：鉴别诊断及预后评估、新辅助化疗疗效评估、协助术前分期及引导穿刺活检等。

1. 鉴别诊断及预后评估 研究表明，乳腺良、恶性病灶的 CEUS 增强模式有显著差异。恶性肿瘤多表现为不均匀性高增强，内常可见灌注缺损区；良性病灶多表现为均匀性增强。恶性病灶中放射状血管的检出率明显高于良性病灶。超声造影微血管成像技术能实时显示造影剂微泡在病灶内的分布，有助于反应肿瘤新生血管的形态学特征。Du 等对 61 例乳腺肿瘤患者行 CEUS 微血管成像检查，并将乳腺肿瘤微血管的形态特征分为 3 类，树枝状、根须状及蟹足状。结果表明，良、恶性肿瘤的血管形态有明显的差异。良性病灶以树枝状多见，恶性病灶以蟹足状多见。三维超声造影是近年来新兴的 CEUS 技术，它结合 CEUS 和三维超声的双重优势，能立体完整地显示乳腺肿瘤的血管空间分布形态学和血流动力学特征，客观评价肿瘤血供丰富程度及血管生成特征，可有助于提高超声鉴别良、恶性乳腺肿瘤的能力。CEUS 有助于乳腺良、恶性病灶鉴别诊断，但存在一定程度的重叠，一些富血供的炎性病变及纤维腺瘤可能会被误诊为恶性病变，同样的一些血供欠丰富的恶性病变可能会被误诊为良性病灶。因此，在实际临床应用中应结合常规超声检查以提高诊断的准确率。

乳腺癌的发生和发展是一个多因素、多阶段、多基因变化的进行性过程。预后因素决定肿瘤的生物学行为，并进一步决定组织的病理学改变。乳腺癌的异质性强，临床表现相同的患者预后差异大，对新辅助化疗敏感性也不尽相同。研究表明，CEUS 的定性及定量分析指标与肿瘤大小、病理类型、微血管密度（MVD）、血管内皮生长因子（VEGF）、雌激素受体（ER）和孕激素受体（PR）的表达密切相关，能间接反映乳腺癌的生物学行为，可为预测乳腺癌的预后、制订合理化治疗方案提供可靠依据。

2. 评估新辅助化疗疗效 新辅助化疗已成为局部晚期乳腺癌治疗的常规方案，但部分病例因药物敏感性不同需及时调整方案，而现有的影像学检查方法均是依据病灶大小改变这一标准作为化疗疗效评定的主要参考指标。但由于肿瘤体积的缩小与肿瘤细胞死亡存在时间滞后，肿瘤体积改变一般需要数周甚至数月的时间，且在一些病例中尽管细胞毒性药物治疗有效，肿块亦不会表现为明显缩小。因此，这种方法在化疗早期疗效评价中的敏感性和准确性有限，常难将肿瘤与坏死及纤维化组织相鉴别。

CEUS 不仅可用于乳腺疾病的鉴别诊断，还可有效地监测肿瘤血管的形成，在评估肿瘤化疗疗效和抗血管生成治疗中起重要作用，是进行肿瘤疗效评估的新尝试（图 12-1）。在动物实验方面，Pollard 等应用 CEUS 和增强 CT 评定小鼠乳腺肿瘤抗血管生成疗效，结果表明，CEUS 在测量肿瘤的存活面积上与 CT 和病理测量结果有高度的相关性。Fujisawa 等研究表明，同常规超声相比，CEUS 能更好地反映病灶的大小，特别是化疗之后肿瘤残存病灶的大小。Wang 等应用 CEUS 评估裸鼠乳腺癌移植瘤化疗疗效，结果表明，CEUS 可在肿瘤体积发生明显改变前就能观察到肿瘤血流灌注的改变。临床研究中，Cao 等应用常规超声和 CEUS 对乳腺癌患者新辅助化疗疗效进行评估，结果表明，化疗后较化疗前肿瘤的血流灌注有明显改变，平均血流量、峰值强度和达峰速率明显降低，达峰时间明显延长。Amioka 等应用 MRI、PET-CT 及 CEUS 对 63 例局部晚期乳腺癌患者的化疗疗效进行评估，结果显示，CEUS 评估病理完全缓解（pCR）率的敏感度、特异度和准确性分别为 95.7%（82.5%~99.2%），77.5%（69.9%~79.5%）和 84.1%（74.5%~86.7%），其敏感度优于 MRI（95.7%与 69.6%比较，$P=0.047$），特异度优于 PET-CT（77.5%与 52.5%比较，$P=0.02$）。综上述研究，CEUS 可为乳腺癌新辅助化疗疗效的早期评价提供无创、简便的方法，对减少无效化疗具有重要意义。

3. 协助术前分期 刘赫等研究发现，恶性肿瘤 CEUS 后病灶范围往往大于二维超声所测，而良性肿瘤病灶增强范围与常规超声所测范围相似，提示同常规超声相比，CEUS 检查能更准确地反应乳腺恶性病灶的大小及范围，有助于协助分期。除原发病灶外，腋窝淋巴结是否伴有转移对乳腺肿瘤的分期也起到重要的作用。多数研究表明，同常规超声相比，CEUS 更有助于评估浅表淋巴结的良、恶性，良、恶性淋巴结增强强度及增强持续的时间有明显不同。

4. 引导穿刺活检 CEUS 可有效地评估肿瘤内微血管的密度及分布。通过观察病灶内造影剂的分布情况，选取富血供的区域作为穿刺目标，避开肿瘤内灌注缺损和低灌注区域，可提高穿刺活检的阳性率，减少重复穿刺次数。对于一些内部伴有大片状坏死和纤维化的病灶尤为实用。

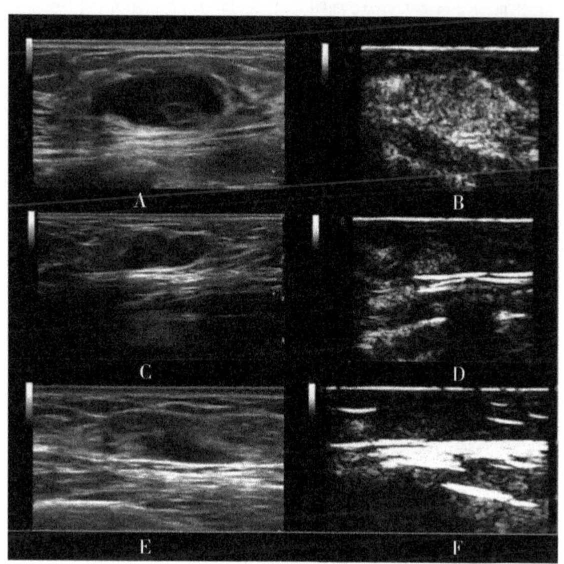

注：图 A 为化疗前肿块，大小 22 mm×12 mm；图 B 为化疗前峰值强度 73.2，平均血流量 5084.5；图 C 为 1 个疗程后肿块大小，18.0 mm×9.5 mm；图 D 为 1 个疗程后峰值强度 36.5，平均血流量 3063.4；图 E 为 2 个疗程后肿块大小，13.0 mm×5.9 mm；图 F 为 2 个疗程后峰值强度 27，平均血流量 2224.5

图 12-1　CEUS 评估肿瘤新辅助化疗疗效

二、弹力成像

1. UE 成像原理　生物组织的弹性与病灶的生物学特性紧密相关，对于疾病的诊断具有重要的价值。乳腺恶性肿瘤间质有较密集的纤维组织增生，癌细胞在纤维间质内呈浸润性生长，而纤维腺瘤间质富含黏多糖，通常较疏松。乳腺内不同组织的弹性系数各不相同，从大到小排列为：浸润性导管癌>非浸润性导管癌>乳腺纤维化>乳腺>脂肪组织。弹性系数越大表示组织的硬度越大，恶性程度越高。UE 概念是 1991 年由 Ophir 等最早提出，以生物体固有特性“弹性”为理论基础。其基本原理是对组织施加一外部或内部（如心脏收缩及舒张、血压的变化及呼吸等）的激励，组织将会产生一种响应，比如在应变、位移、速度方面，不同组织将有不同的变化，所反映出来的应变图像是运用复合自相关分析法分析检查组织被施加外力前后所产生的回波信号，估算检查组织内部不同位置的移位，计算出检查组织的应变程度，结合数字信号处理或数字图像处理技术，再以灰阶或伪彩色编码成像。就其本质而言，和临床触诊有一定相似之处，在临床实践中，触诊是探测和评估乳腺病变最常用的手段，然而触诊是一项主观的检查，而且当病灶位置较深或病灶较小时，触诊常难以探测到病灶。

超声 UE 技术发展目前经历了 2 个阶段，即静态超声 UE 阶段和动态超声 UE 阶段。静态超声 UE 又称准静态超声 UE，之所以称之为“静态”或“准静态”，是因为应力的施加频率较低，为 1~10 Hz。动态超声 UE 的应力施加频率较高，达 10~1000 Hz 的范围。静态超声 UE 和动态超声 UE 技术除了在应力的施加方面有区别外，更重要的区别在于前者无法获得量化的弹性模量数据，而后者可以获得杨氏模量 E 的值。

2. UE 在乳腺疾病中的应用　剪切波弹性成像（shear-wave elastography，SWE）是近年发展起来的一种新的弹性成像技术，通过测量反映组织弹性的数值，即杨氏模量的绝对值（kPa）来判断组织的硬度。最新研究发现乳腺癌灶浸润范围是病灶平均硬度的主要病理决定因素。SWE 技术测得的平均硬度值越高，预后越差。不同于以往 UE 的半定量研究，SWE 对于肿瘤内部成分的软硬度直接量化并客观地显示，有助于医生更好地了解组织特征和病理形态，实现组织特征的研究。Athanasiou 等应用 SWE 成像对乳腺病变的组织硬度进行比较，结果表明，恶性病变的平均弹性值明显高于良性病变，而囊性病变弹性值为 0 kPa。结果表明，SWE 成像的敏感性明显高于常规超声。常规超声联合 SWE 成像技术在不降低常规超声诊断敏感度的同时可提高其诊断的特异度。SWE 在协助乳腺病灶 BI-RADS 分级方面亦有较好的应用价值。SWE 与 BI-RADS 合用的参考方法（2013 ACR）：①BI-RADS 3+最大弹性模量值（maximum elastic modulus，Emax）≥160 kPa，升级为立刻活检；②BI-RADS 4A+Emax≤ 80 kPa，降级为随访；③BI-RADS 4A+Emax≤ 30 kPa，肯定为良性。

硬环征作为一项定性的 SWE 成像指标，首先被 Evans 等发现，随后 Tozaki 等也认为硬环征是恶性图像的一项特征。Zhou 等结果显示，在所有的定量和定性 SWE 成像指标中，在<180 kPa 显示阈值条件下的硬环征是诊断效能最佳的指标（$P<0.05$），其和常规超声 BI-RADS 分类相比较时，具有相似的诊断效能（$P=0.7527$），敏感度高于常规超声（$P=0.007$）而不损失特异度（$P=0.078$）（图 12-2）。

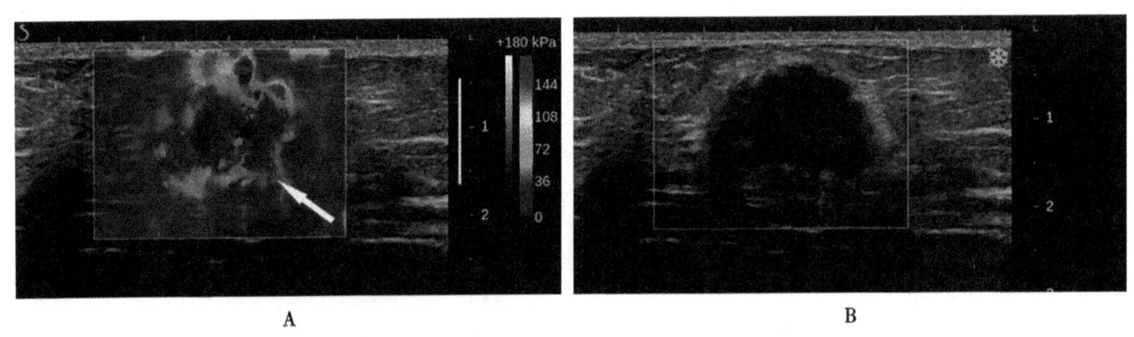

注：硬环征阳性，常规超声判定为 BI-RADS 4A，在 180 kPa 的显示阈值条件下，病灶出现硬环征，病理证实为浸润性导管癌Ⅲ级；图 A 为剪切波弹性成像；图 B 为灰阶超声图像

图 12-2 SWE 测定乳腺硬环征图

弹性成像在评估乳腺癌新辅助化疗疗效中的作用也可见文献报道。Hayashi 等研究表明，弹性成像评分较低的乳腺癌组要比评分较高的乳腺癌组具有更高的临床完全缓解率和 pCR，UE 技术可用于早期预测肿瘤化疗疗效。Evans 等应用 UE 评估浸润性乳腺癌化疗前肿瘤的硬度，并与化疗后病理所示的残余细胞密度及残瘤病灶负荷评分进行相关性分析，多重线性回归分析表明，肿瘤的硬度与残余细胞密度呈显著相关，硬度越高的乳腺癌其残余细胞的密度越高。有研究显示，新辅助化疗后，乳腺癌的硬度都有相应的减少，并且以硬度降低 30%~90%较多，这与手术后病理分析的结果相一致。SWE 技术定量测量乳腺癌硬度值可以较准确评价新辅助化疗病理反应，敏感度可达 88.6%。Athanasiou 等研究显示，应用三维超声和三维剪切波测量的肿块体积与磁共振测量的肿瘤体积有较好的一致性（$r=0.88$，$P<0.00002$ 和 $r=0.5$，$P=0.32$），肿瘤组织硬度的降低多提示化疗有效。

三、全自动乳腺容积扫描

西门子 Acuson S2000 ABVS 成像系统是一种新型的三维立体成像技术，是由宽幅高频线阵探头（14L5BV）连续采集一系列高分辨率二维图像，从而获取 15.4 cm×16.8 cm×6.0 cm区域内的容积图像，然后传输至专用影像数据处理系统 ABVS Workplace，建立全容积数据库。具有以下特点：①应用 ABVS 可采集到传统超声不能获得的独特的冠状面三维图像，该技术可以立体地展现各组织结构的解剖特征和空间关系，易于识别辨认，冠状面与外科医生的视觉方向一致，被称作“外科视野”平面；②ABVS 可保留超声扫查连续性特点，为临床医生提供整个乳腺从皮肤到胸壁肌层的组织显示，可更直观、更形象地观察病灶的立体形态；③因其数字化的特征，每个切面均可被标准化的存储，因此无操作者依赖性，避免了观察者之间的差异，可后期远程或专家会诊。ABVS 冠状面三维图像的边缘“汇聚征”（图 12-3），为乳腺癌的诊断提供了有力证据，提高了超声医生的诊断信心。ABVS 对乳腺疾病的诊断有较好的敏感度和特异度，观察者之间的一致性较好。ABVS 的冠状面三维图像在显示病变的形态、范围、周边有无扩张的导管、肿块与扩张导管的关系及与周围腺体的关系等方面体现出良好的诊断价值，可提供更多有价值的超声切面信息。

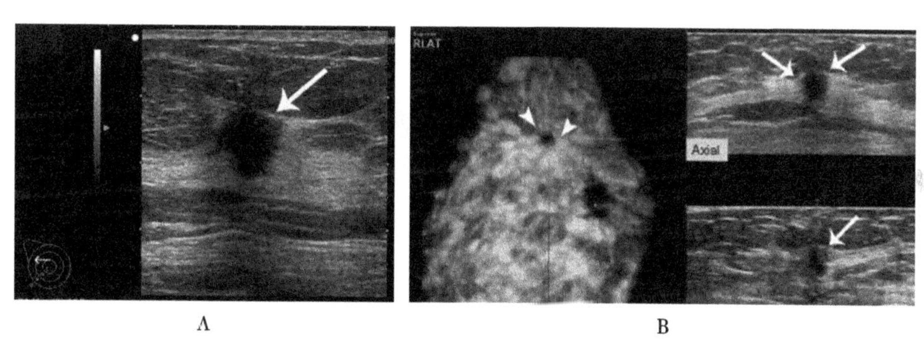

A　　B

注：患者女性，51 岁，浸润性导管癌；图 A 为常规超声检查示右乳可见一枚直径为 11 mm，边界不清，形态不规则的低回声肿块；图 B 为冠状切面上可见呈放射状向肿块聚集的中强回声呈“汇聚征”样表现

图 12-3　ABVS 的冠状面三维图像的边缘汇聚征

与传统超声相比，ABVS 也有一些不足。首先，ABVS 由于其固定探头的框架较大，不能用于腋窝的扫查。其次，ABVS 不具备检测病灶血流信号的功能。ABVS 作为一种先进的乳腺超声诊断技术，其临床应用还处于初级阶段。

常规超声检查是基础，CEUS、UE 及 ABVS 技术是有效的补充手段，对于早期乳腺癌、常规超声图像上无法明确诊断的肿块以及乳腺癌新辅助化疗疗效的评估都有一定的帮助，拓展了超声在乳腺疾病中的应用，减少了乳腺癌的漏诊和误诊率。

（上海交通大学医学院仁济医院　万财凤　李凤华）

参考文献

[1] Gorce JM, Arditi M, Schneider M. Influence of bubble size distribution on echogenicity of ultrasound contrast agents: a study of SonoVue. Invest Radiol, 2000, 35 (11): 661-671.

[2] Wan CF, Du J, Fang H, et al. Evaluation of breast lesions by contrast enhanced ultrasound: Qualitative and quantitative analysis. Eur J Radiol, 2012, 81 (4): e444-e450.

[3] Du J, Li FH, Fang H, et al. Microvascular Architecture of Breast Lesions: Evaluation With Contrast-Enhanced Ultrasonographic Micro Flow Imaging. J Ultrasound Med, 2008, 27 (6): 833-842.

[4] Wan CF, Du J, Fang H, et al Enhancement patterns and parameters of breast cancers at contrast-enhanced ultrasound: correlation with prognostic factors. Radiology, 2012, 262 (2): 450-459.

[5] Brindle K. New approaches for imaging tumour responses to treatment. Nat Rev Cancer, 2008, 8 (2): 94-107.

[6] Pollard RE, Broumas AR, Wisner ER, et al. Quantitative contrast enhanced ultrasound and CT assessment of tumor response to antiangiogenic therapy in rats. Ultrasound Med Biol, 2007, 33 (2): 235-234.

[7] Fujisawa T, Hirakata T, Yanagita Y, et al. The detection of pCR after PST by contrast-enhanced ultrasonography for breast cancer. Breast cancer, 2013, 20 (1): 75-82.

[8] Wang JW, Zheng W, Liu JB, et al. Assessment of early tumor response to cytotoxic chemotherapy with dynamic contrast-enhanced ultrasound inhuman breast cancer xenografts. PLoS One, 2013, 8 (3): 58274.

[9] Cao X, Xue J, Zhao B. Potential application value of contrast-enhanced ultrasound in neoadjuvant chemotherapy of breast cancer. Ultrasound Med Biol, 2012, 38 (12): 2065-2071.

[10] Amioka A, Masumoto N, Gouda N, et al. Ability of contrast-enhanced ultrasonography to determine clinical responses of breast cancer to neoadjuvant chemotherapy. Japanese Journal of Clinical Oncology, 2016, 46 (4) 303-309.

[11] 刘赫,姜玉新，刘吉斌，等. 超声造影微血管可显像测量乳腺病变大小的初步研究. 中国医学影像技术，2008，24 (10)：1600-1603.

[12] Poanta L, Serban O, Pascu I, et al. The place of CEUS in distinguishing benign from malignant cervical lymph nodes: a prospective study. Med Ultrason, 2014, 16 (1): 7-14.

[13] Nilsson N, Bachman Nielsen M, Vejborg I, et al. Clinical report: contrast-enhanced ultrasound of tumour perfusion as a guidance for biopsy. Eur J Ultrasound, 2000, 12 (2): 159-161.

[14] Ahanasiou A, Tardivon A. Tanter M, et al. Breast lesions: quantitative elastography with supersonic shear imaginge prehminary results. Radiology, 2010, 256 (1): 297-303.

[15] Berg WA, Cosgrove DO, Doré CJ, et al. Shear-wave elastography improves the specificity of breast US: the BE1 multinational study of 939 masses. Radiology, 2012, 262 (2): 435-449.

[16] Youk JH, Gweon HM, Son EJ, Han KH, Kim JA. Diagnostic value of commercially available shear-wave elastography for breast cancers: integration into BI-RADS classification with subcategories of category 4. Eur Radiol, 2013, 23 (10): 2695-2704.

[17] Evans A, Whelehan P, Thomson K, et al. Quantitative shear wave ultrasound elastography: initial experience in solid breast masses. Breast Cancer Res, 2010, 12 (6): 104.

[18] Tozaki M, Fukuma E. Pattern classification of ShearWave™ Elastography images for differential diagnosis between benign and malignant solid breast masses. Acta Radiol, 2011, 52 (10): 1069-1075.

[19] Zhou J, Zhan W, Chang C, et al. Breast lesions: evaluation with shear wave elastography, with special emphasis on the "stiff rim" sign. Radiology, 2014, 272 (1): 63-72.

[20] Evans A1, Armstrong S, Whelehan P, Thomson K, Rauchhaus P, Purdie C, et al. Can shear-wave

elastography predict response to neoadjuvant chemotherapy in women with invasive breast cancer? Br J Cancer，2013，109（11）：2798-2802.

[21] 周洁莹，史宪全，王知力，等. 剪切波弹性成像技术定量评价乳腺癌新辅助化疗疗效的价值. 中华医学超声杂志，2015，12（9）：723-727.

[22] Meng Z，Chen C，Zhu Y，et al. Diagnostic performance of the automated breast volume scanner：a systematic review of inter-rater reliability/agreement and meta-analysis of diagnostic accuracy for differentiating benign and malignant breast lesions. Eur Radiol，2015，25（12）：3638-3647.

[23] Sebastian Wojcinski，Samuel Gyapong，Andre' Farrokh，et al. Diagnostic performance and inter-observer concordance in lesion detection with the automated breast volume scanner（ABVS）. BMC Med Imaging，2013，12（13）：36.

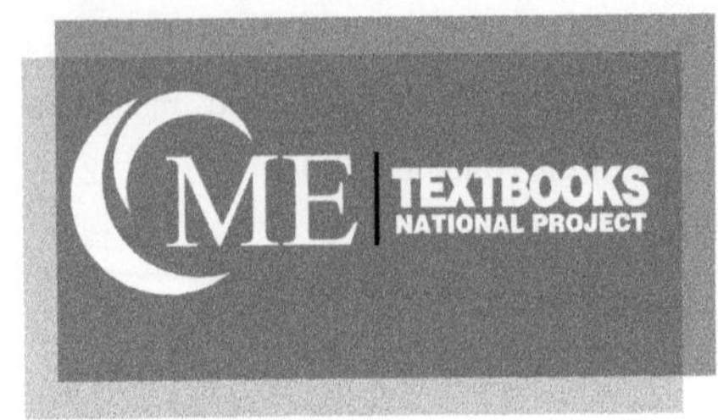

影像学新技术在乳腺疾病中的应用

第13章

随着影像学技术的不断发展，磁共振成像（magnetic resonance imaging，MRI）作为发展较快的一种影像医学技术手段，在乳腺疾病诊断中的应用越来越广泛，其中弥散加权成像（diffusion-weighted imaging，DWI）技术现已逐渐成为临床提高诊断准确性的研究热点之一，在乳腺良、恶性疾病的鉴别诊断和新辅助化疗前后的疗效评价等方面发挥着重要作用，而近年来磁共振全身弥散加权成像（whole body diffusion weighted imaging，WB-DWI）也成为评价乳腺癌骨转移的新亮点。

在乳腺X线成像方面，数字乳腺断层合成X线成像（digital breast tomosynthesis，DBT）和对比增强能谱乳腺X线摄影（contrast enhanced spectral mammography，CESM）这两种技术在提高病灶的检出率、诊断的准确率及降低乳腺癌筛查的召回率方面起到更大的作用，因此越来越受到临床的关注。

一、弥散加权成像

DWI是一种无创、无辐射、无须注射造影剂的磁共振检查技术，通过采用梯度磁场自旋回波技术成像反映活体组织内水分子的布朗运动特点，测量水分子扩散运动过程中局部受限的程度和方向，进而间接反映感兴趣区组织内微观结构的变化及特点，从而弥补了动态增强（dynamic contrast enhanced，DCE）MRI敏感度高而特异度不高的不足。

DWI通过对在体水分子移动进行成像，在肿瘤显示方面具有很高的价值。在乳腺癌中，DWI已被广泛用于病变的诊断、预后、疗效监测以及复发和转移等方面的评价。表观弥散系数（apparent diffusion coefficient，ADC）是根据DWI信号S测算出来的最常用的定量指标，可通过单指数模型拟合得到式1，具体如下。

$$S(b)=S_0\exp(-b.\ ADC) \qquad \text{（式1）}$$

然而有研究报道，在乳腺癌中DWI信号随b值的衰减并不满足单指数曲线，更为复杂的模型可能更能表示这种非高斯弥散形式，从而提供更多的病灶信息。较为常见、且被很多研究证实的非高斯模型有：拉伸指数模型（式2）、弥散峰度模型（式3）和双指数模型（式4）。

$$S(b)=S_0\exp(-(b.\ ADC)^{a}) \qquad \text{（式2）}$$

$$S(b)=S_0\exp\left(-b.\ MD+\frac{1}{6}b^2MD^2MK\right) \quad (式 3)$$

$$S(b)=S_0(f\exp(-bD_f)+(1-f)\exp(-bD_s)) \quad (式 4)$$

拉伸指数模型前提假设每个体素含有多种不同弥散系数的水分子池，采用异常指数项 α 表示曲线偏离单指数形式的程度或者体素内弥散的异质性，DDC 是分布弥散系数。峰度模型除了得到相应的弥散系数 MD，还可以得到弥散偏移概率分布的偏峰 MK，表征非高斯弥散程度。双指数模型假设每个体素内的水分子弥散均可以表示成由具有快弥散系数 D_f 和慢弥散系数 D_s 的两种弥散成分构成，前者与微循环灌注有关，后者指单纯的分子弥散，D_f 所占的比例用 f 值表示。

1. 单指数模型　单指数表观扩散系数（ADC）值反映了水分子的扩散运动能力，指水分子单位时间内扩散运动的范围，越高代表水分子扩散能力越强，ADC 对乳腺良、恶性病变诊断的研究较多，乳腺恶性病变的 ADC 值小于良性病变，这是由于细胞增殖导致细胞密度增高，致使水分子的弥散受到一定的限制，ADC 值下降，且 ADC 值与肿瘤细胞密度呈负相关。通过 DWI 测定肿瘤组织及肿瘤周围组织 ADC 值的不同，来确定乳腺癌的范围边界，指导外科手术。其次，对于乳腺癌新辅助化疗的患者，除监测肿瘤体积的大小以外，DWI 已通过临床前动物学实验，有希望成为替代测定肿瘤大小的估计技术，这是基于 ADC 值的改变早于肿瘤大小的变化。随着不断地深入研究，近年 WB-DWI 技术得到不断发展，该检查可以获得类似 PET-CT 的图像，其临床意义可与 PET-CT 相媲美。国外学者研究发现，WB-DWI 高信号对肿瘤脊柱转移浸润的诊断具有特异度。WB-DWI 已成为评估原发肿瘤及转移瘤的有效工具，由于其在骨转移检查中敏感度和特异度的优势，有助于晚期乳腺癌全身骨转移灶的发现及疗效评价，有效降低假阳性的发生率，在病变的显示及整体分析方面有明显优越性，对于放射性核素骨显像（bone scintigraphy，BS）检查无法显示的肝、脑转移也能发现，敏感度优于 BS 检查，非常适用于孕妇或原发癌灶未知的患者。但 Le Bihan等研究发现，通过 MRI 信号与单指数模型计算出的 ADC 值不能真实地反映组织扩散的生物学特征。ADC 值不能完全体现组织的生理学行为，毛细血管内血液微循环无规律灌注所致的“假扩散”也会对 ADC 值产生影响。

2. 拉伸指数模型　拉伸指数模型目前在乳腺癌中的应用较少，近期 Panek 等的一项初步研究发现，乳腺癌的 α 值为 0.75，低于乳腺正常腺体（$\alpha=0.80$），表明乳腺癌的组织弥散异质性高于正常腺体，这与乳腺癌的组织病理学特征是相符的，提示拉伸指数模型在无创表征乳腺癌异质性特征中的潜在价值。

3. 弥散峰度模型　弥散峰度成像（diffusion kurtosis imaging，DKI）技术于 2005 年由 Jensen 等首先提出。DKI 在乳腺方面的研究较体素内不相干运动（IVIM）更少。Nogueira 等对传统 DWI 和 DKI 在乳腺良、恶性病变的鉴别诊断进行了评估，发现 ADC 值、MK 值及 MD 值在良、恶性病变中有显著差异，良性病变的 ADC 值及 MD 值较恶性病变高，恶性病变的 MK 值较良性为高，提示乳腺病变的弥散呈非高斯分布，MK 值可以用来鉴别乳腺的良、恶性病变。Wu 等在用 DKI 研究乳腺肿瘤特征的应用中也发现乳腺恶性肿瘤的 MK 值明显高于良性病变，而良性病变的 MD 值高于恶性病变，MK 值诊断恶性病变的效能大于 MD 值。2015 年在 *Radiology* 最新发表的一篇乳腺 DKI 的文章中，Sun 等也研究发现，乳腺恶性病变的 K 值显著高于良性病变，D 值与 ADC 值则低于良性病变。也许在不久的将来 DKI 可用于评价乳腺癌新辅助化疗的疗效。

4. 双指数模型　Le Bihan 于 1986 年首次提出了 IVIM 双指数模型的概念。IVIM 技术正是通过将灌注分数对 DWI 信号的影响分离出来，而使细胞密度变化导致的单纯弥散更加精确。恶性病变的 D 值、ADC 值均低于良性病变，而 f 值较良性病变为高，D 值的诊断效能及特异性均比 ADC 值高，f 值的诊断效能较低，联合 D 值、f 值则可以提高乳腺恶性病变诊断的敏感度，而 D 值诊断乳腺恶性病变的敏感性和特异性均比较低。在评估浸润性乳腺癌的组织学分级方面，有研究发现，组织学级别越高的病灶 D 值越低，而 ADC 值及 f 值在不同级别病灶中未见明显统计学差异。在与乳腺癌病理预后因素的相关性研究方面发现，D 值与增殖细胞核抗原（Ki-67）的表达间存在负相关，提示 D 值可能可以作为预测增殖细胞核抗原（Ki-67）表达高低的 1 个指标，因为 Ki 67 表达仅仅是反映细胞增殖，而与血管生成无关。IVIM 模型中所测得的组织灌注相关参数究竟能否替代传统增强 MRI 等检测病灶血流特征的检查手段尚值得商榷，其在乳腺疾病的诊断价值尚待进一步研究。

二、数字化乳腺 X 线摄影

（一）数字乳腺断层合成 X 线成像

X 线钼靶于 20 世纪 70 年代首次由法国人 Gros 应用于乳腺疾病的检查。2000 年出现了全数字化乳腺摄影（full-field digital mammography，FFDM），有效减少因技术不当等造成的重复摄片，提高了影像对比度，有利于检出微小钙化及鉴别诊断。DBT 是一种三维成像技术，可以在短暂的扫描过程中，在不同角度获得乳房的影像。然后将这些独立的影像重建成一系列高分辨率的断层影像，单独显示或以连续播放的形式动态显示，最终克服平面摄影的局限性。MG 往往难以在早期发现乳腺病变，尤其对于亚洲女性致密型乳腺。MG 所固有的组织重叠效应得以减轻或消除，减少假阳性，区分出之前在二维影像中不易发现的病变，减少假阴性，能更好地发现一些隐匿的微小病变，这将有利于乳腺癌的早期检测，从而争取最佳治疗时机，这一技术将成为数字乳腺影像技术的发展方向和趋势。

Rafferty 在 *RSNA* 上发表研究结果，证明 2D+3D 的诊断敏感度明显优于 2D，其 ROC 曲线也较高。研究发现，2D+3D 的诊断下的曲线面积较单独 2D 诊断增加 7%。Gur 等的研究结果表明，在乳腺癌筛查中使用断层摄影技术可降低 28%的召回率。2011 年美国食品药品管理局（FDA）正式批准乳腺断层成像与标准的数字乳腺 X 线摄影结合用于乳腺癌的筛查。无论乳腺癌的诊断还是筛查，DBT 都是适用的，都能够提高诊断的敏感度及降低召回率。

1. DBT 对肿块的显示 在 DBT 成像技术中，可以清楚地显示肿块的边界和形态，测得肿块的大小更为可信。研究表明，在评估肿瘤体积、病灶边缘、范围及分期方面，3D 成像均优于 2D。Fornvik 发现，在评估乳腺肿瘤体积和分期方面，乳腺断层成像优于 FFDM。在 Steven 等研究中，选取 98 例妇女的 DBT 结果显示，其复检率相对于 FFDM 降低了 40%。在 Walter 等研究发现，多数 FFDM 图像仍需要重复检查，对于肿物的检出率才能达到或超过 DBT 一次对肿物的检出。

2. DBT 对钙化的显示 钙化对乳腺癌的诊断极为重要。文献指出 DBT 相对于 FFDM 对于微小的钙化，DBT 明显优于 FFDM。例如，Kopans 在研究中发现 92%的病例断层影像中对于钙化的显示等于或优于常规数字摄影。DBT 的断层影像能够排除腺体组织及其他正常结构重叠的干扰，使隐藏在致密型乳腺或病变中的钙化得到显示。

3. DBT 的局限性 DBT 提高了病变的检出率，但是，观察单一断面时存在一定的局限性，需要观察所有连续的断层影像后方可做出诊断。早期的 DBT 研究发现，DBT 对于肿块的显示优于 FFDM，但对于微钙化方面能力有限。Smith 等研究成簇钙化时，认为 FFDM 和 DBT 的检出率相似，DBT 有时不如 FFDM 准确。分析原因：①可能由于摄影技术，曝光时间太长导致运动伪影，影响其钙化显示；②由于 DBT 重建为 1 mm 厚的断层影像，不利于成簇的整体观察。由于目前数据不足，对结果有一定局限性。但是随着技术的不断发展，重建算法的不断改进，相信 DBT 会有助于微钙化的定位诊断。DBT 作为诊断乳腺疾病的新技术仍存在一定的局限性，需要更多的实验和研究及经验积累，以便在乳腺癌的临床诊治中发挥更大的价值。

（二）对比增强能谱乳腺 X 线摄影

CESM 是 MG 的另一种新技术，其将恶性肿瘤新生血管引起的对比增强效应与其解剖结构变化的信息相结合。对比双能成像技术最早于 2003 年被提出。高、低能量减影可清晰显示高血流灌注的区域。利用碘对比剂对 X 线的吸收率在高能量和低能量时不同的原理，注入的碘对比剂在低能量摄影时不能被检测到，但在高能量摄影时能被检测到，这使得图像可以相互减影，突出病灶。

CESM 不仅能反映病灶形态学的改变，还能反映病灶血流动力学的变化。显然，CESM 对于病灶检出的敏感度高于仅反映解剖结构的常规数字化 MG，相较于同样需要注射对比剂、价格昂贵、检查时间长且受激素水平波动影响较大的 MRI 检查，也具有一定的临床应用价值。

1. CESM 对肿块的显示 Dromain 等在小样本研究中发现，CESM 联合数字化 MG 检出了所有的多灶、多中心病灶，而在数字化 MG 和超声检查中均存在不同程度的漏诊情况。Luczynska 等同样发现，CESM 可检出致密型腺体中的隐匿病灶，并可检出全部的多中心或多灶乳腺癌病灶，对于乳腺肿块大小的评估更接近病理实际大小。CESM 也适用于常规数字化 MG 和超声定性困难的病变，特别是只在数字化 MG 一个投射体位发现的异常病灶。Jochelson 等认为，CESM 适用于致密型乳腺、乳腺纤维囊性增生及乳腺术后患者的随访，虽然不能替代数字化 MG，但是能提高肿瘤的检出率及诊断的准确率。

2. CESM 对钙化的显示 数字化 MG 被认为是评估钙化灶最灵敏的检查，而 Lalji 等比较了 CESM、数字化 MG 对于微小钙化灶的显示情况，结果发现，低能量 CESM 对于微钙化有较高的信噪比，同时其认为低能量 CESM 图像上显示导管原位癌（ductal carcinoma in situ，DCIS）的形态和范围较数字化 MG 更准确。这点还需要扩大样本量来进一步证实。Cheung 等分析了数字化 MG 检查判定为 BI-RADS 4 伴有明确肿块的微钙化病灶的 CESM 表现，认为 CESM 可为数字化 MG 表现为可疑微钙化区域提供异常强化的诊断信息，其图像上显示的强化区病灶大小与病理大小间具有高度一致性。可见低能量 CESM 及 CESM 减影图像对于微钙化灶的诊断具有一定的临床应用价值。

3. CESM 的局限性 与传统数字化 MG 相比，静脉注射碘对比剂会带来潜在风险，并增加检查的时间、成本和辐射剂量。同时，CESM 也存在一定的乳腺腺体背景强化问题。CESM 检查中会出现一些假阳性和假阴性的病例，CESM 可检出富血供的病灶，而对于缺乏血供的病灶则存在漏诊可能。此外，CESM 对于结构扭曲的诊断效能目前尚无统一的研究结论，且其摄片过程中需要长时间压迫乳腺，患者可能难以耐受，容易产生运动伪影，在一定程度上也会影响诊断。

（上海交通大学医学院仁济医院 成 芳 所世腾 华 佳）

参考文献

[1] Guo Y, Cai YQ, Cai ZL, et al. Differentiation of clinically benign and malignant breast lesions using diffusion-weighted imaging. J Magn Reson Imaging, 2002, 16 (2): 172-178.

[2] Kim SH, Cha ES, Kim HS, et al. Diffusion-weighted imaging of breast cancer: Correlation of the apparent diffusion coefficient value with prognostic factors. JMag Reson Imaging, 2009, 30 (3): 615-620.

[3] Park SH, Moon WK, Cho N, et al. Diffusion-weighted MR imaging: pretreatment prediction of response to neoadjuvant chemotherapy in patients with breast cancer. Radiology, 2010, 257 (1): 56-63.

[4] Fujimoto H, Kazama T, Nagashima T, et al. Diffusion-weighted imaging reflects pathological therapeutic response and relapse in breast cancer. Breast Cancer, 2014, 21 (6): 724-731.

[5] Rinaldi P, Giuliani M, Belli P, et al. DWI in breast MRI: role of ADC value to determine diagnosis between recurrent tumor and surgical scar in operated patients. Eur J Radiol, 2010, 75 (2): e114-e123.

[6] Inoue K, Kozawa E, Mizukoshi W, et al. Usefulness of diffusion-weighted imaging of breast tumors: quantitative and visual assessment. Jpn J Radiol, 2011, 29 (6): 429-436.

[7] Sigmund EE, Cho GY, Kim S, et al. Intravoxel incoherent motion imaging of tumor microenvironment in locally advanced breast cancer. Magn Reson Med, 2011, 65 (5): 1437-1447.

[8] Suo S, Lin N, Wang H, et al. Intravoxel incoherent motion diffusion-weighted MR imaging of breast cancer at 3.0 tesla: Comparison of different curve-fitting methods. JMagn Reson Imaging, 2015, 42 (2): 362-370.

[9] Sun K, Chen X, Chai W, et al. Breast cancer: diffusion kurtosis mr imaging-diagnostic accuracy and correlation with clinical-pathologic factors. Radiology, 2015, 277 (1): 46-55.

[10] Panek R, Borri M, Orton M, et al. Evaluation of diffusion models in breast cancer. Phys, 2015, 42 (8): 4833-4839.

[11] Gur D, Bandos AI, Rockette HE, et al. Is an ROC-type response truly always better than a binary response in observer performance studies. Acad Radiol, 2010, 17 (5) : 639-654.

[12] Fornvik D, Zackrisson S, Ljungberg O, et al. Breast Tomosynthesis: Accuracy of tumor measurement compared with digital mammography and ultrasonography. Acta Radiol, 2010 (3) : 240-247.

[13] Poplack SP, Tosteson TD, Kogel CA, et al. Digital breast Tomosynthesis: initial experience in 98 women with abnormal digital screening mammography. AJR, 2007 (189) : 616-623.

[14] Smith A, Niklason L, Ren BR, et al. Lesion visibility in low dose tomosynthesis. Notes Comput, 2006 (4046) : 160-166.

[15] Rafferty EA. Digital mammography: novel applications. Radiol Clin North Am, 2007 (45) : 813-843.

[16] Messiou C, Cook G, deSouza NM. Imaging metastatic bone disease from carcinoma of the prostate. Br J Cancer, 2009, 101 (8): 1225-1232.

[17] Oztekin O, Ozan E, Hilal Adibelli Z, et al. SSH-EPI diffusion weighted MR imaging of the spine with low b values: is it useful in differentiating malignant metastatic tumor infiltration from benign fracture edema?. Skeletal Radiol, 2009, 38 (7): 651-658.

[18] Jochelson MS, Dershaw DD, Sung JS, et al. Bilateral contrast-enhanced dual-energy digital mammography: feasibility and comparison with conventional digital mammography and MR imaging in women with knownbreast carcinoma. Radiology, 2013, 266 (3): 743-751.

[19] Liede A, Jerzak KJ, Hernandez RK, et al. The incidence of bone metastasis after early-stage breast cancer in Canada. Breast Cancer Res Treat, 2016, 156 (3): 587-595.

[20] Luczyńska E, Heinze-Paluchowska S, Dyczek S, et al. Contrast-enhanced spectral mammography: comparison with conventional mammography and histopathology in 152 women. Korean J Radiol, 2014, 15 (6): 689-696.

[21] Dromain C, Balleyguier C, Adler G, et al. Contrast-enhanced digital mammography. Eur J Radiol, 2009, 69 (1): 34-42.

[22] Dromain C, Thibault F, Muller S, et al. Dual-energy contrast-enhanced digital mammography: initial clinical results. Eur Radiol, 2011, 21 (3): 565-574.

[23] Lalji UC, Jeukens CR, Houben I, et al. Evaluation of low-energy contrast-enhanced spectral mammography images by comparing them to full-field digital mammography using EUREF image quality criteria. Eur Radiol, 2015, 25 (10): 2813-2820.

[24] Thibault F, Balleyguier C, Tardivon A, et al. Contrast enhanced spectral mammography: better than MRI?. Eur J Radiol, 2012, 81 (1): 162-164.

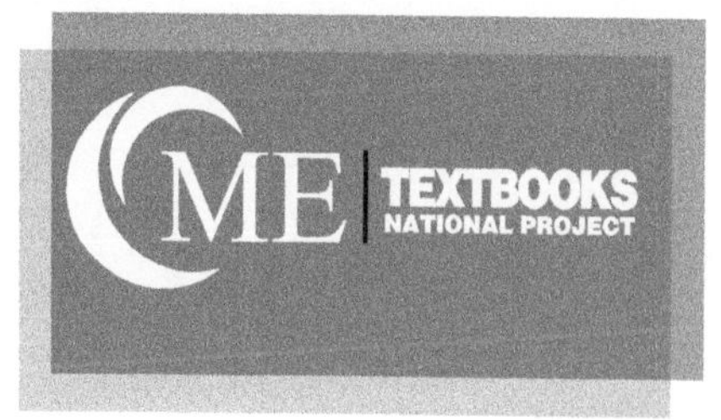

第二篇

乳腺癌外科治疗研究进展

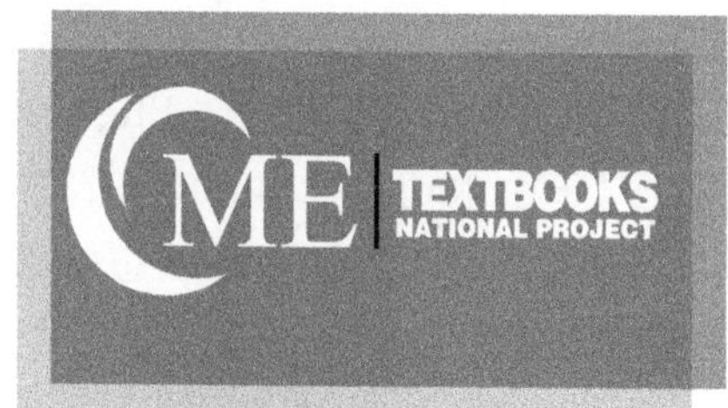

乳腺疾病的空芯针穿刺活检术诊疗规范及进展

第 14 章

空芯针穿刺活检术是乳腺疾病三联检查的重要组成部分，可以获得组织病理学诊断并进行乳腺癌相关分子标志物检测，指导乳腺癌个体化治疗方案的制订及转化型研究的开展。空芯针穿刺创伤小、准确性高、费用低，已被欧美国家等乳腺癌诊治指南所推荐，用于新发乳腺癌患者的术前诊断。同时随着影像学技术以及真空辅助活检系统的发展，目前空芯针穿刺在临床上应用越来越多，故本文就乳腺疾病空芯针穿刺术的诊疗规范及进展做一述评。

空芯针穿刺活检术对比细针穿刺活检术，能够获取组织病理学诊断，区分乳腺原位癌和浸润性癌，同时可进行雌激素受体（estrogen receptor，ER）、孕激素受体（progesterone receptor，PR）、人表皮生长因子受体 2（human epithelial growth factor receptor-2，HER-2）和增殖细胞核抗原（Ki-67）的检测，指导乳腺癌个体化诊治方案的实施，尤其对于接受新辅助治疗的患者，空芯针穿刺活检术尤其重要。另外，随着乳腺癌转化研究的开展，对于新辅助治疗期间的疗效评估或者复发转移病灶的诊断，空芯针穿刺活检术能够提供相关的组织标本，提供转化型研究所需的组织标本。对于术前接受空芯针穿刺活检术的患者，研究提示，超声引导下空芯针穿刺取 1 条、2 条、3 条、4 条标本的准确性分别为 70%、92%、96%、100%。故目前一般认为空芯针穿刺活检术应至少取 4 条组织进行组织学检查。

空芯针穿刺活检术对病理诊断的评估具有较高的准确性，但是仍存在临床假阴性的问题，可能原因包括：①穿刺时的瞄准误差；②乳腺肿物活动度大或肿物位置较深；③乳腺腺体致密活检针无法有效取材；④患者在操作过程中移动或不能配合；⑤病变周围积血影响病变定位等。另外，由于肿瘤存在异质性以及空芯针穿刺取材有限，会造成临床病理低估的现象，包括空芯针穿刺结果为导管内乳头状瘤和不典型导管上皮增生，活检术后病理为乳腺癌，其病理低估率分别为 5.3%~44.7%和 18.0%~62.0%；空芯针穿刺活检术为导管内癌，术后病理为浸润性癌，病理低估率为 8.0%~42.7%。故对于空芯针穿刺的不同病理结果，需进行个体化判断，出现以下几种情况，临床需要考虑进行手术活检术：穿刺结果与临床或者影像学检查结果不符；乳头状病变，尤其是伴不典型增生的导管内乳头状瘤患者；不典型导管上皮增生；放射性瘢痕；纤维上皮性病变；小叶肿瘤。对于穿刺后选择随访的患者，一般建议缩短随访时间，可考虑穿刺后 6 个月进行相关影像学复查。

2015 年欧洲肿瘤内科学会（European Society for Medical Oncology，ESMO）有关早期乳腺癌的临床诊治指南，推荐采用空芯针穿刺活检术进行乳腺癌的术前诊断，并推荐首先对空芯针穿刺标本进行 ER、PR、HER-2 和 Ki-67 指标的检测，对于部分患者，建议对空芯针穿刺和手术切除标本均进行上述乳腺癌分子指标的检测，这与我国大部分乳腺癌临床中心操作不相符；较多中心只对空芯针穿刺标本进行病理评估和组织学分级测定，对于不接受新辅助治疗的患者，较少开展 ER、PR、HER-2 和 Ki-67 等指标的检测。笔者纳入最新比较空芯针穿刺和手术切除标本评估 ER、PR 和 HER-2 准确性的研究，进行 meta 分析：共纳入 27 个相关研究，对于手术切除标本，空芯针穿刺对 ER、PR 和 HER-2 状态评估的敏感度分别为 97%、91. 1%和 79. 9%；对于 ER、PR 状态的评估，空芯针穿刺标本的阳性率高于手术切除标本，可能原因与空芯针穿刺标本较好的固定及取材部位有关（空芯针穿刺较手术切除标本较多取到肿瘤外周组织，坏死较少），如果对空芯针穿刺和手术切除标本均进行 ER 和 PR 状态检测，可为部分乳腺癌患者提供内分泌治疗的机会。Ki-67 是反映肿瘤细胞增殖的指标，用于乳腺癌患者预后判断及新辅助内分泌治疗疗效的评估。笔者所在中心研究发现，空芯针穿刺活检术后 Ki-67 表达量会显著上升，手术切除标本的 Ki-67 表达量高于空芯针穿刺活检标本，从而可能会影响乳腺癌分子分型状态的评估。笔者所在中心对空芯针穿刺和手术切除标本均进行 ER、PR、HER-2 和 Ki-67 指标的检测。

乳腺癌包含不同的分子分型，并指导辅助治疗方案的制订。空芯针穿刺和手术切除标本在乳腺癌分子分型状态评估方面，是否具有较好的准确性呢？笔者回顾本中心 298 例接受空芯针穿刺和手术切除患者的标本，均进行 ER、PR、HER-2 及 Ki-67 状态的检测，并根据 ER、PR、HER-2 和 Ki-67 状态进行乳腺癌分子分型状态的评估，发现 ER、PR、HER-2 及 Ki-67 在空芯针穿刺和手术切除标本中的符合率分别为 93. 6%、85. 9%、96. 3%和 79. 5%。将 14%作为 Ki-67 高低的界值，分子分型状态评估的符合率分别为 77. 2%（4 型）和 75. 8%（5 型），*Kappa* 值均>0. 65；将 20%作为 Ki-67 高低的界值，其分子分型状态评估的符合率分别为 79. 2%（4 型）和 78. 2%（5 型），*Kappa* 值均>0. 65；从而提示空芯针穿刺标本对乳腺癌分子分型状态的评估具有较高的准确性，可指导乳腺癌个体化诊治方案的制订。

空芯针穿刺活检术对乳腺癌的病理诊断及分子指标的检测具有较高的准确性，其创伤小、费用低，需要在我国乳腺癌诊治中推广应用；同时临床医生也需要认识到空芯针穿刺活检术的假阴性及病理低估的问题，对不同的穿刺病理结果进行个体化解读，规范其在临床诊疗中的应用。

（上海交通大学医学院附属瑞金医院 陈小松 沈坤炜）

参考文献

[1] 孙龙，陈小松，沈坤炜. 空芯针穿刺活检在乳腺疾病诊治中应用价值研究进展. 中华外科杂志，2013，51（6）：565-567.

[2] Fishman JE，Milikowski C，Ramsinghani R，et al. US-guided core-needle biopsy of the breast：how many specimens are necessary? Radiology，2003，226（3）：779-782.

[3] 聂秀青，沈坤炜. 乳腺可疑病灶空芯针穿刺活检后的处理原则. 中国实用外科杂志，2009，29（3）：259-260.

[4] Senkus E，Kyriakides S，Ohno S，et al. Primary breast cancer：ESMO Clinical Practice Guidelines for diagnosis，treatment and follow-up. Ann Oncol，2015，26 Suppl 5：S8-S30.

[5] Chen X，Yuan Y，Gu Z，et al. Accuracy of estrogen receptor，progesterone receptor，and HER-2 status between core needle and open excision biopsy in breast cancer：a meta-analysis. Breast Cancer Res Treat，2012，134（3）：957-967.

[6] Chen X，Zhu S，Fei X，et al. Surgery time interval and molecular subtype may influence Ki67 change after core needle biopsy in breast cancer patients. BMC Cancer，2015，15：822.

[7] Chen X，Sun L，Mao Y，et al. Preoperative core needle biopsy is accurate in determining molecular subtypes in invasive breast cancer. BMC Cancer，2013，13（1）：390.

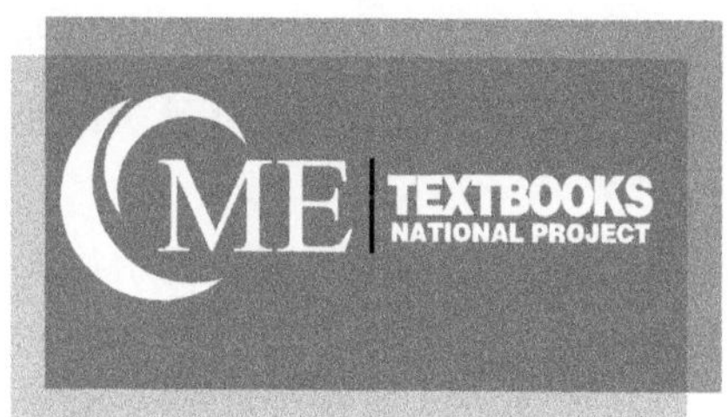

乳腺导管原位癌治疗进展

第 15 章

乳腺导管原位癌（ductal carcinoma in situ，DCIS），是一种乳腺非侵袭性恶性肿瘤，被认为是乳腺浸润性癌的前期病变，是一种肿瘤性导管内病变，即局限在乳腺导管或终末小叶单位内的上皮细胞恶变，其特征是上皮细胞显著增生，细胞有轻度至重度异型，但尚未突破导管基底膜，是局限于乳腺导管内的原位癌。2003 年世界卫生组织（WHO）在《乳腺和女性生殖器官肿瘤的病理学与遗传学分类》中，将 DCIS（包括 DCIS-Mi）正式归入癌前病变范畴，称为导管上皮内瘤变，认为 DCIS 是乳腺导管上皮细胞的恶性增生且局限于导管的基膜内，未侵犯间质。2012 年的《WHO 乳腺肿瘤组织学分类》延续了上述表述。DCIS 在乳腺 X 线筛查项目推广之前是很少见的，占可触及肿块乳腺癌的 2%~3%，但是在美国已经达到初诊乳腺癌的 20%~25%。总体而言，DCIS 的发病率从 1973~1975 年的 1.87/10 万，上升到 2005 年的 32.5/10 万。2015 年美国女性新诊断乳腺原位癌（carcinoma in situ）为 60290 例，其中 83%为 DCIS。尽管 DCIS 的治疗有很多的临床数据，但目前对于其进行理想治疗的模式尚无定论。

1. DCIS 的局部治疗

（1）保乳手术及放射治疗：DCIS 的局部处理包括乳腺切除和保乳手术（breast conserving surgery，BCS）及其后的辅助放射治疗。

BCS 可最大限度的减少对患者乳房外形的破坏，并且手术创伤少，对患者的生理心理影响小。因此，对于早期乳腺癌，BCS 是一项优选的手术方式，但 BCS 治疗后的局部复发是导致当前 DCIS 患者治疗失败的常见原因。

1988 年美国乳腺与肠道外科辅助治疗研究组（National Surgical Adjuvant Breast and Bowel Project，NSABP）进行的 B-17 试验以研究 BCS 对于 DCIS 的可行性，纳入了 818 例患者，随机接受乳腺肿块切除和乳腺肿块切除+放射治疗，结果显示，非侵袭性和侵袭性同侧乳腺肿瘤复发（ipsilateral breast tumor recurrence，IBTR）等在有放射治疗组均显著减少，因此该试验证实 BCS 对非浸润性癌也是一个有效的治疗选择。欧洲癌症治疗研究组织（European Organization for Research on Treatment of Cancer，EORTC）在 1986~1996 年也进行了类似研究，15 年的随访数据显示，BCS 后放射治疗组有显著低的浸润性和非浸润性乳腺癌的局部复发率，但未发现总生存率乳腺癌特异性生存的统计学差异。

目前的随机临床试验的数据显示，BCS 后的辅助放射治疗可以降低接近一半的患侧乳腺癌复发率，因此大多数进行保乳的 DCIS 患者需要进行辅助放射治疗。最近有报道将 4 项临床试验联合分析，数据显示，治疗后 5 年仅行 BCS 的 DCIS 患者的局部复发率为 18%，而术后进行辅助放射治疗的患者，局部复发率仅为 8%。治疗后 10 年，BCS 后进行辅助放射治疗局部复发率仅为 13%，而不接受辅助放射治疗的患者局部复发率则为 28%。2 个治疗组局部复发的病理构成一致，即 DCIS 及浸润性癌均各占约 50%。SweDCIS 试验的 20 年随访结果显示，辅助放射治疗能够延缓而非预防同侧浸润性乳腺癌的发生。

大量的随访研究提示，绝大多数乳腺癌的局部复发均发生在原切除活检部位附近，提示瘤床部位可能有较高的肿瘤负荷，需要更高的放射治疗剂量以达到更高的局部控制率。研究报道，即便手术阴性切缘范围为 2~3 mm，肿瘤细胞残余率仍达 20%。因此可考虑在全乳放射治疗的基础上，对瘤床进行加量放射治疗。一项对 14 例非随机对照试验（randomized controlled trial，RCT）研究的 meta 分析结果显示，在通过全乳放射治疗提高局部控制率的情况下，联合瘤床加量放射治疗未能进一步提高局部控制率，推测可能与 DCIS 的生物学行为不同于浸润性癌有关，但对其具体机制仍有待进一步探讨。该研究还显示，全乳放射治疗联合瘤床加量放射治疗未能降低同侧浸润性乳腺癌的发生。但另有一项病例系列报告的结果显示，DCIS 患者接受全乳大分割放射治疗联合瘤床加量放射治疗可取得良好的局部控制率及较小的不良反应。目前国际上已有多项大型 RCT 研究了 DCIS 患者在 BCS 后接受瘤床加量放射治疗的意义。

尽管放射治疗具有明确的降低 DCIS 保乳患者局部复发的作用，但仍需要注意负面影响。比如，术后的全乳放射治疗每天均需进行，共需 5~6 周时间，而且患者可能会出现短期的疲乏、皮肤损伤，且第二原发癌发生率略有升高。东部肿瘤协作组（Eastern Cooperative Oncolgy Group，ECOG）E5194 研究对单纯采取手术切除而不联合放射治疗的 DCIS 女性患者开展了一项前瞻性的研究，评估其患侧乳腺事件（ipsilateral breast event，IBE）的发生风险。12 年随访结果显示，其 IBE 及浸润性 IBE 发生率逐年持续升高，且尚未出现平台。研究显示，低危组的浸润性癌复发风险为 7.5%，而高危组则为 13.4%。之前也有一些研究认为部分 DCIS 患者如 Van Nuys 预后指数低者可不接受放射治疗，但是这部分患者需要经过谨慎筛选。

（2）乳腺切除术：乳腺切除术是 DCIS 的另一种外科治疗选择，甚至直到 20 世纪 90 年代，是 DCIS 的标准治疗方式。NSABP B-17 试验的数据发表，使得 BCS 加放射治疗成为标准治疗，到 2005 年 DCIS 的乳腺切除率从 1991 年的 46%降至 25%。尽管乳腺切除术已不是 DCIS 的首选外科治疗，但在部分患者如 DCIS 病灶范围 4 cm 以上、多发病灶、肿瘤与乳腺的体积比过大、无法接受放射治疗以及连续切缘阳性患者仍可作为治疗选择。DCIS 患者进行乳腺切除术有较高的 I 期乳房再造的比例。

接受乳腺切除术的患者同侧乳腺的局部复发率较低，但对侧乳腺的 DCIS 及浸润性癌的发病率均增高。一项回顾性研究分析了 1973~1996 年的 18845 例诊断为 DCIS 的患者发现，对侧乳腺累计 5 年患癌（包括 DCIS 和浸润性癌）风险为 3%，10 年为 6%，15 年为 9%，20 年则为 11%。因此，DCIS 术后对侧乳房 X 线筛查、乳腺磁共振成像（MRI）检查尤为重要。而出于对高危因素及局部复发的担忧，部分单侧 DCIS 患者，尤其年轻患者选择双侧乳腺切除术以预防对侧乳腺癌的发生。

（3）前哨淋巴结活检术：理论上，单纯 DCIS 不会出现淋巴结转移，但是由于空心针穿刺以及标本取材的原因，有 10%~33%的 DCIS 标本可能为浸润性癌。

Intra 等对 854 例 DCIS 患者施行了腋窝淋巴结检查，其腋窝淋巴结转移率（AINR）为 4%。Pilewskie 等报道在试图 BCS 但因切缘阳性而进行乳腺切除术的 DCIS 患者中，腋窝进行前哨淋巴结活检术（sentinel lymph node biopsy，SLNB）的阳性率仅为 3%，而其中宏转移更是仅为 1%。中国乳腺癌临床研究协作组 CBCSG 001 研究结果的数据与其相似，在 262 例 DCIS 患者中，有 9 例（3.4%）患者发现前哨淋巴结（sentinel lymph node，SLN）转移，其中仅 3 例（1.1%）为宏转移。9 例 SLN 阳性患者均进行了腋窝淋巴结清扫，仅 1 例患者发现非前哨淋巴结（non-sentinel lymph node，nSLN）转移，研究显示，超声测量的肿瘤大小及组织分级与 SLN 阳性具有相关性。

Shapiro-Wright 等总结了 DCIS 患者进行 SLNB 的适应证：经组织穿刺活检高度怀疑为浸润性乳腺癌；具有高危因素的 DCIS 患者在单纯肿块切除后诊断为 DCIS 伴浸润；DCIS 行全乳切除术时推荐行 SLNB。

目前对于 DCIS 患者的腋窝分级在美国国家综合癌症网络（National Comprehensive Cancer Network，NCCN）指南中推荐，如进行乳腺切除术，可行 SLNB，而如进行 BCS，则不需行 SLNB。

（4）DCIS 避免手术的可能性：一般确诊 DCIS 的患者均应进行手术治疗，而手术对患者的生理及心理创伤是显而易见的。40%～85%的低级别 DCIS 不会进展成为浸润性乳腺癌，而高级别 DCIS 是局部复发的危险因素，因此尽管手术治疗仍是标准治疗方案，但对于低级别 DCIS 能否避免手术仍存在争议。Sagara 等对 1998～2011 年 9 例在美国监测、流行病学和最终结果数据库（Surveillance，Epidemiology and End Results，SEER）注册点新诊断的 DCIS 患者进行了回顾性分析，发现在 57222 例 DCIS 患者中，有 1169 例患者因各种原因未进行手术治疗。经过 72 个月的中位随访时间，共有 576 例（1.0%）乳腺癌特异性死亡事件。统计学分析表明手术组加权后的 10 年乳腺癌特异生存（breast cancer specific survival，BCSS）等为 98.5%，而未手术组为 93.4%，差异具有统计学意义。但对于低级别的 DCIS，加权后的 10 年 BCSS 在手术组为 98.6%，相对于未手术组的 98.8%差异无统计学意义。但在中级别和高级别的 DCIS，加权后的 10 年BCSS 手术组明显优于未手术组。

该研究似乎可以提供低级别 DCIS 免除手术的证据，但由于其不可测量的混杂因素、选择性偏倚如手术切缘、内分泌治疗、患者伴发疾病等，尚需前瞻性临床研究验证。

2. DCIS 的综合治疗　化疗和生物靶向治疗很少被推荐用于 DCIS，但内分泌治疗已得到广泛应用。NSABP B-24 临床试验结果证明，他莫昔芬可降低 DCIS 的局部复发率和对侧乳腺癌的发病率。该研究纳入 1804 例接受 BCS 的 DCIS 患者，放射治疗后随机分组给予他莫昔芬或安慰剂 5 年，7 年的中位随访结果显示，他莫昔芬可降低 ER（+）DCIS 局部复发风险（11.1%与 8.0%比较，$P=0.020$）、同侧浸润性乳腺癌［危险比（hazard ration，HR）0.30，$P<0.001$］和对侧乳腺癌的发病风险（HR 0.68，$P=0.023$）。他莫昔芬可以降低 BCS 术后未行放射治疗患者新发乳腺癌的风险（$P=0.001$），但对行放射治疗患者则无此优势。UK/ANZ 研究中 1576 例 DCIS 患者随机分为他莫昔芬组（局部切除±放射治疗+他莫昔芬）和对照组（局部切除±放射治疗），他莫昔芬组明显降低了新发乳腺事件（包括 DCIS 和浸润性癌）风险 29%（HR 0.71，$P=0.002$），尤其在控制同侧 DCIS 复发（HR 0.70，$P=0.03$）和对侧乳腺事件（HR 0.44，$P=0.005$）上获益明显。

NSABP B-35 临床试验则对比了绝经后激素受体阳性的 BCS 加放射治疗的 DCIS 患者分别接受 5 年的他莫昔芬和阿那曲唑的内分泌治疗。该研究共纳入了 3104 例 DCIS 患者，研究终点为无乳腺癌事件（breast cancer-free interval events，BCFI）。所有患者接受内分泌治疗 5 年后进行中位随访 9 年，阿那曲唑组较他莫昔芬组的 BCFI 显著下降（HR 0.73，$P=0.0234$），特别是在 60 岁以下的人群中，两组无病生存时间（disease-free survival）差异有统计学意义。不过两组总生存时间未显示出差异有统计学意义，可能需要更长时间的随访或更大的样本量。

另一项大型、随机、双盲、安慰剂研究 IBIS-Ⅱ DCIS 比较了阿那曲唑和他莫昔分在 ER（+）或 PR（+）的 DCIS 患者接受局部切除（联合或者不联合放射治疗）的疗效，非劣效达到，虽然从数值上看到阿那曲唑组有更低的复发率，但优效未达到，分析认为主要由于实际发生的总事件率远远低于预期，导致非劣效结果出现较宽的可信区间，因此数值上阿那曲唑较小的优势在统计学上容易被忽略。但较小的获益也能观察到与之前 NSABP B-35 的结果一致（随访 9 年阿那曲唑组较他莫昔芬组风险下降 27%，$P=0.03$），ATAC 研究中也可以看到这点。同时，此研究对于对侧乳腺癌风险下降 31%，与 ATAC 和 IBIS-Ⅱ预防研究也是一致的。总之，由于研究事件数远远低于预期，阿那曲唑组较小的获益可能需要更长的随访或更大的样本量观察到统计学差异。这 2 项研究结果的发表，对于激素受体阳性的绝经后 DCIS 患者的内分泌治疗提供了新的选择模式。

DCIS 预后较好，其治疗应以获得最大的远期生存率和最佳的生存质量为前提，在遵循现有指南及循证医学证据的基础上，权衡利弊，依靠多学科合作，选择恰当的治疗路径，最终达到治疗的理想效果。

（青岛大学附属医院　王海波）

参考文献

[1] Tavassoli FA, Devilee P. Pathology and genetics of tumors of the breast and female genital organs. Lyon, France: IARC Press, 2003.

[2] Early Breast Cancer Trialists' Collaboratiove Goup (EBCTCG), Correa C, McGale P, et al. Overview of the randomized trials of radiotherapy in ductal carcinoma in situ of the breast. J Natl Cancer Inst Monogr, 2010, 2010 (4): 162-177.

[3] Warnberg F, Garmo H, Emdin S, et al. Effect of radiotherapy afterbreast-conserving surgery for ductalcarcinoma in situ: 20 years follow-up in the randomized SweDCIS Trial. J Clin Oncol, 2014, 32 (32): 3613-3618.

[4] 李春艳，候国芳，张晟，等. 乳腺导管内癌治疗方式研究进展. 中国老年学杂志，2013，33（4）：963-966.

[5] Mokbel K, Cutuli B. Heterogeneity of ductal carcinoma in situ and its effects on management. Lancet Oncol, 2006, 7 (9): 756-765.

[6] Cante D, Franco P, Sciacero P, et al. Hypofractionation and concomitant boost to deliver adjuvant wholebreast radiation in ductal carcinoma in situ (DCIS): a subgroup analysis of a prospective case series. Med Oncol, 2014, 31 (2): 838.

[7] Bijker N, Tienhoven GV. Local and systemic outcomes in DCIS based on tumorand pa tient characteristics: the radiation oncologist's perspective. J Natl Cancer Inst Monogr, 2010, 2010 (41): 178-180.

[8] Azria D, Auvray H, Barillot I, et al. Ductal carcinoma in situ: role of the boost. Cancer Radiother, 2008, 12 (6-7): 571-576.

[9] Rakovitch E, Nofech-Mozes S, Narod SA, et al. Can we select individuals with low risk ductal carcinoma in situ (DCIS)? A population-based outcomes analysis. Breast Cancer Res Treat, 2013, 138 (2): 581-590.

[10] Punglia RS, Burstein HJ, Weeks JC. Radiation therapy for ductal carcinoma in situ: a decision analysis. Cancer, 2012, 118 (3): 603-611.

[11] Clarke M, Collins R, Darby S, et al. Effects of radiotherapy and of differences in the extent of surgery for early breast cancer on local recurrence and 15-year survival: an overview of the randomised trials. Lancet, 2005, 366 (9503): 2087-2106.

[12] Solin LJ, Gray R, Hughes LL, et al. Surgical Excision Without Radiation for Ductal Carcinoma in Situ of the Breast: 12-Year Results From theECOG-ACRIN E5194 Study. J Clin Oncol. 2015, 33 (33): 3938-3944.

[13] Gilleard O, Goodman A, Cooper M, et al. The significance of the Van Nuys prognostic index in the management of ductal carcinoma in situ. World J Surg Oncol, 2008, 6: 61.

[14] Kim T, Park HK, Lee KH, et al. Is radiotherapy necessary for intermediate risk ductal carcinoma in situ after breast conserving surgery? Springer Plus, 2014, 3: 405.

[15] MacAusland SG, Hepel JT, Chong FK, et al. An attempt to independently verify the utility of the Van Nuys Prognostic Index for ductal carcinoma in situ. Cancer, 2007, 110 (12): 2648-2653.

[16] Zujewski JA, Harlan LC, Morrell DM, Stevens JL. Ductal carcinoma in situ: trends in treatment over time in the US. Breast Cancer Res Treat, 2011, 127 (1): 251-257.

[17] Gao X, Fisher SG, Emami B. Risk of second primary cancer in the contralateral breast in women treated for early-stage breast cancer: a population-based study. Int J Radiat Oncol Biol Phys, 2003, 56 (4): 1038-1045.

[18] Tuttle TM, Jarosek S, Habermann EB, et al.

Increasing rates of contralateral prophylactic mastectomy among patients with ductal carcinoma in situ. J Clin Oncol, 2009, 27 (9): 1362–1367.

[19] Yen TW, Hunt KK, Ross MI, et al. Predictors of invasive breastcancer in patients with an initial diagnosis of ductal carcinoma in situ: a guide to selective use of sentinel lymph node biopsy inmanagement of ductal carcinoma in situ. J Am Coll Surg, 2005, 200 (4): 516–526.

[20] Dillon MF, Mcdermott EW, Quinn CM, et al. Predictors of invasive disease in breast cancer when core biopsy demonstrates DCIS only. J Surg Oncol, 2006, 93 (7): 559–563.

[21] Intra M, Rotmensz N, Veronesi P, et al. Sentinel node biopsy is not a standard procedure in ductal carcinoma in situ of the breast: the experience of the European institute of oncology on 854 patients in 10 years. Ann Surg, 2008, 247 (2): 315–319.

[22] Pilewskie M, Karsten M, Radosa J, et al. Is Sentinel Lymph Node Biopsy Indicated at Completion Mastectomy for Ductal Carcinoma In Situ? Ann Surg Oncol, 2016, 23 (7): 2229–2234.

[23] SunX, Li H, Liu YB, et al. Sentinel lymph node biopsy in patients with breast ductal carcinoma in situ: Chinese experiences. Oncol Lett, 2015, 10 (3): 1932–1938.

[24] Burstein HJ, Polyak K, Wong JS, et al. Ductal carcinoma in situ of the breast. N Engl J Med, 2004, 350 (14): 1430–1441.

[25] Sagara Y1, Mallory MA1, Wong S2, et al. Survival Benefit of Breast Surgery for Low-Grade Ductal Carcinoma In Situ: A Population-Based Cohort Study. JAMA Surg, 2015, 150 (8): 739–745.

[26] Wapnir I. Long-term outcomes after invasive breast tumor recurrence (IBTR) in women with DCIS in NSABP B-17 and B-24. J Clin Oncol, 2007, 25 (520): 95–102.

[27] Wapnir IL, Dignam JJ, Fisher B, et al. Long-term outcomes of invasive ipsilateral breast tumor recurrences after lumpectomy in NSABP B-17 and B-24 randomized clinical trials for DCIS. J Natl Cancer Inst, 2011, 103 (6): 478–488.

[28] Cuzick J, Sestak I, Pinder SE, et al. Effect of tamoxifen and radiotherapy in women with locally excised ductal carcinoma in situ: long-term results from the UK/ANZ DCIS trial. Lancet Oncol, 2011, 12 (1): 21–29.

[29] Ganz PA1, Cecchini RS2, Julian TB3, et al. Patient-reported outcomes with anastrozole versus tamoxifen for postmenopausal patients with ductal carcinoma in situ treated with lumpectomy plus radiotherapy (NSABP B-35): a randomised, double-blind, phase 3 clinical trial. Lancet, 2016, 387 (100211): 857–865.

[30] Forbes JF, Sestak I, Howell A, et al. Anastrozole versus tamoxifen for the prevention of locoregional and contralateral breast cancer in postmenopausal women with locally excised ductal carcinoma in situ (IBIS – II DCIS): a double-blind, randomised controlled trial. Lancet, 2016, 387 (10021): 866–873.

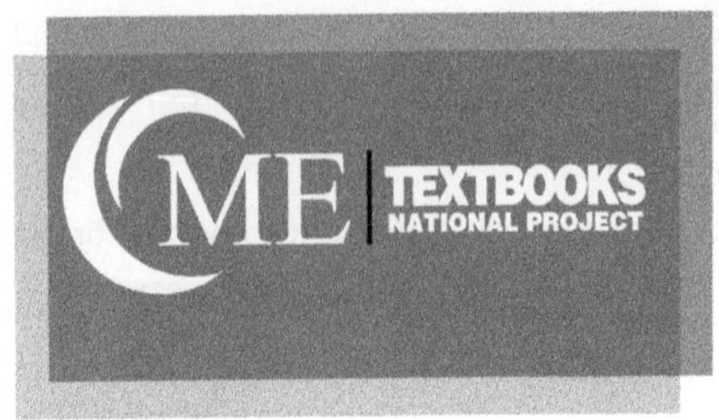

乳腺癌保乳手术研究进展

第 16 章

乳腺癌（breast cancer）已占据全球女性癌症发病率的首位以及全球和发展中国家女性“因癌”病死率的首位。根据 Fan 等的报道，我国 13%总人口的新发乳腺癌发病率和病死率分别占全球的 12.2%和 9.6%。我国发达地区乳腺癌的 5 年生存率接近于美国（78%与 89%比较），而在欠发达地区则明显下降。我国沿海地区（经济发达地区）的乳腺癌患者因社保优势，能较容易接受新研发药物的治疗，故该地区乳腺癌的平均诊疗费用是国家整体水平的 2 倍。总体上，乳腺癌的发病率逐年显著增加，但病死率上升不明显。这种进步除了得益于早期乳腺癌发现率的提高以外，主要得益于个体化综合治疗措施的不断完善。虽然外科手术是乳腺癌最早的而且目前仍是主要的治疗方式，但是，随着社会经济的发展、生活水平的不断提高及分子生物学等领域的发展，乳腺癌的手术方式也随着外科的微创趋势而呈现出明显的局限化。保乳手术和前哨淋巴结活检术（sentinel lymph node biopsy，SLNB）即在这种趋势中，以一定的优势部分取代乳腺切除术（mastectomy）和腋窝淋巴结清扫术（axillary lymph node dissection，ALND），而早已成为早期乳腺癌的标准术式之一。

一、保乳手术的踪迹

19 世纪末，Halsted 开创的乳腺癌根治术（halsted radical mastectomy）开始成为乳腺癌的唯一治疗措施。这种手术需要切除乳腺、胸大肌、胸小肌和腋窝淋巴结，它使得乳腺癌得到良好的局部控制，但是患者的远期生存却未见明显改善。根据 Halsted 报道，局部晚期乳腺癌的中位生存不足 4 年，只有不到 20%的患者能生存 10 年。1971 年 7 月，由美国乳腺与肠道外科辅助治疗研究组（National Surgical Adjuvant Breast and Bowel Project，NSABP）设计了 NSABP B-04 临床试验。该研究纳入临床腋窝淋巴结阴性的乳腺癌患者 1079 例和淋巴结阳性患者 586 例。前者被分为 3 组，分别行乳腺癌根治术、乳腺切除术联合放射治疗、乳腺切除术，后者则被分为 2 组，分别行乳腺癌根治术、乳腺切除术联合放射治疗。3 年、5 年、10 年和 25 年的随访结果均发现，各亚组的远期结局差异无统计学意义，结论认为不同的局部治疗并不能改变Ⅰ~Ⅱ期乳腺癌的生存率，激进的外科手术没有必要。在此基础上，探索进一步缩小手术范围的 NSABP B-06 临床试验于 1973 年即随之而来。B-06 研究纳入Ⅰ~Ⅱ期（stage Ⅰ~Ⅱ）乳腺癌患者，随机分为乳腺切除术、乳腺肿块切除手术（lumpectomy）及乳腺肿块切除手术联合放射治疗 3 组。1851 例完整病例的 20 年随访发现乳腺肿块切除手术联合放射治疗组与乳腺肿块切除手术组相比，同侧乳腺肿瘤复发率（ipsilateral breast tumor recurrence，IBTR）显著降低（分别为 14.3%和 39.2%，$P<0.001$）。同时，

发现 3 组的无病生存时间、无远处转移生存时间和总生存时间差异均无统计学意义。作为最早的随机临床试验，米兰的 Veronesi 等报道的 10~17 年随访研究结论也进一步奠定了保乳手术是早期乳腺癌首选术式的理念，翻开了乳腺外科的新篇章。Ye 等于 2015 年比较了年龄不足 40 岁的Ⅰ~Ⅱ期乳腺癌患者行乳腺切除术（2627 例）和保乳手术联合放射治疗（3249 例）后发现，保乳手术 10 年的乳腺癌特异性生存（breast cancer-specific survival，BCSS）时间和总生存时间比乳腺切除术更好。

前述研究涉及浸润性乳腺癌（invasive breast cancer）的患者，随后的欧洲癌症治疗研究组织（European Organization for Research on Treatment of Cancer，EORTC）10853（1986 年始）和 NSABP B-17（1988 年始）临床试验则回答了导管原位癌（ductal carcinoma in situ，DCIS）是否也可以从保乳手术获益的问题。2 个研究分别随访 15 年和 8 年的结果均发现，保乳手术联合放射治疗与乳腺切除术等效，同时乳腺肿块切除手术联合放射治疗与乳腺肿块切除术比较，能显著减少 IBTR，并且无论保乳手术后有无放射治疗，乳腺癌特异性死亡（breast cancer-specific death，BCSD）时间和总生存时间差异并无统计学意义。1987 年，SweDCIS 研究纳入 1046 例 DCIS 病例，40%以上患者年龄≥70 岁，比较保乳手术联合放射治疗和单纯保乳手术对同侧、对侧乳腺癌复发、BCSD 时间和总生存时间的影响。20 年的随访发现放射治疗在年龄>52 岁的人群中能显著减少 IBTR，其中，浸润性癌复发风险绝对值减少 10%，但对对侧乳腺癌复发、BCSD 时间和总生存时间无显著影响。他们认为在首个 10 年内，无放射治疗组的同侧乳腺浸润性癌复发比较常见，而 12 年后则2 组差异无统计学意义，同时提出预测复发风险和治疗反应的因素非常重要。1990 年开始的 UK/ANZ DCIS 研究结论与上述研究一致。1995 年，美国波士顿的 Dana-Farber 癌症中心首次研究低风险 DCIS，他们纳入了 143 例低~中级别、肿瘤直径≤25 mm 的 DCIS 患者，只行保乳手术，切缘≥10 mm。此项单臂研究 11 年的随访发现此类患者 10 年累积同侧乳腺癌复发率仅约 15.6%，每年每例患者的局部复发比例仅约 1.9%。东部肿瘤协作组（Eastern Cooperative Oncology Group，ECOG）和纽约的纪念斯隆-凯特琳癌症中心（Memorial Sloan-Kettering Cancer Center，MSKCC）分别于 1997 年和 1998 年启动 ECOG E5194 和 RTOG 9804 前瞻性临床试验以探索低复发风险的 DCIS 是否可以免于放射治疗。分别报道了 5 年和 7 年的随访结果，均证明低级别 DCIS 行保乳手术后不行放射治疗的 IBTR 在可接受的范围内，而高级别 DCIS 则不可行。他们都给出了不同于 NSABP B-17 研究的提示，即可以采用现有的临床病理学标准选择低复发风险的患者免于术后放射治疗。保乳手术后即使不行放射治疗，此类患者在首个 7 年内的复发风险也很低。

近 40 年前，新辅助化疗（neoadjuvant chemotherapy，NACT）就用来治疗局部晚期乳腺癌（locally advanced breast cancer，LABC），包括炎性乳腺癌（inflammatory breast carcinoma，IBC）和其他 T_4 期乳腺癌，而外科的治疗理念也随之得以更新。1990 年，Bonadonna 等报道了 NACT 可使得 89%的 LABC 患者的肿块降期，从而可以行保乳手术。Veronesi 继而在 1995 年报道了 226 例肿瘤最大径>30 mm 的乳腺癌患者行术前化疗的显著效果，即 90%患者的肿瘤变小并可以行保乳手术，保乳手术后 IBTR 较乳腺切除术更低（5.9%与 21.7%比较）。虽然近来有使得 HER-2（+）和三阴性乳腺癌（triple-negative breast cancer，TNBC）的乳腺和腋窝病灶达到病理完全缓解（pathologic complete response，pCR），显著改善无事件生存时间和总生存时间，临床医生认为 NACT 的主要优势仍在于观察病灶对治疗的实际反应，同时在不影响局部复发的前提下，明显提高了 LABC 的可手术率并扩展保乳手术的适应证范围。King 等回顾了 NACT 对乳腺外科的影响，认为其对于肿瘤降期保乳最有效的临床指征是单中心、高级别的 HER-2（+）和 TNBC。近 20 年乳腺外科的大量临床研究证明，随着乳腺癌系统治疗的进展，保乳手术已经成为大多数可手术乳腺癌安全的、首选的外科治疗方式。

二、保乳手术的临床指征和切缘

保乳手术临床实践中面临的首要问题，即适应证、禁忌证和切缘。保乳手术最初的适应证主要局限于最大径 20～30 mm 的肿块，无淋巴结和远处转移的早期乳腺癌患者。经过大量多中心前瞻性随机对照试验的努力，目前该手术方式已经没有了绝对的禁忌证。根据 2013 年 St. Gallen 共识，在患者有保乳意愿时，保乳手术的绝对禁忌证仅限于反复切缘可见浸润性癌或导管内癌及无法完成术后放射治疗者。既往认为的 IBTR 高危因素均不在禁忌证范围之内，包括浸润性小叶癌、广泛的导管内病变、年轻患者、多灶或多中心及不良的生物学分型（如 TNBC 等）。NSABP B-06 临床试验完成随访的 1137 例切缘无肿瘤残留者，其 IBTR 明显减少，后续大量的临床研究也验证了这一结论。2013 年，美国外科肿瘤学会（Society of Surgical Oncology，SSO）和美国放射治疗肿瘤学会（American Society for Radiation Oncology，ASTRO）共同组建的专家小组，分析了 33 项研究，纳入 28162 例Ⅰ～Ⅱ期乳腺癌，研究手术切缘的宽度与 IBTR 的关系发现，大切缘并不减少 IBTR。推荐对于此类乳腺癌采用 NSABP 标准切缘即切缘没有浸润性癌或 DCIS。

然而，目前这些指征和切缘标准在 DCIS 和需要 NACT 降期才能保乳的患者中使用，仍然存在争议。鉴于空芯针穿刺活检确诊的 DCIS 仍有 10%～25%的概率在病灶完整切除后发现浸润性癌成分，本文涉及的 DCIS 均为病理完整确诊的单纯 DCIS。DCIS 并不是一个单一疾病，而是具有多种生物学特征的不同疾病，比如惰性或者侵袭性等。对于 DCIS，如果病变比较广泛（≥2 个象限），建议行乳腺切除术。而 DCIS 行保乳手术时的切缘，目前达成共识的安全切缘是≥10 mm，不足 1 mm的切缘可能导致 IBTR 显著增加。很多临床研究，包括 Dana-Farber 癌症中心的研究和 MSKCC 的 RTOG 9804 研究等都已经在探索惰性 DCIS 的临床和生物学特征，后者报道的≥3 mm 切缘的保乳手术在放射治疗的支持下也显著减少了同侧局部复发（local failure，LF），即使不进行放射治疗也有非常理想的总生存时间和无病生存时间，差异无统计学意义。许多学者已经指出生物学方法将成为指导临床实践的主导因素，包括切缘和是否进行放射治疗等。2013 年报道的第一个 DCIS 复发风险预测模型“Oncotype DCIS 评分”仅用 12 个基因就精确预测了低风险 DCIS 患者的 10 年浸润性癌、非浸润性癌及总体复发率，但该模型尚无法对中、高风险 DCIS 进行准确的预测。

对于需要 NACT 降期才能保乳的患者来说，结构和生物学因素均可用来选择可以通过 NACT 降期以行保乳手术的患者。比如 HER-2（+）和 TNBC 可能比低级别的 Luminal 型乳腺癌更容易获得 pCR，也更易获得肿瘤降期。有研究发现浸润性导管癌的 pCR 显著高于浸润性小叶癌［16.7%与 5.9%比较，比值比（odds ratio，OR）3.1，$P<0.00001$］。也有研究发现，Oncotype DX 可预测 NACT 后 pCR 的可能性。pCR 是保乳率得以提高的一个参考因素，但是 NACT 后的保乳手术并不要求达到 pCR，同时也不要求切除初始瘤床，只要保乳切缘没有浸润性癌或 DCIS 即可。美国德克萨斯大学的 MD 安德森癌症中心（University of Texas MD Anderson Cancer Center）也指出尽管肿瘤对于 NACT 的反应是“Swiss cheese”模式，NACT 后肿瘤灶具有散在的镜下残留的特点，但是 NACT 后的保乳手术仍然是安全可靠的。IBC 作为 LABC 的典型代表，预后极差。美国加州大学的 Bonev 等评估了小样本 IBC 行 NACT 后保乳的预后，2～7.5 年的随访结果发现，保乳和乳腺切除术的总生存时间差异无统计学意义（59%与 57%比较，$P=0.49$）。目前的难点在于评估 NACT 后残留病灶的范围。现有的研究主要依赖影像学检查，研究最深入的就是乳腺磁共振成像（magnetic resonance imaging，MRI）检查的应用，但是 MRI 检查存在低估 33%的 NACT 后 2 cm 以上病灶残留等问题，目前尚无法准确指导临床实践，但具有极佳的应用前景。

三、保乳相关的辅助治疗进展

1. 保乳手术与局部放射治疗　B-06 临床试验奠定了保乳联合放射治疗作为早期乳腺癌标准手术方式的基石。该研究放射治疗采用的是 50 Gy 全乳照射，不包括腋窝照射和推量照射等。20 年随访发现无放射治疗组 36.2%出现 IBTR，而放射治疗组仅 17%（$P<0.001$）。淋巴结转移的病例结果类似。无放射治疗组 IBTR 为 44.2%，放射治疗组仅为 8.8%（$P<0.001$）。保乳手术组的 5 年、5~10 年和 10 年以上 IBTR 分别为 73.2%、18.2%和 8.6%，而保乳手术联合放射治疗组则分别为 39.7%、29.5%和 30.8%。后续多项研究均证实了上述结论，多因素分析表明对于淋巴结无转移的患者，放射治疗是保乳手术独立的获益因素。对于 DCIS 的患者来说，由于远处转移的风险极低，作为局部治疗的放射治疗就成为手术后改善预后的首要保障。然而，放射治疗的急性、慢性并发症则成为其主要阻力，如急性放射性皮炎、放射性的肺和心脏病等，后者是合并心脏疾病的左侧乳腺癌患者首要禁忌因素。在医学走向精准治疗的今天，如何在不影响预后的前提下，减少或者避免放射治疗的并发症就成为放射治疗技术发展的主题。

使保乳的乳腺癌患者免于放射治疗的探索如火如荼，关键在于确定低复发风险预测因素。前述的研究探索了 DCIS 的低风险因素，PRIME2 研究则探索了早期浸润性乳腺癌的低风险因素，该研究纳入 1300 例雌激素受体（estrogen receptor，ER）（+）接受辅助内分泌治疗的保乳患者（年龄≥65 岁，$T_{1\sim2}N_0M_0$，切缘≥1 mm，可为 T_3 或脉管癌栓），随访 5 年后发现不行放射治疗并未增加区域复发、远处转移和对侧乳腺癌，而且总生存时间差异无统计学意义（均为 93.9%，$P=0.34$）。虽然该研究发现不行放射治疗的 IBTR 高于放射治疗者，且差异有统计学意义（4.1%与 1.3%比较，$P=0.0002$），但是由于两组患者 IBTR 都已经足够低，故此类患者仍可以考虑不行放射治疗。

推量照射和各种放射治疗剂量的分割技术，如超分割（hyperfraction，HF）、加速超分割（accelerated hyperfraction）和低分割（hypofraction）技术等，较传统的常规分割（convention fraction，CF）显示出更强的局部控制效果和更少的并发症。从放射治疗技术本身来说，计算机体层摄影（computed tomography，CT）或 MRI 模拟三维调强适形放射治疗技术（intensity-modulated radiation therapy，IMRT）显示出较传统的楔形照射更少的皮肤并发症，并显著改善了患者的生活质量（quality of life，QOL）。另外，“短程”、局部乳腺放射治疗的复发率和远期生存显示出非劣效的优势，能节约时间并提高患者依从性。欧洲放射肿瘤学会（European Society for Radiotherapy and Oncology，ESTRO）报道了加速部分乳腺照射（accelerated partial breast irradiation，APBI）与全乳照射（whole-breast irradiation）相比，IBTR 差异无统计学意义（1.44%与 0.92%比较，$P=0.42$），未增加延迟性皮肤并发症等（3.2%与 5.7%比较，$P=0.08$）。术中放射治疗技术的发展更引领了一种新趋势，代表性的 TARGIT-A 临床试验的 5 年随访证明手术同时的单剂量靶向术中放射治疗（targeted inraoperative radiotherapy，TARGIT）和传统分割的全乳外放射治疗（fractional external beam radiotherapy，EBRT）的 IBTR 和总生存时间差异无统计学意义，但前者显著降低了非乳腺癌死亡率，可能归因于较低的心血管疾病导致的病死率，仅仅在二次手术 TARGIT 组的 IBTR 较 EBRT 组明显增加，考虑与放射治疗的延迟有关。

2. 保乳手术与系统治疗　作为系统性疾病的乳腺癌，保乳手术和放射治疗是其局部控制的保障，而其远期生存的改善主要得益于系统治疗的发展。临床研究 NSABP B-04 结束了乳腺癌根治术的时代，NSABP B-13 证明手术联合化疗显著优于单纯手术治疗。NSABP B-14 拉开了内分泌治疗的序幕，证明他莫昔芬（tamoxifen，TAM）显著延长了各年龄段无病生存时间并减少了保乳复发率。2001 年曲妥珠单抗联合化疗显著延长 HER-2 过表达转移性乳腺癌（metastatic breast cancer，MBC）的总生存时间，从此开启了分子靶向治疗的模式。NSABP B-24 研究 13.6 年的随访结果进一步表明保乳联合放射治疗的 DCIS 患者，口服 TAM 显著减少 IBTR［危险比（hazard ratio，*HR*）0.3，$P<0.001$］和对侧乳腺癌（contralateral breast cancer）（*HR* 0.68，$P=0.023$）。

NSABP B-35 研究则在上述研究的基础上，分析了绝经后激素受体阳性行保乳和放射治疗的 DCIS 随机使用 TAM 或者芳香化酶抑制剂之一的阿那曲唑（anastrozole）的预后，9 年随访 TAM 组的总体乳腺癌无病间期（breast cancer-free interval）事件发生数显著高于阿那曲唑（*HR* 0.73，$P=0.0234$），在年龄不足 60 岁人群与治疗药物相互作用显著（$P=0.0379$）。CALGB 40603 研究首次报道了新辅助系统治疗（neoadjuvant systemic therapy，NST）使得初始无法保乳的患者逆转为可行保乳的比例为 42%，而且 93%有保乳意愿的患者成功保乳。有效地个体化综合治疗是保乳手术成功的关键。尽管疾病的局部控制可以减少作为远处转移的肿瘤负荷，但是系统治疗才是疾病得以长久控制的有效措施。

四、保乳手术与肿瘤整形

保乳的目的是在不影响预后的基础上改善生活质量，而术后患侧乳房的形态就成为影响的重要因素。保乳手术的适应证在不断延展，这使得临床工作中，遇到保乳达到切缘阴性，但乳房形态严重受损，尤其是病灶范围>5 cm 的患者，这也是患者、甚至外科医生拒绝行保乳手术的原因。保乳后肿瘤整形作为此类保乳必不可少的补救措施，已成为乳腺外科发展的重要方向。

米兰组比较了 T_2 期患者行保乳联合整形和乳腺切除的预后，随访 7.4 年的结果表明 2 组的 10 年总生存时间（87.3%与 87.1%比较，$P=0.74$）、无病生存时间、累积局部复发等差异无统计学意义。前者有轻微偏高的局部复发，后者有轻微偏高的区域复发，但 2 组间差异无统计学意义。“极限整形”（extreme oncoplasty）是美国加州大学的 Silverstein 等于 2015 年报道的支持保乳的肿瘤整形手术，此类患者通常被内科医生建议行乳腺切除术。他们比较了 66 例病灶范围>50 mm（平均62 mm）和 245 例病灶≤50 mm 者，术前对前者行超声检查、钼靶检查、MRI 检查和正电子发射计算机断层显像（positron emission tomagraphgcomputed tomography，PET-CT）（仅用于浸润性癌）评估病灶。经多学科协作组讨论确定这些患者适合行极限整形，术后全乳放射治疗并对瘤床行推量照射。结果显示，切缘达到 NSABP 标准者，极限整形组为 83.3%，常规保乳手术组为 96%。平均随访2 年后，IBTR 无差异（1.5%和 1.2%）。虽然该研究随访时间不长，但是在术后复发风险较高的 2 年，两组 IBTR 差异无统计学意义，因此，极限整形是一种非常值得推广的方式。作者认为对此类患者虽可行其他的整形手术来补偿患者乳房的部分或全部缺失，比如自体组织乳房重建、皮肤扩张器或假体置入等等，但这些措施不仅可能会影响术后辅助治疗，而且各种并发症均可能明显延长患者的住院时间、费用并增加患者的痛苦。对于乳腺癌病灶>50 mm 或者局部晚期乳腺癌患者，极限整形不涉及人工材料，不增加乳房以外的手术创伤，只是必要时对对侧乳房进行缩乳、提升等手术，不仅在并发症极低的情况下保留了乳头乳晕复合体（nipple-auraura complex，NAC）和乳房的感觉，还不会严重影响术后的辅助治疗和恢复。

五、保乳手术的中国困境和展望

Halsted 医生开创乳腺癌根治术以后，鉴于美观、并发症等方面的考虑，个别外科医生开展了乳腺癌改良根治手术。当随机临床试验的时代来到时，该手术方式已经经验性地成为乳腺癌的主要治疗方法。同时代的许多研究报道了手术无法改善远期预后的现实，从 1960 年始，一部分女性在获知这一现实后，拒绝行乳腺切除手术。继而，肿块切除手术才开始在临床实施，并有一部分患者也获得了良好的局部控制，肿瘤放射治疗学家开始报道放射治疗能有效控制乳腺癌并限制手术范围。从此开始了保乳手术的一系列临床试验。综上所述，保乳手术在各种辅助治疗和整形技术的支持下，已经成为适用于绝大多数可手术乳腺癌的安全可靠的首选外科治疗方式。

外科治疗的原则是控制疾病、减少创伤、尽量降低对患者生活质量的影响。随着辅助检查技术的进步，乳腺癌早期诊断率不断提高，乳腺切除手术变得越来越不重要。最近美国报道了保乳率的下降和乳腺切除率 8 年增加 34%，主要原因在于基因检测技术、整形技术突飞猛进的发展及大众对乳腺癌的恐慌，而不在于保乳本身。保乳率已经成为当今乳腺癌治疗的质量指标。我国的保乳手术现状如何呢？全国范围的调查显示，乳腺切除术占到原发性乳腺癌手术的 88.8%，远高于美国的 36%。国内保乳比例最高的可能是北京协和医院，达到 40%。保乳在中国面临的困境涉及患方和非患方两大因素。从患方来说，主要包括如下原因：①对于疾病的认识落后，认为保乳“切不干净”。这个现状有许多原因，比如缺乏权威的医学知识获取途径、教育落后等。②目前仍推荐保乳需联合术后放射治疗以保障疗效，医疗费用也随之增加，国内大多数患者不仅害怕放射治疗，而且经济条件难以承受相关医疗费用。③受经济文化影响，缺乏审美需求。从非患方来说，主要包括：国家医疗资源分配不均匀，许多医生和患者无法接受医学培训和新的医学资讯，缺乏知识更新；国家财政对于医疗投入过低，导致医疗社保体系无法承担医学常规诊疗；现有医疗绩效体制未体现医生的劳动价值，以廉价的劳动力换取报酬，医生需要不断提高病例数（或者手术体量）来改善收入以应付日益增高的消费水平，导致医院之间、医生之间抢患者现象愈演愈烈，随之为了迎合患者而力行乳腺切除术；国家的整体文明程度对医学的发展已展现出明显的束缚，在上述因素和不客观媒体报道的合力下，医患关系已经走入历史的冰点，许多医生为了避免“患方过高预期”的危险而选择不行保乳手术。

即便有诸多的目前无法走出的困境，医生也不应裹足不前，而应以最大的努力争取发展的空间，以求慢慢改善医疗的现状。乳腺癌保乳比例的提高不仅是我国医疗水平提高的标志，更是一项长远的于众多乳腺癌患者有巨大福祉的事业。在临床实践中需要把握几个原则：①患者的意愿是医生制订诊疗流程时需要首先考虑的因素；②在信息发达的现代社会，在我国，医疗从业者，尤其是医生，应保持终身学习的习惯，以保证在客观条件允许的情况下，给予患者最佳的治疗方案；③在社会伦理允许的条件下，充分地有效沟通能在一定程度上保障最佳方案的实施；④作为乳腺外科的医生，在制订手术方案时，应充分兼顾疗效和生活质量，即满足米兰组 Veronesi 教授提出的“最小必要”（minimal necessary）的原则。在病情允许和充分沟通时，医生应给予确切的建议倾向，如首选保乳手术，其次是乳腺切除术联合乳房重建，最次是乳腺切除术。最终，通过医生和很多患者的努力，保乳手术终能走出困境。在引力波被证实的今天，更期待在不远的将来，有无创的新技术能使得患者免于手术的创伤。

（浙江大学医学院附属第一医院　魏海燕　傅佩芬）

参考文献

[1] Julian TB, Venditti CA, Duggal S. Landmark clinical trials influencing surgical management of non-invasive and invasive breast cancer. Breast J, 2015, 21 (1): 60-66.

[2] Fisher B, Anderson S, Bryant J, et al. Twenty-year follow-up of a randomized trial comparing total

mastectomy, lumpectomy, and lumpectomy plus irradiation for the treatment of invasive breast cancer. N Engl J Med, 2002, 347 (16): 1233-1241.

[3] Ye JC, Yan W, Christos PJ, et al. Equivalent survival with mastectomy or breast-conserving surgery plus radiation in young women aged < 40 years with early-stage breast cancer: a national registry-based stage-by-stage comparison. Clin Breast Cancer, 2015, 15 (5): 390-397.

[4] Houghton J, George WD, Cuzick J, et al. Radiotherapy and tamoxifen in women with completely excised ductal carcinoma in situ of the breast in the UK, Australia, and New Zealand: randomised controlled trial. Lancet, 2003, 362 (9378): 95-102.

[5] Julien JP, Bijker N, Fentiman IS, et al. Radiotherapy in breast-conserving treatment for ductal carcinoma in situ: first results of the EORTC randomised phase III trial 10853. EORTC Breast Cancer Cooperative Group and EORTC Radiotherapy Group. Lancet, 2000, 355 (9203): 528-533.

[6] Wong JS, Chen YH, Gadd MA, et al. Eight-year update of a prospective study of wide excision alone for small low-or intermediate-grade ductal carcinoma in situ (DCIS). Breast Cancer Res Treat, 2014, 143 (2): 343-350.

[7] Veronesi U, Bonadonna G, Zurrida S, et al. Conservation surgery after primary chemotherapy in large carcinomas of the breast. Ann Surg, 1995, 222 (5): 612-618.

[8] Cortazar P, Zhang L, Untch M, et al. Pathological complete response and long-term clinical benefit in breast cancer: the CTNeoBC pooled analysis. Lancet, 2014, 384 (9938): 164-172.

[9] Wolmark N, Wang J, Mamounas E, et al. Preoperative chemotherapy in patients with operable breast cancer: nine-year results from National Surgical Adjuvant Breast and Bowel Project B-18. J Natl Cancer Inst Monogr, 2001, (30): 96-102.

[10] Bonev V, Evangelista M, Chen JH, et al. Long-term follow-up of breast-conserving therapy in patients with inflammatory breast cancer treated with neoadjuvant chemotherapy. Am Surg, 2014, 80 (10): 940-943.

[11] King TA, Morrow M. Surgical issues in patients with breast cancer receiving neoadjuvant chemotherapy. Nat Rev Clin Oncol, 2015, 12 (6): 335-343.

[12] McCormick B, Winter K, Hudis C, et al. RTOG 9804: a prospective randomized trial for good-risk ductal carcinoma in situ comparing radiotherapy with observation. J Clin Oncol, 2015, 33 (7): 709-715.

[13] Goldhirsch A, Winer EP, Coates AS, et al. Personalizing the treatment of women with early breast cancer: highlights of the St Gallen International Expert Consensus on the Primary Therapy of Early Breast Cancer 2013. Ann Oncol, 2013, 24 (9): 2206-2223.

[14] Moran MS, Schnitt SJ, Giuliano AE, et al. Society of Surgical Oncology-American Society for Radiation Oncology consensus guideline on margins for breast-conserving surgery with whole-breast irradiation in stages I and II invasive breast cancer. Int J Radiat Oncol Biol Phys, 2014, 88 (3): 553-564.

[15] Solin LJ, Gray R, Baehner FL, et al. A multigene expression assay to predict local recurrence risk for ductal carcinoma in situ of the breast. J Natl Cancer Inst, 2013, 105 (10): 701-710.

[16] Pignol JP, Olivotto I, Rakovitch E, et al. A multicenter randomized trial of breast intensity-modulated radiation therapy to reduce acute radiation dermatitis. J Clin Oncol, 2008, 26 (13): 2085-2092.

[17] Strnad V, Ott OJ, Hildebrandt G, et al. 5-year results of accelerated partial breast irradiation using sole interstitial multicatheter brachytherapy versus whole-breast irradiation with boost after breast-conserving surgery for low-risk invasive and in-situ carcinoma of the female breast: a randomised, phase 3, non-inferiority trial. Lancet, 2016, 387 (10015): 229-238.

[18] Margolese RG, Cecchini RS, Julian TB, et al. Anastrozole versus tamoxifen in postmenopausal women with ductal carcinoma in situ undergoing lumpectomy plus radiotherapy (NSABP B-35): a randomised, double-blind, phase 3 clinical trial. Lancet, 2016, 387 (10021): 849-856.

[19] Golshan M, Cirrincione CT, Sikov WM, et al. Impact of neoadjuvant chemotherapy in stage II-III triple negative breast cancer on eligibility for

breast-conserving surgery and breast conservation rates: surgical results from CALGB 40603 (Alliance). Ann Surg, 2015, 262 (3): 434–439.

[20] Vaidya JS, Wenz F, Bulsara M, et al. Risk-adapted targeted intraoperative radiotherapy versus whole-breast radiotherapy for breast cancer: 5-year results for local control and overall survival from the TARGIT-A randomised trial. Lancet, 2014, 383 (9917): 603–613.

[21] Wapnir IL, Dignam JJ, Fisher B, et al. Long-term outcomes of invasive ipsilateral breast tumor recurrences after lumpectomy in NSABP B-17 and B-24 randomized clinical trials for DCIS. J Natl Cancer Inst, 2011, 103 (6): 478–488.

[22] Kunkler IH, Williams LJ, Jack WJ, et al. Breast-conserving surgery with or without irradiation in women aged 65 years or older with early breast cancer (PRIME II): a randomised controlled trial. Lancet Oncol, 2015, 16 (3): 266–273.

[23] De Lorenzi F, Loschi P, Bagnardi V, et al Oncoplastic breast-conserving surgery for tumors larger than 2 centimeters: is it oncologically safe? a matched-cohort analysis. Ann Surg Oncol, 2016, 23 (6): 1852–1859.

[24] Silverstein MJ, Savalia N, Khan S, et al. Extreme oncoplasty: breast conservation for patients who need mastectomy. Breast J, 2015, 21 (1): 52–59.

[25] Kummerow KL, Du L, Penson DF, et al. Nationwide trends in mastectomy for early-stage breast cancer. JAMA Surg, 2015, 150 (1): 9–16.

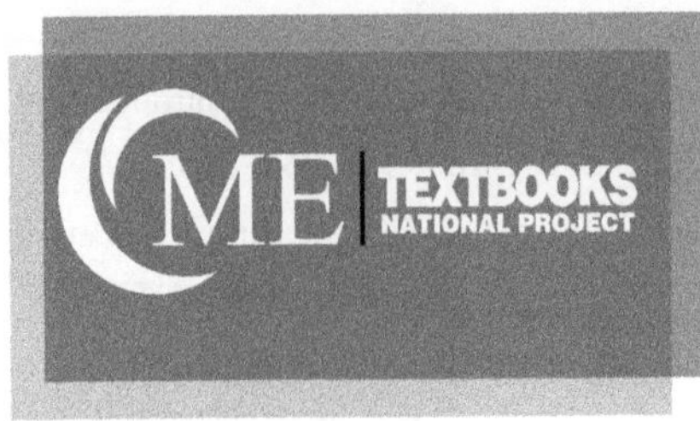

保留乳头乳晕乳腺皮下切除术研究进展

第 17 章

一、乳腺切除方式手术演变历程

19 世纪 90 年代中期，由 Halsted 和 Meyer 提出了乳腺癌典型根治术（radical mastectomy）的概念，该手术的理论基础是切除乳腺，同时切除胸大小肌及腋窝低中高位组淋巴结。1927 年，Handley 和 Thackray 提出内乳淋巴结转移是乳腺癌局部转移的途径之一，由此开启了在乳腺癌典型根治术的基础上增加内乳淋巴结切除的扩大根治手术方式。1952 年 Urban 等又提出连同胸膜一并清除内乳淋巴结的手术方法，研究同时发现经乳腺癌根治术后出现胸壁复发的患者，其复发部位70%位于胸骨旁区域，由此认为乳腺癌扩大根治术可以改善局部复发。在 20 世纪 50~60 年代，乳腺癌扩大根治术在欧美较广泛开展，成为乳腺内侧和中央区进展期乳腺癌的标准手术之一。尽管扩大根治术是肿瘤整块切除理论和外科手术技巧结合的成功实践，但是，这种扩大根治术未能达到所期望的结果。根据多项研究数据显示，乳腺癌扩大根治术未能提高治愈率和长期生存率，而相应的手术并发症却有增加，提示扩大手术范围治疗恶性肿瘤的效果是有限的。

随着影像学技术、全身治疗及放射治疗水平的进步，乳腺癌的早期诊断率不断提高，乳腺癌患者的预后也得到了极大的改善。从局部到全身治疗观念的转变促使临床医生开始尝试对胸肌无癌侵犯的患者开展保留胸大肌的手术方法，即乳腺癌改良根治术（modified radical mastectomy）。尽管手术方式的进步使患者术后并发症进一步减少，但是，因乳腺切除带来的心理创伤是患者必须面对的问题，通过联合乳房重建使患者恢复自信。乳房重建分为延期乳房重建和即刻乳房重建；根据所用材料又分为自体组织重建、假体重建或是自体组织联合假体重建。临床医生会根据患者具体的实际情况而选择不同的手术方式。无论采用何种技术，最终目的是让患者及手术者可以接受乳房重建术后的美容效果。其中，乳房皮肤保留的多少，乳房下皱襞是否存在，乳头、乳晕的有无与乳房重建的美容效果密切相关。

Toth 和 Lappert 于 1991 年提出不保留乳头乳晕全乳切除术（skin sparing mastectomy，SSM），即切除范围包括整个乳腺，乳头乳晕复合体，术前粗针活检切口，被肿瘤浸润的皮肤及肿瘤表面皮肤。其目的是为了最大限度地保留乳房皮肤及下皱襞，保留乳房的自然外观，进行即刻乳房重建的美容效果更好。美国国家综合癌症网络（National Comprehensive Cancer Network，NCCN）指南指出，在有经验医生团队合作下 SSM 也被认为与传统乳腺切除术具有相同的肿瘤安全性。随着术中病理学诊断和术中放射治疗技术的发展，保留乳头乳晕的乳腺皮下切除术（nipple-areola-complex sparing mastectomy，NSM）也开始用于临床实践。但是，NSM 对肿瘤治疗的安全性仍有较大争议。2016 年 NCCN 指南指出，NSM 在丰富经验的多学科团队参与下，可以作为部分患者的一种手术方式。回顾性研究结果显示，具备以下条件的乳腺癌患者可以考虑进行 NSM 重建手术：低复发因素的乳腺癌患者［无腋窝淋巴结转移，人表皮生长因子受体 2（human epidermal growth factor receptor2，HER-2）（-），诺丁汉分级为 1~2 级，无淋巴管及血管浸润］，肿块边缘距离乳头的距离应>2 cm 且术中乳头乳晕区冰冻病理检查未见癌侵犯。

二、手术适应证

NSM 的手术适应证目前并没有一个统一的共识，还存在争议。特别是关于肿瘤的大小、肿瘤距离乳头的距离等关键性因素还有不同的观点。尽管该手术距今已开展了 20 多年，积累了大量的病例证明其肿瘤治疗的安全性，但由于缺乏大样本的临床随机对照研究，因此，目前并未在临床广泛开展。

NSM 首先需要考虑的问题就是是否能够保留乳房皮肤。对于有以下临床特征的患者应该谨慎即刻乳房重建：①肿瘤侵犯皮肤或侵犯深层胸大肌或炎性乳腺癌患者；②有长期吸毒史、糖尿病史、肥胖者、既往胸壁有放射治疗史者；③术前预期腋窝淋巴结转移数目≥4 个以上者。以上患者在术后容易出现局部复发、转移、皮瓣缺血、坏死或感染，导致重建失败。因此对于这类患者应在术前进行充分评估，经多学科团队会诊后，与患者及其家属充分沟通，慎重选择患者。

其次是要考虑是否能够保留乳头乳晕复合体，其适应证如下：①预防性乳腺切除术（BRCA，乳腺癌家族史伴导管非典型增生）；②肿瘤<5 cm；③肿瘤距离乳头距离≥2 cm；④原位癌分布广泛（包括导管内癌、小叶原位癌）；⑤多中心或多灶性浸润性导管癌；⑥拒绝保乳手术者；⑦临床未扪及腋窝肿大淋巴结或术中前哨淋巴结无转移；⑧术前磁共振成像（magnetic resonance imaging，MRI）检查证实未见癌侵犯乳头；⑨术中冰冻未见癌侵犯。

相关禁忌证如下：①肿瘤侵犯皮肤或炎性乳腺癌；②中央型乳腺癌；③Paget 病；④乳头溢血；⑤多中心或是多灶性浸润性导管癌；⑥影像学检查疑癌侵犯乳头乳晕。

预防性乳腺切除是当前一个关注的话题。研究结果显示，*BRCA* 突变携带者一生患乳腺癌的概率为 60%~80%，当其患乳腺癌后，发生对侧乳腺癌的概率以每年 3%~4%的水平增加。因此，在有条件的国家和地区通常会对 *BRCA* 突变携带者行预防性切除乳房，或者是对携带 *BRCA* 突变的乳腺癌患者行对侧乳房预防性切除。对接受了预防性 NSM 的患者进行随访观察，结果发现，乳腺癌的发生率，特别是在乳头乳晕区的发生概率低。由此可见预防性 NSM 具有一定的安全性。同时，一项研究结果间接显示了预防性乳腺皮下切除术后发生乳腺癌的风险与切除乳腺的多少有关。

三、安全性研究进展

理论上癌细胞可以沿着乳腺导管方向从原发灶扩散至乳头乳晕复合体，因此研究者展开了对 NSM 安全性的调查和分析。Hinton 等报道保留 NSM 和改良乳腺癌根治术在局部复发率和早期生存率上无明显差异。Jensen 等报道对 99 例患者共实施保留或不保留乳头乳晕 149 例次（50 例为对侧乳房预防性切除），术后平均随访 60.2 个月，127 例保留乳头乳晕，无一例复发和死亡；22 例切除乳头乳晕患者，3 例（14%）发展为皮肤局部复发，且位置均位于距切口 2 cm 内。该结果表明对于选择恰当的患者，术中冰冻提示无肿瘤侵犯患者实施 NSM，局部复发率低，是安全的手术方式。

Mallon 总结了 23 篇临床研究共 2314 例患者，尽管总的乳头区隐匿性恶性病变率为 11.5%，其乳头区复发率仅为 0.9%，皮肤复发率为 2.4%。研究肿瘤大小与乳头受累关系时发现，肿瘤<2 cm时，乳头受累率为 9.8%；2~5 cm 时，为 13.3%；当>5 cm 时，乳头受累率高达 31.8%。研究多中心病变时发现，其乳头受累率（29.6%）较单病灶明显增高（12.4%）。分析腋窝淋巴结是否有转移时发现，无转移者（10%）较有转移者乳头受累率（24.4%）明显下降。淋巴管及血管受侵犯和 HER-2（+）也是影响其乳头是否受侵犯的重要因素。

目前关于 NSM 在乳腺癌中的适应证还未达成共识，但是，肿瘤大小和肿瘤距离乳头的距离被认为与乳头是否受侵犯有重要的相关性（表 17-1）。多数研究认为肿瘤大小应<3 cm，肿瘤距离乳头的距离应≥2 cm，该肿瘤大小和距离被视为可降低乳头受侵犯的概率，从而减少局部复发风险。

表 17-1 NSM 肿瘤大小与肿瘤距乳头的距离选择标准

研究	肿瘤大小（cm）	肿瘤距乳头距离（cm）
Bassiouny 等	<5	>2
Bistoni 等	<2.5	≥2.5
Crowe 等	<3.5	NR
Denewer 等	NR	>2.5
Gerber 等	NR	>2
Palmieri 等	<2	>2.5
Petit 等	<5	>1
Psaila 等	<3.5	>2
Regolo 等	<4	>1
De Alcantara Filho	<3.5	>1

注：NSM，保留乳头乳晕乳房皮下切除术；NR，无记录

四、常见并发症及其处理

NSM 减少了患者再次手术的乳头重建手术及乳晕纹身的烦恼，乳头重建术后乳头回缩、消失、乳晕褪色等缺点。但是接受了 NSM 的患者在术后出现乳房皮肤，特别是乳头乳晕区的皮肤坏死风险更高。因此，术前手术风险评估、手术切口的选择及术后并发症的恰当及时处理对减少并发症至关重要。常见的并发症有乳头坏死、乳房皮瓣坏死及假体丢失。

一项 meta 分析发现，在 23 篇研究 2980 例患者中，平均乳头坏死率为 8.8%，范围为 0~41%；其中有 21 篇研究共 2377 例报道因乳头坏死失去乳头，其总的发生率为 2%，范围 0~10%。研究显示，吸烟史、血管疾病及乳房肥大是导致乳头坏死的相关因素，而体质量指数、乳房下垂、乳腺癌病理、肿瘤距乳头距离、新辅助化疗或是放射治疗与术后乳头乳晕区坏死之间无统计学相关性。另外一项 meta 分析总结了 16 篇 NSM 临床研究的乳房皮瓣坏死发现，在 2213 例 NSM 中总的乳房皮瓣坏死率为 9.5%。而有关 SSM 的乳房皮瓣坏死率为 10%~20%。发生乳房皮瓣坏死与多种因素有关，如吸烟、糖尿病、既往放射治疗史、高体质量指数、严重乳房下垂、切口的选择等。而假体丢失常常是由于切口张力高、感染、切口裂开等因素。研究发现，乳房下皱襞切口导致假体丢失达 13%，Wang 等的结果也发现乳房下皱襞切口导致假体丢失率为 11.3%，因此对于 NSM，采用假体重建术的患者应尽量避免采用乳房下皱襞切口。

乳头坏死是 NSM 所关注的问题，一般并不会在术后立即发生，往往在术后逐渐表现，乳头坏

死一般分为部分和完全坏死，仅约 10%的乳头坏死需要手术切除。因此，在处理乳头缺血坏死时，手术医生要有足够的耐心，积极处理局部，如减少局部张力因素、避免压迫、坏死皮肤保持干燥、预防感染、积极清创等，多数乳头坏死可以自行愈合。一般确定乳头是否完全坏死的时间一般为术后 2~3 周。对于张力不高的乳房重建，可以采取切除后直接缝合的方式；但是如果张力高，缝合困难时，应慎重处理，最好等待其痂下愈合。

乳房皮瓣缺血坏死往往继发切口裂开，局部感染，其坏死的程度一般要 2~3 周后坏死界限才明确。乳房皮瓣坏死处理较棘手。一般在早期发现有缺血时，可给予局部外敷莫匹罗星以预防感染，保持局部清洁，明确有全层皮肤坏死，如范围窄、皮肤张力不高，可考虑切除坏死皮肤，局部清创缝合，同时给予抗生素预防感染。如坏死范围宽、不能明确为全层坏死、皮肤张力高、不能行全层缝合时，尽量采用非手术治疗，局部处理，促进痂下愈合。因皮肤坏死引起切口裂开，如果为假体重建，往往会引起假体外露、丢失。

五、放射治疗在 NSM 中的应用进展

乳房皮肤及乳头乳晕区局部复发仍然是肿瘤外科医生关心的主要问题，也是影响患者是否同意接受该类手术的一个重要因素。对于不同的手术方式，选择不同分期的患者进行放射治疗可以降低乳腺癌局部复发风险。一篇 meta 分析研究放射治疗对局部和乳头区复发的影响，分析结果显示，不进行放射治疗的患者，乳头区局部复发为 0~12%，而接受放射治疗的患者局部复发率仅为 0~2%（表 17-2）。尽管如此，目前认为保留乳头乳晕复合体并不是进行术中或术后放射治疗的唯一因素。NSM 后是否进行放射治疗还受多种因素影响，如患者年龄、肿瘤大小、组织学分级、腋窝淋巴结状况、是否有脉管侵犯。对于绝经后的患者，如果肿瘤小、肿瘤距离乳头远、组织学分级低、切缘阴性、无腋窝淋巴结转移者，其局部复发率低，可以考虑不进行放射治疗。对于绝经前年轻患者，如果肿瘤大、肿瘤距离乳头在 2 cm 以内、有一些上述较差的生物学指标，这类患者局部复发风险高，采用 NSM 就不恰当，局部复发就会增高，因此，对于这类患者，建议手术切除乳头乳晕复合体。如果患者已接受 NSM，而术后发现有高局部复发的因素，亦可以考虑进行放射治疗。

表 17-2 放射治疗对 NSM 局部和乳头复发的影响

作者	病例数	手术类型	放射治疗	局部复发（%）	乳头复发（%）	中位随访
Bishop	63	NSM	是	3	0	3.9 年
	24	NSM	否	17	12	3.8 年
Cheung	134	NSM	否	16	4	122 个月
	535	CM	否	14	NA	93 个月
Gerber	61	NSM	部分(1)	5.4	2	59 个月
	134	CM	部分(2)	8.2	NA	59 个月
Petit	1001	NSM	是	1.4	0	20 个月
Sachini	123	NSM	否	3	0	20.6 个月
Benediktsson	216	NSM	是	20.8	0	13 年
Crowe	83	NSM	不确切	3.4	0	41 个月
Sakurai	788	NSM	否	8.2	3.7	21 年

注：NSM，保留乳头乳晕乳房皮下切除术；CM，传统乳房切除术；(1)，27.9%接受放射治疗；(2)，23.9%接受放射治疗

Petit 等于 2010 年首先报道对 NSM 患者术中进行乳头乳晕区放射治疗。随访 20 个月发现其局部复发率为 1.4%。在复发的患者中，无一例发生在乳头乳晕区。但是，有 79 例最后病理分析发现有癌累及。对这些患者随访发现，无一例患者出现乳头区局部复发，说明术中放射治疗对于控制微小病变是有效的。由于其病例数量少，随访时间短，还需要更多的循证医学证据证明其有效性。因此，目前仍认为如术后发现乳头乳晕后方有癌侵犯，建议再次手术切除切乳头及相应区域。

（重庆医科大学附属第一医院 厉红元 殷雪东）

参考文献

[1] Yoo H, Kim BH, Kim HH, et al. Local recurrence of breast cancer in reconstructed breasts using TRAM flap after skin-sparing mastectomy: clinical and imaging features. Eur Radiol, 2014, 24 (9): 2220-2226.

[2] Agarwal S, Agarwal S, Neumayer L, et al. Therapeutic nipple-sparing mastectomy: trends based on a national cancer database. Am Surg, 2014, 208 (1): 93-98.

[3] Lanitis S, Tekkis PP, Sgourakis G, et al. Comparison of skin-sparing mastectomy versus non-skin-sparing mastectomy for breast cancer: a meta analysis of observational studies. Ann Surg, 2010, 251 (4): 632-639.

[4] Kinoshita S, Kyoda S, Hirano A, et al. Clinical comparison of four types of skin incisions for skin-sparing mastectomy and immediate breast reconstruction. Surg Today, 2014, 44 (8): 1470-1475.

[5] Munhoz AM, Aldrighi AC, Montag E, et al. Clinical outcomes following nipple-areola-sparing mastectomy with immediate implant-based breast reconstruction: a 12-year experience with an analysis of patient and breast-related factors for complications. Breast Cancer Res Treat, 2013, 140 (3): 545-555.

[6] Tokin K, Weiss A, Wang-Rodriguez J, et al. Oncologic safety of skin-sparing and nipple-sparing mastectomy: a discussion and review of the literature. Inter J Surg Oncol, 2012, 2012: 921821.

[7] Endara M, Chen D, Verma K, et al. Breast Reconstruction following nipple-sparing mastectomy: a systematic review of the literature with pooled analysis. Plast Reconstr Surg, 2013, 132 (5): 1043-1054.

[8] Gerber B, Krause A, Reimer T, et al. Skin-sparing mastectomy with conservation of the nipple-areolar complex and autologous reconstruction is an oncologically safe procedure. Ann Surg, 2003, 238 (1): 120-127.

[9] Petit JY, Veronesi U, Orecchia R, et al. Nipple sparing mastectomy with nipple areola intraoperative radiotherapy: one thousand and one cases of a five years experience at the European institute of oncology of Milan (EIO). Breast Cancer Res Treat, 2009, 117 (2): 333-338.

[10] Sakurai T, Zhang N, Suzuma T, et al. Long-term follow-up of nipple-sparing mastectomy without radiotherapy: a single center study at a Japanese institution. Med Oncol, 2013, 30 (1): 481.

[11] Gould, DJ, Hunt KK, Liu J, et al. Impact of surgical techniques, biomaterials, and patient variables on rate of nipple necrosis after nipple-sparing mastectomy. Plast Reconstr Surg, 2013 Sep, 132 (3): e330-e338.

[12] Gomes G, Shagc, McMcloskey S, et al. The role of radiation therapy after nipple-sparing mastectomy. Ann Surg Oncol, 2014, 21 (7): 2237-2244.

[13] Yao K, Liederbach E, Tang R, et al. Nipple-Sparing Mastectomy in *BRCA1/2* mutation carriers: an interim analysis and review of the literature. Ann Surg Oncol, 2014, 22 (2): 370-376.

[14] Pele AW, Irwin CS, Hwang ES, et al. Total skin-sparing mastectomy in BRCA mutation carriers. Ann Surg Oncol, 2014, 21 (1): 37-41.

[15] Gould DJ, Hunt KK, Liu J, et al. Impact of surgical techniques, biomaterials, and patient variables on rate of nipple necrosis after nipple-sparing mastectomy. Plast Reconstr Surg, 2013, 132 (3): 330-338.

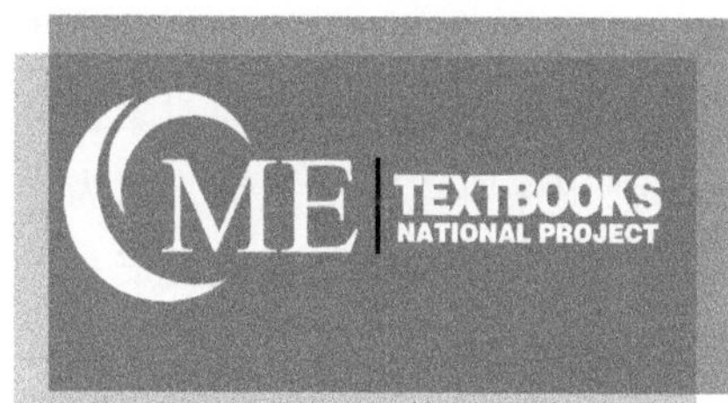

即刻假体置入乳房再造研究进展

第 18 章

近年来，乳腺癌术后乳房再造已经成为乳腺癌治疗的重要组成部分，应用假体即刻乳房再造因外观良好、方式简便得到迅速发展和应用。保留乳头乳晕复合体（nipple-areolar complex，NAC）以及新材料的应用使再造乳房更加逼真。本文将对近年来围绕以上技术的临床应用进展展开讨论。

一、一步法还是二步法

应用假体置入乳房再造最早于20世纪60年代开始，而组织扩张器于1970年在临床使用。应用假体乳房再造包括即刻硅胶假体置入、组织扩张器置入后更换永久性假体、置入可调节大小的乳房假体以及假体联合自体组织瓣再造。一开始应用假体乳房再造只是简单将假体放置在肌肉后填充乳腺缺损，大多数患者再造乳房呈固定的圆形隆起，而非自然下垂，患者满意度不高。由于美容学原因以及肿瘤安全学问题，医生更倾向行皮肤扩张后假体置入，即二步法。在切除乳腺的同时于胸大肌后置入扩张器，并在随访中将扩张器注射盐水扩张至目标体积，行二次手术取出扩张器更换永久假体。二次手术时可同时进行对侧乳腺对称性手术如巨乳缩小、上提或者隆乳术。二次手术时间，即扩张时间为1个月至1年不等，主要由组织扩张程度及乳腺癌术后综合治疗决定。Hammond等使用组织扩张器后更换永久假体方法再造，再造乳房的不良固定形状明显改善。很长一段时间，二步法假体乳房再造在数量上是占优势的，通过组织扩张期，再造乳房外形基本确定，这对永久性乳房假体大小选择和再造乳房局部形态调整更加有把握，并且在二次手术时，可同时进行对侧乳房及乳头乳晕整形术。

但随着保留皮肤的乳腺切除术的肿瘤安全性考证以及相关材料学的发展，目前假体再造趋势已经转向减少再造再手术。此外，随着越来越多女性寻求*BRCA*基因突变检查，越来越多预防性乳腺切除正在执行，进一步推动一步法的临床应用。一步法乳房再造使用自体组织肌（皮）瓣或者人工材料补充覆盖假体组织，于2008年在美国开始流行，虽然当时乳房再造手术还不是主流。一项对美国医生实际操作研究表明他们虽然更习惯行二步法乳房再造，但是在进行一步法乳房再造后获得了与二步法相似的令其熟悉的效果。同时也发现一步法乳房再造非计划住院比例更低。一步法乳房再造也不会增加乳腺癌的复发率，不影响常规化疗，其5年无病存活率或病死率与未行假体置入者并无差异。对美国医保患者行18个月随访报道，两种再造方式并发症基本相同，如假体感染、外露、包膜挛缩，近期并发症发生率一步法略高，但远期并发症发生率差异无统计学意义。涉及技术的相似性使二步法向一步法自然过渡，后者作为治疗方案其应用率有明显上升趋势。

一步法假体再造主要适用于乳房体积较小（一般指体积<400 ml 或 A/B 罩杯）、下垂不明显或轻度下垂的患者。小乳房、微微下垂、行保留皮肤甚至 NAC 的患者是一步法的最佳适应对象，轻度自然下垂有利于一步法，应用扩张器往往达不到这种皮肤效果。强调保留皮肤很关键，因为它要承受假体所带来的张力和重力，同时也不能有过大张力而影响到血供。近 20 年脱细胞真皮基质（acellular dermal matrix，ADM）在乳房再造的应用，修补胸大肌下极及外侧缘，形成一个口袋式的假体床，完全包住乳房假体，可以确保乳房下极丰满度，适合乳房体积稍大、下垂明显的体形，一定程度上拓展了一步法假体再造的适应证。

是否进行术后放射治疗是影响一步法或二步法选择的重要因素，对于病期偏晚，需要术后放射治疗的患者，考虑到放射治疗对再造乳房外形的影响，以及再造术后并发症延迟肿瘤综合治疗如化疗等，一般建议行二步法乳房再造。扩张器置入后常规进行扩张，放射治疗时可以根据情况抽出扩张盐水，待放射治疗结束后再进行扩张。

但也有研究表明，假体置入后再进行放射治疗是可行的。Cordriro 对 156 例假体乳房再造的患者进行分析后认为，虽然放射治疗对置入假体有一定影响，但是患者的接受度较高，特别是对于不接受自体组织再造的患者更是如此。近年来，一些学者对需要放射治疗的患者行一步法乳房再造，其临床及美容效果与不需放射治疗患者无明显差异。放射治疗不是一步法乳房再造的绝对禁忌证，但选择患者时仍需慎重。

如果条件允许，即刻一步法乳房再造更占优势，它避免二次手术和其所致风险、费用、缩短手术康复时间及形体恢复时间。患者没有乳房缺失过程，心理更加健康。但它是一种更加精细和挑剔的手术，对外科医生技术和经验要求更高，并且需要很长的学习曲线。即使是十分有经验的医生，仍存在患者不满意而再次手术的可能。在最近一组 439 例的报道中，再手术率达 11%。

二、乳头乳晕保留相关问题

NAC 为乳房的视觉焦点，很大程度上决定了乳房的外形和对称性，是一个完美乳房的重要标志。乳腺癌手术切除 NAC 这一乳房审美核心成分，给再造完美乳房大打折扣。虽然乳头乳晕再造方法多样，但是再造乳头失去勃起功能，与对侧乳头乳晕不对称等问题一直困扰整形外科医生。逼真、具有复杂纹理及功能的乳头乳晕不是简单再造就能达到的。乳头乳晕是皮肤的附属物，不属于乳腺组织，它可能受乳腺癌侵蚀，但至今尚未见一例由保留的乳头乳晕发展的乳腺癌的报道。目前乳腺外科的发展趋势强调注重生活质量的保守质量模式，保证疾病治疗的前提下维护美容外观，尽量保留乳头乳晕是顺理成章的选择。

1960—1990 年研究证实在切除乳房标本中乳头受累率为 6%~58%。Vyas 研究表明，早期乳腺癌患者，肿块距离乳晕<2.5 cm 时，乳头乳晕浸润概率为 20%；对于肿瘤距离乳头乳晕>2.5 cm 时，乳头乳晕浸润概率为 0。虽然这些数据受采样技术及标本量影响，但是他们共同提出，在行保留乳头乳晕乳腺皮下切除术（nipple-sparing mastectomy，NSM）乳晕下保留组织厚度不得超过 20 mm。Gerber 的临床研究显示，对于边缘>2 cm 的病例，保留 NAC 并不增加复发风险。Kissin 认为对于肿瘤直径<5 cm、肿瘤距乳头乳晕距离>2 cm、乳头外观无异常、无溢液、同侧腋窝无可触及的肿大淋巴结患者，可考虑保留 NAC。保留了乳头乳晕，使再造乳房更加完美，美容效果大大提高。传统观点认为肿瘤直径>2 cm、多灶性肿瘤、肿瘤距乳头<2 cm 不宜考虑 NSM，但 Coopey 发现随着外科医生手术经验及技术增长，肿瘤大小及距乳头距离不再是预后影响因素，只要临床或影像学证据未提及累及乳头乳晕，即可进行 NSM。

NSM 于 1999 年在西南外科大会（Southwestern Surgical Congress）首次提出，第一个系列报道

是在 2006 年。意大利米兰的 Petit 团队保留 1~1.5 cm 厚度乳腺组织于皮瓣特别是乳头乳晕后，为了减少复发及隐匿性肿瘤，术中对乳头乳晕及残留腺体进行 16 Gy 放射治疗（ELIOT），随访 6 个月。25 例患者无一例发生乳头乳晕局部复发。随访 13 个月，1 例患者在离乳头较远的锁骨下区出现局部复发。Gerber 等对行 NSM 的 61 例患者进行平均 4.9 年随访发现，同不保留乳头乳晕全乳切除术及未保留皮肤乳腺切除患者比较，其局部复发率稍高（11.7%），但差异无统计学意义。Crowe 对 41 例因乳腺肿瘤治疗或预防性切除行 NSM 患者进行 6 周的短期随访，无一例出现局部复发。

Petit 报道了 1001 例皮下乳腺切除术+ELIOT，随访 20 个月，局部复发率仅为 1.4%。他在 2010 年 San Antonio Breast Cancer Symposium 上表示，在他所属医疗机构，37%的乳房切除是保留乳头乳晕的，这些病例包括没有放射治疗史的临床 T_1、T_2 浸润性乳腺癌。他们采用从乳晕边缘至乳房外上的放射状切口，并行乳头乳晕基底部冰冻切片确定无肿瘤残留并行 20 Gy 术中放射治疗。

Veronesi 通过对 2000 例保留乳头乳晕乳腺癌患者进行 53.2 个月随访发现，其复发率为 3.9%（39 例复发中 12 例累及到保留的乳头），8%患者出现远处转移，病死率为 2.7%，有趣的是 75 例保留乳头乳晕乳腺癌患者（25 例为浸润性，50 例为非浸润性）术后常规病理切片中乳头乳晕底部发现肿瘤残留，虽然出现假阴性，但是这些患者并没有出现局部复发，这可能要归功于术中放射治疗。然而难以解释的是接受相同术中放射治疗剂量且乳头乳晕基底确定无肿瘤残留的患者出现局部复发。

大量临床数据证实了 NSM 的肿瘤学安全性。20 世纪 90 年代，随着基因检测对乳腺癌高危人群风险评估技术的提高及人们对乳腺癌防治意识的加强，NSM 需求量上升。其对象是乳腺癌高危女性，其中很多人后来被证实是 *BRCA* 基因携带者。然而一项随访 6.4 年的研究表明，残留腺体发生原发性乳腺癌的概率高于预期。是否对于这些患者行真正的 NSM（即不保留任何腺体）有待进一步研究。

保留乳头乳晕术后常见并发症为乳头乳晕坏死，多见于乳房较大患者，与切口选择有一定关系，乳房下皱襞切口较环乳晕及放射状切口坏死率低并且美观。6.5%的患者出现乳头乳晕坏死，其中全层坏死为 3.9%，31%的患者出现乳头色素脱失，64%的患者表示乳头感觉缺失或只有很少感觉。Stolier 和他的团队的研究认为，只有 25%的乳头基底部拥有导管终末小叶单位，也就是乳腺癌的起源部分，强调它只存在于乳头的基底部而非乳头本体。因此，在乳头本体取组织做冰冻切片的做法既没有必要，又会伤及乳头的血供而使乳头坏死率大大增加，应当避免。

来自 John Wayne 癌症中心一份 5 年的数据显示，在他们随访的 99 例患者中，6%的患者乳头乳晕缺血坏死，因此他们调整方案采取“延迟”手术，即在行 NSM 前 2 周，行乳晕下方环乳晕切口，用于乳头乳晕基底部活检以及从乳房腺体上分离掀起整个 NAC。2 周后，待血管重新生成并且病理检查结果显示 NAC 无肿瘤后再行手术。他们表示，这种技术可以降低乳头乳晕坏死概率，并且应该能获得更小的复发率。

三、ADM 的应用

通常情况下，假体或者扩张器放置于胸大肌下，但由于胸大肌不能覆盖整个乳房区域，因此仍有部分假体或者扩张器直接暴露于皮下，常用转移背阔肌肌（皮）瓣或者掀起前锯肌、腹直肌筋膜等方法覆盖。尽管有肌肉覆盖降低了皮肤萎缩所致假体外露率，但仍存在乳房下级的扩张不足或成形不佳，并且导致供区畸形。近 20 年来 ADM 替代肌肉，避免了第 2 供区，减少了手术创伤，并且可以通过 ADM 的用量调整局部张力，避免移位等并发症。

1990 年 ADM 首次应用于烧伤患者创面修复，Boxter 最早将 ADM 引入乳房整形外科领域，矫正隆乳后各种并发症并获得满意效果。2006 年 Salzberg 将 ADM 应用于乳房再造手术中，术中将假体置于胸大肌后，ADM 与离断的胸大肌断端缝合，于乳房下皱襞下 2 cm 处与胸壁缝合，将假体下极完整包裹。研究还发现，使用 ADM 后术后包膜挛缩、假体移位发生率明显减少。2010 年，美国一区域性研究显示，约 75%整形外科医生将 ADM 应用到乳房再造中。

ADM 是同种异体生物材料，是人体真皮脱细胞处理后的残留胶原支架，具有一定的厚度和韧性，不具有免疫原性。ADM 组织相容性较好，据动物实验和临床观察，ADM 在修复过程中仅提供支架作用，自体成纤维细胞会逐渐长入其微孔结构，胶原被替代，纤维重新排列，ADM 最终被同化，形成自体的胶原纤维组织。ADM 具有很好的柔韧性及坚韧性，便于操作和拉伸，不易撕裂，这些特性使其成为乳房整形的极佳材料。

经过数年发展，ADM 已被广泛应用于乳房再造外科领域，替代各种组织瓣，实现对假体的覆盖。它完全可以实现胸大肌和乳房下皱襞、外侧皱襞之间的张力桥接，为假体提供完整的覆盖，增加术中扩张器的注水量，塑造自然牢靠的乳房下皱襞，减少牵拉纹产生、假体皱褶形成及边缘易于触及等情况，对假体置入后外形改善大有裨益。

应用 ADM 乳房再造短期并发症发生率为 0~23%，常见为皮瓣坏死、血肿和感染，Chun 等提出 ADM 增加了感染、血肿及扩张器取出的发生率，Kim 等对 2037 例使用 ADM 的患者进行统计分析，其术后血肿、感染及皮瓣坏死等并发症发生率上升。为了减少感染发生，ADM 应与硅凝胶假体同样操作：抗生素溶液浸泡，尽可能做到无菌，降低感染发生率。远期并发症如包膜挛缩发生率较无 ADM 乳房再造降低，虽然应用 ADM 随访时间不长，且包膜挛缩会随时间延长而增加，但是最近一项随访 8 年的研究也报道了较低的包膜挛缩发生率。术前放疗的区域放置 ADM 或在放置 ADM 后放射治疗均不会影响 ADM，也不会影响放射治疗效果，但会增加手术并发症发生率。

ADM 置入技术可以为置入的假体提供可靠的表面覆盖，并重塑乳房外形，是一种新的损伤小、技术简单、易于推广的乳房整形方法。ADM 置入技术逐渐普及，成为假体或扩张器乳房再造手术的新趋势。

在确保肿瘤安全性的前提下，保留 NAC，应用假体即刻乳房再造，能达到自然逼真的乳房整形效果。一步法乳房再造避免了二次手术，缩短了手术及形体恢复时间，成为乳房再造的手术发展趋势，ADM 的临床应用扩大了一步法乳房再造的适应人群并能获得自然下垂的美容效果。但需要强调的是，没有一种手术方法或技术适合每一个人，肿瘤治疗计划、患者个体因素均影响乳房再造方式的选择。为此，一个由肿瘤科、放疗科、乳腺外科及整形外科专家组成的多学科团队进行集体决策、制订手术计划是必需的。

（湖北省肿瘤医院　庄　莹　龚益平）

参考文献

[1] Hammond DC, Capraro PA, Ozolins EB, et al. Use of a skinsparing reduction pattern to create a combination skin-muscle flap pocket in immediate breast reconstruction. Plast Reconstr Surg, 2002, 110 (1): 206-211.

[2] Damen THC, Wei W, Mureau MAM, et al. Medium-term cost analysis of breast reconstructions in a single Dutch centre: a comparison of implants, implants preceded by tissue expansion, LD transpositions and DIEP flaps. J Plas Reconstruct Aesthet Surg, 2011, 64 (8): 1043-1055.

[3] Sigh N, Reaven NL, Funk SE. Immediate 1-stage vs. tissue expander postmastectomy implant breast reconstructions: A retrospective real-world comparison over 18 months. J Plastic Reconstr Aesthet Surg, 2012, 65 (7): 917-923.

[4] Cordeiro PG, Pusic AL, Disa JJ, et al. Irradiation after immediate tissue expander/implant breast

reconstruction: outcomes, complications, aesthetic results, and satisfaction among 156 patients. Plast Reconstr Surg, 2004, 113 (3): 877-881.

[5] Salzberg CA. Focus on technique: one-stage implant-based breast reconstruction. Plast Reconstr Surg, 2012, 130 (5 Supp 2): S95-S103.

[6] Laronga C, Kemp B, Johnston D, et al. The incidence of occult nippleareola complex involvement in breast cancer patients receiving a skin-sparing mastectomy. Ann Surg Oncol, 1999, 6 (6): 609-613.

[7] Vyas JJ, Chinoy RF, Vaidya JS. Prediction of nipple and areola involvement in breast cancer. Eur J Surg Oncol, 1998, 24 (1): 15-16.

[8] Gerber B, Krause AS, Reimer T, et al. Skin-sparing mastectomy with conservation of the nipple-areola complex and autologous reconstruction is an oncologically safe procedure. Ann Surg, 2003, 238 (1): 120-127.

[9] Kissin MW, Kark AE. Nipple preservation during mastectomy. Br J Surg, 1987, 74 (1): 58-61.

[10] Coopey SB, Tang R, Lei L, et al. Increasing eligibility for nipple-sparing mastectomy. Ann Surg Oncol, 2013, 20 (10): 3218-3222.

[11] Petit JY, Veronesi U, Orecchia R, et al. Nipple sparing mastectomy with nipple areola intraoperative radiotherapy: one thousand and one cases of a fi ve years experience at the European Institute of Oncology of Milan (EIO). Breast Cancer Res Treat, 2009, 117 (2): 333-338.

[12] Crowe JP Jr, Kim JA, Yetman R, et al. Nipple-sparing mastectomy: technique and results of 54 procedures. Arch Surg, 2004, 139 (2): 148-150.

[13] Jensen JA, Orringer JS, Giuliano AE. Nipple-sparing mastectomy in 99 patients with a mean follow-up of 5 years. Ann Surg Oncol, 2011, 18 (6): 1665-1670.

[14] Rebbeck TR, Friebel T, Lynch HT, et al. Bilateral prophylactic mastectomy reduces breast cancer risk in BRCA1 and BRCA2 mutation carriers: the PROSE Study Group. J Clin Oncol, 2004, 22 (6): 1055-1062.

[15] Boxter RA. intracapsular allogenic dermal grafts for breast implant-related problems. Plast Reconstr Surg, 2003, 112 (6): 1692-1696.

[16] Salzberg CA. Nonexpansive immediate breast reconstruction using human acellular tissue matrix graft (AlloDerm). Ann Plast Surg, 2006, 57 (1): 1-5.

[17] Salzberg CA, Nonexpansive breast reconstruction using human acellular tissue matrix graft (AlloDerm). Ann Plast Surg, 2006, 57 (1): 1-5.

[18] Zienowicz RJ, Karacaoglu E. Implant-based reconstruction with allograft. Plast Reconst Surg, 2007, 120 (2): 373-381.

[19] Kim JY, Davila AA, Persing S, et al. A meta-analysis of human acellular demis and submuscular tissue expander breast reconstruction. Plast Reconstr Surg, 2012, 129 (1): 28-41.

[20] Salzberg CA, Ashikari AY, Koch RM, et al. An 8-year experience of direct-toimplant immediate breast reconstruction using human acellular dermal matrix (AlloDerm). Plast Reconst Surg, 2011, 127 (2): 514-524.

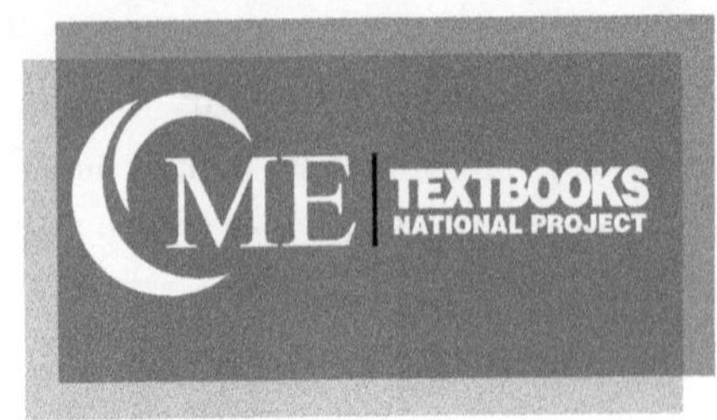

乳腺癌术后乳房重建新技术进展

第 19 章

乳腺癌是女性常见的恶性肿瘤之一，外科手术治疗仍是其主要治疗方法，并配合必要的放射治疗、化疗和免疫调节药物治疗。早期诊断技术的发展及乳腺癌辅助治疗，包括放射治疗、化疗及内分泌治疗的突飞猛进推动了乳腺癌术式的发展。当今乳腺癌治疗更趋向理性和完善性，更具科学化和人性化。乳腺癌外科治疗方法经历了从传统根治（包括扩大根治）到保乳根治（包括改良根治）的演变过程，反映乳腺外科治疗理念从局部到全身，从强调局部治疗到注重综合治疗的转变。

保乳手术（breast-conserving surgery，BCS）很早就已成为<3 cm 肿物的标准手术方式，其核心是尽可能保持双侧乳房的对称和患侧乳房的外形，对乳腺癌患者的形体破坏和心理创伤恢复起到了积极的作用。伴随整形外科技术的发展，多数患者可以解决“切缘阳性广泛切除”与“满意外观”之间的冲突而不产生乳房外形的改变，乳房重建也成为外科医生与乳腺癌患者关注的焦点。近年来，人们对术后生活质量的需求，对美的渴望及术后并发症带来的恐惧心理均有力推动了乳腺癌美容手术的探索和开展。目前，许多研究表明乳腺切除术的同时行乳房重建在肿瘤学上是安全的。

一、乳房重建原则及适应证

对乳腺癌患者施行乳房重建应当从肿瘤治疗安全及整形美容两方面考虑，应遵循以下 2 条原则：①重建所采用的技术不会干扰乳腺癌的治疗，不影响治疗的疗效与预后，不影响肿瘤复发的即时检出与再治疗；②重建的乳腺应达到理想的美容及功能效果，能改善乳腺癌患者术后的躯体形象，防止或减轻心理创伤，提高患者的生活质量。

目前对乳房重建的适应证国际上尚未统一规定，术后乳房重建常用于多中心导管内癌和Ⅰ、Ⅱ期乳腺癌患者，此类患者往往癌症复发概率小，对侧乳腺健康且情绪稳定，积极要求重建；少数Ⅲ期患者因肿瘤较大在术前已行放射治疗、化疗，皮肤缺损较大、胸壁局部情况较差，适合行即刻乳房重建；部分重建主要用于乳腺肿块切除或区段切除术后乳房形态损毁严重者。

二、乳房重建的术式

根据乳房重建的时机不同，分为即刻（Ⅰ期乳房重建）和延迟乳房重建（Ⅱ期乳房重建）；根据重建所用组织与方法不同，分为假体乳房重建与自体组织乳房重建。假体采用硅胶、盐水乳房假体及扩张器等，近年来则改用毛面、仿乳房解剖形态、可扩展的假体。自体组织依其来源分为腹部、背部、臀部、股部等，包括横行腹直肌肌皮瓣、腹壁下动静脉穿支皮瓣、背阔肌肌皮瓣、臀大肌肌皮瓣、臀上动脉穿支皮瓣、臀下动脉穿支皮瓣、阔筋膜张肌肌皮瓣、Ruben 皮瓣等。

(一) 假体乳房重建

乳房假体置入法重建乳房可追溯到 20 世纪 50 年代，该方法简单、手术风险小、住院时间短、恢复快，不会有供区的手术瘢痕，体积控制可以比较精确，单侧重建易与对侧对称。现在乳房假体重建术多用于重建乳房体积小、局部有良好的软组织覆盖、不愿意付出以身体其他部位自体组织为代价的患者。

由于乳房的形态和体积变异较大，因此假体的形状和型号有很多。假体按形状分为圆形假体、解剖型假体和不对称形假体。假体大小分大、中、小 3 个等级：大号假体，220 ml 以上，适合于身高在 170 cm 左右者；中号假体，180 ~ 200 ml，适合于身高在 165 cm 左右者；小号假体，150 ~ 175 ml，适合于身高在 160 cm 左右者。但是，假体大小最终应根据健侧乳房大小来决定。

(二) 乳腺切除 Ⅰ 期假体置入乳房重建

实施Ⅰ期假体置入乳房重建的手术要点：将胸大肌拉起，清扫胸肌间淋巴结，注意保护好胸肩峰血管。用电刀细心分离胸大肌后间隙，向内至胸骨旁线，向下游离胸大肌止点及部分腹直肌前鞘深面，以便形成与健侧基本对称的乳房下皱襞。外侧游离前锯肌，形成前锯肌瓣，并与胸大肌外缘缝合，使乳房假体置于完整的肌后腔隙，既可有效避免假体移位，又可突显乳房外侧弧度美（图 19-1）。

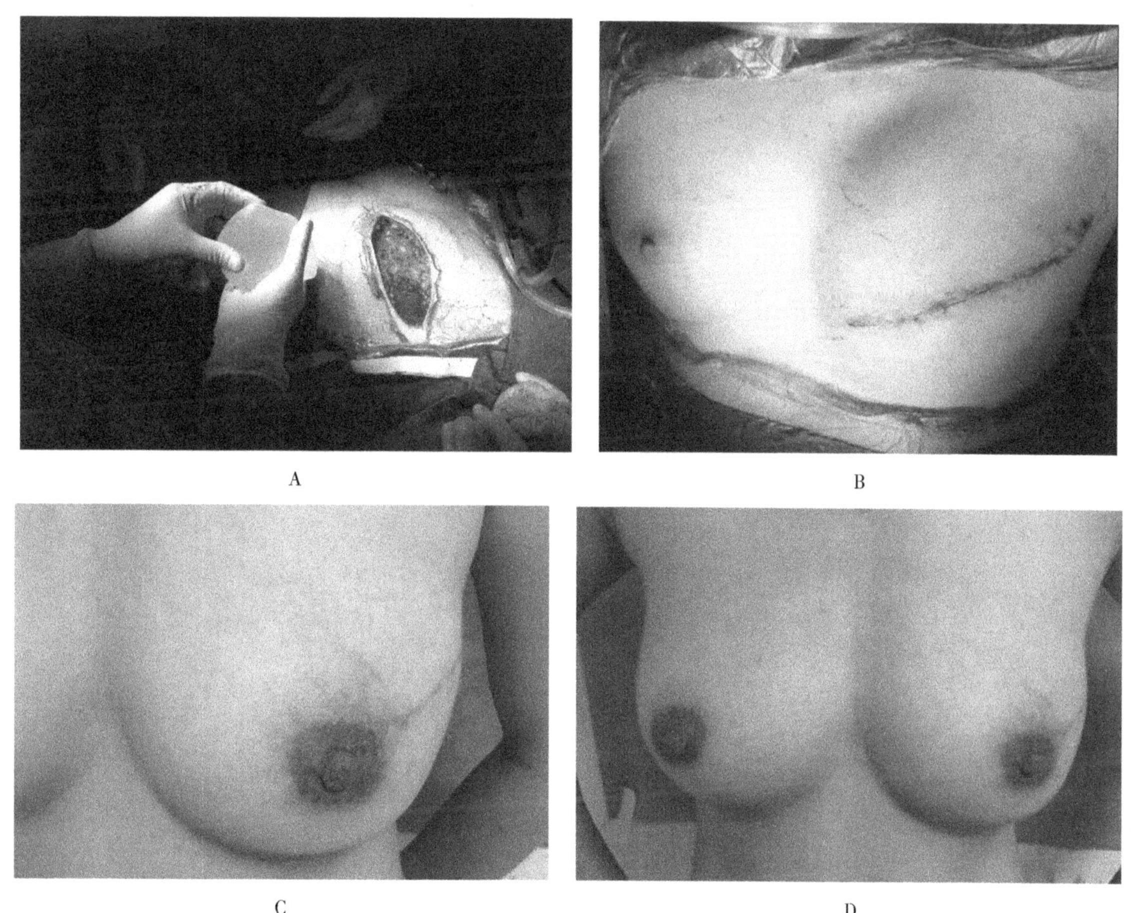

A B C D

注：图 A、B 为患者乳腺切除术后 Ⅰ 期假体乳房再造；图 C、D 为重建乳房后瘢痕恢复好，双乳对称性理想

图 19-1 乳腺切除 Ⅰ 期假体置入乳房重建

分期重建更容易达到对称性的接近，不会推迟放射治疗、化疗开始的时间。化疗同时注水扩张，化疗结束红细胞计数恢复正常，行永久性的乳房假体置入手术，假体置换后几周开始放射治疗，化疗、放射治疗结束各种反应消失后择期行永久性的乳房假体置入手术（图 19-2）。

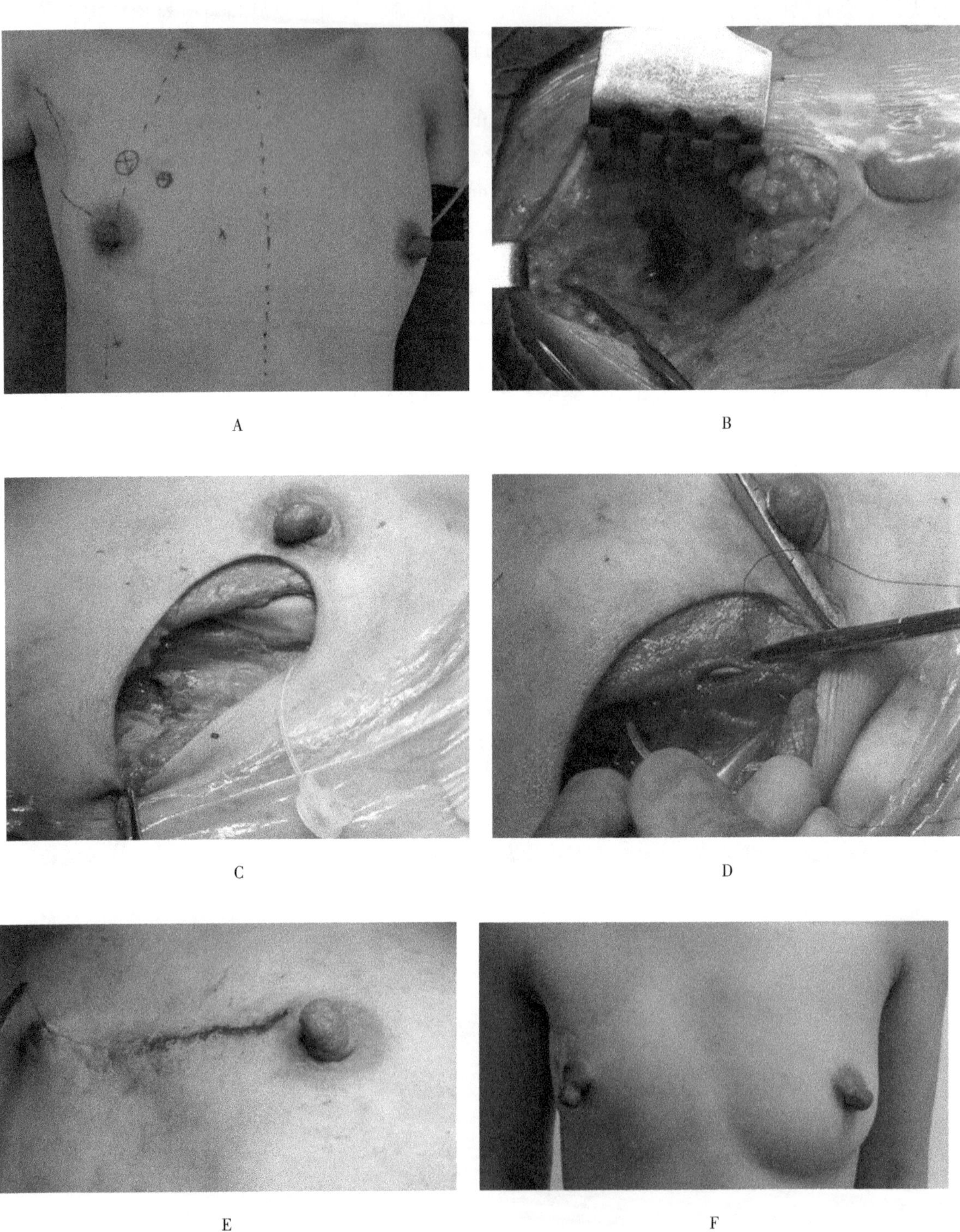

注：图 A、B 为乳腺切除术；图 C、D 为Ⅰ期扩张器置入；图 E、F 为Ⅱ期乳房重建效果良好

图 19-2 乳腺切除Ⅰ期扩张器置入以及Ⅱ期乳房重建

扩张器一般用于组织松弛度较差不能放置不定型假体的患者或不能使用皮瓣以及为制造乳房下垂感而要求扩张皮肤的患者。扩张器分为永久型（Becker 型，Mentor 公司）和临时型（Allergan 公司）两种。在放置永久性假体之前要取出临时扩张器，当获得了理想的体积时再行Ⅱ期手术。扩张器手术技巧与预充式假体相似，不同的是扩张器的基底部要向下放置一点，因为扩张器往往倾向于上提。扩张器放置后充入一定量的盐水，以不致对切口产生拉力为准。

不可避免的，假体需要较多的软组织覆盖才能使重建的乳房形态自然、对称性好，否则有可能发生局部皮瓣坏死、伤口裂开、假体破裂、感染、假体包膜挛缩、重建乳房硬化等并发症。对于在手术后需要继续进行放射治疗的患者来说，假体可能会导致放射治疗过程中产生更多的并发症。另外，假体置入存在外形自然度不如自体重建以及手感不如自体重建等劣势，利用自身组织的移植效果要优于假体置入的效果。因此，此类患者进行假体重建时应该慎重选择自身组织移植，这或许是更佳的选择。

（三）乳腺切除自体组织乳房重建

自体组织重建在国内开始走向成熟，带蒂或游离的肌皮瓣逐渐成为重建的首选。目前开展较多的是背阔肌肌皮瓣（latissimus dorsi myocutaneous flap，LDMF）、横行腹直肌肌皮瓣（transverse rectus abdominis myocutaneous，TRAM）、胸背动脉穿支皮瓣（thoracodorsal artery perforator flap，TAP）、腹壁下动脉穿支皮瓣（deep inferior epigastric perforator，DIEP）及臀大肌肌皮瓣（GAF）重建。

1. LDMF　LDMF 是体内最大的肌肉之一，Tansini 在 1896 年最先使用 LDMF 闭合乳房切除后的缺损。自 1977 年 LDMF 修复重建乳房获得首次成功以来，在欧美国家得到迅速推广。方法是以胸背血管为蒂，可形成肌皮瓣或肌瓣，向前带蒂转移至胸部，简单易行。其优点有：切取肌肉后供区没有明显的运动障碍；背部供区瘢痕隐蔽；血供可靠，组织转移血管蒂长，转移后无张力；手术操作简单、时间短、易掌握；手术成功率高。缺点有：背阔肌肌腹虽宽阔，但对于对侧乳房体积大、高挺的患者，其组织量相对较少，往往还要结合乳房假体充填；术中需更换体位。但是扩大背阔肌皮瓣（extended latissimus domi musculocutanous flap，ELDF）可以在不需要合并假体的情况下进行乳房重建，术中胸背动脉穿支营养的背阔肌周围脂肪组织与背阔肌联合移位且中央带有皮岛，大大增加了乳房重建的组织量，完全可以替代硅凝胶假体，达到增加重建乳房体积的目的。还可用带肩胛筋膜的扩展型背阔肌肌皮瓣行乳房重建。它不仅使乳房获得充分隆起（由含皮瓣的肩胛筋膜反折 2 层形成隆起），而且将背阔肌脂肪筋膜瓣填充于胸壁上内侧重建乳房的周围，这样重建的乳房形态、大小可更为满意。术前要确定肩胛下动脉完整无损，术后能形成腋襞、能做出圆形状的乳房且具有持续的下垂感。因而许多学者认为 ELDF 能产生非常好的重建效果，皮瓣坏死少见，可以作为自体组织乳房重建的首选方法。

2. TRAM　TRAM 分为游离和带蒂的腹直肌肌皮瓣，其组织量大、血供良好。带蒂的肌皮瓣是采用一侧或两侧腹直肌，连同腹部皮肤和皮下脂肪通过皮下隧道一起转移到胸部。皮瓣的静脉回流需通过腹壁下静脉、微静脉吻合支到达腹壁上静脉。由于蒂部的扭转及隧道的压迫，这种方法有时会伴发皮瓣部分坏死及脂肪液化。另外，腹直肌的切取有导致腹壁薄弱及腹部疝形成的危险。游离肌皮瓣是以腹壁下动静脉为蒂，其血管蒂的切取可携带整段腹直肌、部分腹直肌或肌袖，受区血管可采用肩胛背动静脉或胸廓内动静脉。TRAM 皮瓣重建乳房的优点为重建的乳房形态自然，手术瘢痕隐蔽，塑形优于乳房假体或扩张器，且无异物（移植体）引起的各种反应、病变，并且兼有腹壁整形术的美容作用。因此，尤其适用于有妊娠史、腹部皮肤松弛、脂肪层较厚的患者（图 19-3）。还可同时行双侧乳房重建，在欧美一些国家使用最为广泛，在国内也占相当比重。缺点有：对欲妊娠生育的妇女及供区有瘢痕者不适合；术后可能发生腹壁疝；手术操作较复杂，游离皮瓣重建还需熟练的显微外科技术。由于游离皮瓣血供比带蒂皮瓣更佳，皮瓣置入更易，重建外形更好，游离 TRAM 皮瓣迅速成为自体组织乳房重建最常用的术式之一。

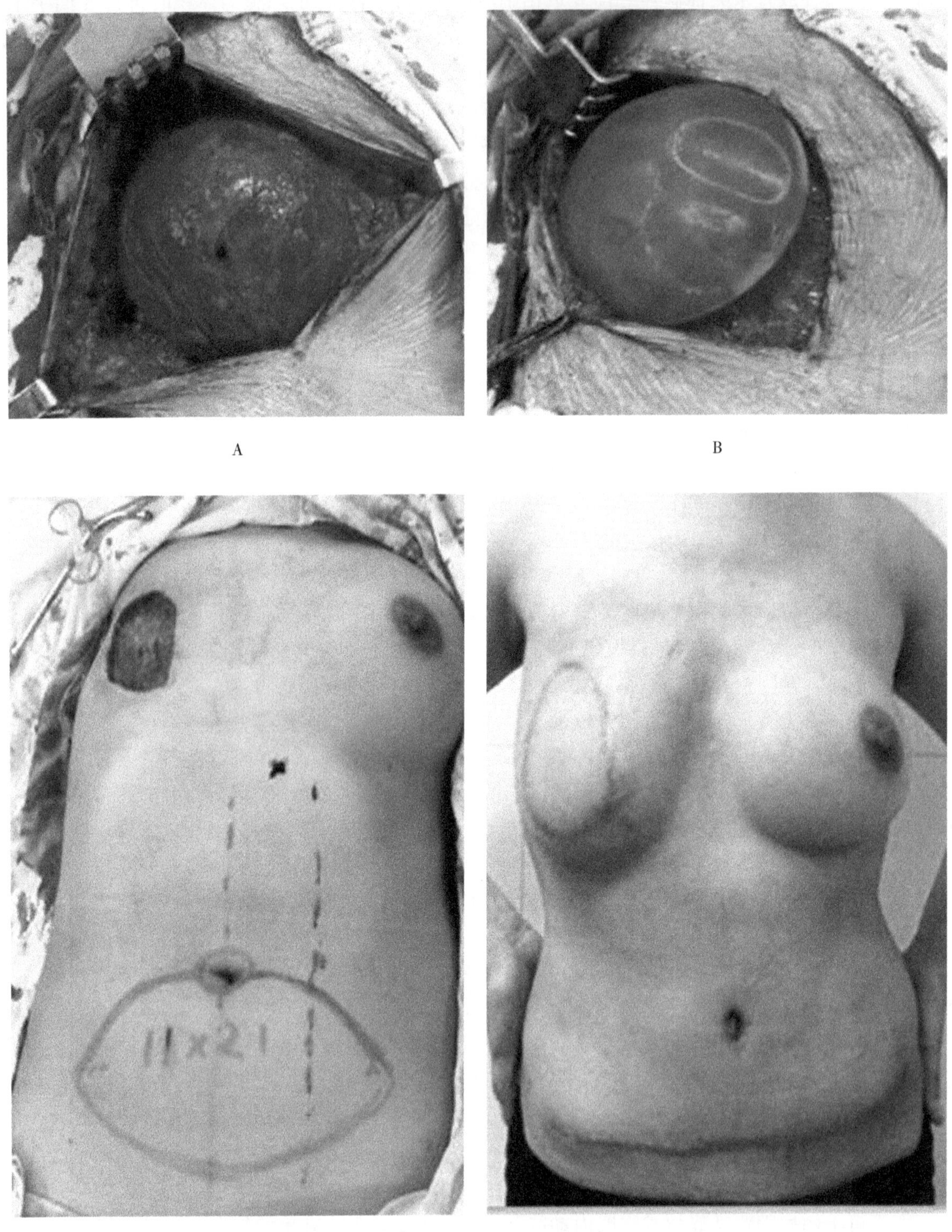

注：图 A、B、C 为乳腺切除术后横行腹直肌肌皮瓣乳房重建；图 D 为Ⅱ期乳房重建效果良好

图 19-3 乳腺切除术后横行腹直肌肌皮瓣乳房重建

3. TAP　TAP 皮瓣基于胸背动脉降支发出的 2~3 支皮肤穿支之一。术前使用多普勒定位穿支血管，最近端的穿支穿过背阔肌在最下方的腋窝褶皱下 8 cm 进入皮下组织。TAP 皮瓣乳房重建可以避免牺牲背阔肌（图 19-4）。

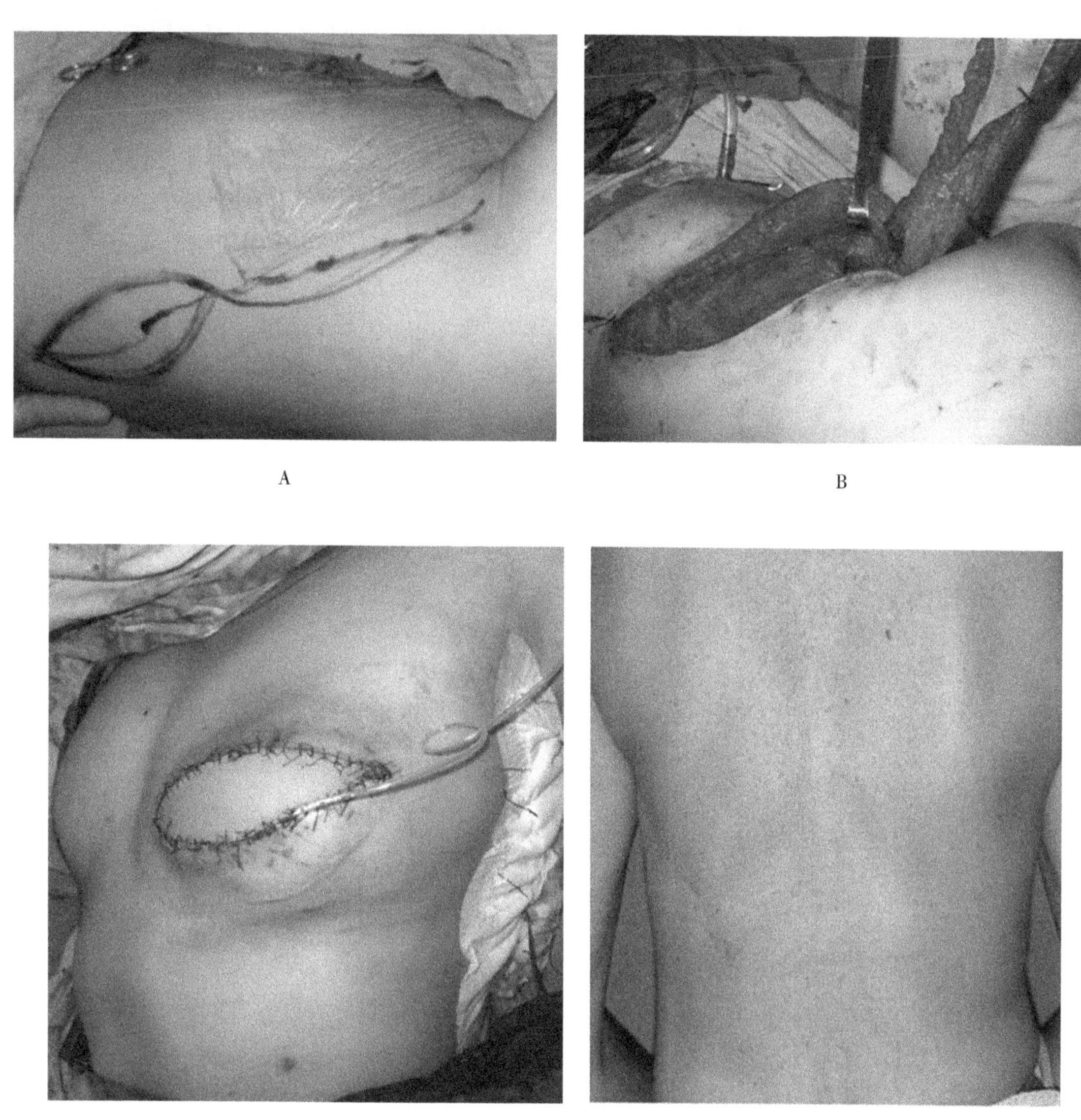

注：图 A、B、C 为乳腺切除术后胸背动脉穿支皮瓣乳房重建；图 D 为Ⅱ期乳房重建效果良好

图 19-4　乳腺切除术后胸背动脉穿支皮瓣乳房重建

4. DIEP　本方法是对传统的游离 TRAM 皮瓣的进一步完善。术中只切取皮肤及脂肪，将血管蒂从腹直肌中分离出来。DIEP 具备了 TRAM 的所有优点，但因其不带腹直肌，保留了腹直肌及其前鞘的完整性，避免了术后腹壁薄弱及腹部疝的发生，较 TRAM 大大地减少了腹部供区的并发症，恢复快；血管蒂长，对受区血管的选择灵活性大，血管蒂位于皮瓣中间，更便于塑形，拥有良好的远期效果。该皮瓣已成为自体组织移植乳房重建的首选方法。但该方法对术者要求高，操作精细，手术时间长。

5. 脂肪重建 脂肪塑形或脂肪转移是一种重要的自体脂肪移植技术，分为脂肪移植联合假体和单纯脂肪移植两种。如果乳房体积较小，可选择单纯脂肪重建，多部位同时填充可以使患者避免因假体带来的并发症和转移肌皮瓣坏死。

自体脂肪作为理想的修复材料，具有生物相容性好、应用范围广、外形自然、易获取、没有免疫排斥反应以及供区并发症少等优点。与传统手术相比，低压吸脂术是目前常用的创伤更小的技术。该手术原则是尽可能减少创伤，既要避免脂肪受压，又要避免高压条件下过滤、洗涤、吸引或再次注射，还要避免混入其他血液成分而且不能冷冻。

6. 游离大网膜乳房重建 2015 年，第四军医大学第一附属医院甲状腺乳腺血管外科、皮肤与烧伤外科及消化外科联合完成国内首例“保乳+游离网膜重建”新型术式，有效解决保乳术后残腔缺损问题。脐下缘作弧形切口，建立人工气腹。腹腔镜下取出完整游离大网膜，于显微镜下吻合胃网膜右动、静脉与胸背动、静脉。吻合后将网膜仔细填塞于右乳内下腺体缺损处，应使重建乳房略大于健侧乳房为宜，剪除少部分多余网膜，固定皮肤。切口处放置经皮氧分压探针监测移植网膜血液循环情况，缝合后用多普勒超声探头检测吻合血管血流（图 19-5）。目前认为利用大网膜游离移植进行即刻乳房重建是成功的（图 19-6），值得临床推广。

7. 双乳不对称的修复 双侧乳房的对称性对于患者来说相当重要，如果重建乳房不能对称，同样会给患者带来心理压力。保证重建乳房的对称大多需要对对侧的乳房进行手术才能达到目的，如安放假体隆乳术、进行乳房缩小术、乳房上提术等。双乳不对称的修复宜在术后 3~6 个月进行，同时可行乳头乳晕重建。修复以乳房下皱襞为最重要的对称指标，首先将其调整至最佳位置，以防乳头乳晕复合组织重建时加重两侧不对称性。

8. 乳头乳晕重建 乳头和乳晕重建是乳房重建不可缺少的组成部分，但只是外观和形态的修复，尚不能进行功能的重建。乳头重建可与乳房重建同时完成，也可待双侧乳房形态最后稳定后进行，若组织量充足，可以采用对侧乳头皮瓣重建乳头。乳头重建方法很多，可应用组织游离移植或局部皮瓣法。组织游离移植可应用对侧乳头、趾皮瓣、耳垂、小阴唇及外耳或肋软骨皮瓣。但目前普遍应用局部皮瓣法，又称“F 形皮瓣”。其他皮瓣包括半乳头皮瓣、Z 形皮瓣、S 皮瓣、反向对偶皮瓣、H 皮瓣、鱼尾皮瓣、星形皮瓣和 C-V 皮瓣。

常用乳晕重建术有 2 种：纹刺和植皮。大多数病例采用单侧纹刺的方法，如果对侧乳晕颜色很浅，也可以双侧纹刺。如植皮重建乳头，应事先进行乳晕纹刺着色。如果采用皮瓣，最初只对取皮的部位进行着色，剩余的部分在皮肤缝合后再做着色。需要注意的是，植皮部位的颜色会随时间延长而逐渐减褪。

三、术式选择应重视心理状态评估

乳房重建的出发点是恢复患者心态平衡，重建生活的信心，从而增强患者的自信心与性自我感，使康复后的患者重新以完整的自我进入术前的生活状态和社会角色。然而，生物医学存在许多问题：①忽略人的整体和人的心理；②重视微观研究，忽略宏观整体；③过分依赖仪器，忽略自身感官。2007 年，Peeraphon 等对 2006 年 12 月至 2007 年 5 月间来自于医院外科门诊 18 岁以上的 300 例乳腺癌患者进行问卷测评，结果发现，16.0%的患者存在焦虑症，19.0%的患者有焦虑症状；9.0%患者存在抑郁症，16.7%的患者有抑郁症状。因此，现代生物-心理-社会医学模式引进社会及心理因素，注重的是心身统一的整体及心身统一的社会实体的人，研究心因性病因概念。

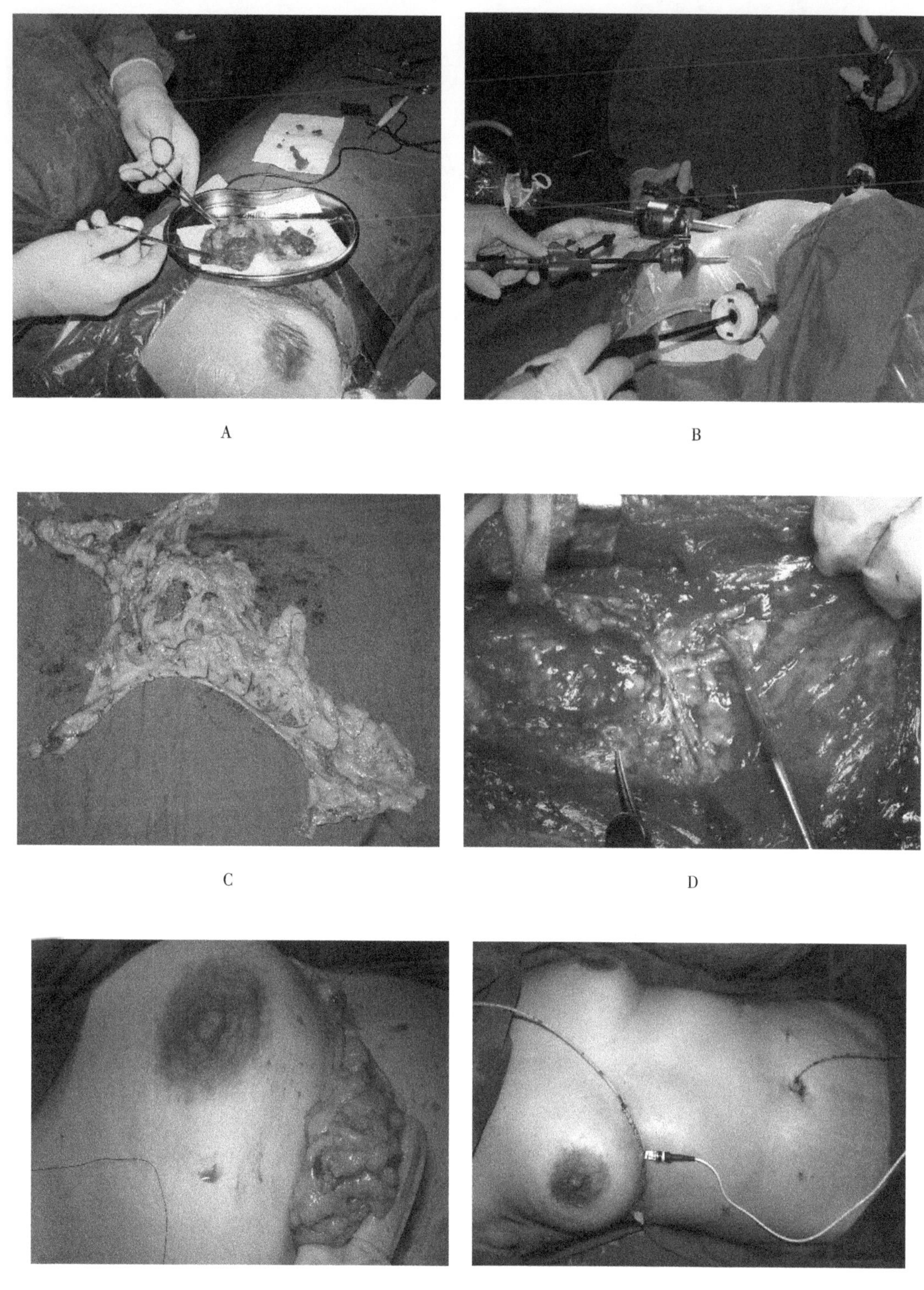

A　B

C　D

E　F

注：图 A 为保乳保腋手术；图 B、C 为腹腔镜下大网膜游离；图 D、E 为游离大网膜血管吻合以及大网膜填充残腔；图 F 为术后乳腺体积和对称性良好，患者十分满意，移植大网膜的血液循环十分通畅

图 19-5　游离大网膜即刻乳房重建

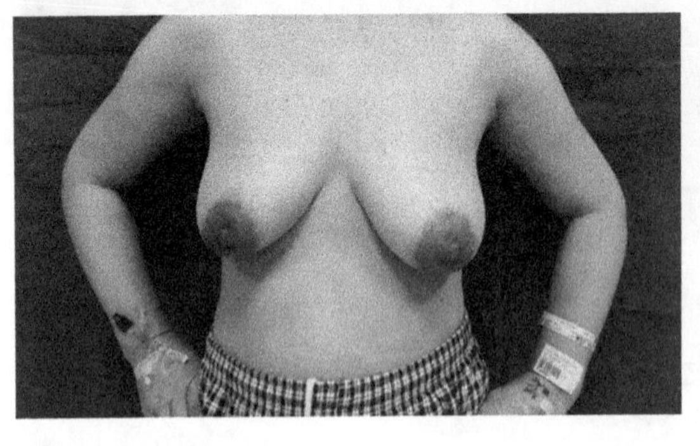

A

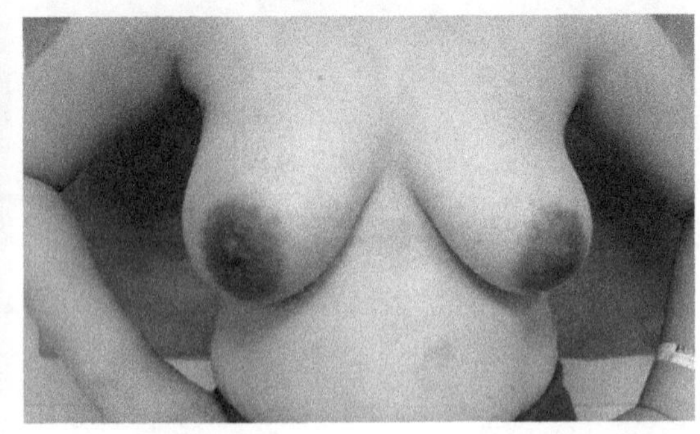

B

注：图 A 为术前乳房；图 B 为术后 6 个月乳房

图 19-6　游离大网膜进行乳房重建结果

对于乳房重建，临床医生术前应同患者充分沟通，解决下列心理问题。①了解患者对乳房重建要求的迫切程度。要求强烈的患者，多会心甘情愿地忍受由于重建手术所带来的各种不适及各种并发症，能坦然地接受手术的创伤及重建的效果。②必须使患者明白，再逼真的赝品也难以与原作媲美，“重建不等于恢复自然”。医护人员必须将重建手术的类型、效果、利弊及并发症向患者交待清楚。③对乳房重建方式的选择，如对一例中年事业上成功的女性，对重建的要求多仅是强调着衣后形体恢复正常（不需考虑乳头乳晕的重建），而一例年轻、家庭地位尚欠稳固的女性，则多看重裸体逼真感。

总之，女性乳房兼具哺乳和塑造形体美的双重功能。因良、恶性肿瘤造成乳房缺损或严重变形，不仅破坏了女性完美的形体外表，而且会导致严重的心理创伤。乳房重建手术不仅可以恢复女性完美的形体，同时亦能有效缓解因乳房缺损或变形而带来的心理压力，恢复其自信心及社会参与意识。作为乳腺癌治疗序列的一部分，如何处理乳房重建与肿瘤治疗的关系，如何更好地将乳房重建应用于乳腺癌的治疗将成为今后乳腺外科的一个研究重点。

（第四军医大学第一附属医院　李南林）

参考文献

[1] Fan L，Strasser-Weippl K，Li JJ，et al. Breast cancer in China. Lancet Oncol，2014，15（7）：e279-e289.

[2] Matsen CB，Neumayer LA. Breast cancer：a review for the general surgeon. JAMA Surg，2013，148（10）：971-979.

[3] 欧阳钟石.乳腺癌术后乳房再造的最新进展. 中国现代普通外科进展，2008，11（06）：524-527.

[4] 韩建勋.乳腺癌术后乳房再造的研究进展. 实用医药杂志，2006，23（09）：1126-1128.

[5] Adimulam G，Challa VR，Dhar A，et al. Assessment of cosmetic outcome of oncoplastic breast conservation surgery in women with early breast cancer：a prospective cohort study. Indian J Cancer，2014，51（1）：58-62.

[6] Eltahir Y，Werners LL，Dreise MM，et al. Which breast is the best? Successful autologous or alloplastic breast reconstruction：patient-reported quality-of-life outcomes. Plastic and reconstructive surgery，2015，135（1）：43-50.

[7] Matrai Z，Pesthy P，Gulyas G，et al. Autologous fat transplantation in the modern reconstructive surgery of breast cancer. Orv Hetil，2012，153（46）：1816-1831.

[8] Bodin F，Schohn T，Dissaux C，et al. Bilateral simultaneous breast reconstruction with transverse

musculocutaneous gracilis flaps. Journal of plastic, reconstructive & aesthetic surgery：JPRAS, 2015, 68 (1)：1-6.

[9] King IC, Harvey JR, Bhaskar P. One-stage breast reconstruction using the inferior dermal flap, implant, and free nipple graft. Aesthetic Plast Surg, 2014, 38 (2)：358-364.

[10] Alani HA, Balalaa N. Complete tissue expander coverage by musculo-fascial flaps in immediate breast mound reconstruction after mastectomy. J Plast Surg Hand Surg, 2013, 47 (5)：399-404.

[11] Baumeister S, Werdin F, Peek A. The sGAP flap：rare exception or second choice in autologous breast reconstruction? J Reconstr Microsurg, 2010, 26 (4)：251-258.

[12] Weichman KE, Broer PN, Tanna N, et al. The role of autologous fat grafting in secondary microsurgical breast reconstruction. Annals of plastic surgery, 2013, 71 (1)：24-30.

[13] Roostaeian J, Yoon AP, Sanchez IS, et al. The effect of prior abdominal surgery on abdominally based free flaps in breast reconstruction. Plastic and reconstructive surgery, 2014, 133 (3)：247-255.

[14] 沈广泰，于晓强，孙天扬. 腔镜在乳腺癌根治及大网膜乳房重建中的应用. 中国内镜杂志，2013，19 (8)：785-788.

[15] Peeraphon Lueboonthavatchai. Prevalence and psychosocial factors of anxiety and depression in breast cancer patients. J Med Assoc Thai, 2007, 90 (10)：2164-2174.

[16] Callari A, Mauri M, Miniati M, et al. Treatment of depression in patients with breast cancer：a critical review. Tumori, 2013, 99：623-633.

[17] Hung YP, Liu CJ, Tsai CF, et al. Incidence and risk of mood disorders in patients with breast cancers in Taiwan：a nationwide population-based study. Psychooncology, 2013, 22 (10)：2227-2234.

[18] Chang CH, Chen SJ, Liu CY. Adjuvant treatments of breast cancer increase the risk of depressive disorders：A population-based study. J Affect Disord, 2015, 182：44-49.

[19] Suppli NP, Johansen C, Christensen J, et al. Increased risk for depression after breast cancer：a nationwide population-based cohort study of associated factors in Denmark, 1998-2011. J Clin Oncol, 2014, 32 (34)：3831-3839.

[20] Cosci F, Fava GA, Sonino N. Mood and anxiety disorders as early manifestations of medical illness：a systematic review. Psychother Psychosom, 2015, 84 (1)：22-29.

[21] Ho SS, So WK, Leung DY, et al. Anxiety, depression and quality of life in Chinese women with breast cancer during and after treatment：a comparative evaluation. Eur J Oncol Nurs, 2013, 17 (6)：877-882.

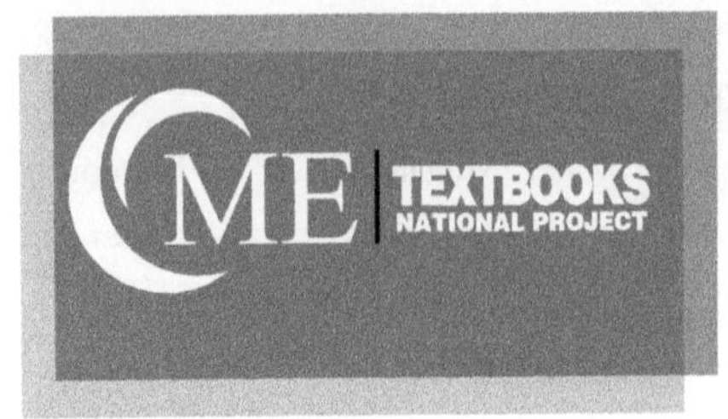

新辅助治疗后前哨淋巴结活检术的临床应用

第 20 章

新辅助治疗作为目前临床常见的乳腺癌标准治疗模式之一，不仅使局部肿块获得缓解，往往还可以带来腋窝淋巴结的肿瘤降期。早年研究显示，在局部晚期乳腺癌中，新辅助治疗后腋窝淋巴结完全缓解率约 23%。近年来随着靶向治疗等全新系统治疗方式的加入，这一比例甚至被进一步提升至 40%~60%。新辅助治疗后的腋窝淋巴结完全缓解不仅意味着更好的预后，理论上还可以使该部分患者避免接受腋窝淋巴结清扫术，从而减少腋窝神经痛、上肢淋巴水肿等并发症的发生率，改善生存质量。然而如何将这部分患者区分出来，新辅助治疗后行前哨淋巴结活检术是否可行，目前仍充满着争议。

传统观念认为若要避免腋窝淋巴结清扫，需在新辅助治疗前行前哨淋巴结活检术，以保证足够高的检出率和较低的假阴性率，有助于获得患者肿瘤初始状态的资料，以指导后续治疗。当然该治疗模式仅仅适用于初诊时临床腋窝淋巴结阴性的患者。而那些腋窝淋巴结阳性因系统治疗而获得病理完全缓解的患者，却因错失机会而不得不接受过度的腋窝淋巴结清扫。

现今更多的观点倾向于新辅助治疗后行前哨淋巴结活检术较新辅助治疗前行前哨淋巴结活检术意义更大。首先所谓肿瘤初始状态的重要性，被越来越多的临床研究结论所动摇。数个临床研究显示，新辅助治疗后的腋窝淋巴结状态是更强的预后指标，较新辅助治疗前的腋窝淋巴结状态更能准确预测局部复发率。临床腋窝淋巴结阳性而新辅助治疗后腋窝淋巴结获完全缓解者或可避免放射治疗。因此为获取初诊时腋窝状态而在新辅助治疗前行前哨淋巴结活检术似乎有画蛇添足之嫌。其次针对初诊临床淋巴结阴性的患者，meta 分析结果显示，新辅助治疗后前哨淋巴结活检术的检出率为 92.7%~94.3%，假阴性率为 5.9%~9.4%，并不逊色于新辅助治疗前。而与新辅助治疗后前哨淋巴结活检术相比，新辅助治疗前行前哨淋巴结活检术却明显增加了前哨淋巴结阳性的概率（64%与 54%比较），并进一步减少了腋窝淋巴结清扫术的实施。因此，新辅助治疗后行前哨淋巴结活检显得更具临床应用价值。

目前新辅助治疗后行前哨淋巴结活检术在总体人群中仍旧存在检出率略低而假阴性率较高。3 项大型前瞻性临床研究 SENTINA、Z1071、SN-FNAC 显示，新辅助治疗后前哨淋巴结的检出率为 80.1%~92.5%，略低于 NSABP B32 试验 97%的前哨淋巴结检出率。然而作者认为较低的前哨淋巴结检出率并不会对临床实践带来太大的影响。毕竟即便因为无法检出前哨淋巴结而不得不转为腋窝淋巴结清扫也不会对患者的预后带来任何影响。何况更有研究显示行前哨淋巴结活检术时使用“核素法”或“核素联合亚甲蓝法”可以使检出率达到 93%。而经过一定学习曲线积累，检出率甚至可能进一步提升至 97%。

因此目前争议主要集中在居高不下的假阴性率。纵观三大临床研究，前哨淋巴结活检术的假阴性率无一例外均超出了 10%的心理底线，为 12. 6%～16. 9%。如何有效地控制假阴性率成为目前讨论的焦点。各大临床研究均致力于寻找可行的降低假阴性率的方法。研究显示，较大的活检样本量可能与较低的假阴性率有关，此外随着淋巴结检出个数的增加，假阴性率也相应降低。仅 1 枚淋巴结检出时，假阴性率约 23. 9%。而当检出淋巴结个数达到 3 枚以上时，假阴性率则降低至 4. 9%～9. 1%。然而，个人认为盲目追求较多的淋巴结检出个数并不可取，SENTINA 研究显示，前哨淋巴结平均检出个数在 2 枚左右。因而人为地增加淋巴结检出个数可能带来非前哨淋巴结检出的增加而影响结果的准确性。寻找合理的检测手段成为另一个潜在的方式。三大临床研究显示，“核素联合亚甲蓝法”不仅可以增加新辅助治疗后前哨淋巴结的检出率，还可以有效降低假阴性率。其假阴性率被控制在 5. 2%～10. 8%。可能是目前较为切实有效的临床实践模式。此外诸如“超顺磁性氧化铁示踪”等新技术的研究和运用也可能为提高新辅助治疗后前哨淋巴结活检术应用效率带来突破性的进展。然而近来也有 meta 分析显示“核素联合亚甲蓝法”并不能有效降低前哨淋巴结活检术的假阴性率，对这一技术的效用提出了质疑。此外包括“核素法”在内的新兴检测方式在我国仍旧处于临床研究阶段，无法广泛开展。这也势必对临床实践带来一定的影响。除此之外，相关研究还关注到新辅助治疗后前哨淋巴结微转移的患者存在更高的非前哨淋巴结阳性概率，为 12%～50%。而这也是导致假阴性率较高的关键因素之一。因此，适度的收紧判定淋巴结阳性的标准，运用免疫组织化学法诊断前哨淋巴结中可能存在的微转移或孤立肿瘤细胞，并使之成为进一步清扫的指征，则可能有效降低假阴性率。SN-FNAC 研究显示，在免疫组织化学检测辅助下，适用以上标准，可以使得假阴性率降低至 8. 4%。当然也要注意到，该研究纳入的病例数较少，缺乏远期生存数据。且在我国目前医疗现状下，等候免疫组织化学的诊断也将增加患者接受二次手术的概率。这必将占用紧缺的医疗资源并增加患者经济和身心的负担。

故在我国目前临床实践中于新辅助治疗后行前哨淋巴结活检术仍需审慎。寻找尽可能多的有效降低假阴性率的方式仍旧是未来的研究目标。考虑到磁共振成像检查、彩色多普勒超声检查等影像学检查提示临床淋巴结阴性状态的患者假阴性率也较低（14. 5%与 15. 2%比较），因此通过有效的术前辅助检查以尽可能筛选出淋巴结完全缓解的人群有助于提高淋巴结活检的准确性。研究显示，联合彩色多普勒超声检查、磁共振成像检查及 ^{18}F-FDG PET-CT 对于评估新辅助治疗后淋巴结状态具有最高的敏感度和特异度。在做好完善的术前检查的同时对阳性淋巴结进行标记也可能是突破这一瓶颈的有效方法。针对 Z1071 试验的进一步研究显示，对初诊影像学检查提示临床阳性的淋巴结置入标志物。在总共 170 例置入标志物的患者中，141 例在手术中成功检出相应淋巴结，而其中 107 例标志物存在于前哨淋巴结中。该组人群经术后病理证实假阴性率仅为 6. 8%。除了有效的检查和活检技术外，还应严格控制适用人群。新辅助治疗前 cN_{1-2} 的患者较 cN_3 的患新辅助治疗后缓解率高，前哨淋巴结活检术假阴性率更低（13. 1%与 21. 4%比较）。Luminal 型患者新辅助治疗后行前哨淋巴结活检术假阴性率较高［人表皮生长因子受体（human epidermal growth factor receptor 2，HER-2）（-）为 42. 1%，HER-2（+）为 16. 7%］；反之 HER-2（+）型和三阴性乳腺癌患者假阴性率较低（3. 2%、10. 5%）。总之在临床实践中需关注与新辅助治疗后行前哨淋巴结活检术假阴性率相关的众多因素，相信通过有效的临床干预，假阴性率将有望得到有效控制。

然而较高的假阴性率是否一定意味着较高的局部复发率呢？有效的系统治疗乃至放射治疗的加入是否可以减少因淋巴结残留带来的远期复发事件？目前仍旧缺乏充足的前瞻性临床研究数据。一项回顾性研究显示，新辅助治疗后临床腋窝淋巴结阴性的患者，若行前哨淋巴结活检术为阴性则不进行腋窝清扫，其 5 年总生存率为 90. 7%。396 例患者中仅 1 例出现腋窝淋巴结复发。结果提示，针对新辅助治疗后临床腋窝淋巴结缓解的患者行前哨淋巴结活检术是安全有效的。当然期待更多的数据以及更进一步的研究来指导临床实践，增强临床医生的信心，使新辅助治疗在增加晚期乳腺癌患者手术率及增加保乳率的基础上，增加保留腋窝功能的概率，避免腋窝清扫，提升患者生存质量。

（福建医科大学附属协和医院 张 捷 宋传贵）

参考文献

[1] Kuerer HM, Sahin AA, Hunt KK, et al. Incidence and impact of documented eradication of breast cancer axillary lymph node metastases before surgery in patients treated with neoadjuvant chemotherapy. Ann Surg, 1999, 230 (1): 72-78.

[2] Baselga J, Bradbury I, Eidtmann H, et al. Lapatinib with trastuzumab for HER-2-positive early breast cancer (NeoALTTO): a randomised, open-label, multicentre, phase 3 trial. Lancet, 2012, 379 (9816): 633-640.

[3] von Minckwitz G, Untch M, Blohmer JU, et al. Definition and impact of pathologic complete response on prognosis after neoadjuvant chemotherapy in various intrinsic breast cancer subtypes. J Clin Oncol, 2012, 30 (15): 1796-1804.

[4] Boughey JC, Mccall LM, Ballman KV, et al. Tumor biology correlates with rates of breast-conserving surgery and pathologic complete response after neoadjuvant chemotherapy for breast cancer: findings from the ACOSOG Z1071 (Alliance) Prospective Multicenter Clinical Trial. Ann Surg, 2014, 260 (4): 608-616.

[5] Rouzier R, Extra JM, Klijanienko J, et al. Incidence and prognostic significance of complete axillary downstaging after primary chemotherapy in breast cancer patients with T1 to T3 tumors and cytologically proven axillary metastatic lymph nodes. J Clin Oncol, 2002, 20 (5): 1304-1310.

[6] Cortazar P, Zhang L, Untch M, et al. Pathological complete response and long-term clinical benefit in breast cancer: the CTNeoBC pooled analysis. Lancet, 2014, 384 (9938): 164-172.

[7] Mamounas EP, Anderson SJ, Dignam JJ, et al. Predictors of locoregional recurrence after neoadjuvant chemotherapy: results from combined analysis of National Surgical Adjuvant Breast and Bowel Project B-18 and B-27. J Clin Oncol, 2012, 30 (32): 3960-3966.

[8] Chapman CH, Jagsi R. Postmastectomy Radiotherapy After Neoadjuvant Chemotherapy: A Review of the Evidence. Oncology (Williston Park), 2015, 29 (9): 657-666.

[9] van Deurzen CH, Vriens BE, Tjan-Heijnen VC, et al. Accuracy of sentinel node biopsy after neoadjuvant chemotherapy in breast cancer patients: a systematic review. Eur J Cancer, 2009, 45 (18): 3124-3130.

[10] Xing Y, Foy M, Cox DD, et al. Meta-analysis of sentinel lymph node biopsy after preoperative chemotherapy in patients with breast cancer. Br J Surg, 2006, 93 (5): 539-546.

[11] Tan VK, Goh BK, Fook-Chong S, et al. The feasibility and accuracy of sentinel lymph node biopsy in clinically node-negative patients after neoadjuvant chemotherapy for breast cancer-a systematic review and meta-analysis. J Surg Oncol, 2011, 104 (1): 97-103.

[12] Kuehn T, Bauerfeind I, Fehm T, et al. Sentinel-lymph-node biopsy in patients with breast cancer before and after neoadjuvant chemotherapy (SENTINA): a prospective, multicentre cohort study. Lancet Oncol, 2013, 14 (7): 609-618.

[13] Boughey JC, Suman VJ, Mittendorf EA, et al. Sentinel lymph node surgery after neoadjuvant chemotherapy in patients with node-positive breast cancer: the ACOSOG Z1071 (Alliance) clinical trial. JAMA, 2013, 310 (14): 1455-1461.

[14] Boileau JF, Poirier B, Basik M, et al. Sentinel node biopsy after neoadjuvant chemotherapy in biopsy-proven node-positive breast cancer: the SN FNAC study. J Clin Oncol, 2015, 33 (3): 258-264.

[15] Krag DN, Anderson SJ, Julian TB, et al. Sentinel-lymph-node resection compared with conventional axillary-lymph-node dissection in clinically node-negative patients with breast cancer: overall survival findings from the NSABP B-32

randomised phase 3 trial. Lancet Oncol, 2010, 11 (10): 927–933.

[16] Krag DN, Anderson SJ, Julian TB, et al. Technical outcomes of sentinel-lymph-node resection and conventional axillary-lymph-node dissection in patients with clinically node-negative breast cancer: results from the NSABP B-32 randomised phase III trial. Lancet Oncol, 2007, 8 (10): 881–888.

[17] van Nijnatten TJ, Schipper RJ, Lobbes MB, et al. The diagnostic performance of sentinel lymph node biopsy in pathologically confirmed node positive breast cancer patients after neoadjuvant systemic therapy: A systematic review and meta-analysis. Eur J Surg Oncol, 2015, 41 (10): 1278–1287.

[18] Hunt KK, Yi M, Mittendorf EA, et al. Sentinel lymph node surgery after neoadjuvant chemotherapy is accurate and reduces the need for axillary dissection in breast cancer patients. Ann Surg, 2009, 250 (4): 558–566.

[19] He PS, Li F, Li GH, et al. The combination of blue dye and radioisotope versus radioisotope alone during sentinel lymph node biopsy for breast cancer: a systematic review. BMC Cancer, 2016, 16 (1): 107.

[20] Brady EW. Sentinel lymph node mapping following neoadjuvant chemotherapy for breast cancer. Breast J, 2002, 8 (2): 97–100.

[21] Rubio IT, Aznar F, Lirola J, et al. Intraoperative assessment of sentinel lymph nodes after neoadjuvant chemotherapy in patients with breast cancer. Ann Surg Oncol, 2010, 17 (1): 235–239.

[22] You S, Kang DK, Jung YS, et al. Evaluation of lymph node status after neoadjuvant chemotherapy in breast cancer patients: comparison of diagnostic performance of ultrasound, MRI and (18) F-FDG PET/CT. Br J Radiol, 2015, 88 (1052): 20150143.

[23] Boughey JC, Ballman KV, Le-Petross HT, et al. Identification and Resection of Clipped Node Decreases the False-negative Rate of Sentinel Lymph Node Surgery in Patients Presenting With Node-positive Breast Cancer (T0-T4, N1-N2) Who Receive Neoadjuvant Chemotherapy: Results From ACOSOG Z1071 (Alliance). Ann Surg, 2016, 263 (4): 802–807.

[24] Galimberti V, Ribeiro FS, Maisonneuve P, et al. Sentinel node biopsy after neoadjuvant treatment in breast cancer: Five-year follow-up of patients with clinically node-negative or node-positive disease before treatment. Eur J Surg Oncol, 2016, 42 (3): 361–368.

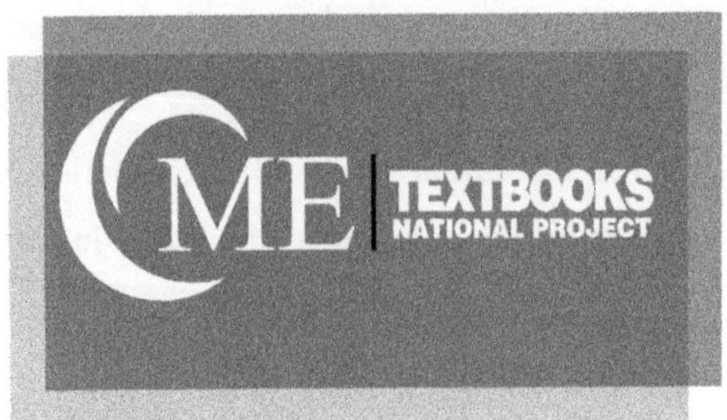

预测乳腺癌前哨淋巴结转移状态研究进展

第 21 章

腋窝淋巴结（axillary lymph node，ALN）状态是乳腺癌患者临床分期、制订治疗方案和进行预后评估最重要的因素之一。腋窝淋巴结清扫术（axillary lymph node dissection，ALND）可以准确评价 ALN 状态，但其存在的术后并发症，如上肢淋巴水肿、麻痹、活动功能受限等明显影响患者生活质量。对于临床 ALN 转移阴性（cN_0）的患者，行前哨淋巴结活检术（sentinel lymph node biopsy，SLNB）评价其状态已成为金标准处理方式。2009 年 St. Gallen 专家共识支持 SLNB 适应证为：除炎性乳腺癌之外的所有临床腋窝淋巴结阴性乳腺癌。前哨淋巴结转移阴性的患者避免 ALND 并未影响预后，且显著降低术后并发症的发生率，近 20 年的探索研究证实了该技术的安全性。既往认为前哨淋巴结转移阳性的患者必须进行 ALND 以进一步评价淋巴结状态，但新近的 Z0011 及 EORTC 10981-22023 AMAROS 临床试验的随访数据显示，在满足该临床试验且进行术后规范辅助治疗的前提下，即便前哨淋巴结转移 1~2 枚阳性，仍可避免 ALND 而不影响预后。对 ALN 状态的评价，在淋巴结清扫范围、术后并发症及预后影响三者之间如何权衡利弊，是值得思考和探讨的问题。

由于筛查及检测技术的提高，越来越多的乳腺癌患者得以早期诊断及治疗。数据显示，约 60%的患者诊断时为临床Ⅰ~Ⅱ期，其中大部分临床 ALN（-）的患者将接受 SLNB。目前行 SLNB 的方法主要有亚甲蓝法、核素法和核素联合亚甲蓝法，以及正在研究探索阶段的应用吲哚菁绿（indocyanine green，ICG）的光学分子影像法。临床工作中，SLNB 存在以下问题：在准确性方面，假阴性率是重要的评价指标。Lyman 等对 69 项 SLNB 研究进行 meta 分析，指出 SLNB 的假阴性率为 8.4%。术中快速冰冻诊断即便有经验丰富的病理科团队支持，仍存在约 4%的假阴性率，时间成本和经济成本也不可忽视。在术后并发症方面，NSABP-B32 临床试验随访数据显示，SLNB 组较 ALND 组术后并发症发生率有所下降，但仍有部分患者存在上肢淋巴水肿、麻痹等不适，其发生率可达 7%和 8.7%。

研究指出，对于接受 SLNB 的患者，术后病理结果提示超过 60% ALN 未发生转移（pN_0）。乳腺癌外科治疗理念从最大的、可耐受的区域治疗往最小的、有效的方向发展，得益于辅助综合治疗的有效性。鉴于 SLNB 存在的问题，对临床 ALN（-）的患者，如何对前哨淋巴结进行术前预测，使部分转移风险低的患者避免行腋窝手术，是一个新的值得探讨的问题。

一、临床查体和影像学检查预测 ALN 转移状态

临床查体和影像学检查预测 ALN 的临床意义更多在于术前预测前哨淋巴结转移状态。患者的

前哨淋巴结是否转移是决定其是否适合行 SLNB 的关键因素，而临床医生可根据这些检查的结果做初步的综合判断。

1. 临床查体预测 ALN 转移状态　临床查体是最传统和最基本的 ALN 检查手段。实际工作中即使触及肿大淋巴结，医生也无法准确判断该肿大淋巴结由炎症反应或癌细胞转移引起，难以鉴别其良、恶性。医生的经验及患者配合程度均会对结果产生影响。Feng 等分析 3781 例患者术前查体及术后病理结果显示，其预测敏感度仅为 32.2%，特异度为 95.5%，准确率为 69.3%。

2. 影像学检查预测 ALN 转移状态　超声检查因操作简便、无放射性、经济适用等优点备受重视，有助于发现肿大的淋巴结及鉴别淋巴结的性质。研究表明，超声诊断 ALN 转移状态的敏感度、特异度和准确率分别为 58.6%、89.4% 和 76.7%。当淋巴结满足以下任一条件：①内部呈低回声；②形态趋向圆形；③纵横径比值<2；④淋巴门被压缩或消失；⑤皮质不规则增厚，则高度怀疑为转移性淋巴结，联合以上 5 个指标的诊断敏感度为 56.6%～86.2%，特异度为 40.5%～81.0%。淋巴结超声造影（contrast-enhanced ultrasound，CEUS）与常规超声检查相比可获得更多淋巴结血流灌注信息，术前诊断 ALN 准确率高于 90%。Sever 等指出 CEUS 能准确定位前哨淋巴结，诊断敏感度为 89%，准确率为 100%。超声引导下细针穿刺能有效提高术前诊断率。Cools 等研究结果显示，单纯术前腋窝超声检查诊断 ALN 的敏感度、特异度为 55%、88%，在此基础上行超声引导下细针穿刺，敏感度和特异度可提升至 69%、100%。Houssami 等对 31 个超声引导下细针穿刺腋窝淋巴结的研究进行 meta 分析，结果显示诊断敏感度为 79.6% [95% 可信区间（confidence interval，*CI*）74.1%～84.2%]；特异度为 98.3%（95%*CI* 97.2%～99.2%）。

钼靶检查是乳腺癌筛查的主要手段，也用于乳腺癌患者术前常规检查，在诊断淋巴结转移状态时提供的信息较少且存在较高假阴性率。受检查体位或患者体型关系影响，无法将腋窝所有淋巴结包裹在内，部分位置较深或较小的异常淋巴结未能显示，导致其诊断敏感度较低，但钼靶检查检出的可疑转移淋巴结，术后病理提示大多存在转移，阳性预测率>90%。计算机体层摄影术（computed tomography，CT）检查可通过增强扫描清晰显示淋巴结结构和受侵征象。CT 淋巴显影技术诊断 ALN 的敏感度、特异度和准确率分别为 92.6%、88.6% 和 89.0%。磁共振成像（magnetic resonance imaging，MRI）检查可通过显示不同序列、对比剂增强扫描等多种方式来提高诊断准确率，Cooper 等对 9 个 MRI 研究进行 meta 分析显示，其诊断敏感度为 90%（95%*CI* 78%～96%），特异度为 90%（95%*CI* 75%～96%）。正电子发射计算机断层显像（positron emission tomography-computed tomography，PET-CT）检查是评估晚期乳腺癌患者远处转移的重要手段，其诊断 ALN 状态的敏感度、特异度和准确率分别为 58%、92%、79%。由于检查费用高昂，目前尚未常规用于术前预测。

单独参考一项检查提供的信息，在诊断 ALN 转移状态时易存在一定的错漏。Valente 等回顾性分析 244 例乳腺癌患者术前检查结果及术后病理资料，患者术前均行临床查体、超声、钼靶及 MRI 检查。结果显示，当其中 1 项检查怀疑淋巴结转移时，转移可能性至少为 56.5%，当 3 项或 3 项以上检查同时怀疑淋巴结转移时，转移可能性接近 100%。而即便同时 4 项检查均排除淋巴结转移，仍存在约 14%的假阴性率。临床医生进行前哨淋巴结术前预测时参考多项检查结果可进行更准确的判断。

二、预测前哨淋巴结转移状态的方法及建模

通过分析前哨淋巴结转移与临床病理学因素的相关性并建立模型对其进行术前预测，可量化其转移风险，使得评价更加客观和准确。

1. 临床病理学因素与前哨淋巴结转移状态的相关性研究 Viale 等对行 SLNB 的 4351 例乳腺癌患者的临床病理学因素进行多因素分析发现，肿瘤大小、多灶性、脉管癌栓与淋巴结转移呈正相关，而良好肿瘤分型（黏液癌和髓样癌）、孕激素受体（progesterone receptor，PR）表达阴性与淋巴结转移呈负相关。结果显示，肿瘤直径>2 cm 且伴脉管癌栓浸润时，前哨淋巴结转移风险高达 77.2%；而肿瘤直径≤1 cm、良好肿瘤分型同时不伴脉管癌栓时前哨淋巴结转移风险仅为 9.5%。

Meretoja 等对 1395 例术前 cN_0 患者行多因素分析，结果显示，肿瘤大小、多灶性、淋巴脉管浸润、原发肿瘤可触及性与前哨淋巴结转移明显相关。

部分小样本研究指出分子指标与淋巴结转移具有相关性。Reyal 等研究指出联合雌激素受体（estrogen receptor，ER）和人表皮生长因子受体 2（human epidermal growth factor receptor 2，HER-2）的表达状态能有效预测淋巴结转移，比单用 ER 表达状态预测更加准确。Xie 等研究结果显示淋巴结转移状态与 *nm-23* 和 *Kiss-1* 基因表达缺失具有相关性。

2. 预测前哨淋巴结转移状态的模型 纪念斯隆-凯特琳癌症中心（MSKCC）Bevilacqua 等对行 SLNB 的 3786 例患者的临床病理因素进行多因素分析显示，发病年龄、肿瘤原发灶大小、肿瘤类型、脉管癌栓、肿物位置、多灶性、ER 和 PR 表达状态是前哨淋巴结转移的独立影响因素并建立了转移预测模型。该研究还经 1545 例患者验证，得到受试者工作特征（receiver operating characteristic，ROC）曲线下面积（area under roc curve，AUC）值为 0.754。之后全球多个机构或者中心对该模型进行验证。在我国，有学者用 MSKCC 模型分别计算 524 例、1227 例患者前哨淋巴结转移风险以评估该模型在中国早期乳腺癌患者中的应用价值，得到 AUC 值分别为 0.757、0.730。

复旦大学肿瘤医院 Chen 等回顾性分析 1000 例行 SLNB 患者的临床病理学资料，多因素分析显示，年龄、肿瘤大小、肿瘤位置、病理类型和脉管浸润为前哨淋巴结转移的独立影响因素，建立适用于中国人群的 SCH 前哨淋巴结预测模型，经 545 例患者验证，得到 AUC 值为 0.758。

将影像学与临床病理因素结合并进行分析和筛选有助于建立更精准的预测模型。Qiu 等回顾性分析 322 例早期乳腺癌患者的临床病理学资料及术前超声检查结果显示，淋巴结纵径、皮质厚度、淋巴门是否消失、肿瘤大小、组织学分级、ER 表达状态为淋巴结转移的独立影响因素，建立了第一个结合临床病理和影像学因素的预测模型，经 234 例患者验证，得到 AUC 值为 0.864，明显高于其他预测模型。由该模型预测计算得出淋巴结转移风险<7.1%时，假阴性率为 0。然而由于尚未进行多中心验证，其预测稳定性仍待进一步考证。

从现有模型来看，肿物大小，组织学分级，脉管癌栓与淋巴结转移的相关性在众多模型中都得到体现，而发病年龄、肿瘤位置、肿瘤可触及性、多灶性和分子标志物 ER、PR、HER-2、nm-23、Kiss-1 表达情况对淋巴结转移的影响尚未有统一结果。

目前，欧洲米兰肿瘤研究所正在进行的前瞻性多中心临床随机对照试验 SOUND 计划入组 1560 例患者，对其进行随机分组，试验组“不进行腋窝手术”，对照组“行 SLNB（+ALND，若 SLNB 发现淋巴结宏转移）”，目的是观察满足试验条件的早期乳腺癌患者是否能避免腋窝手术而不影响预后，期待该试验的结果能给临床医生更多实用的临床提示。

大数据时代，研究者们可以借助先进的影像学诊断和计算机技术对来自多中心的大量病例进行回顾性分析并建立模型，通过多次的验证进行数据更新，提高预测模型的准确率。经大型的前瞻性临床对照试验验证后，有望建立一个用于术前精确预测的安全、实用的模型，给临床医生进行术前判断提供更可靠的依据。将预测风险低的患者筛选出来使其避免行腋窝手术，既可减少术后并发症的发生，也可缩短手术时间，进一步节约医疗资源。

（汕头大学医学院附属肿瘤医院　曾焕城　黄文河　张国君）

参考文献

[1] Schiffman SC, McMasters KM, Scoggins CR, et al. Lymph node ratio: a proposed refinement of current axillary staging in breast cancer patients. J Am Coll Surg, 2011, 213 (1): 45-53.

[2] Pusic AL, Cemal Y, Albornoz C, et al. Quality of life among breast cancer patients with lymphedema: a systematic review of patient-reported outcome instruments and outcomes. J Cancer Surviv, 2013, 7 (1): 83-92.

[3] Giuliano AE, Hunt KK, Ballman KV, et al. Axillary dissection vs no axillary dissection in women with invasive breast cancer and sentinel node metastasis: a randomized clinical trial. JAMA, 2011, 305 (6): 569-575.

[4] Goldhirsch A, Ingle JN, Gelber RD, et al. Thresholds for therapies: highlights of the St Gallen International Expert Consensus on the primary therapy of early breast cancer 2009. Ann Oncol, 2009, 20 (8): 1319-1329.

[5] Donker M, van Tienhoven G, Straver ME, et al. Radiotherapy or surgery of the axilla after a positive sentinel node in breast cancer (EORTC 10981-22023 AMAROS): a randomised, multicentre, open-label, phase 3 non-inferiority trial. Lancet Oncol, 2014, 15 (12): 1303-1310.

[6] Fan L, Strasser-Weippl K, Li JJ, et al. Breast cancer in China. Lancet Oncol, 2014, 15 (7): e279-e289.

[7] Jung SY, Kim SK, Kim SW, et al. Comparison of sentinel lymph node biopsy guided by the multimodal method of indocyanine green fluorescence, radioisotope, and blue dye versus the radioisotope method in breast cancer: a randomized controlled trial. Ann Surg Oncol, 2014, 21 (4): 1254-1259.

[8] Lyman GH, Giuliano AE, Somerfield MR, et al. American Society of Clinical Oncology guideline recommendations for sentinel lymph node biopsy in early-stage breast cancer. J Clin Oncol, 2005, 23 (30): 7703-7720.

[9] Wong J, Yong WS, Thike AA, et al. False negative rate for intraoperative sentinel lymph node frozen section in patients with breast cancer: a retrospective analysis of patients in a single Asian institution. J Clin Pathol, 2015, 68 (7): 536-540.

[10] Land SR, Kopec JA, Julian TB, et al. Patient-reported outcomes in sentinel node-negative adjuvant breast cancer patients receiving sentinel-node biopsy or axillary dissection: National Surgical Adjuvant Breast and Bowel Project phase III protocol B-32. J Clin Oncol, 2010, 28 (25): 3929-3936.

[11] Valente SA, Levine GM, Silverstein MJ, et al. Accuracy of predicting axillary lymph node positivity by physical examination, mammography, ultrasonography, and magnetic resonance imaging. Ann Surg Oncol, 2012, 19 (6): 1825-1830.

[12] Feng Y, Huang R, He Y, et al. Efficacy of physical examination, ultrasound, and ultrasound combined with fine-needle aspiration for axilla staging of primary breast cancer. Breast Cancer Res Treat, 2015, 149 (3): 761-765.

[13] Park SH, Kim MJ, Park BW, et al. Impact of preoperative ultrasonography and fine-needle aspiration of axillary lymph nodes on surgical management of primary breast cancer. Ann Surg Oncol, 2011, 18 (3): 738-744.

[14] Matsuzawa F, Omoto K, Einama T, et al. Accurate evaluation of axillary sentinel lymph node metastasis using contrast-enhanced ultrasonography with Sonazoid in breast cancer: a preliminary clinical trial. Springerplus, 2015, 4: 509.

[15] Sever AR, Mills P, Weeks J, et al. Preoperative needle biopsy of sentinel lymph nodes using intradermal microbubbles and contrast-enhanced ultrasound in patients with breast cancer. AJR Am J Roentgenol, 2012, 199 (2): 465-470.

[16] Cools-Lartigue J, Sinclair A, Trabulsi N, et al. Preoperative axillary ultrasound and fine-needle aspiration biopsy in the diagnosis of axillary metastases in patients with breast cancer: predictors of accuracy and future implications. Ann Surg Oncol, 2013, 20 (3): 819-827.

[17] Houssami N, Ciatto S, Turner RM, et al.

Preoperative ultrasound-guided needle biopsy of axillary nodes in invasive breast cancer: meta-analysis of its accuracy and utility in staging the axilla. Ann Surg, 2011, 254 (2): 243-251.

[18] Nakagawa M, Morimoto M, Takechi H, et al. Preoperative diagnosis of sentinel lymph node (SLN) metastasis using 3D CT lymphography (CTLG). Breast Cancer, 2016, 23 (3): 519-524.

[19] Cooper KL, Meng Y, Harnan S, et al. Positron emission tomography (PET) and magnetic resonance imaging (MRI) for the assessment of axillary lymph node metastases in early breast cancer: systematic review and economic evaluation. Health Technol Assess, 2011, 15 (4): iii-iv, 1-134.

[20] Heusner TA, Kuemmel S, Hahn S, et al. Diagnostic value of full-dose FDG PET/CT for axillary lymph node staging in breast cancer patients. Eur J Nucl Med Mol Imaging, 2009, 36 (10): 1543-1550.

[21] Viale G, Zurrida S, Maiorano E, et al. Predicting the status of axillary sentinel lymph nodes in 4351 patients with invasive breast carcinoma treated in a single institution. Cancer, 2005, 103 (3): 492-500.

[22] Meretoja TJ, Heikkila PS, Mansfield AS, et al. A predictive tool to estimate the risk of axillary metastases in breast cancer patients with negative axillary ultrasound. Ann Surg Oncol, 2014, 21 (7): 2229-2236.

[23] Reyal F, Rouzier R, Depont-Hazelzet B, et al. The molecular subtype classification is a determinant of sentinel node positivity in early breast carcinoma. PLoS One, 2011, 6 (5): e20297.

[24] Xie F, Yang H, Wang S, et al. A logistic regression model for predicting axillary lymph node metastases in early breast carcinoma patients. Sensors (Basel), 2012, 12 (7): 9936-9950.

[25] Bevilacqua JL, Kattan MW, Fey JV, et al. Doctor, what are my chances of having a positive sentinel node? A validated nomogram for risk estimation. J Clin Oncol, 2007, 25 (24): 3670-3679.

[26] Chen JY, Chen JJ, Yang BL, et al. Predicting sentinel lymph node metastasis in a Chinese breast cancer population: assessment of an existing nomogram and a new predictive nomogram. Breast Cancer Res Treat, 2012, 135 (3): 839-848.

[27] Qiu PF, Liu JJ, Wang YS, et al. Risk factors for sentinel lymph node metastasis and validation study of the MSKCC nomogram in breast cancer patients. Jpn J Clin Oncol, 2012, 42 (11): 1002-1007.

[28] Qiu SQ, Zeng HC, Zhang F, et al. A nomogram to predict the probability of axillary lymph node metastasis in early breast cancer patients with positive axillary ultrasound. Sci Rep, 2016, 6: 21196.

[29] Gentilini O, Veronesi U. Abandoning sentinel lymph node biopsy in early breast cancer? A new trial in progress at the European Institute of Oncology of Milan (SOUND: Sentinel node vs Observation after axillary UltraSouND). Breast, 2012, 21 (5): 678-681.

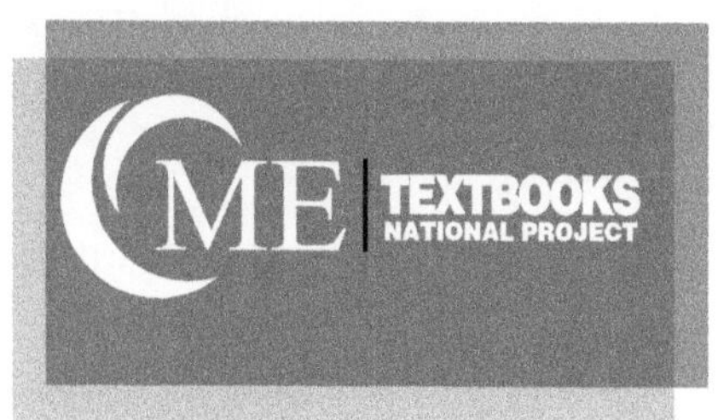

乳腺癌内乳淋巴结研究进展

第 22 章

一、乳腺癌内乳淋巴结转移的重要意义

作为仅次于腋窝淋巴结（axillary lymph node，ALN）的重要转移途径，乳腺癌内乳淋巴结（internal mammary lymph node，IMLN）的转移状况是确定乳腺癌分期和辅助治疗方案的重要依据。既往研究结果证实，ALN 和 IMLN 均阴性时较单一阳性预后好，仅有 ALN 或 IMLN 转移时预后相似，均有转移时预后最差，IMLN 转移在 ALN 阳性和阴性患者中均有独立的预后意义。因此，仅仅依赖 ALN 分期指导辅助治疗方案的选择是不充分的，联合 ALN 和 IMLN 分期可以为乳腺癌的临床及病理分期、评估预后及确定术后化疗、放射治疗方案提供更可靠的依据。

乳腺癌扩大根治术（乳腺癌标准根治术+切除肋软骨的 IMLN 清扫术）曾经是获取 IMLN 转移信息的主要来源，但由于该术式在增加损伤的同时并未显著改善生存，IMLN 逐渐淡出了外科手术视野。另一方面，由于 IMLN 解剖位置深（位于肋骨和肋间肌后方），且通常体积较小（长径为 0.1~0.5 cm），目前临床上应用的影像学检查［乳腺钼靶检查、超声检查、计算机体层摄影术（computed tomography，CT）检查、磁共振成像（magnetic resonance imaging，MRI）检查和正电子发射计算机断层显像（positron emission tomography-computed tomography，PET-CT）等］的敏感性均不能满足临床要求。因此，目前临床上急需一种准确的 IMLN 微创诊断技术，以避免乳腺癌临床分期的不准确、治疗不足或过度。

二、“新型注射技术”引导的内乳前哨淋巴结活检微创分期

随着乳腺癌前哨淋巴结活检术（sentinel lymph node biopsy，SLNB）的发展，内乳前哨淋巴结活检术（internal mammary sentinel lymph node biopsy，IM-SLNB）有望成为评估 IMLN 状况的微创诊断技术，为乳腺癌患者提供更为准确的个体化治疗策略，近年来受到关注。但是在既往的临床实践中，应用传统注射技术所达到的内乳区显像率很低（平均 13%，0~37%），成为限制 IM-SLNB 广泛开展的瓶颈。邱鹏飞等经过不断探索，尝试在超声引导下将核素示踪剂注入乳晕周边区 6 点钟位和 12 点钟位的乳腺腺体层内，同时通过增加注射体积提高局部张力，获得了较高的内乳区显像率（71%），为 IM-SLNB 的深入研究和临床应用奠定了基础。

三、内乳前哨淋巴结引流假说的提出与验证

“新型注射技术”显著提高了内乳区显像率，但示踪剂并非注射于肿瘤区域，其所显示的内乳区淋巴结是否为代表肿瘤区域的内乳区前哨淋巴结（internal mammary sentinel lymph node，IM-SLN）需要进一步的研究证实。腋窝前哨淋巴结（sentinel lymph node，SLN）引流规律已经证实，即腋窝 SLN 不仅接受乳腺肿瘤区域的淋巴引流还接受整个乳腺器官的淋巴引流，乳腺任何部位注射的示踪剂都可以准确进行腋窝 SLNB。基于腋窝 SLN 淋巴引流规律及只有腺体内注射示踪剂才能显示 IM-SLN 的证据，有研究提出了内乳前哨淋巴结引流规律的假说，即 IM-SLN 不仅接收来自乳腺肿瘤区域的淋巴引流还接收整个乳腺腺体的淋巴引流。

为验证内乳前哨淋巴结引流假说，有研究通过两方面进行了验证研究。丛斌斌等通过乳腺不同部位腺体注射不同的示踪剂，即“新型注射技术”乳晕周边区注射核素示踪剂、肿瘤区域腺体内注射荧光示踪剂，145 例 IM-SLNB 成功患者中，127 例患者的 IM-SLN 同时具有核素和荧光示踪剂，具有显著相关性（$r_s=0.836$，$P<0.001$；$Kappa=0.823$，$P<0.001$）。

曹晓珊等通过制备小分子核素示踪剂（$^{99}Tc^{m}$-右旋糖酐-40）将其注射于乳腺腺体，进行连续淋巴闪烁显像观察乳腺淋巴管和淋巴结的显像情况，研究显示，乳腺的不同区域的淋巴引流至相同的 IMLN，并由此淋巴结向内乳区其他各级淋巴结逐级引流。从解剖学和生理学方面证实内乳区存在前哨淋巴结，进一步验证了 IM-SLN 假说、IM-SLNB 和“新型注射技术”的准确性。

四、IM-SLNB 更应在 ALN 临床阳性患者中开展

基于腋窝 SLNB 的经验，SLNB 的适应证为临床 ALN（-）的乳腺癌患者，这导致目前国内外所有 IM-SLNB 的临床研究都是针对这部分患者为研究对象。但既往乳腺癌扩大根治术的数据（$n=2269$）显示，ALN 阳性数目为 0 个、1~3 个、4~6 个和≥7 个时，IMLN 转移率分别为 4.4%、18.8%、28.1%和 41.5%，ALN 阳性数目越多，IMLN 的转移率越高（$P<0.05$）。因此，在 IM-SLNB 中延续既往腋窝 SLNB 的指征显然并不符合目前的临床实践，而进一步评估 ALN 临床阳性乳腺癌患者的 IMLN 转移状况可能会有更多的临床获益。根据 IMLN 与 ALN 转移的相关性，邱鹏飞等提出，IM-SLNB 更应在 ALN 临床阳性的乳腺癌患者中开展，考虑到 IMLN 转移多数伴 ALN 转移，这一指征可能使更多的乳腺癌患者由 IM-SLNB 获益。

五、内乳区放射治疗的生存获益凸显

近年来，越来越多的研究聚焦于内乳区放射治疗对乳腺癌患者生存期的影响。欧洲癌症治疗研究组织（European Organization for Research on Treatment of Cancer，EORTC）Ⅲ期研究 22922/10925 评估Ⅰ~Ⅲ期的伴有 IMLN 高危转移风险的乳腺癌患者［中央/内侧肿瘤和（或）ALN 阳性］在接受内乳区和内侧锁骨上放射治疗后对生存的影响，其 10 年随访结果显示内乳区和内侧锁骨上放射治疗可以显著提高无病生存率（72.1%与 69.1%比较，$P=0.044$）和无转移生存率（78.0%与 75.0%比较，$P=0.02$），同时亦可改善总生存率（82.3%与 80.7%比较，$P=0.0556$；校正分层因素后，$P=0.0496$）。丹麦乳腺癌协作组（Danish Breast Cancer Cooperative Group，DBCG）鉴于内乳区放射治疗的心脏毒性，将 3070 例 ALN（+）乳腺癌患者根据肿瘤部位分为放射治疗组（右侧乳腺癌，$n=1485$）和不放射治疗组（左侧乳腺癌，$n=1585$），2014 年欧洲肿瘤放射年会报告了

9 年随访结果显示，内乳区和内侧锁骨上区放射治疗可以显著提高总生存率（72.2%与 67.8%比较，$P=0.03$），并降低乳腺癌病死率（23.5%与 25.5%比较，$P=0.04$）。Budach 等对 EORTC 22922/10925（$n=4004$）、MA.20（$n=1832$）和法国（$n=1334$）3 项针对高危乳腺癌患者［ALN 阳性和（或）中央/内侧肿瘤］的临床研究进行 meta 分析，结果显示内乳区和内侧锁骨上区放射治疗可以显著提高患者获益［危险比（hazard ratio，*HR*）= 0.85，95%*CI* 0.75~0.96］（绝对获益分别为 1.6%、1.6%、3.3%），无病生存率（*HR* 0.85，95%*CI* 0.77~0.94）和无远处转移生存率（*HR* 0.82，95%*CI* 0.73~0.92）。

随着医疗技术的不断发展，尽管目前肿瘤分子分型指导下的优效全身治疗可降低辅助放射治疗的绝对获益，但放射治疗技术的改进可能增加其相对获益。以上这些研究结果也提示，更彻底的区域治疗意味着更少的复发和更多的生存获益。

六、IM-SLNB 指导内乳区个体化放射治疗

尽管《国家综合癌症网络乳腺癌临床实践指南》推荐对 IMLN 转移的患者行内乳区放射治疗，但临床实践中仍难以明确 IMLN 的转移状况和放射治疗指征。目前的研究结果显示，原发肿瘤的位置和 ALN 状态并不能精确预测内乳区转移，即 IMLN 高危转移风险并不代表 IMLN 转移、IMLN 低危转移风险也不能排除 IMLN 转移。因此，在上述研究中存在一部分 IMLN 阳性的低危乳腺癌患者不能有效接受内乳区放射治疗，同时一部分 IMLN 阴性的高危乳腺癌患者错误的接受了内乳区放射治疗；而其入选标准（高危患者/无 IMLN 组织学）也意味着这些研究并不能充分说明内乳区放射治疗对于 IMLN 阳性患者的额外价值。考虑到内乳区放射治疗近期和远期心脏毒性，个体化的选择可能对从辅助放射治疗中获益的乳腺癌患者是十分重要的，依靠 IMLN 的组织学诊断显然要优于单纯选择高危患者。

从斌斌等提出通过“新型注射技术”引导的 IM-SLNB 微创诊断明确 IMLN 转移状况，获得更为准确的乳腺癌淋巴分期，以开展 IM-SLNB 指导内乳区个体化放射治疗的新概念；有望使乳腺癌患者获得更为个体化的内乳区诊疗策略。

（山东省肿瘤防治研究所　山东省肿瘤医院　王永胜）

参考文献

［1］Cong BB，Qiu PF，Wang YS. Internal mammary sentinel lymph node biopsy：minimally invasive staging and tailored internal mammary radiotherapy. Ann Surg Oncol，2014，21（7）：119-121.

［2］Qiu PF，Zhao RR，Liu YB，et al. Internal mammary sentinel lymph node biopsy should still be performed，especially in the patient with clinically positive axillary lymph nodes. Breast，22（5）：999-1000.

［3］Qiu PF，Liu JJ，Liu YB，et al. A modified technology could significantly improve the visualization rate of the internal mammary sentinel lymph nodes in breast cancer patients. Breast Cancer Res Treat，2012，136（1）：319-321.

［4］Qiu PF，Cong BB，Zhao RR，et al. Internal mammary sentinel lymph node biopsy with modified injection technique：high visualization rate and accurate staging. Medicine，2015，94（41）：1790.

［5］Huang O，Wang L，Shen K，et al. Breast cancer subpopulation with high risk of internal mammary lymph nodes metastasis：analysis of 2，269 Chinese breast cancer patients treated with extended radical mastectomy. Breast Cancer Res Treat，2003，107（3）：379-387.

［6］Poortmans PM，Collette S，Kirkove C，et al.

Internal mammary and medial supraclavicular irradiation in breast cancer. N Engl J Med, 2015, 373 (4): 317-327.

[7] Thorsen LB, Offersen BV, Danø H, et al. DBCG-IMN: A population-based cohort study on the effect of internal mammary node irradiation in early node-positive breast cancer. J Clin Oncol, 2016, 34 (4): 314-320.

[8] Budach W, Kammers K, Boelke E, et al. Adjuvant radiotherapy of regional lymph nodes in breast cancer-a meta-analysis of randomized trials. Radiation Oncology, 2013, 8: 267-213.

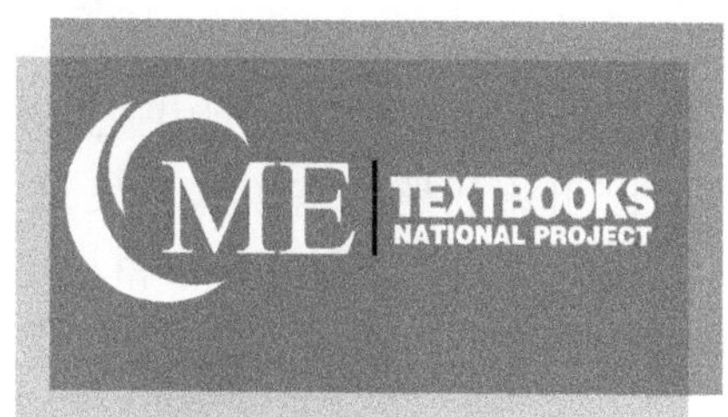

乳腺癌术后上肢水肿防治进展

第 23 章

乳腺癌术后上肢水肿是乳腺癌治疗后的常见并发症，主要原因是由于手术切除腋窝淋巴组织造成腋窝区域引流上肢来源淋巴液和淋巴结的正常功能遭到破坏，上肢淋巴引流通路中断或被阻断，导致上肢淋巴循环系统被破坏，上肢淋巴液产生与回流失衡，进而造成后续淋巴液渗出等一系列改变，是一种迟发性的进行性加重的上肢淋巴水肿。

随着乳腺癌早期诊断率的提高及治疗水平的不断进步，乳腺癌患者的总生存率和无病生存率都得到了明显改善，如何进一步提高患者术后的生活质量成为目前国内外研究的热点。乳腺癌术后上肢水肿在腋窝淋巴结清扫术（axillary lymph node dissection，ALND）后患者中的发生率为11%~57%，在前哨淋巴结活检术（sentinel lymph node biopsy，SLNB）后的发生比例为0~23%，一旦发生淋巴水肿，将会给患者在生理、心理和功能多方面造成不利影响，因而如何在治疗过程中尽可能预防水肿的发生，在术后早期发现和治疗水肿，成为乳腺癌治疗的一项重要议题。

一、乳腺癌术后上肢水肿的预防

（一）传统预防手段

由于淋巴系统解剖的复杂性和独特性使得目前医学界对于淋巴系统的认识还存在着许多的盲点和争议，这也是造成乳腺癌术后上肢水肿机制至今还不明确的主要原因。目前普遍的观点认为，有效地减少腋窝部淋巴回流通道的破坏是防止发生淋巴水肿的关键，因而现在临床上常用具体预防措施有：①术前制订合理手术方案，符合SLNB指征的患者要先行SLNB以避免不必要的ALND；②术中注意仔细解剖腋窝，保护头静脉，尽量不要剪开腋血管鞘，游离皮瓣防止过薄；③术后积极预防及控制感染，避免腋窝积液，保持引流通畅，切口加压包扎压力适中，防止大面积皮瓣坏死；④严格掌握放射治疗指征，不宜过度应用，照射的范围和剂量也应注意个体化，避免不必要的腋窝照射；⑤避免患侧上肢长时间负重、抽血、输液、测量血压和皮肤破损，预防患肢皮肤感染，术后适当进行患侧上肢的功能锻炼。

（二）腋窝逆向淋巴作图技术

近年来有国外学者提出了腋窝逆向淋巴作图（axillary reverse mapping，ARM）技术，意在通过术中对上肢淋巴回流通道的保护，来减少淋巴系统的损伤，以求从根本上达到预防患者术后出现上肢淋巴水肿的目的。

1. ARM的提出和发展过程 ARM是指用蓝染料、荧光物质、放射性核素等显影出上肢的淋巴引流情况，以明确淋巴管及淋巴结的解剖特点及变异。2007年，Hama等在小鼠模型中通过双色荧光光谱淋巴管造影术证实了乳腺和上肢有着2组不同的淋巴引流通路。基于这种发现，Thompson等同年首次提出了ARM这一新技术的概念。该技术的提出主要是为了显示上肢淋巴结和淋巴管，进而避免在行ALND或SLNB时伤及这些结构，从而降低术后乳腺癌相关淋巴水肿的发生率。

2007年，Thompson等首次将ARM技术应用于人体，试验中在患者同侧上臂内侧肌间沟的皮内或皮下注射2.5 ml蓝色染料后按摩注射部位，并将上肢抬高5 min以促进上肢淋巴引流及示踪剂显影。结果显示，入组的18例患者中有11例可显示上肢来源的淋巴结或淋巴管；同年，Nos等采用相同技术在21例患者中进行验证，结果发现，其中有15例患者可见上肢来源的淋巴结和淋巴管。在此之后，腋窝逆向淋巴作图技术经过其他研究人员重复验证发现利用蓝染料行ARM时腋窝淋巴结和淋巴管的识别率为61%~91%。后续有研究者为提高ARM的成功率，开始尝试应用不同的显影剂，如放射性核素、荧光染料等，有报道显示采用放射性核素法进行ARM，腋窝ARM淋巴结和淋巴管显影成功率分别为100%（15/15）和91%（21/23）。利用荧光物质如吲哚菁绿进行ARM也有较高的成功率，在行SLNB的患者中，腋窝ARM淋巴结和淋巴管显影成功率均为75%（9/12）；在行ALND的患者中，腋窝ARM淋巴结和淋巴管显影成功率分别为88%（22/25）和76%，不同显影方法的显像结果见表23-1。

表23-1 腋窝淋巴结清扫术中不同显像方法ARM成功率

方法	作者	实施ARM例数（n）	ARM检出率（%）	交叉重叠率（SLN=ARM node）（%，淋巴结）	ARM淋巴结转移率（%）
染料	Thompson，2007	18	61（11/18）	0	0（0/7）
	Nos，2007	21	71（15/21）	NR	0（0/10）
	Boneti，2008	131	42.7（56/131）	3.9（5/128）	0（0/12）
	Casabona，2009	9	88.9（8/9）	0	0（0/3）
	Ponzone，2009	49	73.5（34/49）	NR	11（3/27）
	Kang，2009	129	78.3（101/129）	18.9（19/96）	9（9/101）
	Bedrosian，2010	30	70（21/30）	NR	18（2/11）
	Deng，2011	69	NR	8.7（6/69）	8.7（6/69）
	Rubio，2007	36	83.3（30/36）	13.3（2/15）	13（4/30）
	Gobardhan，2012	93	90.3（84/96）	NR	12（2/17）
	Han，2012	97	NR	7.2（7/97）	12（2/17）
	Connor，2013	57	72（41/57）	7（4/57）	15.7（3/19）
	Schunemann，2014	45	88.9（40/45）	NR	25（10/40）
染料和放射性核素法	Nos，2008	23	91（21/23）	NR	14（3/21）
	Tausch，2013	143	78.3（112/143）	NR	25（14/55）
放射性核素法	Britton，2009	15	100（15/15）	13.3（2/15）	13.3（2/15）
	Gennaro，2013	60	75（45/60）	NR	无数据

待 续

（续　表）

方法	作者	实施 ARM 例数（n）	ARM 检出率（%）	交叉重叠率（SLN=ARM node）（%，淋巴结）	ARM 淋巴结转移率（%）
荧光染料	Noguchi，2010	8	88（7/8）	NR	43（3/7）
	Noguchi，2012	34	85（29/34）	NR	38（11/29）
	Ikeda，2012	60	80（48/60）	NR	14.6（7/48）
	Ikeda，2014	98	83（81/98）	NR	24（17/53）

注：ARM，腋窝逆向淋巴作图；SLN，前哨淋巴结；NR，无记录

2. ARM 在乳腺癌手术中的应用及效果

（1）上肢相关淋巴结的解剖及定位：Nos 等研究表明，腋窝 ARM 相关淋巴结多位于腋窝较浅部位，Rubio 等研究进一步明确腋窝 ARM 淋巴结常见位置位于腋静脉周围及胸背神经血管束的外侧。除了腋窝 ARM 淋巴结常见部位外，Boneti 等研究发现腋窝 ARM 淋巴结还可位于腋窝的下方、靠近背阔肌外侧缘等部位。通常情况下，腋窝淋巴结根据其与胸小肌的关系被分为 3 站，但是此方法并不适合腋窝 ARM 淋巴结的分区定位，因而 Clough 等将 1、2 站淋巴结用胸外侧静脉和第 2 肋间臂神经分为 4 个部分。之后，Ikeda 等用胸背神经血管束替代胸外侧静脉，将腋窝清扫范围的淋巴结分为 5 个部分（图 23-1），并发现大部分腋窝 ARM 淋巴结位于 A 区和 B 区。

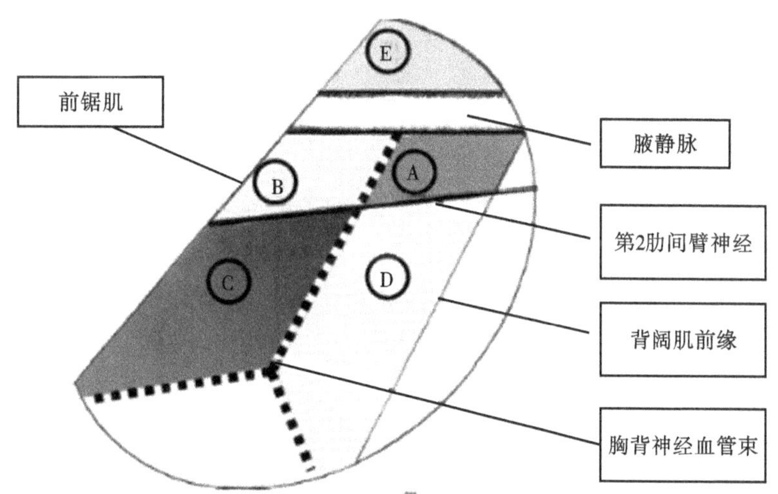

图 23-1　Ikeda 等腋窝淋巴结清扫术区域腋窝逆向淋巴作图淋巴结分布分区

（2）上肢来源淋巴结的转移情况：多项研究表明乳腺癌在上肢来源淋巴结的转移率为 0～43%，ARM 技术是在上肢淋巴引流通路和乳腺淋巴引流通路相对独立的假说上建立起来的，早期的多项研究均证实 ARM 淋巴结未见乳腺癌细胞转移。Boneti 等研究表明，即使腋窝受累严重的患者（淋巴结阳性>4 枚），上肢淋巴结也无明显受累，Thompson、Casabona 等也都证实了该观点。但近期的多项研究证实 ARM 淋巴结癌细胞转移率为 11%～43%，如 Nos、Noguchi 等证实 ARM 淋巴结的转移率分别为 14%和 38%，研究结果不同的主要原因可能是入组人群的不同以及显像技术不同造成的。

（3）术中应用 ARM 保留淋巴结的效果及可行性分析：Boneti 等的研究表明，保留 ARM 淋巴结的患者在术后 6 个月随访中，均未出现上肢淋巴水肿。Thompson 等术后随访 8 个月发现 ARM 保留淋巴结或淋巴管的 18 例患者均未发生上肢淋巴水肿，但这 2 项试验的术后随访时间还较短，明确效果还有待进一步随访。通过 ARM 技术来预防乳腺癌术后上肢水肿这一方法目前最受争议的地方是肿瘤安全性的问题。既往研究显示 SLNB 中切除 ARM 淋巴结的转移率为 0~11.9%，ALND 中切除 ARM 淋巴结的转移率为 0~43%，如果保留这些转移的 ARM 淋巴结显然与治疗目的是相悖的。为了解决 ARM 淋巴结肿瘤安全性的问题，Ikeda 等尝试对处于 ALND 区域的 ARM 淋巴结行术中细针穿刺活检（fine needle aspiration cytology，FNAC），对活检阴性的 ARM 淋巴结予以保留，虽然该方法存在一定的合理性，但是因穿刺取样不足或不准确以及细胞学诊断困难所致的假阴性会导致错误保留发生转移的淋巴结。

二、乳腺癌术后上肢水肿的治疗

针对乳腺癌术后上肢水肿的治疗主要分为非手术治疗和手术治疗 2 种方法，治疗效果尚存在争议。

（一）非手术治疗

对于水肿程度较轻的患者，临床上更倾向于运用非手术治疗方法进行治疗和控制。非手术治疗方法主要包括物理治疗、药物治疗和心理康复治疗。

1. 物理治疗 物理治疗的主要原理是通过物理的热能和机械压力促进和改善患侧上肢的局部微循环，促进滞留在患侧上肢的淋巴液回流，提高淋巴系统转运能力，防止纤维组织增生，进而达到延缓病情发生及发展的目的。

（1）综合性抗淋巴淤滞疗法（complete decongestive therapy，CDT）：目前所说的综合性抗淋巴淤滞疗法包括手法淋巴引流按摩、日常绷带包扎、皮肤护理、康复运动以及 3 期方案的加压治疗等，被认为是非手术物理治疗的首选方法。

（2）激光治疗：激光治疗是通过使用低频红波和接近红外波长的光波照射腋窝，促进淋巴引流和新生淋巴管的生长，减轻成纤维细胞致瘢痕作用，刺激巨噬细胞活性，最终达到减轻淋巴水肿的目的，目前证实其有效的临床试验均为小样本试验，其确切效用还有待进一步大样本严谨的临床试验证实。

（3）烘烤治疗：烘烤疗法为运用热力，结合皮肤护理，常和其他方法共同使用，如捆绑疗法等，目前已被欧洲和亚洲的许多临床医生应用于乳腺癌相关淋巴水肿的治疗，但是缺少大样本的循证医学证据证实其单独应用的有效性。

（4）功能锻炼：治疗性功能锻炼是乳腺癌术后淋巴水肿治疗中得到普遍认可的一种治疗手段，患者通过反复的肌肉收缩和舒张促进淋巴液回流。

2. 药物治疗 目前针对乳腺癌术后淋巴水肿尚无特效的药物治疗方法，目前尝试应用的有以下几种。

（1）利尿药：利尿药应用效果较差，非常局限并且因为存在并发症而逐渐被淘汰，偶尔可应用于上肢淋巴水肿急性期。

（2）苯并哌咔类药物：苯并哌咔类药物目前广泛在欧洲应用于乳腺癌相关淋巴水肿的治疗，香豆素为其中一种，能够增强组织间液中巨噬细胞的数量和活性，促进蛋白质降解，有利于组织内水分吸收，减轻淋巴水肿。对于其治疗效果目前文献报道不一，Casley-Smith 等进行的 31 例的乳腺癌相关淋巴水肿患者的随机对照试验表明，18 例口服 400 mg/d 剂量香豆素的患者，与安慰剂组相比，经过 6 个月治疗，患侧上肢的平均水肿程度有明显改善。但是随后的 Loprinzi 等的研究中，入组人数增加至 140 例，同样是口服香豆素，为 200 mg 剂量每天 2 次，治疗 6 个月，但是在开始 6 个月及 12 个月后，试验组上肢体积并没有明显改变。

（3）中药：中药治疗是我国的一大特色治疗，中医药在我国也有着悠久的历史，目前国内已经有人尝试运用中医药治疗乳腺癌相关淋巴水肿，国内有学者通过临床试验验证了部分中成药物治疗淋巴水肿有一定的疗效。随着对中医药研究的深入，将来可能会在淋巴水肿的治疗中发挥更重要的作用。

（二）手术治疗

手术治疗的目的在于降低现有淋巴系统负荷和提高淋巴系统转运能力（包括促进淋巴回流或重建淋巴引流通路），一般用于淋巴水肿较重、对综合性抗淋巴淤滞疗法等物理和药物疗法反应不好的患者。

1. 降低淋巴系统负荷

（1）病变组织切除法：病变组织切除术联合植皮术应用的历史悠久，最早可以追溯到 20 世纪初的 Cherles 术式，后出现了很多改良术式，该手术原则是切除患肢浅层病变组织，然后再用游离皮瓣覆盖伤口。但是此方法存在很多缺点，如创伤大、愈合差、影响上肢功能、易发生淋巴漏、易复发等，目前很少单独应用，多与其他方法联合用于晚期严重病例，特别是对皮下组织大量纤维化的顽固性肢体橡皮肿患者有一定疗效。

（2）负压抽吸法：负压抽吸法为通过多个切口行吸脂术，进而除去皮下组织内淤滞的淋巴液和增生的脂肪组织，缓解患肢肿胀，改善外形。该方法最早由 Brorson 于 20 世纪 80 年代报道，具有创伤小、安全有效、可重复操作等优点，但该方法不能从根本上解决淋巴回流障碍问题，而且仅适用于淋巴水肿的脂质肿胀期，对已经纤维化明显的肢体效果不理想。

2. 生理性淋巴回流重建

（1）带蒂皮瓣引流术：1977 年，最早是 Clodius 等应用淋巴管造影发现当带蒂皮瓣转移到受区时其内部淋巴管可以与受区淋巴管相通。1989 年，Chitale 提出转移的肌皮瓣能通过肌皮瓣丰富的毛细血管将溢到术区的淋巴液吸收，引流淋巴液治疗淋巴水肿。随后 Sandor（1993 年）、Chitale（1989 年）等陆续报道应用背阔肌肌皮瓣转移治疗乳腺癌术后上肢淋巴水肿是一种效果较好的生理性引流手术。但由于乳腺癌术后患者的供瓣区紧张，手术创伤大、术后并发症多而限制了其在临床的应用。

（2）淋巴-静脉系统吻合术（lymphatic venous anastomosis，LVA）：临床应用较多的是淋巴管-静脉吻合术和集束淋巴管-静脉吻合术。O' Brien 等认为使淤滞的淋巴液直接转流入静脉符合淋巴回流的动力学特点。Yamamoto 等认为淋巴-静脉吻合术后加压治疗至关重要，对于淋巴-静脉分流起到了泵的作用。选择功能正常的淋巴管和具备良好的血管吻合技术是手术成功的重要条件。虽然 2010 年 Campisi 等和我国的沈文彬等对淋巴-静脉系统吻合术研究证实有效，但是淋巴静脉吻合后，淋巴系统内压力高于静脉系统，淋巴液向静脉回流，肢体消肿后静脉淋巴管之间的压力梯度发生改变，当静脉压等于淋巴管压时发生逆流，易发生吻合口阻塞而失败。Damstra 等通过回顾 2007 年 4 月之前的相关文献发现，对于 LVA 治疗淋巴水肿效果评价差异较大，原因在于病例选择、水肿分期、手术指征、辅助治疗方法选择上缺乏统一标准，最终造成结论可比性的丧失，认为目前无确切的循证医学证据表明，LVA 对于治疗乳腺癌术后上肢淋巴水肿有效，更不应成为首选的手术治疗方法。

（3）淋巴管移植术：理论上用自体正常淋巴管代替受损淋巴管最符合生理特点，是一种理想的治疗方法，既不受静脉压差的影响，移植后淋巴管又能保持自主收缩功能。但是该手术也有一定的局限性，如供移植淋巴管来源有限，且作移植的淋巴管不仅要有相当的口径，还要有一定的长度。该方法最早是 Ho 等在 1983 年提出，当时报道了 1 例应用下肢淋巴管移植桥接上肢与锁骨上区域淋巴系统来治疗上肢淋巴水肿的病例，结果证实有效。之后 Baumeister 等在 2003 年、Felmerer 等在 2012 年报道应用淋巴管移植治疗 127 例上肢淋巴水肿和 12 例四肢淋巴水肿，结果均证实该方法治疗上肢淋巴水肿有效。

（4）静脉代替淋巴管移植术：除了用自体淋巴管进行移植，还可考虑用静脉代替淋巴管进行移植，因为人体静脉在解剖学和功能上均与淋巴管相似，且浅表静脉取材方便，来源丰富，而且取之后不会造成供区的淋巴水肿。Campisi 等通过长期随访研究证实了这一手术的有效性和可靠性。

（5）淋巴结移植术：1983 年有研究证实淋巴结的节律性收缩在淋巴循环中起着类似泵的作用。2006 年 Becker 等通过显微外科技术将取自腹股沟区的淋巴结移植到发生乳腺癌术后上肢淋巴水肿>5 年的 24 例患者患侧腋窝部位，结果显示，所有患者的皮肤感染性疾病消失，10 例患者的上肢周长恢复正常，6 例还原度>50%，6 例还原度<50%，2 例无变化。2009 年 Lin 等将腹股沟区淋巴结转移至手腕背侧治疗淋巴水肿 13 例，随访约 5 年，其中 12 例患肢肿胀缓解明显，还原度为（50.55±19.26）%。

乳腺癌术后上肢淋巴水肿是临床上的一大难题，尽管多年来国内外的学者在预防和治疗上进行了大量的研究和多种尝试，但还没有找到最为有效和肯定的方法。但关于该方面的努力从来没有停止，相信该问题的解决就在不远的将来。

（北京大学人民医院　刘　森　王　南　王　殊）

参考文献

[1] Hama Y, Koyama Y, Urano Y, et al. Simultaneous two-color spectral fluorescence lymphangiography with near infrared quantum dots to map two lymphatic flows from the breast and the upper extremity. Breast Cancer Res Treat, 2007, 103（1）：23-28.

[2] Thompson M, Korourian S, Henry-Tillman R, et al. Axillary reverse mapping（ARM）：A new concept to identify and enhance lymphatic preservation. Ann Surg Oncol, 2007, 14（6）：1890-1895.

[3] Nos C, Leiseur B, Clough KB, et al. Blue dye injection in the arm in order to conserve the lymphatic drainage of the arm in breast cancer patients requiring an axillary dissection. Ann Surg Oncol, 2007, 14（9）：2490-2496.

[4] Casabona F, Bogliolo S, Ferrero S, et al. Axillary reverse mapping in breast cancer：A new microsurgical lymphatic-venous procedure in the prevention of arm lymphedema. Ann Surg Oncol, 2008, 15（11）：3318-3319.

[5] Han JW, Seo YJ, Choi JE, et al. The efficacy of arm node preserving surgery using axillary reverse mapping for preventing lymphedema in patients with breast cancer. J Breast Cancer, 2012, 15（1）：91-97.

[6] Rubio IT, Cebrecos I, Peg V, et al. Extensive nodal involvement increases the positivity of blue nodes in the axillary reverse mapping procedure in patients with breast cancer. J Surg Oncol, 2012, 106（1）：89-93.

[7] Gobardhan PD, Wijsman JH, van Dalen T, et al. ARM：axillary reverse mapping-The need for selection of patients. Euro J Surg Oncol, 2012, 38（8）：657-661.

[8] Bedrosian I, Babiera GV, Mittendorf EA, et al. A phase I study to assess the feasibility and oncologic safety of axillary reverse mapping in breast cancer

patients. Cancer, 2010, 116 (11): 2543-2548.

[9] Kang SH, Choi JE, Jeon YS, et al. Preservation of lymphatic drainage from arm in breast cancer surgery: is it safe? Cancer Res, 2009, 69 (2): 873-876.

[10] Noguchi M, Yokoi M, Nakano Y, et al. Axillary reverse mapping with indocyanine fluorescence imaging in patients with breast cancer. J Surg Oncol, 2012, 105 (3): 229-234.

[11] Farinola N, Piller N. Pharmacogenomics: its role in re-establishing coumarin as treatment for lymphedema. Lymphat Res Biol, 2005, 3 (2): 81-86.

[12] 潘荟丞，郑进，陈荣花，等. 丹红注射液对乳腺癌术后上肢淋巴水肿的临床观察. 中华中医药学刊，2012，30 (8): 1919-1920.

[13] 高甦，王笑民，杨国旺，等. 疏肝通络中药配合理疗治疗乳腺癌术后止肢淋巴水肿疗效观察. 中国中医药信息杂志，2011，18 (8): 63-64.

[14] Brorson H. From lymph to fat: liposuction as a treatment for complete reduction of lymphedema. Int J Low Extrem Wounds, 2012, 11 (1) 10-19.

[15] Clodius L, Kohnlein H, Piller NB. Chronic limb lymphoedema produced solely by blocking the lymphatics in the subcutaneous compartment. Br J Plast Surg, 1977, 30 (2): 156-160.

[16] Chitale VR. Role of tensor fascia lata musculocutaneous flap in lymphedema of the lower extremity and external genitalia. Ann Plast Surg, 1989, 23 (4): 297-304.

[17] Yamamoto Y, Horiuchi K, Sasaki S, et al. Follow-up study of upper limb lymphedema patients treated by microsurgical lymphaticovenous implantation (MLVI) combined with compression therapy. Microsurgery, 2003, 23 (1): 21-26.

[18] 李圣利，陈守正，王善良，等. 带瓣膜的静脉移植代替淋巴管治疗乳腺癌根治术后上肢淋巴水肿. 上海医学，2000，23 (7): 393-395.

[19] Campisi C, Boccardo F, Zilli A, et al. The use of vein grafts in the treatment of peripheral lymphedemas: long-term results. Microsurgery, 2001, 21 (4): 143-147.

[20] Tümer A, Oztürk-Demir N, Basar-Eroglu C, et al. Spontaneous contractions and stretch-evoked response of isolated lymph node. Muscle Res Cell Motil, 1983, 4: 103-113.

[21] Becker C, Assouad J, Riquet M, et al. Postmastectomy lymphedema Long-term Results Following Microsurgical Lymph Node Transplantation. Ann Surg, 2006, 243 (3): 313-315.

[22] Campisi C, Bellini C, Campisi C, et al. Microsurgery for lymphedema: clinical research and long-term results. Microsurgery, 2010, 30 (4): 256-260.

[23] Damstra RJ, Voesten HG, van Schelven WD, et al. Lymphatic venous anastomosis (LVA) for treatment of secondary arm lymphedema. A prospective study of 11 LVA procedures in 10patients with breast cancer related lymphedema and a critical review of theliterature. Breast Cancer Res Treat, 2009, 113 (2): 199-206.

[24] Ho LC, ai MF, Kennedy PJ. Micro-lymphatic bypass in the treatment of obstructive lymphoedema of the arm: case report of a new technique. Br J Plast Surg, 1983, 36 (3): 350-357.

[25] Baumeister RG, Frick A. The microsurgical lymph vessel transplantation. Handchir Mikrochir Plast Chir, 2003, 35 (4): 202-209.

[26] Felmerer G, Sattler T, Lohrmann C, et al. Treatment of various secondary lymphedemas by microsurgical lymph vessel transplantation. Microsurgery, 2012, 3 (3): 171-177.

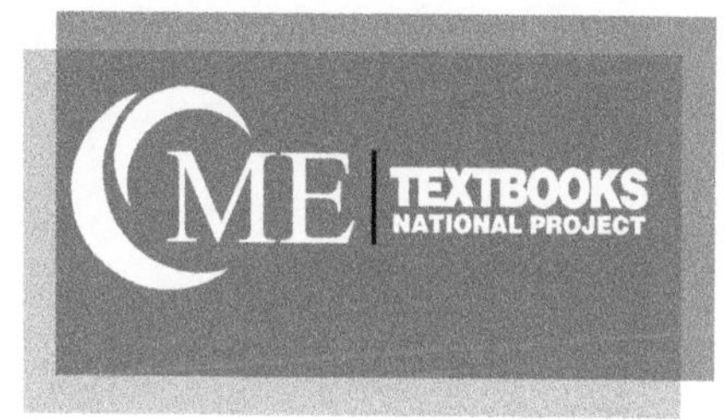

第三篇

乳腺癌化疗、内分泌治疗和靶向研究进展

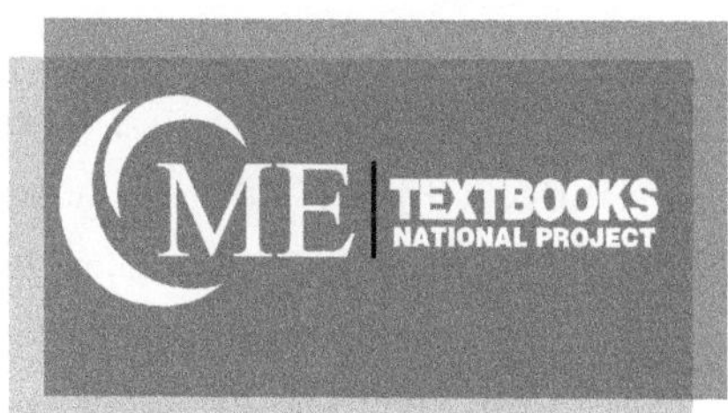

化疗在早期乳腺癌治疗中的地位

第 24 章

在我国，乳腺癌的发病率呈逐步上升趋势，据最新发表在 *CA Cancer J Clin* 上的统计数据，目前乳腺癌已位列女性恶性肿瘤发病谱首位，却是死亡谱第 6 位，提示乳腺癌经过综合治疗后的无复发和延长生存有了明显的改善。化疗在乳腺癌特别是早期乳腺癌辅助治疗中的基石地位即使在肿瘤分子分型或精准医疗时代也仍在延续，并有了一些新的释义。

对于早期乳腺癌，局部的手术治疗必不可少；但是乳腺癌患者生存期的延长，很大程度上也归功于全身系统性治疗，比如化疗、内分泌治疗和靶向治疗。多项大规模前瞻性临床实验已证实，对于早期乳腺癌，化疗可以杀灭局部区域淋巴结及远处脏器的亚临床微小转移灶，从而降低或推迟局部复发及减少远处转移，达到提高患者生存率、延长生存时间的目的。

乳腺癌具有显著的异质性，其研究发展到今天，仅依据临床特征进行分类已不能认识该病的本质，亦对新辅助/辅助化疗的发展无益；而依据不同临床特征、病理特点、治疗反应、疾病转归及预后等生物学行为的肿瘤分子分型已经站上历史舞台。

依据 8102 种人类基因和相应克隆的 cDNA 微阵列与乳腺对照组织基因表型比较，Perou 等将乳腺癌可分为 4 种亚型：腔面（Luminal）型、正常乳腺（Normal-like）型、人表皮生长因子受体 2（human epidermal growth factor receptor 2，HER-2）过表达型、基底细胞（Basal-like）型。之后的研究还将雌激素受体（estrogen receptor，ER）(+) 的 Luminal 型分为 A、B 2 个亚型。近来，该分型方式通过基因突变、DNA 拷贝数、DNA 甲基化、RNA、microRNA、蛋白质等多层次的数据整合和研究分析获得进一步的验证。但考虑到基因芯片有诸如应用不便、检测费高等缺点，目前多数专家认为，根据免疫组织化学（immunohistochemistry，IHC）检测的 ER、孕激素受体（progesterone receptor，PR）、HER-2 和增殖细胞核抗原（Ki-67）的结果，如作为基因芯片的近似替代将乳腺癌划分为上述 4 种类型在临床工作中是可行的，但就 Ki-67 用于 Luminal A 和 B 型的甄别值（cut-off value）尚未完全达成共识，通常认为 10%以下考虑为 Luminal A 型，30%以上考虑为 Luminal B 型，10%～30%具体情况具体分析。从预后角度讲，Luminal A 型较好，而基底细胞型最差。基底细胞型乳腺癌和三阴性乳腺癌（triple negative breast cancer，TNBC）虽有近 80%的重合，但后者不是从基因芯片角度进行分型，特指 ER、PR 和 HER-2 均阴性的乳腺癌，其还包含一些如低危（典型）髓样癌和腺样囊性癌等特殊的组织学类型。总而言之，随着肿瘤分子分型的出现，早期乳腺癌的新辅助/辅助化疗的策略逐步发生了一些变化。

根据与手术时间的前后关系，化疗可以分为新辅助化疗和辅助化疗。新辅助化疗是指在非转移性肿瘤实施局部治疗前进行的全身性化疗。

首先是新辅助化疗，既往的临床试验提示，获得病理完全缓解（pathological complete remission， pCR）的患者通常有较好的预后，但新辅助内分泌治疗中的 pCR 预后提示作用尚不明确。依据肿瘤分子分型的新辅助化疗基本情况是：激素受体阳性（Luminal 型）、绝经后患者可选择第 3 代芳香化酶抑制剂（aromatase inhibitor，AI）进行新辅助内分泌治疗；对于 HER-2（+）的患者［Luminal B-HER-2（+）型或 HER-2 过表达型］，首先推荐含曲妥珠单抗的方案治疗；但对于 TNBC，何种方案最优尚不确定，铂类和抗血管生成药物是除紫杉类、蒽环类外的可能选择。关于铂类在 TNBC 新辅助化疗中的价值最近有多项临床研究进行了探讨。在 2013 年 SABCS 会议上，CALGB 40603 和 GeparSixto 2 项临床研究均显示新辅助化疗加用铂类后使得 TNBC pCR 率有了显著提高，虽然主要达到了终点，但是作为次要终点的无事件生存率和无病生存率也很重要，后者体现了患者的长期获益；这部分结果在 2015 年 SABCS 大会上得到了披露。具体如下：①CALGB 40603 研究采用 2×2 析因设计，以紫杉醇 12 周序贯 ddAC×4 基础上或联合贝伐珠单抗，或联合卡铂或贝伐珠单抗联合卡铂方案。结果：3 年无事件生存率和总生存率分别为 74%及 83%；pCR 与非 pCR 的 3 年总生存率分别为 93%和 73%［危险比（hazard ratio，*HR*）0. 20，*P*=0. 0001］，含卡铂与含卡铂加贝伐珠单抗联合治疗组相比，无事件生存率和总生存率差异无统计学意义。含卡铂与非含卡铂联合组 3 年无事件生存率分别为 76%和 71%（*P*=0. 36），3 年总生存率分别为 81%和 85%。②GeparSixto 研究设计主要针对 TNBC 和 HER-2（+）符合新辅助化疗患者 595 例，所有患者给予紫杉醇联合脂质体多柔比星新辅助化疗 18 周，HER-2（+）患者接受曲妥珠单抗和拉帕替尼，TNBC 接受贝伐珠单抗，按照 TNBC 及 HER-2（+）状况按照 1∶1 随机接受卡铂治疗。结果：全组 3 年无病生存率，紫杉醇联合脂质体多柔比星组（PM 组）、紫杉醇联合脂质体多柔比星+卡铂组（PMCB 组）分别为 81. 0%和 84. 7%（*P*=0. 3115）；HER-2（+）3 年无病生存率，PM 组和 PMCB 组分别为 86. 7%和 83. 4%（*P*=0. 3719）；TNBC 3 年无病生存率，PM 组和 PMCB 组分别为 76. 1%和 85. 8%（*HR* 0. 56，*P*=0. 035），其中存在 *gBRCA* 突变者，PM 组和 PMCB 组分别为 50. 0%和 61. 5%（*P*=0. 413），gBRCA 野生型，PM 组和 PMCB 组分别为 33. 1%和 50. 8%（*P*=0. 005）。两项研究的结果有些不一致：CALGB 40603 显示加铂 3 年无事件生存率无获益，而 GeparSixto 三阴性亚组加铂后 3 年无病生存率有显著改善（将 pCR 转化为无病生存率优势）。这 2 项临床研究存在各种各样的差异，包括新辅助化疗方案中是否包含环磷酰胺、使用卡铂的方式不同（3 周用法和单周用法），可能是导致最终结果不太一致的原因。考虑到 TNBC 后续没有内分泌治疗和靶向治疗的机会，如果有办法进一步增加 pCR 的改善率，很可能会增加转化为无事件生存率或无病生存率获益的概率，从 GeparSixto 中看到 pCR 在加卡铂后提升更多同时无病生存率有获益这一现象中可以得到一定的启示，当然，未来需要更多的 TNBC 临床试验来解决含铂治疗在新辅助化疗中的价值问题。目前认为，对那些需要更好局部控制和本身高危复发的患者，可以考虑在新辅助化疗中增加铂类。相反，那些 *BRCA* 突变的患者是否一定在新辅助化疗中加铂，GeparSixto 研究尚没有给出理想的答案，即没有重复以前研究的结果（GeparSixto 中野生型患者从加铂中获益更多），需要以后进一步的研究。

其次，对于辅助化疗，早期的 St. Gallen 共识主要依据患者临床特征将早期乳腺癌术后患者的复发风险分为低危、中危和高危，同时根据淋巴结状态和受体状态，推荐了不同的药物治疗方案。2011 年的 St. Gallen 全球专家共识已首次转变为依据肿瘤分子分型对辅助化疗进行推荐，即目前乳腺癌的辅助化疗也是在肿瘤分子分型的基础上结合复发风险制订方案的，这就向个体化辅助化疗迈进了一大步。众所周知，蒽环类和紫杉类药物在乳腺癌辅助化疗中处于基础地位。但需要指出的是，淋巴结阴性的高危乳腺癌患者辅助化疗中紫杉类药物的作用仍存争议，还需更多临床试验结果。此外，有一些临床研究探讨了吉西他滨和卡培他滨是否可用于辅助化疗。英国 tAnGo 试验和 NSABP B-38 试验的结果均显示吉西他滨并不适合用于辅助化疗。而 FINXX 试验的结果也提示，辅助化疗方案中加入卡培他滨并未提高无复发生存率和总生存率，仅亚组分析显示，卡培他滨辅助化疗使 TNBC 患者获益（无复发生存率 $HR = 0.48$，$P = 0.02$）。2015 年 SABCS 大会上公布了 JBCRG-04/CREATE-X 的中期分析结果，该研究比较了卡培他滨在新辅助化疗后存在残余浸润性癌残留的 HER-2（-）乳腺癌患者的疗效以及安全性，共入组 900 例 HER-2（-）的乳腺癌患者，均接受了标准的新辅助化疗方案（包括了蒽环类及紫杉类的方案），存在浸润性癌残留（原发灶或淋巴结），1∶1 随机入组观察组（445 例）及卡培他滨组（440 例），结果显示，卡培他滨组的 5 年无病生存率（74.1%与 64.7%比较，HR 0.70，95%CI 0.53～0.93，$P = 0.054$）及 5 年总生存率（89.2%与 83.9%比较，HR 0.60，95%CI 0.40～0.92，$P < 0.01$）优于观察组，亚组分析中这一生存获益在 TNBC 中更为显著（5 年无病生存率 HR 0.58，95%CI 0.39～0.87），而在激素受体（hormone receptor，HR）阳性乳腺癌中则没有体现。但以上结果尚未全部在各指南或共识中体现。

在肿瘤分子分型时代，需要注意的是：Luminal A 型在内分泌治疗基础上加用辅助化疗的可能获益较少，因而不建议积极化疗；但这并不意味着 Luminal 型乳腺癌，内分泌治疗能解决一切问题，特别是临床高危患者，在 EBCTCG 2011 的一项分析中显示，对于 Luminal 型乳腺癌，无论淋巴结阳性还是阴性，化疗组均比非化疗组显著改善无复发率。对 TNBC 患者，基本达成共识的是将蒽环类和紫杉类药物纳入辅助化疗方案，当然也可考虑使用剂量密集化疗，但无强烈证据支持铂类药物和抗血管生成药物用于 TNBC 辅助治疗。在 2015 年 ECOG 1199 研究 10 年的分析中，可以见到 Luminal 型"淋巴结阴性高危或淋巴结阳性"乳腺癌 AC×4 后多西他赛 3 周方案似乎要稍比其他3 种紫杉类用法好，但对于 TNBC 却是紫杉醇单周方案疗效最佳。对于 HER-2 过表达型乳腺癌，曲妥珠单抗是非常重要的辅助化疗药物，所有试验结果均显示辅助化疗中含曲妥珠单抗可提高无瘤生存率，而对 NSABP B31、NCCTG N9831 和 HERA 试验的联合分析也证实，在高危、HER-2（+）患者中使用曲妥珠单抗可显著改善总生存率。关于曲妥珠单抗辅助化疗时间的探讨一直有临床试验在进行，根据 ESMO 2012 年会议公布的 HERA 8 年随访结果和 PHARE 研究结果，仍然推荐为 1 年，这也为 St. Gallen 大会超过 90%的专家所认同。

2015 年第 14 届 St. Gallen 乳腺癌会议回顾了早期乳腺癌局部和系统治疗的重要研究证据。专家组认为，在临床实践中的关键问题不是肿瘤分子分型的定义问题，而是不同患者对于特定治疗是否存在获益差异性的问题。对于三阴性、HR（-）型、HER-2（+）型和 HR（+）/HER-2（+）型，这些亚型患者在治疗上争议很少，所以标准的病理学特征似乎已足够定义这些亚型。但在 Luminal 型患者中［定义为 ER 和（或）PR 表达，HER-2（-）］，对于该类亚型患者的治疗选择存在不同的意见，因为临床医生都希望尽量避免该亚型患者治疗过度和治疗不足。一项对于该类人群是否使用化疗的调查显示，该亚型患者是否进行化疗地区差异很大。新版 St. Gallen 共识认为辅助化疗的指征期待正在进行的随机试验的数据，但是专家组强烈认为对于 Luminal 型的化疗指征包括：组织学 3 级、≥4 枚淋巴结转移、低 HR 状态、Ki-67 高表达、广泛淋巴结侵犯，但是大部分专家不认为淋巴结 1～3 枚转移或年龄<35 岁是化疗指征。大部分专家认为 Luminal A 型乳腺癌"对化疗反应较弱"，他们不会基于肿瘤大小、脉管癌栓或淋巴结 1～3 枚转移而对这一亚型使用化疗。但是，对于 4 枚或以上淋巴结转移的患者，专家组一致推荐使用化疗，其原因应该是考虑到对于该群体患者，存在治疗不足的风险相对较大。对于 Luminal B 型乳腺癌患者，专家认为不应该对所有这一亚型患者使用化疗。尤其是在 Oncotype DX©、MammaPrint©、PAM-50 ROR© 或 EndoPredict©中低评分患者。对于 Oncotype DX©中等危险评分是否该视为化疗指征时，支持和反对专家是持平的。当对于 Luminal 型患者决定使用化疗时，其化疗方案的制订取决于疾病对内分泌治疗反应的程度与疾病复发风险。一般来说，对于 Luminal B 型患者，牛津 meta 分析支持蒽环类与紫杉类的联合方案。然而，对 Luminal A 型，与旧的化疗方案比如 AC 或 CMF 方案相比，蒽环与紫杉类的联合方案具有优势的证据几乎没有。对于 Luminal B 型，相同药物组成的化疗方案的疗程不

应该超过 4 个疗程，尤其是对低肿瘤负荷的患者。化疗中是否加入紫杉类药物则应该基于是否存在更大的肿瘤负荷。对于高危的 Luminal B 型患者，略多一点的专家选择粒细胞集落刺激因子（granulocyte colony-stimulating factor，G-CSF）支持下的剂量密集方案。对于 TNBC 患者，专家组强烈支持蒽环类联合紫杉类方案。尽管缺少随机对照研究，但部分专家（57.9%）仍会考虑对 *BRCA* 突变的 TNBC 使用含铂类的化疗方案，不过，绝大部分专家认为标准蒽环类与紫杉类的联合方案同样适合该类患者。对于没有 *BRCA* 突变的患者，含铂类的化疗方案不应常规使用。对于 TNBC 是否优选 G-CSF 支持下的剂量密集方案，专家意见仍存在分歧。对于 HER-2（+）、Ⅱ期乳腺癌患者，专家几乎一致认为应该使用化疗，并且常规应包含蒽环类和紫杉类，并且建议抗 HER-2 治疗与紫杉类同时联合使用。对于 HER-2（+）、Ⅰ期乳腺癌患者，大部分专家认为 T_{1a}患者不需要使用抗 HER-2 治疗，但是 T_{1b}患者大部分专家会考虑抗 HER-2 治疗，T_{1c}患者所有专家均支持使用抗 HER-2 治疗。对于Ⅰ期乳腺癌、肿瘤最大直径≤1 cm、并且考虑使用抗 HER-2 治疗患者中，绝大多数专家会选择紫杉醇联合曲妥珠单抗（不包含蒽环类）的治疗方案。对于Ⅰ期乳腺癌、肿瘤最大直径>1 cm 患者，该种方案是否合适，专家组存在不同意见，较多数专家支持蒽环类联合紫杉类治疗方案。术后辅助治疗，专家组并不支持在曲妥珠单抗的基础上加帕妥珠单抗或拉帕替尼这样的抗 HER-2 双靶向治疗方案。需要期待正在进行的 APHINITY 研究结果。新辅助化疗的问题：对于 Luminal A 型患者，专家普遍不建议行新辅助化疗，只有在保乳手术不能实施的情况下考虑新辅助化疗，否则不建议。Luminal B 型［HER-2（-）］患者，专家存在更大的分歧，但在“多数情况下，是否会对 Luminal B 型［HER-2（-）］患者选择新辅助化疗?”中，有少部分专家（37.8%）会推荐使用新辅助化疗。对于 HER-2（+）乳腺癌，绝大多数专家支持双靶向抗 HER-2 治疗，认为含紫杉类、曲妥珠单抗和帕妥珠单抗的联合方案是“可接受的方案”。绝大多数专家（94.7%）支持蒽环类联合紫杉类的治疗方案，不支持使用高剂量的烷化剂或铂类。

中国抗癌协会乳腺癌专业委员会在结合国外指南、我国实践、专家观点的基础上，制订了《中国抗癌协会乳腺癌诊治指南与规范（2015 版）》。指南认为：乳腺癌术后辅助全身治疗的选择应基于复发风险个体化评估与肿瘤病理分子分型及对不同治疗方案的反应性。乳腺癌术后复发风险的分组仍参考 St. Gallen 2007 年的风险分组。肿瘤分子分型参考 St. Gallen 2013 年的标准。乳腺癌术后辅助全身治疗的选择见表 24-1。医生根据治疗的反应性并同时参考患者的术后复发风险选择相应治疗。

表 24-1 不同分子分型乳腺癌的推荐治疗

亚型	治疗类型	备注
Luminal A 样	大多数患者仅需内分泌治疗	很少需要化疗（如淋巴结数量多或存在其他危险因素）
Luminal B 样（HER-2 阴性）	全部患者均需内分泌治疗，大多数患者要加用化疗	使用化疗及化疗的类型依赖于内分泌表达水平，危险度评估与患者意愿
Luminal B 样（HER-2 阳性）	化疗+抗 HER-2 治疗+内分泌治疗	没有数据支持在该组患者中不使用化疗
HER-2 阳性（非 Luminal）	化疗+抗 HER-2 治疗	极低危患者可不接受治疗，而只需观察
三阴性（导管癌）	化疗	—
“特殊类型”*		
内分泌反应型	内分泌治疗	髓样癌（典型性）和腺样囊性癌可能不需要化疗（若淋巴结阴性）
内分泌无反应型	化疗	

注：*，特殊类型；内分泌反应型（筛状癌、小管癌和黏液腺癌）；内分泌无反应型（顶浆分泌、髓样癌、腺样囊性癌和化生性癌）；—，无记录

尽管随着肿瘤分子分型时代的到来，对乳腺癌更精细的治疗已经提上日程，但化疗作为新辅助/辅助治疗中的基石作用未能改变。需要改变的是，如何参考国内外各种指南或者共识，基于肿瘤分子分型，并根据药物的可获得性，在综合治疗的范畴内更加规范地选择新辅助/辅助化疗方案和化疗剂量，进一步改善早期乳腺癌患者的预后。

（复旦大学附属肿瘤医院 张 剑）

参考文献

[1] Chen W, Zheng R, Baade PD, et al. Cancer statistics in China, 2015. CA Cancer J Clin, 2016, 66 (2): 115-132.

[2] Perou CM, Sorlie T, Eisen MB, et al. Molecular portraits of human breast tumours. Nature, 2000, 406 (6797): 747-752.

[3] Sparano JA, Zhao F, Martino S, et al. Long-Term Follow-Up of the E1199 Phase III Trial Evaluating the Role of Taxane and Schedule in Operable Breast Cancer. J Clin Oncol, 2015, 33 (21): 2353-2360.

[4] Joensuu H, Kellokumpu-Lehtinen PL, Huovinen R, et al. Adjuvant capecitabine, docetaxel, cyclophosphamide, and epirubicin for early breast cancer: final analysis of the randomized FinXX trial. J Clin Oncol, 2012, 30 (1): 11-18.

[5] Coates AS, Winer EP, Goldhirsch A, et al. Tailoring therapies-improving the management of early breast cancer: St Gallen International Expert Consensus on the Primary Therapy of Early Breast Cancer 2015. Ann Oncol, 2015, 26 (8): 1533-1546.

[6] Senkus E, Kyriakides S, Ohno S, et al. Primary breast cancer: ESMO Clinical Practice Guidelines for diagnosis, treatment and follow-up. Ann Oncol, 2015, 26 Suppl 5: S8-S30.

[7] 中国抗癌协会乳腺癌专业委员会. 中国抗癌协会乳腺癌诊治指南与规范（2015 版）. 中国癌症杂志，2015，25（9）：692-754.

[8] Liedtke C, Mazouni C, Hess KR, et al. Response to neoadjuvant therapy and long-term survival in patients with triple-negative breast cancer. J Clin Oncol, 2008, 26 (8): 1275-1281.

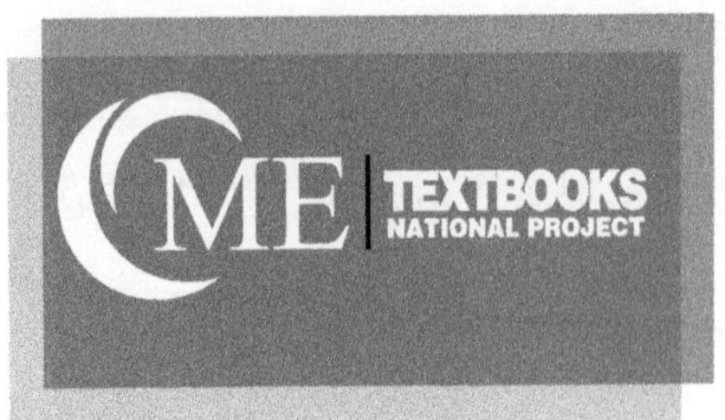

乳腺癌节拍化疗

第25章

乳腺癌目前占女性恶性肿瘤发病率的首位，随着诊断技术和治疗方法的不断发展，乳腺治愈率在不断提升。对于晚期乳腺癌患者，总生存时间也有所延长，医生们尝试对该类患者采用慢性病管理模式，尽可能长时间的控制肿瘤，减少治疗所带来的不良反应和生活质量的下降，对于内分泌治疗不敏感患者，节拍化疗是一个不错的选择。相比于传统化疗使用最大耐受剂量（maximum tolerated dose，MTD）进行，节拍化疗模式使用小剂量短间隔给药，同样有一定的疾病控制率，且不良事件发生率低。其理想模式应为：口服、便宜、耐受性佳且无累积毒性的药物。节拍化疗可以减少患者住院治疗及注射化疗的比例。节拍化疗在晚期乳腺癌、辅助和新辅助治疗中均有探索，其与内分泌药物、分子靶向药物、免疫治疗药物联用可能进一步提高疗效。当然目前乳腺癌治疗已进入以肿瘤分子分型为基础的时代，在精准医学治疗趋势下，节拍化疗同样需要根据不同的分子标志物选择下进行，以获得更佳的疗效，并可以进行进一步探索性研究，个体化识别患者最合适的治疗模式。

一、节拍化疗的定义及与传统化疗的区别

1. 传统化疗的作用模式 传统化疗的模式最早起源于1942年，Gilman、Goodman等试用氮芥治疗淋巴肿瘤，并取得了不错的疗效。1947年美国儿童医生、“现代化疗之父”Sidney Farber通过使用抗代谢药（一种叶酸衍生物）甲氨蝶呤缓解儿童急性白血病。在1949年，氮芥成功获得美国食品药品管理局的批准，有了癌症治疗的适应证。进而随着肿瘤治疗领域的不断发展，越来越多的药物被批准用于各种类型肿瘤的治疗中。抗肿瘤化疗也从原有姑息性治疗目的向根治性治疗目的过度，逐渐形成肿瘤内科治疗领域的重要组成部分。

20世纪80年代乳腺癌术前新辅助和术后辅助化疗的概念逐渐形成，使疗效有了进一步的提高。根治性化疗的重要理论基础是：清除患者体内所有的肿瘤细胞，从而达到治愈癌症的目的。抗癌药物作用于机体时，每次只能杀伤一定比例的肿瘤细胞，而并不是固定数量的细胞，因此需要多个疗程才能杀灭肿瘤。而不单单是肿瘤细胞会受到化疗药物的影响，体内正常细胞虽然增殖速度不如肿瘤细胞迅速，被杀伤的比例低，但是同样会被杀伤。而传统的化疗方式正是利用了肿瘤细胞与正常细胞在受到化疗药物后的受损比例的差值，在人体能耐受的情况下提高药物的剂量，尽可能杀灭更多的肿瘤细胞。这种模式的治疗方法，奠定了传统化疗的三大特征：化疗药物使用MTD；较长的给药间隔（通常是3周，机体能从中恢复至耐受下一疗程化疗，而肿瘤细胞未恢复至上一疗程化疗前水平）；多周期给药，使肿瘤细胞逐渐被杀灭。

2. 节拍化疗的作用模式　在 2000 年，Douglas Hanahan 依据动物实验的结果首次提出了“节拍化疗”的理念。定义为采用低剂量、持续性或高频率的化疗给药方式。他们在小鼠实验中发现，节拍化疗可以持续有效抑制肿瘤血管内皮细胞的增殖，从而发挥抗肿瘤作用，故又称抗肿瘤血管生成化疗。2002 年，Marco Colleoni 报道了节拍化疗首个临床试验的结果。这是一项晚期结直肠癌的Ⅲ期临床研究：CAIRO3 研究，旨在探索 6 个疗程后 CAPOX-B 方案治疗后，使用卡培他滨节拍化疗（625 mg/m^2，每天 2 次）联合贝伐珠单抗（7.5 mg/m^2）对比观察组的疗效，主要研究终点为：意向性分析人群中无进展生存时间，试验组为 11.7 个月，观察组为 8.5 个月［危险比(hazard ration，*HR*) 0.67，95%*CI* 0.56~0.81，*P*<0.0001］。在过去的 15 年间，低剂量节拍化疗在各个瘤种都有非常多的基础和临床研究在进行。虽然部分Ⅰ期及Ⅱ期临床研究结果提示在晚期乳腺癌患者中疗效及耐受性佳，但是节拍化疗的理念并未得到广大临床工作者的普遍认可。目前有几项Ⅲ期临床研究正在进行，若有不错的结果，相信节拍化疗的优势会被更多的医生所认可。

3. 节拍化疗与传统化疗的比较　见表 25-1。

表 25-1　节拍化疗与传统化疗的比较

比较	传统化疗	节拍化疗
给药剂量	最大耐受剂量	低剂量
给药间隔	通常为 2~3 周	持续、高频
作用机制	最大限度杀伤肿瘤细胞	抗血管生成、调节免疫等
接受度	普遍接受，广泛应用	部分接受，探索和研究中

二、节拍化疗在乳腺癌治疗中的临床实践

节拍化疗由于其有效率及耐受度佳的优点，在乳腺癌治疗的各个阶段均有探索，下面分别阐述其在晚期乳腺癌、新辅助治疗、辅助治疗领域的临床研究及其结果。

1. 节拍化疗在晚期乳腺癌治疗领域的研究　乳腺癌是女性最常见的恶性肿瘤，有 5%~10%的患者初诊为晚期，10%~15%的患者在诊断的前 3 年发展至晚期，甚至有部分患者在诊断 10 年及以上发生复发转移。虽然复发转移性乳腺癌无法根治，但是随着治疗手段的不断增多，临床试图将其变为一类慢性疾病来处理。那么对于这些“慢性病”患者，如何选用低毒、高效且廉价的药物便显得至关重要了。同时乳腺癌是一类异质性很强的肿瘤，目前乳腺癌的治疗已进入以肿瘤分子分型为基础的治疗时代。但除了肿瘤类型的异质性极大之外，患者的年龄、一般状况、并发症等异质性也非常大。在晚期实体瘤中维持治疗的模式逐渐兴起。所谓的维持治疗是指在疾病得到控制后，使用药物的维持能进一步延长疾病进展时间，包括可以使用药物、疫苗、抗体等。对于激素受体阴性乳腺癌来说，节拍化疗可能是维持治疗中一类可选择的治疗模式。

环磷酰胺和甲氨蝶呤联合的 CM 方案节拍化疗在晚期乳腺癌治疗领域中最早被研究及应用。第一篇 CM 方案节拍化疗的研究结果发表在 2002 年，共有 63 例晚期乳腺癌患者参与研究，使用环磷酰胺 50 mg，每天 1 次+甲氨蝶呤 2.5 mg，每天 2 次，每周一、二使用。结果提示，该方案有效且毒性低。在随后扩大样本量至 153 例、中位随访时间 23 个月后结果提示，相当一部分患者使用时间可超过 12 个月，且有显著临床获益。另一项研究在 CM 方案基础上加用沙利度胺，但并未进一步提高疗效。

卡培他滨是一种口服化疗药，在节拍化疗模式中常与环磷酰胺联合应用。通过环磷酰胺诱导的腺苷磷酸化酶上调及节拍化疗的抗血管生成作用而起效。一项Ⅱ期临床研究共入组 66 例晚期乳腺癌患者，环磷酰胺 65 mg/m^2，每天 1 次联合卡培他滨 1000 mg/m^2，每天 2 次，两药均采用第 1~14 天，每 3 周 1 次给药模式。中位随访 26 个月，中位进展时间为 5.2 个月（95%*CI* 4.2~6.2 个月）。中位总生存时间为 16.9 个月。总反应率（overall response rate，ORR）为 30.3%（95%*CI* 20%~43%），临床获益率（clinical benefit rate，CBR）为 53.0%（95%*CI* 38%~62%）。与其他的一些方案有相近的疗效。卡培他滨单药也常用于节拍化疗模式，在一项Ⅱ期临床研究中共入组 60 例晚期乳腺癌患者，给予 1500 mg，每天 1 次的固定剂量，CBR 达 62%，中位进展时间及总生存时间分别达 7 个月及 17 个月，且 3~4 级不良事件少见，血液学毒性轻，发生率仅 5%。

关于卡培他滨的给药模式，是连续给药更佳还是间歇性给药更佳，也有相应临床研究进行探索。对于那些不适合更强方案治疗的晚期乳腺癌患者选用传统 CMF 方案治疗对比不同给药模式的卡培他滨疗效。共 323 例患者随机分至 3 组：组 1 为卡培他滨间断给药组 1000 mg/m^2（第 1~14 天），每 3 周 1 次组；组 2 为卡培他滨节拍化疗连续给药 650 mg/m^2，每天 2 次；组 3 为传统 CMF 方案。结果提示，3 组有相似的无进展生存时间、ORR。但卡培他滨组的中位总生存时间长于 CMF 方案（22 个月与 18 个月比较，*HR* 0.72，95%*CI* 0.55~0.94；*P*=0.02），毒性更低、耐受性更佳。因此，对于那些无法耐受更强化疗方案的晚期乳腺癌患者，卡培他滨是一线治疗不错的选择，连续给药模式和间断给药模式均可。

聚乙二醇化脂质体多柔比星（pegylated liposomal doxorubicin，PLD）单药也用于晚期乳腺癌的治疗，常规的给药剂量为 40~50 mg/m^2，每 3~4 天给药 1 次，ORR 为 31%~33%。PLD 的药物代谢动力学特点使得该药也可用于节拍化疗给药模式。一项研究共入组 44 例晚期乳腺癌患者，用法为20 mg/m^2，每 2 周给药 1 次，CBR 为 45%（95%*CI* 30.3%~59.7%）。没有明显重度毒性报道，患者生活质量高，这个方案也成为了传统蒽环类药物的替代选择之一。

抗微管药物在较低剂量可表现出抗血管生成作用，多数关于抗微管药物节拍化疗是使用每周给药模式。长春瑞滨有口服剂型可供选择，因此有关于其 50 mg，每周 3 次给药方式的探索。口服长春瑞滨 70 mg/m^2，在第 1、3、5 天给药，服 3 周停 1 周，每 4 周重复 1 次。在 34 例老年患者（中位年龄 74 岁）中的研究提示 ORR 为 38%，中位无进展生存时间为 7.7 个月，中位总生存时间为 15.9 个月。

在 36 例新诊断乳腺癌脑转移患者中，全脑放射治疗同时给予替莫唑胺 75 mg/m^2，后序贯长春瑞滨 70 mg/m^{2}在第 1、3、5 天给药联合替莫唑胺 75 mg/m^2（第 1~21 天）每 4 周方案，ORR 为 52%，耐受性佳。

节拍化疗联合靶向治疗也有部分研究探索。在多线治疗后的 HER-2（+）乳腺癌使用 CM 节拍联合曲妥珠单抗治疗，对于所有的 22 例入组患者，反应率为 46%，对于既往曲妥珠单抗耐药患者，反应率为 27%。其他的靶向治疗药物包括贝伐珠单抗也有探索。一项Ⅱ期对照研究入组晚期多线治疗的乳腺癌患者，卡培他滨+环磷酰胺节拍化疗联合或不联合贝伐珠单抗。联合给药组显著获益，ORR 为 48%，CBR 为 68%，中位进展时间为 42 周。一项Ⅲ期临床研究对比卡培他滨+环磷酰胺节拍化疗联合贝伐珠单抗对比紫杉醇联合贝伐珠单抗的疗效，结果提示疗效相近，但节拍化疗组脱发更常见。

在临床前研究提示环氧酶抑制剂联合化疗可能进一步增强疗效。环氧酶 2 在浸润癌和原位癌中均可见表达，联合节拍化疗后可通过多种机制干扰肿瘤生长，包括抗血管生成及淋巴管生成。一项Ⅱ期研究探索了共 15 例患者联合使用环磷酰胺 50 mg，每天 1 次与塞来昔布 400 mg，每天 1 次对于晚期乳腺癌疗效的单臂研究，CBR 为 46.7%，中位至进展时间为 14 周，疗效及安全性可，但样本量偏小。

同样节拍化疗还可与内分泌治疗联用。2 项队列研究共入组 33 例多线治疗后雌激素受体（estrogen receptor，ER）（+）绝经后晚期乳腺癌患者。使用氟维司群 250 mg，每 4 周给药 1 次联合节拍化疗，CBR 为 56%。同样还有关于环磷酰胺节拍化疗联合孕激素，卡培他滨节拍化疗联合氟维司群治疗的一些Ⅱ期临床研究探索，结果均提示不错的疗效及良好的耐受性。

节拍化疗也有与最近的研究热点免疫治疗联合应用的探索。在一项共有 21 例晚期乳腺癌患者入组的研究中，使用节拍化疗联合 1E10-Alum 1 mg，每 28 天 1 次，CBR 为 76.9%，相比于节拍化疗单药的 CBR 仅为 15.7%，有一个质的飞越。

在晚期乳腺癌治疗领域，节拍化疗的探索非常多，包括不同药物的节拍化疗给药模式。联合不同药物治疗，但这些研究通常样本量偏小且研究对象异质性大，给药剂量通常是经验性的探索，因此需要一些设计良好的Ⅲ期临床研究进行进一步验证，摸索一个更好的节拍化疗模式。

2. 节拍化疗在乳腺癌新辅助治疗领域的研究 新辅助治疗是在手术前进行治疗，最初的目的是将不可手术的乳腺癌变为可手术乳腺癌，将无法进行保乳手术的乳腺癌变为可保乳的。新辅助治疗还可以完善体内药敏试验，明确某种方案的有效性，帮助临床医生选择患者更适合的治疗模式。除此之外，新辅助治疗的患者可以在治疗前后多次留取组织及血液样本，可以使得研究能更快地达到研究终点，提高研究效率。帮助识别特异的分子标志物改变，从而更好地指导个体化精准治疗。

虽然传统的化疗方案在新辅助及辅助阶段使用总无病生存时间及总生存时间差异无统计学意义，这个结论已经得到大量临床研究的证实。但对于抗血管生成治疗却没有一致的结论，在临床前研究提示，抑制血管内皮生长因子受体（vascular endothelial grouth factor，VEGF）通路可能改变肿瘤自然发展规律，减少其潜在转移风险。基于这个猜想，研究者们设计了新辅助节拍化疗的临床研究。

2014 年 Masuda 发表了一个单臂Ⅱ期临床研究的结果，研究人群是三阴性乳腺癌及激素受体低表达人表皮生长因子受体 2（hurnan epidermal growth factor receptor 2，HER-2）阴性乳腺癌进行新辅助化疗的患者。共有 40 例受试者入组，使用紫杉醇周疗（80 mg/m^2，第 1、8、15 天）联合环磷酰胺（50 mg，每天 1 次）及卡培他滨（1200 mg/m^2）节拍化疗每 3 周给药 1 次共 4 个疗程，后序贯 FEC（氟尿嘧啶 500 mg/m^2+表柔比星 100 mg/m^2+环磷酰胺 500 mg/m^2）方案每 3 周给药 1 次共 4 个疗程。主要研究终点是病理完全缓解（pathological complete remission，pCR）率。在 ITT 人群中 pCR 率为 47.5%，临床反应率为 90.0%，保乳率达 72.7%，这个 pCR 率与传统化疗接近。主要的 3~4 级不良反应包括中性粒细胞减少（35%）、白细胞减少（25%）、手足综合征（8%）。但这个研究报道的 3~4 级血液学毒性高于其他节拍化疗研究。比如常用的环磷酰胺+氨甲蝶呤节拍化疗≥3 级血液学毒性仅有 2%。

在 2011 年 Dellapasqua 等发表的一项关于多柔比星的新辅助治疗研究，主要受试者为局部晚期且因年龄、并发症、一般状况差等因素不适合标准新辅助化疗患者。使用多柔比星 20 mg/m^2，每 2 周用药，共入组 29 例受试者，经过 8 个疗程的化疗后，共有 18 例（62.1%）达到部分缓解，10 例（34.5%）疾病稳定，1 例疾病进展。保乳率达 44.8%，该方案耐受良好，但有效率有限。

2006 年 Bottini 发表了一项新辅助内分泌治疗对比环磷酰胺节拍化疗联合内分泌治疗的开放标签、随机、Ⅱ期研究。共有 114 例老年女性患者入组（年龄>70 岁或 65~70 岁但不适合常规化疗），分期 $T_{2\sim4}N_{0\sim1}$，且 ER（+），这些患者被随机分至来曲唑（2.5 mg，每天 1 次）单药组和来曲唑+环磷酰胺（50 mg，每天 1 次）节拍化疗组，共用药 6 个月时间。57 例患者随机至单药组，ORR 为 71.9%（95%*CI* 60.0%~83.8%）；另 57 例患者随机至联合组，ORR 为 87.7%（95%*CI*

78.6%~96.2%）。不良反应情况两组类似。在联合组可以看到更显著的 Ki-67 和 VEGF-A 表达的下降。

3. 节拍化疗在乳腺癌辅助治疗领域的探索 由于良好的耐受性和使用的便捷性，在辅助及维持治疗中，患者的肿瘤负荷低，在白血病及部分实体瘤中，节拍化疗也有很多在低瘤负荷下维持治疗的经验，同时节拍化疗的抗血管生成及免疫诱导作用可能使少量残留的肿瘤细胞进入休眠期及彻底杀灭。基于这些因素，在部分缺乏靶向治疗的乳腺癌类型，如三阴性乳腺癌中，节拍化疗的模式可能更适合，而且其耐受性好的特点，也使得在部分一般状况较弱的患者中得以应用。

一项名为 CASA 的Ⅲ期临床研究，对比表柔比星和 CM 节拍化疗在对内分泌治疗无应答且无法耐受标准化疗的老年及体弱乳腺癌患者中应用。表柔比星用法是 20 mg/m^2，每 2 周次，节拍化疗使用环磷酰胺 50 mg，每天 1 次+甲氨蝶呤 2.5 mg，每天 2 次，每周一、四用药。2 年的时间仅有 77 例患者入组，结果提示节拍化疗组的生活质量更优。中位随访 42 个月后，81%的患者仍处于无病生存状态。

替加氟是一种口服的氟尿嘧啶类制剂，在日本广泛用于术后辅助治疗。经典用法为每天 270~300 mg/m^2，使用 2 年。2 项多中心的随机对照研究在探索：替加氟节拍化疗 2 年的方案是否不弱于传统的 CMF 方案。共有 1057 例患者进入分析，中位随访时间 5.6 年，无复发生存率的 *HR* 在总人群中为 1.04（95%*CI* 0.78~1.40），在 ER（+）人群中为 0.79（97.5%*CI* 0.49~1.27），在 ER（-）人群中为 1.74（95%*CI* 0.88~3.42）。也就是说 2 年的替加氟节化疗对比传统 6 个疗程的 CMF 方案对于那些 ER（+）的患者具有非劣效性，也是辅助治疗可选择的模式之一。

IBCSF 22-00 研究是一样在标准辅助化疗后，对于内分泌治疗不敏感患者，使用 1 年的 CM 节拍化疗对比观察组的疗效分析研究。截至最近发表的数据，共有 1086 例患者入组，对总体人群可以看到节拍化疗组对比观察组存在无病生存时间获益趋势，但差异无统计学意义，在三阴性乳腺癌组及淋巴结阳性亚组中可以看到更大的生存获益，5 年的无病生存率提高 7.9%。

其他在研的项目还包括 SYSUCC-001 研究（NCT01112826），这是一项多中心、随机、对照Ⅲ期临床研究。主要研究在三阴性乳腺癌患者中，标准辅助化疗后使用卡培他滨 650 mg/m^2，每天 2 次，节拍化疗对比观察组的疗效。主要研究终点是无病生存时间。MACRO 研究（NCT02012634）是一项多中心、随机、对照、Ⅲ期临床研究。在可手术的三阴性乳腺癌标准辅助化疗后，使用卡培他滨 900 mg 节拍化疗 1 年对比观察组的疗效，主要研究终点是无病生存时间，次要研究终点是无远处转移生存时间和总生存时间。CAMELLIA 研究（NCT01917279）和（NCT01131195）Ⅲ期等研究，期待这些研究的结果能进一步为节拍化疗疗效及安全性提供更多的数据。

三、节拍化疗的作用机制——临床前研究

节拍化疗最初被认为是通过抑制血管生成来起到抗肿瘤作用的，但随着研究的深入，更多的机制被发现，比如免疫调节、影响干细胞生成等。因此目前节拍化疗被认为是多种作用机制所共同作用的结果。

化疗药物最主要是通过对增殖期细胞直接或间接损伤 DNA 及干扰 DNA 复制起作用的。在临床前研究提示低剂量的环磷酰胺可以诱导肿瘤新生微血管内皮细胞凋亡，干扰 DNA 损伤修复过程，从而产生一个持久的“抗血管生成”作用。通过以下机制起作用：减少肿瘤内皮细胞增殖，减少内皮细胞生成血管的潜能，增加血小板反应蛋白 1 的表达，抑制循环内皮细胞，阻断原始内皮细胞的动员，正常化肿瘤血管，增加肿瘤灌注等。在小鼠实验中也看到使用标准剂量治疗无效

的肿瘤，采用同一种药物的小剂量短间隔的给药模式可以取得疗效。如果从这个研究结果来看，传统的给药模式并不是理想选择，因为这个时间间隔给了肿瘤细胞和肿瘤血管一个修复时间，而节拍化疗的模式可规避此类风险。同时部分化疗药物可以直接抑制卵巢功能，血浆雌激素水平降低，促性腺激素生成激素水平提高，对于激素受体阳性乳腺癌可以增强内分泌治疗疗效，起到间接抗肿瘤作用。节拍化疗的另一个作用靶点在于抑制缺氧诱导因子 1α（hypoxia inducible factor, HIF-1α）。部分对于节拍化疗有反应的肿瘤中可监测到 HIF-1α 及 HIF-1 靶基因的表达改变。

节拍化疗可以诱导抗肿瘤免疫反应，它在化疗药物长期获益肿瘤患者中尤为重要。部分临床前研究提示，某些化疗药物比如环磷酰胺一个低剂量低毒性的节拍给药模式可增强抗肿瘤免疫功能。通过调节树突状细胞，增强抗原呈递作用，增强肿瘤细胞免疫原性，促进肿瘤细胞死亡，调节 Treg 细胞，增强肿瘤特异 T 淋巴细胞及 γδT 细胞等机制作用。在一个 I 期的临床研究中看到，环磷酰胺节拍化疗联合 DPX-Survivac 疫苗及 PD-1 单抗可以在多线治疗后的晚期肿瘤中取得不错的疗效。未来的肿瘤免疫治疗将会是联合多种治疗手段协同及多效应作用，进一步提高肿瘤免疫治疗敏感性。

节拍化疗是一种安全、有效、经济的化疗方式，相比于传统化疗有着不同的作用机制及给药模式。节拍化疗在乳腺癌的姑息治疗、辅助治疗及新辅助治疗领域都有相关的研究，显示出了一定的疗效，值得进一步深入探讨。开展节拍化疗与内分泌药物、靶向药物等联合应用及寻找可靠、有效的节拍化疗的疗效预测指标以进一步提高节拍化疗疗效，是实现个体化治疗的重要途径。

（中山大学肿瘤防治中心　夏　雯　王树森）

参考文献

[1] Hanahan D, Bergers G, Bergsland E. Less is more, regularly: metronomic dosing of cytotoxic drugs can target tumor angiogenesis in mice. J Clin Invest, 2000, 105 (8): 1045-1047.

[2] Colleoni M, Rocca A, Sandri MT, et al. Low-dose oral methotrexate and cyclophosphamide in metastatic breast cancer: antitumor activity and correlation with vascular endothelial growth factor levels. Ann Oncol, 2002, 13 (1): 73-80.

[3] Half E, Tang XM, Gwyn K, et al. Cyclooxygenase-2 expression in human breast cancers and adjacent ductal carcinoma in situ. Cancer Res, 2002, 62: 1676-1681.

[4] Simkens LH, Van Tinteven H, May A, et al. Maintenance treatment with capecitabine and bevacizumab in metastatic colorectal cancer (CAIRO3): a phase 3 randomised controlled trial of the Dutch Colorectal Cancer Group. Lancet, 2015, 385 (9980): 1843-1852.

[5] KamenBA, Rubin E, Aisner J, et al. High-time chemotherapy or high time for low dose. J Clin Oncol, 2000, 18 (16): 2935-2937.

[6] Gately S, Kerbel R. Antiangiogenic scheduling of lower dose cancer chemotherapy. Cancer J, 2001, 7 (5): 427-436.

[7] Tesniere A, Apetoh L, Ghiringhelli F, et al. Immunogenic cancer cell death: a key-lock paradigm. Curr Opin. Immunol, 2008, 20 (5): 504-511.

[8] Kaneno R, Shurin GV, Tourkova IL, et al. Chemomodulation of human dendritic cell function by antineoplastic agents in low noncytotoxic concentrations. J Transl Med, 2009, 7: 58.

[9] Kaneno R, Shurin GV, Kaneno FM, et al. Chemotherapeutic agents in low noncytotoxic concentrations increase immunogenicity of human colon cancer cells. Cell Oncol (Dordr), 2011, 34 (2): 97-106.

[10] Banissi C, Ghiringhelli F, Chen L, et al. TREG depletion with a low-dose metronomic temozolomide regimen in a ratglioma model. Cancer Immunol Immunother, 2009, 58 (10): 1627-1634.

[11] MasudaN, Higaki k, Takano T, et al. A phase II study of metronomic paclitaxel/

cyclophosphamide/capecitabine followed by 5-fluorouracil/epirubicin/cyclophosphamide as preoperative chemotherapy for triple-negative or low hormone receptor expressing/HER-2-negative primary breast cancer. Cancer Chemother Pharmacol, 2014, 74 (2): 229-238.

[12] Dellapasqua S, Mazza M, Rosa D, et al. Pegylated liposomal doxorubicin in combination with low-dose metronomic cyclophosphamide as preoperative treatment for patients with locally advanced breast cancer. Breast, 2011, 20 (4): 319-323.

[13] Le Deley MC, Rosolen A, Willians DM, et al. Vinblastine in children and adolescents with high-risk anaplastic large-cell lymphoma: results of the randomized ALCL99-vinblastine trial. J Clin Oncol, 2010, 28 (25): 3987-3993.

[14] Crivellari D, Gray KP, Dellapasqua S, et al. Adjuvant pegylated liposomal doxorubicin for older women with endocrine nonresponsive breast cancer who are not suitable for a "standard chemotherapy regimen": the CASA randomized trial. Breast, 2013, 22 (2): 130-137.

[15] Wang Z, La J, Leaw S, et al. An all-oral combination of metronomic cyclophosphamide plus capecitabine in patients with anthracyclineand taxane-pretreated metastatic breast cancer: a phase II study. Cancer Chemother Pharmacol, 2012, 69 (2): 515-522.

[16] Fedele P, Marino A, Orlando L, et al. Efficacy and safety of low-dose metronomic chemotherapy with capecitabine in heavily pretreated patients with metastatic breast cancer. Eur J Cancer, 2012, 48 (1): 24-29.

[17] Briasoulis E, Aravan tinos G, Kouvatsens G, et al. Dose selection trial of metronomic oral vinorelbine monotherapy in patients with metastatic cancer: a hellenic cooperative oncology group clinical translational study. BMC Cancer, 2013, 13: 263.

[18] Barbolosi D, Ciccolini J, Meille J, et al. Metronomics chemotherapy: time for computational decision support. Cancer Chemother Pharmacol, 2014, 74 (3): 647-652.

[19] Schwartzberg LS, Wang G, Somer BG, et al. Phase II trial of fulvestrant with metronomic capecitabine for postmenopausal women with hormone receptorpositive, HER-2-negative metastatic breast cancer. Clin Breast Cancer, 2014, 14 (1): 13-19.

[20] Soriano JL, Batista Ⅳ, Santiesteban E, et al. Metronomic cyclophosphamide and methotrexate chemotherapy combined with 1E10 anti-idiotype vaccine in metastatic breast cancer. Int J Breast Cancer, 2011, 2011: 710292.

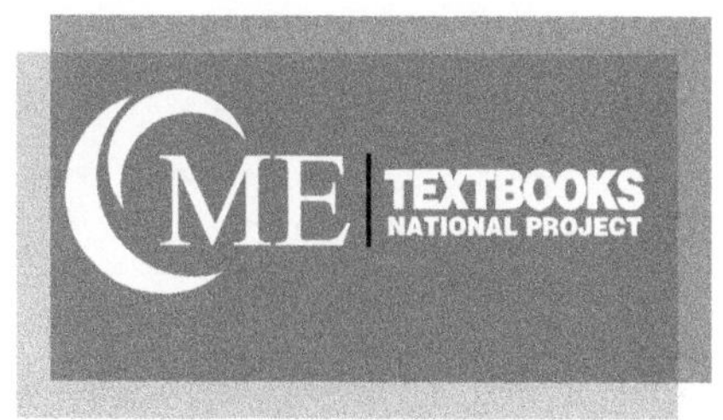

化疗所致的血小板减少

第 26 章

化疗是治疗乳腺癌的常用方法，但由于肿瘤细胞与正常组织细胞之间缺少根本性的代谢差异，在抑制或杀伤肿瘤细胞的同时，对体内处于增殖期的正常细胞群也有不同程度的毒害作用。其中骨髓功能抑制最为常见，主要表现为化疗药物对特定干细胞动力学的影响，而减少周围血液中成熟的、有功能的血细胞数量，会导致降低化疗药物剂量或延迟化疗时间，甚至终止化疗，由此影响临床疗效和患者生存，并增加医疗费用。

一、肿瘤化疗所致血小板减少症诊断

肿瘤化疗所致血小板减少症（chemotherapy-induced thrombocytopenia，CIT）是指抗肿瘤化疗药物对骨髓产生抑制作用，尤其是对巨核细胞产生抑制作用，导致外周血血小板计数$<100\times10^9$/L。当血小板计数$<50\times10^9$/L 时，可引起皮肤或黏膜出血，同时患者不能承受手术治疗和侵袭性操作检查；血小板计数$<20\times10^9$/L，有自发性出血的高危险性；血小板计数$<10\times10^9$/L 则有自发性出血的极高危险性。

CIT 的诊断标准如下：①外周血血小板计数$<100\times10^9$/L；②发病前应有确切的应用某种能引起血小板减少的化疗药物，停药后血小板减少症状逐渐减轻或血小板计数恢复正常；③排除了其他可导致血小板减少症的原因，如再生障碍性贫血、急性白血病、放射病、免疫性血小板减少性紫癜和脾功能亢进等；④排除使用了同样能够引起血小板减少的非化疗药物，如磺胺类药物等；⑤患者伴或不伴出血倾向，如皮肤上有瘀点、紫癜或原因不明的鼻出血等表现，甚至出现更加严重的内脏出血迹象；⑥重新使用该化疗药物后血小板减少症再次出现。根据血液学检查血小板减少严重程度进行分级，CIT 的诊断及评估见图 26-1。

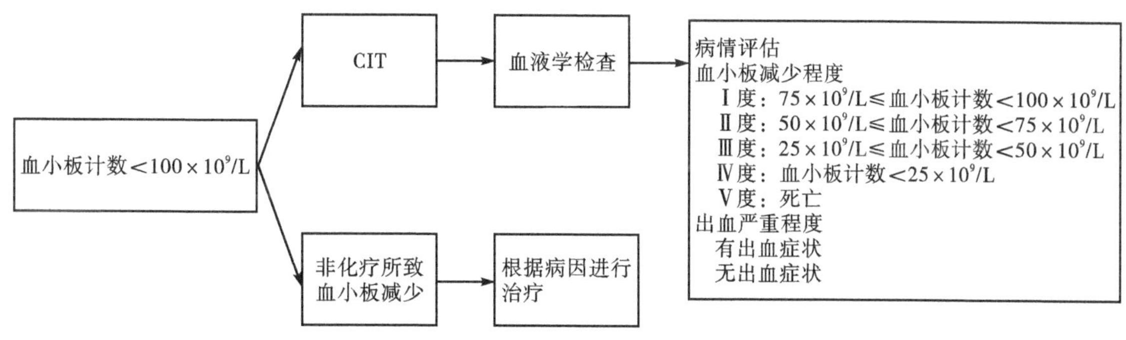

注：CIT，肿瘤化疗所致血小板减少症

图 26-1　肿瘤化疗所致血小板减少症的诊断及评估

二、CIT 的治疗

（一）CIT 治疗的专家共识（图 26-2）

处理血小板减少症时，应注意以下几点：①血小板计数<50×10^9/L 时，应减少活动，预防损伤，避免搬运重物，防治便秘；②维持收缩压在 18.7 kPa 以下，预防颅内出血；③避免使用非甾体消炎药或含有阿司匹林的药物；④避免肌内注射等创伤性操作，操作后必须局部按压 5~10 分钟以上；⑤一过性血小板减少时可考虑应用小剂量糖皮质激素；⑥血小板计数低于 20×10^9/L 或有出血时可考虑输注血小板，输血小板后发生寒战时应及时使用哌替啶。血小板输脉注射 1~4 小时后，应评价血小板计数增加数量，每输 1 单位血小板，血小板计数一般会增加（5~10）$\times10^9$/L。

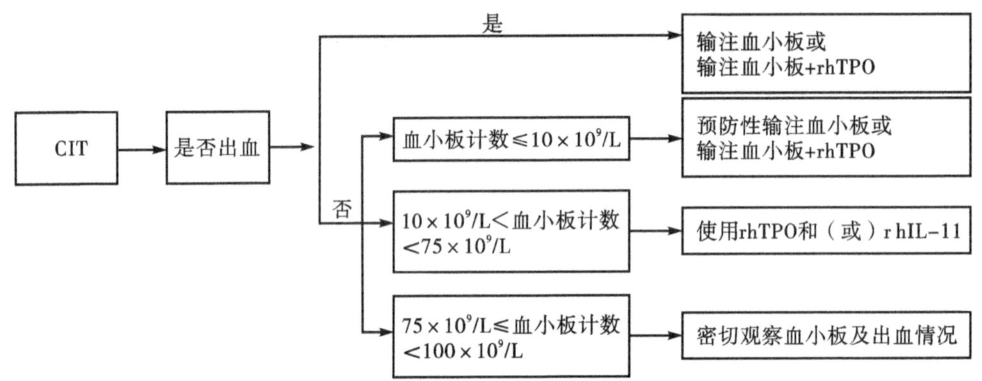

注：CIT，肿瘤化疗所致血小板减少症；rhTPO，重组人血小板生成素；rhIL-11，重组人白介素 11

图 26-2 CIT 治疗的专家共识

（二）CIT 治疗（图 26-2）

CIT 的治疗包括输注血小板、给予促血小板生长因子，促血小板生长因子有重组人白介素 11（recombinant human interleukin-11，rhIL-11）、重组人血小板生成素（recombinant human thromobopoietin，rhTPO）、TPO 受体激动剂罗米司汀（romiplostim）和艾曲波帕（ehrombopag）。目前，只有 rhTPO 和 rhIL-11 被国家食品药品管理局批准用于治疗肿瘤相关的血小板减少症。

1. rhIL-11 rhIL-11 对造血的各个阶段均有促进作用，但这种作用在造血早期阶段体现最为明显，可在造血早期阶段促进造血干细胞定向分化为巨核细胞集落形成单位（colony-forming unit-megakaryocyte，CFU-Meg），再通过与巨核细胞表面特异性受体相结合，促使其进一步分化成熟并释放血小板，增加外周血血小板。IL-11 与粒细胞集落刺激因子协同作用可缩短细胞周期的 G0 期，刺激造血干细胞的增殖，IL-11 与集落刺激因子和促红细胞生成素协同作用，刺激红细胞集落形成细胞和红细胞系集落形成细胞。

rhIL-11 的推荐剂量为 25~50 μg/kg，皮下注射，每天 1 次，至少连用 7~10 天，至化疗抑制作用消失或达到共识停药标准。在下一个疗程化疗开始前 2 天及化疗中不得用药。用药中需要注意以下几点。①肾功能受损患者须减量使用。rhIL-11 主要通过肾排泄。严重肾功能受损，肌酐清除率<30 ml/min 者需减少剂量至 25 μg/kg。②对于既往有体液潴留、充血性心力衰竭、房性心律不齐或冠状动脉疾病史的患者，尤其是老年患者，应慎重使用 rhIL-11。有报道，rhIL-11 会增加中老年患者心房颤动的发生率，

呈年龄依赖性，40 岁以上的患者有可能发生心房扑动，65 岁以上患者心房颤动发病率有所提高。③对于蒽环类药物引起的骨髓抑制应慎用 rhIL-11。在给予蒽环类药物后的前几年中，有超过 50% 的患者发生左心室组织和功能亚临床心脏超声变化，而且随着治疗时间的延长损伤愈明显。

2. rhTPO　rhTPO 与分布于巨核细胞及其祖细胞表面的受体（c-mp1）结合，可促进巨核细胞成为有功能的血小板，并能作用于早期的干细胞，扩大定向巨核系祖细胞池。rhTPO 在早期的造血调控中的作用较白介素-11 更加明显，在于它是更原始造血细胞的调节因子。其半衰期长达 40 小时，使用后 5 天内，血小板计数增加不够明显，其峰值出现在使用后 10~12 天。研究证实，在血液肿瘤疾病化疗后血小板减少的患者中使用 rhTPO，其血小板计数峰值增高，能缩短血小板计数恢复正常的时间，但在缩短血小板计数升至 20×10^9/L 所需的时间和血小板输入实际需要量上，差异无统计学意义。

恶性肿瘤化疗时，预计药物剂量可能引起血小板减少及诱发出血需要增加血小板时，可于给药结束后 6~24 小时皮下注射 rhTPO，剂量为 300 U/（d · kg），每天 1 次，连续应用 14 天。使用过程中应定期检查血常规，隔天 1 次，血小板计数 ≥ 100×10^9/L 或较用药前升高 50×10^9/L，应及时停药。注射 rhTPO 虽然可产生一过性低效价抗体，发生率 3%~10%，但是在接受 rhTPO 治疗且监测抗体的 500 余例患者中，尚未观察到抗 rhTPO 抗体具有中和性。rhTPO 与 rhIL-11 治疗肿瘤患者化疗后血小板减少症疗效相似，但 rhTPO 增加血小板的时间略早于 rhIL-11，这可能与两者促进血小板生成的机制不同有关。

三、CIT 的预防

对于出血风险高的患者，为预防下一个化疗周期再发生严重的血小板减少，可预防性应用血小板生长因子，保证化疗的顺利进行（图 26-3）。有研究显示，rhTPO 给药时机取决于化疗方案的长短和血小板计数最低值出现的时间，对于短程的化疗方案和（或）较早出现的血小板计数最低值，采用化疗后给予 rhTPO；对于长程化疗方案和（或）延迟的血小板计数最低值，需要在化疗前早期使用 rhTPO，优化 rhTPO 用药时机可提高 CIT 的疗效。对于上一个疗程血小板计数最低值<50×10^9/L、已知血小板计数最低值出现时间者，可在血小板计数最低值出现的前 10~14 天注射 rhTPO 300 U/kg，每天或隔天1 次，连续 7~10 天。对于采用 GC 或 GP 方案上一个疗程血小板计数最低值 <50×10^9/L 者，可以在本疗程化疗第 2、4、6、9 天使用 rhTPO，每次 300 U/kg。

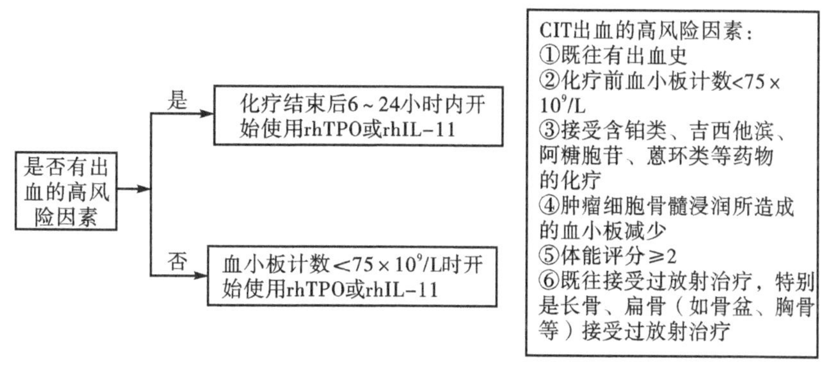

注：rhTPO，重组人血小板生成素；rhIL-11，重组人白介素 11；CIT，血小板减少症

图 26-3　促血小板生长因子的使用

（上海交通大学医学院附属仁济医院　马　越　涂水平）

参考文献

[1] 马军. 重组人白细胞介素-11 在血液病实体瘤血小板减少症合理应用的专家共识. 中华肿瘤杂志, 2010, 32 (12): 948-950.

[2] Schiffer CA, Anderson KC, Bennett CL, et al. Hatelet transfusion for patients with cancer; clinicla practice guidelines of the American Society of Clinicla Oncology. J Clin Oncol, 2001, 19 (5): 1519-1538.

[3] Demeter J, Istenes I, Fodor A, et al. Efficacy of romiplostim in the treatment of chemotherapy induced thrombocytopenia (CIT) in a patient with mantle cell lymphoma. Pathol Oncol Res, 2011, 17 (1): 141-143.

[4] Bussel JB, Cheng G, Saleh MN, et al. Eltrombopag for the treatment of chronic idiopathic thrombocytopenic purpura. N Engl J Med, 2007, 357 (22): 2237-2247.

[5] Weich NS, Fitzgerald M, Wang A, et al. Recombinant human interleukin-11 synergizes with steel factor and interliukin-3 to promote directly the early stages of murine megakaryocyte development in vitro. Blood, 2000, 95: 503-509.

[6] De Haan G, Dontje B, Engel C, etal. In vivo effects of interleukin-11 and stem cell factor in combination with erythropoietin in the regulation of erythropoiesis. Br J Haematol, 1995, 90 (4): 783-790.

[7] Borge OJ, Ramsfjell V, Veiby OP, etal. Thromhopoietin, but not erythropoietin promotes viability and inhibits apoptosis of multipotent murine hematopoietic progenitor cells in vitro. Blood, 1996, 88 (8): 2859-2870.

[8] 王梅.细胞因子对造血干/祖细胞在体外扩增作用的研究进展. 中国癌症杂志, 2000, 10 (1): 87-89.

[9] Vadhan-Raj S. Management of chemotherapy-induced thrombocytopenia: current status of thrombopoietic agents. Semin Hematol, 2009, 46 (1 Suppl 2): S26-S32.

[10] 徐云华,成柏君, 陆舜, 等. 短程间隙预防给予重组人血小板生成素治疗肺癌化疗诱导的严重血小板减少的疗效. 中华肿瘤杂志, 2011, 33 (5): 395-399.

[11] 中国抗癌协会临床肿瘤学协作专业委员会. 肿瘤化疗所致血小板减少症诊疗中国专家共识 (2014 版). 中华肿瘤杂志, 2014, 36 (11): 876-879.

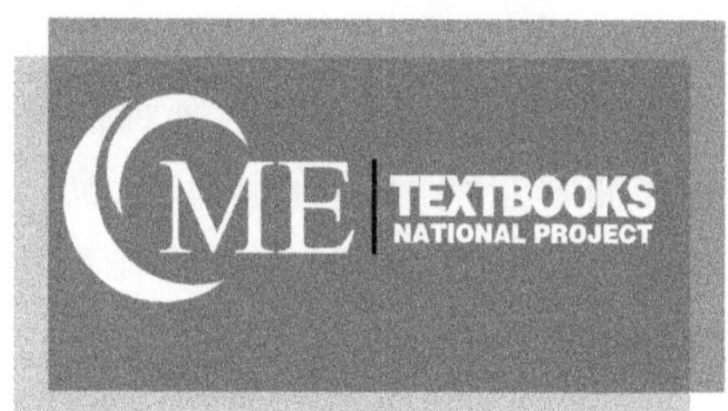

乳腺癌新辅助内分泌治疗的研究进展

第 27 章

乳腺癌是女性最常见的恶性肿瘤之一，其发病率在全球范围内呈明显上升趋势。1986 年 Beatson 首次报道卵巢切除成功控制了 3 例晚期乳腺癌患者的进展，成为乳腺癌内分泌治疗的第一个里程碑。乳腺癌新辅助内分泌治疗（neoadjuvant endocrine therapy，NAET）是指对非转移性乳腺癌在应用局部治疗之前进行的系统性内分泌治疗，主要适用于绝经后的雌激素受体（+）的乳腺癌患者，是乳腺癌综合治疗中的重要组成部分。

一、新辅助内分泌治疗常用药物及临床治疗疗效

1. 他莫昔芬　他莫昔芬（tamxifen，TAM）是目前临床上治疗乳腺癌最常用的非甾体类抗雌激素内分泌药物。Jordan 等研究发现，术前应用 TAM 治疗可以使肿瘤降期，提高保乳手术的成功率。Fentiman 等研究单纯他莫昔芬新辅助内分泌治疗与他莫昔芬新辅助内分泌治疗后接受手术治疗，发现两组患者的总生存时间无差异，但单纯他莫昔芬治疗组的患者无病生存期更短，说明手术治疗仍是治疗乳腺癌的 个重要手段。

2. 第 3 代芳香化酶抑制剂（阿那曲唑，来曲唑，依西美坦）　通过抑制乳腺组织中的芳香化酶，阻止其利用雄烯二酮及睾丸酮转化为雌激素，降低血中雌激素水平，抑制、阻断雌激素依赖性癌细胞的生长刺激。绝经后乳腺癌内分泌治疗由传统的他莫昔芬转变为应用芳香化酶抑制剂，提高了疗效，已被多数文献所证实。Ellis 等比较入组的 337 例术前不适合保乳的乳腺癌患者，接受 4 个月来曲唑（2.5 mg/d）和他莫昔芬（20 mg/d）新辅助内分泌治疗结果发现，来曲唑组与他莫昔芬组客观有效率分别为 55%、36%（$P=0.001$），超声检查客观有效率分别为 35%、25%（$P=0.042$），钼靶检查客观有效率分别为 34%、16%（$P=0.001$），来曲唑组都有较高的有效率，而且保乳率分别为 45%、35%（$P=0.022$）。IMPACT 试验发现，阿那曲唑组、他莫昔芬组和他莫昔芬联合阿那曲唑组三者客观有效率无明显差异，但阿那曲唑组比他莫昔芬组保乳率分别为 44%、31%，尽管此差异无统计学意义。Semiglazov 等研究 151 例激素受体阳性、$T_{2\sim4}N_{0\sim2}M_0$ 期的乳腺癌女性患者服用 3 个月药物疗效发现，依西美坦组与他莫昔芬组临床有效率分别为 76.3%、40.0%（$P=0.05$），保乳率分别为 36.8%、20.0%（$P=0.05$），但超声检查客观有效率和钼靶检查有效率没有明显差异。

3. 氟维司群　2002 年 4 月美国食品药品管理局批准上市，适用于治疗经过抗雌激素治疗疾病仍趋恶化的绝经后妇女所患的雌激素受体阳性转移性乳腺癌。氟维司群是新一代选择性雌激素受体调节剂，它通过结合、阻断并下调雌激素受体从而抑制雌激素信号通路，能与雌激素受体竞争

性结合，与雌激素受体的亲和力接近雌激素，是他莫昔芬的100倍，是唯一在他莫昔芬作用失败后可广泛用于临床的抗雌激素药物。FIRST 研究比较入组氟维司群（每月 500 mg）与阿那曲唑（每月 1 mg）治疗绝经后晚期乳腺癌患者发现，氟维司群组与阿那曲唑组缓解率分别为 72.5%、67.0%（P=0.386），氟维司群组的疾病进展时间明显长于阿那曲唑组（P=0.0496），且所有亚组的疾病进展时间与氟维司群组一致，说明在局部晚期乳腺癌患者中起到了新辅助内分泌治疗的疗效。

二、新辅助内分泌治疗理想疗效持续时间

根据新辅助化疗的经验来讲，早期临床试验 P024、IMPAC 等研究发现，新辅助内分泌治疗的理想疗效通常出现在治疗后 3~4 个月。然而，最近一些研究发现，3~4 个月的新辅助内分泌治疗不足以最大限度地减小肿瘤体积。Dixon 等回顾性分析比较了 182 例延长服用来曲唑内分泌治疗的乳腺癌患者发现，治疗有效率由 69.8%增长到 83.5%，保乳率由 60%增长到 72%，极少数患者出现疾病进展。服用前 3 个月肿瘤减小 52%，服用第 3~6 个月肿瘤减小 50%，服用第 6~12 个月肿瘤减小 37%，提示持续服用来曲唑是有效的。Llombart-Cussac 等报道了一项西班牙的Ⅱ期临床研究，比较了 70 例平均年龄 79 岁绝经后服用来曲唑的乳腺癌患者，结果发现，达到治疗有效率的平均时间为 3.9 个月，达到最大有效率的平均时间为 4.2 个月。Carpenter 等研究了 146 例早期不适合保乳的乳腺癌患者，进行来曲唑辅助内分泌治疗不超过 12 个月或直至符合保乳手术指征、疾病进展、不符合保乳手术指征及不符合乳腺全切手术指征，达到肿瘤治疗有效符合保乳手术指征的平均时间为 7.5 个月，这项研究也证实了适当的延长服用芳香化酶抑制剂的新辅助内分泌治疗可以减小肿瘤体积，或者说可以降期达到保乳手术的指征。

三、新辅助化疗与新辅助内分泌治疗的比较

术前新辅助内分泌治疗与新辅助化疗相似，能够使乳腺癌患者达到原发病灶和区域淋巴结降期的目的，而提高乳腺癌的局部控制率。新辅助治疗目前还是主要限于细胞毒性药物的化疗，对于不能化疗的、激素受体阳性的绝经后局部晚期乳腺癌患者还是以新辅助内分泌治疗为主，但新辅助内分泌治疗在提高保乳率上有优势。Semiglazov 等比较了 239 例绝经后乳腺癌患者，进行 3 个月的芳香化酶抑制剂（阿那曲唑 1 mg/d 或依西美坦 25 mg/d）的新辅助内分泌治疗和进行 4 个疗程的新辅助化疗（多柔比星 60 mg/m^2+紫杉醇 200 mg/m^2），结果发现，两组的临床有效率差异无统计学意义，在保乳率上新辅助内分泌治疗组与新辅助化疗组分别为 33%与 24%。

新辅助内分泌治疗目前还未成为乳腺癌的常规治疗方法，但对于激素受体阳性，老年患者很难耐受手术、化疗和放射治疗等，新辅助内分泌治疗又是主要治疗方法。然而新辅助内分泌治疗本身也存在一些问题，如怎样预防内分泌治疗药物的耐药性及不良反应，如何组合几种不同作用机制的药物联合用药等有待进一步研究。

（哈尔滨医科大学附属肿瘤医院　李志高　张嘉峻）

参考文献

[1] Jordan VC. Tamoxifen: a most unlikely pioneering medicine. Nat Rev Drug Discov, 2003, 2 (3): 205-213.

[2] Fentiman IS, Christiaens MR, Paridaens R, et al.

Treatment of operable breast cancer in the elderly: a randomized clinical trial EORTC10851 comparing tamoxifen alone with modified radical mastectomy. Eur J Cancer, 2003, 39 (3): 309–316.

[3] Ellis MJ. Letrozole is more effective neoadjuvant endocrine therapy than tamoxifen for ErbB-1-and/or ErbB-2-positive, estrogen receptor-positive primary breast cancer: evidence from a phase III randomized trial. J Clin Oncol, 2001, 19 (18): 3808–3816.

[4] Ellis MJ, Ma C. Letrozole in the neoadjuvant setting: the P024 trial Breast Cancer Res Treat, 2007, 105 (Suppl 1): S33–S43.

[5] Smith IE, Dowsett M, Ebbs SR, et al. Neoadjuvant treatment of postmenopausal breast cancer with anastrozole, tamoxifen, or both in combination: the Immediate Preoperative Anastrozole, Tamoxifen, or Combined with Tamoxifen (IMPACT) multicenter double-blind randomized trial. J Clin Oncol, 2005, 23 (22): 5108–5116.

[6] Robertson JF, Llombart-Cussac A, Rolski J, et al. Activity of fulvestrant 500 mg versus anastrozole 1 mg as first-line treatment for advanced breast cancer: results from the FIRST study. J Clin Oncol, 2009, 27 (27): 4530–4535.

[7] Dixon JM, Renshaw L, Macaskill EJ, et al. Increase in response rate by prolonged treatment with neoadjuvant letrozole. Breast Cancer Res Treat, 2009, 113 (1): 145–151.

[8] Llombart-Cussac A, Guerreo Á, Galán A, et al. Phase II trial with letrozole to maximum response as primary systemic therapy in postmenopausal patients with ER/PR [+] operable breast cancer. Clin Transl Oncol, 2012, 14 (2): 125–131.

[9] Carpenter R, Doughty JC, Cordiner C, et al. Optimum duration of neoadjuvant letrozole to permit breast conserving surgery. Breast Cancer Res Treat, 2014, 144 (3): 569–576.

[10] Semiglazov VF, Semigrazov W, Dashyan GA, et al. Phase 2 randomized trial of primary endocrine therapy versus chemotherapy in postmenopausal patients with estrogen receptor-positive breast cancer. Cancer, 2007, 110 (2): 244–254.

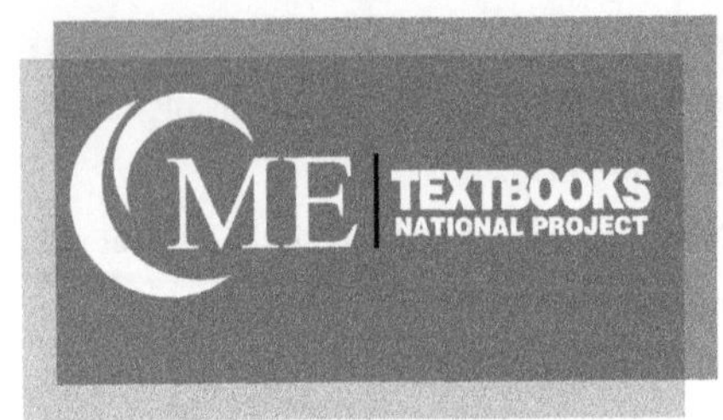

乳腺癌芳香化酶抑制剂相关骨丢失的管理

第 28 章

绝经后女性雌激素水平的降低致使骨质疏松和骨折的风险增加，而罹患乳腺癌和其治疗使这一风险显著增加。这个结果已经在多个国家不同人种中得到证实。

芳香化酶抑制剂（aromatase inhibitor，AI）能够延长患者的无复发生存时间和改善患者的生存率，因为 AI 已逐渐取代他莫昔芬而广泛应用于绝经后激素敏感性乳腺癌患者。AI 在绝经后乳腺癌的治疗中的重要性已经超过他莫昔芬。AI 主要分为 2 类：非甾体类（如来曲唑、阿那曲唑等）和甾体类（如依西美坦等）。来曲唑、阿那曲唑和依西美坦是目前临床最广泛应用的第 3 代 AI。芳香化酶是雄激素转换成雌激素的限速酶，AI 能够阻碍外周雌激素的产生，降低雌激素水平，雌激素与骨骼中钙的流失、骨的吸收与形成密不可分。有研究表明，芳香化酶抑制剂相关骨丢失（aromatase inhibitor-associated bone loss，AIBL）是绝经后生理骨密度（bone mineral density，BMD）丢失的 2 倍。因此，应用 AI 治疗乳腺癌的患者骨质疏松和骨折风险增加，病残率和死亡率也增加。应用 AI 患者骨丢失的管理越来越重要。

一、骨代谢和骨折风险的评估

（一）对于骨质疏松性骨折风险预测

国外指南建议除了使用 BMD 检测以外，还使用 FRAX 工具（http：//www. sheffield. ac. uk/FRAK）。该工具又称为骨折风险计算法，是一款很容易使用的在线评估工具，适用于包括中国在内的不同国家没有检测 BMD 的妇女，主要用于评估骨质疏松性骨折的 10 年风险。FRAX 工具是以不同国家大规模人群的数据为基础，结合一些其他因素（如年龄、体质量指数、个人及家族史、糖皮质激素的使用以及继发性骨质疏松症的原因）来评估长期骨折的风险。然而，FRAX 工具并不是专门用来评估乳腺癌女性骨折风险，应用 AI 积极治疗乳腺癌期间所致的骨丢失可能存在着低估现象。但 2015 年中国共识专家组推荐医生在临床实践中可以参考和借鉴 FRAX 结果进行评估。

（二）BMD 检测

BMD 全称骨骼矿物质密度，是骨质量的一个重要标志，能够反映骨质疏松程度，评价绝经后乳腺癌患者骨丢失，预测骨折风险。BMD 可通过双能 X 线吸收仪（X-ray absorptiometry，DXA）测量。世界卫生组织（World Health Organization，WTO）根据 DXA 股骨（髋部）BMD 及腰椎正位 BMD 对骨质疏松定义为骨密度 T 值≤-2. 5；骨量减少（骨丢失）定义为 T 为-2. 5～-1。

（三）骨生物标志物的检测

骨转换生物标志物是骨组织本身分解与合成形成的产物，通过它能够观察和评判骨代谢、骨丢失、骨肿瘤之间的相互作用、骨转换类型、病情进展及进行疗效监测，骨生物标志物可以在血和尿中检测。骨转换生物标志物主要分为 2 类：骨形成标志物和骨吸收标志物。骨碱性磷酸酶和Ⅰ型胶原 N 端和 C 端肽是比较常用的骨形成标志物，可反映Ⅰ型胶原的合成以及骨形成的能力；Ⅰ型胶原氨基末端肽（NTx）、Ⅰ型胶原羧基末端肽是常用的骨吸收标志物，可以用来反映Ⅰ型胶原的降解和破骨细胞的活性。使用双膦酸盐类药物时可以使用骨转换指标进行监测治疗反应。骨生物标志物每天会发生变化，受饮食、服药、缺少标准测定方法等的影响，不能作为骨质疏松症的诊断，我国也未将其作为常规检查推荐。

（四）骨丢失和骨质疏松的危险分级

骨丢失和骨质疏松的危险分级见表 28-1。

表 28-1　骨丢失和骨质疏松的危险分级

危险分级	危险分级因素
低度	T 值≥-1.0
中度	-2.0<T 值<-1.0
高度	T 值≤-2.0，或骨折风险评价工具预测 10 年主要风险>20%或髋骨骨折>3%

二、绝经后乳腺癌患者骨丢失和骨质疏松治疗原则

根据患者的骨丢失和骨质疏松的不同危险分级，推荐采取相应的预防和处理办法（图 28-1）。

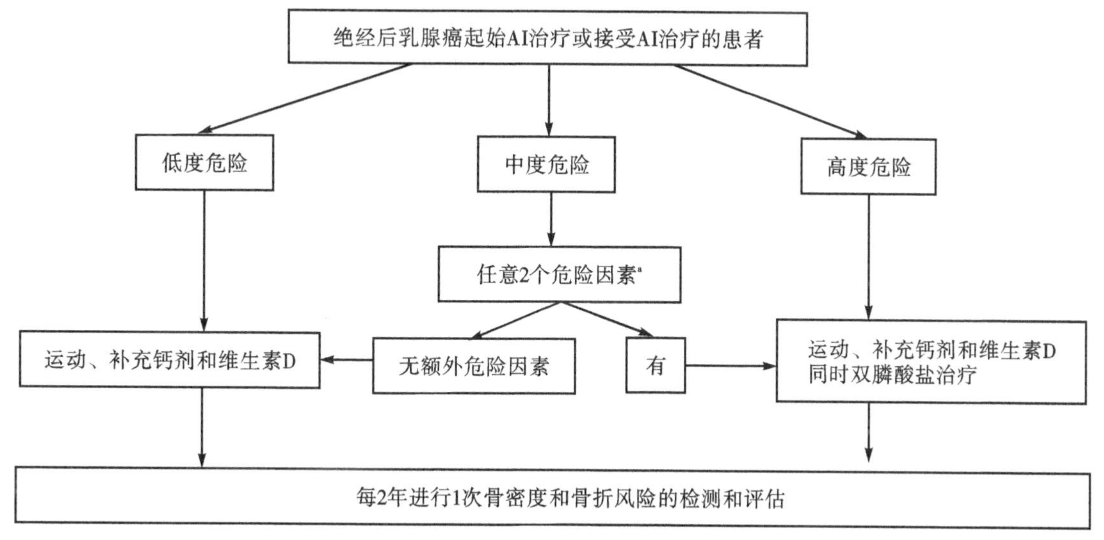

注：AI，芳香化酶抑制剂；[a]，骨密度 T 值<-1.5、年龄>65 岁、体质量指数<20 kg/m^2、髋骨骨折家族史、>50 岁有脆性骨折史、口服糖皮质激素>6 个月、吸烟（目前吸烟和既往有吸烟史）

图 28-1　接受 AI 治疗的绝经后乳腺癌患者骨丢失和骨质疏松治疗原则

三、骨丢失和骨质疏松的预防和治疗

（一）生活方式的调整

建议每天进行中等强度的阻力和负重锻炼，如跑步、深蹲；进食含钙丰富的食物，如牛奶、虾皮、豆制品等，提升钙摄入量；避免跌倒和剧烈的身体碰撞。

（二）补充钙剂和维生素 D

1. 钙剂 由于种族、年龄、性别、饮食习惯等差异，各国家指南推荐的钙摄入量有所不同。由于老年人或妇女身体活动和阳光暴露的减少，国际骨质疏松基金会（NOF）建议绝经后妇女和老年人每天摄入 1300 mg 钙。我国营养学会制定成人每天钙摄入量为 800 mg，老年人和绝经后妇女的每天钙摄入推荐量为 1000 mg，以获得理想骨峰值、维持骨骼健康。我国当前的膳食营养调查显示老年人平均每天从饮食中摄取的钙约 400 mg，这意味着我们平均每天需要补充 600 mg 左右的钙，适当的钙摄入可以减少骨丢失，强化骨质。

2. 维生素 D 维生素 D 作为营养素可以促进钙的吸收，维持钙和磷浓度的稳定，保持肌力并维持骨骼强壮。维生素 D 的缺乏可导致骨疼痛、骨质疏松、肌肉萎缩等。NOF 推荐剂量为 600 U/d，我国推荐剂量为 200 U/d，老年人推荐剂量为 400～800 U/d。当发生骨质疏松和其他骨健康性疾病时，可以使用 800～1200 U/d 的剂量，也可以与其他药物联合应用。当维生素 D、钙剂与双膦酸盐联合应用时，建议提高钙和维生素 D 的每天摄入量，钙剂为 1200～1500 mg/d，维生素 D 为 400～800 U/d。

（三）双膦酸盐的应用

双膦酸盐是焦磷酸类似物，能够特异性结合到转换活跃骨表面上，双膦酸盐对破骨细胞有直接的促凋亡作用，抑制其分化和成熟，从而作为有效的骨吸收抑制剂。不同类型不同给药方式的双膦酸盐类药物对骨丢失和骨质疏松的治疗效果差别较大。

1. 口服双膦酸盐类 在口服双膦酸盐联合 AI 的几项试验中，前者的作用已经被充分肯定，接受双膦酸盐的女性患者在 2 年或者 3 年内 BMD 处于稳定或增加状态。此外，将口服双膦酸盐用于治疗绝经后骨质疏松症可降低侵袭性乳腺癌的发病率。常见的口服膦酸盐类药物包括利塞膦酸钠、伊班膦酸钠、阿伦膦酸钠。口服双膦酸盐类药物服药方便且耐受性良好，但是给药前后需要空腹，给药后需要保持直立等因素可能给患者带来不便，患者不能长期遵守服用药物，依从性降低，终止治疗可能性增加。因此增加患者口服双膦酸盐的依从性和持久性是十分必要的，以确保受益于该药。如果不能坚持服药，则应及时调整其他药物或使用其他治疗方式。

2. 静脉使用双膦酸盐 静脉用双膦酸盐包括唑来膦酸和伊班膦酸钠，以唑来膦酸最为常用。ZO-FAST、Z-FAST、E-ZO-FAST、N03CC 这 4 项随机对照试验表明，使用唑来膦酸 4 mg，每 6 个月注射 1 次，可以有效地预防和治疗 AI 相关的骨丢失和骨质疏松。目前，唑来膦酸的最佳和最长使用期限未有明确定论。建议使用唑来膦酸治疗的患者每 2 年进行随访评估。唑来膦酸（4 mg 每 6 个月 1 次）在 AI 治疗绝经后女性乳腺癌方面耐受性良好，最常见的不良反应是短暂性输液部位反应及轻度的流感样症状。在 24～61 个月的中位随访中发现，这 4 项试验中出现了一些怀疑由于相关的唑来膦酸治疗所致不良事件，5 例患者确认或可能颌骨坏死，3 例患者出现 3 级/4 级肾不良事件。所有使用双膦酸盐的患者，均应定期监测肾功能，一般以肌酐清除率作为评判肾功能的标准，肌酐清除率<35 ml/min禁用。如果出现明显的肾功能减退，应对唑来膦酸减量或者停药。同时，要每年对唑来膦酸治疗的患者进行牙科的评估，尤其是本身存在口腔健康问题的患者，要维护良好的口腔卫生，经常口腔护理。

（四）地诺单抗

地诺单抗是人源化的单克隆抗体，对 RANK 配体有高亲和特异性的结合。基础研究显示，其能够有效地抑制破骨细胞的活性和骨吸收。ABCSG-18 是一项随机、对照、双盲的大规模Ⅲ期临床试验。该试验评估了对 3420 例接受 AI 的绝经后激素受体阳性乳腺癌患者每 6 个月使用 60 mg 地诺单抗或安慰剂的效果。在中位研究时间 38 个月时，结果显示，地诺单抗大幅延迟了首次临床骨折的出现时间［危险比（hazard ratio，*HR*）0. 50，95%*CI* 0. 39～0. 65］。与双膦酸盐不同，地诺单抗甚至在那些基线 BMD 正常的患者中也有同样的效果。与以往的临床试验相比，在这个试验中，骨折发生率是非常高的，在安慰剂组中的发生率分别是 3 年 10%、5 年 16%和 7 年 26%。可能的解释就是本试验是以临床骨折作为首要研究终点，而其他临床试验严重低估了骨折发生率。此外，在地诺单抗组中的腰椎、全髋和股颈骨的骨密度也有所提高，而在安慰剂组的患者则出现骨密度降低。

在不良反应方面，地诺单抗组与安慰剂组无明显差异。这一点与双膦酸盐也明显不同。双膦酸盐急性期的发热反应、肾损伤及下颌骨坏死等不良反应都明显多于对照组。因此，地诺单抗有望能够进一步降低应用 AI 患者的骨相关事件。

AI 在绝经后乳腺癌患者的广泛应用降低了患者的疾病复发及对侧乳腺癌的发生，但治疗相关的骨丢失等不良反应也随之而来。由于在 AI 使用之初即可发生骨丢失，在接受 AI 治疗或之前就使用唑来膦酸进行干预是值得推荐的。BMD 的检测、骨丢失的管理、骨质疏松的预防及早期诊断是今后将要明确重视的。近几年多个大型临床试验已经证明了唑来膦酸的防治效果，但其最佳治疗方案以及安全性还有待进一步研究和评价，最近的研究结果也显示地诺单抗作为一种新型抗骨丢失药物有着良好的应用前景。

（哈尔滨医科大学附属肿瘤医院　于海宁　王劲松）

参考文献

［1］Guise TA. Bone loss and fracture risk associated with cancer therapy. Oncologist，2006，11（10）：1121-1131.

［2］Coleman RE，Rathbone E，Brown JE. Management of cancer treatment-induced bone loss. Nat Rev Rheumatol，2013，9（6）：365-374.

［3］Aihara T，Suemasu K，Takei H，et al. Effects of exemestane，anastrozole and tamoxifen on bone mineral density and bone turnover markers in postmenopausal early breast cancer patients，results of N-SAS BC 04，the TEAM Japan sub-study. Oncology，2010，79（5-6）：376-81.

［4］Akiyoshi T，Shimomura Y，Masuda S，et al. Effect of aromatase inhibitors on bone mineral density in a Japanese breast cancer population. Drug Metab Pharmacokinet，2013，28（5）：446-550.

［5］Goldhirsch A，Ingle JN，Gelber RD，et al. Thresholds for therapies：highlights of the St Gallen International Expert Consensus on the Primary Therapy of Early Breast Cancer 2009. Ann Oncol，2009，20（8）：1319-1329.

［6］Winer EP，Hudis C，Burstein HJ，et al. American Society of Clinical Oncology technology assessment on the use of aromatase inhibitors as adjuvant therapy for postmenopausal women with hormone receptor-positive breast cancer：status report，2004. J Clin Oncol，2005，23（3）：619-629.

［7］Hadji P. Aromatase inhibitor-associated bone loss in breast cancer patients is distinct from postmenopausal osteoporosis. Crit Rev Oncol Hematol，2009，69

(1)：73-82.

[8] Bliuc D, Nguyen ND, Milch VE, et al. Mortality risk associated with low-trauma osteoporotic fracture and subsequent fracture in men and women. JAMA, 2009, 301 (5)：513-521.

[9] Coleman R, Body JJ, Aapro M, et al. American Association of Clinical Endocrinologists Medical Guidelines for Clinical Practice for the diagnosis and treatment of postmenopausal osteoporosis. Endocr Pract, 2010, 16 (Suppl 3)：S1-S37.

[10] Kanis JA. Assessment of fracture risk and irs application to screening for postmenopausal osteoporosis：synopsis of a WHO report. WHO Study Group. Osteoporos Int, 1994, 4 (6)：368-381.

[11] Coleman R, Costa L, Saad F, et al. Consensus on the utility of bone markers in the malignant bone disease setting. Crit Rev Oncol Hematol, 2011, 80 (3)：411-432.

[12] Delmas PD. Markers of bone turnover for monitoring treatment of osteoporosis with antiresorptive drugs. Osteoporos Int, 2000, 11 (Suppl 6)：S66-S76.

[13] 中国乳腺癌内分泌治疗多学科管理骨安全共识专家组. 绝经后早期乳腺癌芳香化酶抑制剂治疗相关骨安全管理中国专家共识. 中华肿瘤杂志, 2015, 37 (7)：554-558.

[14] Coleman R, Body JJ, Aapro M, et al. Bone health in cancer patients：ESMO Clinical Practise Guidelines. Ann Oncol, 2014, 25 (Suppl 3)：Siii124-Siii137.

[15] 中华医学会骨质疏松和骨矿盐疾病分会. 原发性骨质疏松症诊疗指南 (2011 年). 中华骨质疏松和骨矿盐疾病杂志, 2011, 4 (1)：2-17.

[16] Carlson RW, Allred DC, Anderson BO, et al. Breast cancer. Clinical practise guidelines in oncology. J Natl Compr Canc Netw, 2009, 7 (2)：122-192.

[17] Roelofs AJ, Thompson K, Ebetino FH, et al. Bisphosphonates：molecular mechanisms of action and effects on bone cells, monocytes and macrophages. Curr Pharm Des, 2010, 16 (27)：2950-2960.

[18] Harris ST, Reginster JY, Harley C, et al. Risk of fracture in women treated with monthly oral ibandronate or weekly bisphosphonates：the evaluation of ibandronate efficacy (VIBE) database fracture study. Bone, 2009, 44 (5)：758-765.

[19] Van Poznak C, Hannon RA, Mackey JR, et al. Prevention of aromatase inhibitor-induced bone loss using risedronate：the SABRE trial. J Clin Oncol, 2010, 28 (6)：967-975.

[20] Lester JE, Dodwell D, Brown JE, et al. Prevention of anastrozole induced bone loss with monthly oral ibandronate：final 5 year results from the ARIBON trial. J Bone Oncol, 2012, 1 (2)：57-62.

[21] Lomax AJ, Yap SY, White K, et al. Prevention of aromatase inhibitor-induced bone loss with alendronate in postmenopausal women：the BATMAN Trial. J Bone Oncol, 2013, 2 (4)：145-153.

[22] Chlebowski RT, Chen Z, Cauley JA, et al. Oral bisphosphonate use and breast cancer incidence in postmenopausal women. J Clin Oncol, 2010, 28 (22)：3582-3590.

[23] Rennert G, Pinchev M, Rennert HS. Use of bisphosphonates and risk of postmenopausal breast cancer. J Clin Oncol, 2010, 28 (22)：3577-3581.

[24] Hadji P. Improving compliance and persistence to adjuvant tamoxifen and aromatase inhibitor therapy. Crit Rev Oncol Hematol, 2010, 73 (2)：156-166.

[25] Ziller V, Kalder M, Albert US, et al. Adherence to adjuvant endocrine therapy in postmenopausal women with breast cancer. Ann Oncol, 2009, 20 (3)：431-436.

[26] Hadji P, Aapro MS, Body JJ, et al. Management of aromatase inhibitor-associated bone loss in postmenopausal women with breast cancer：practical guidance for prevention and treatment. Ann Oncol, 2011, 22 (12)：2546-2555.

[27] Rosen LS, Gordon DH, Digan W Jr, et al. Zoledronic acid is superior to pamidronate for the treatment of bone metastases in breast carcinoma patients with at least one osteolytic lesion. Cancer, 2004, 100 (1)：36-43.

[28] Eidtmann H, de Boer R, Bundred N, et al. Efficacy of zoledronic acid in postmenopausal women with early breast cancer receiving adjuvant letrozole：36-month results of the ZO-FAST Study.

Ann Oncol，2010，21（11）：2188-2194.
[29] Hines SL，Mincey B，Dentchev T，et al. Immediate versus delayed zoledronic acid for prevention of bone loss in postmenopausal women with breast cancer starting letrozole after tamoxifen-N03CC. Breast Cancer Res Treat，2009，117（3）：603-609.
[30] Reid DM，Doughty J，Eastell R，et al. Guidance for the management of breast cancer treatment-induced bone loss：a consensus position statement from a UK Expert Group. cancer treat rev，2008，34（Suppl 1）：S3-S18.
[31] Hampson G，Fogelman I. Clinical role of bisphosphonate therapy. Int J Womens Health，2012，4：455-469.
[32] Gnant M，Pfeiler G，Dubsky PC，et al. Adjuvant denosumab in breast cancer（ABCSG-18）：a multicentre，randomised，double-blind，placebo-controlled trial. Lancet，2015，386（9992）：433-443.

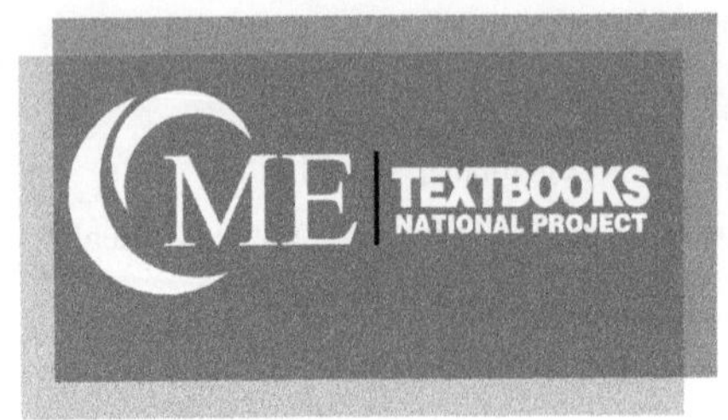

乳腺癌新辅助靶向治疗现状

第29章

近来，新辅助治疗是否达到术后病理完全缓解（pathological complete remission，pCR）已成为判断乳腺癌患者预后的一项重要标志，而新辅助靶向治疗的迅速发展为更多的患者能够达到 pCR 提供了帮助。

1. 曲妥珠单抗联合化疗作为人表皮生长因子受体 2 阳性乳腺癌新辅助治疗的标准模式 曲妥珠单抗联合化疗作为人表皮生长因子受体 2（human epidermal growth factor receptor 2，HER-2）（+）乳腺癌新辅助治疗的标准模式，已被美国国家综合癌症网络（National Comprehensive Cancer Network，NCCN）指南推荐。早期新辅助靶向治疗的临床研究旨在比较曲妥珠单抗联合化疗与单独化疗疗效间的差异。Ⅲ期临床试验 NOAH 研究作为最早证实在化疗基础上增加曲妥珠单抗的新辅助治疗可以显著提高 HER-2（+）乳腺癌 pCR，并且能明显改善获得 pCR 患者预后的国际多中心随机研究。研究纳入 HER-2（+）局部晚期乳腺癌或炎性乳腺癌 235 例，结果显示，曲妥珠单抗新辅助治疗组的 3 年无病生存率较单纯化疗组明显改善了 41%（$P=0.013$），pCR 率也更高，分别为 38%和 19%（$P=0.001$）。2013 年公布的中位随访 5.4 年的数据也证实了之前曲妥珠单抗能够改善无病生存率的结果和延长总生存率的强烈趋势。另一项 GeparQuattro 研究中，HER-2（+）患者除化疗外还同时接受了 1 年（术前+术后）的曲妥珠单抗标准治疗，HER-2（-）者只接受了新辅助化疗。结果显示，曲妥珠单抗联合化疗组 pCR 率为 31.7%，而单纯化疗组患者的 pCR 率只有 15.7%，差异有统计学意义。

包括上述研究以及 ACOSOG Z1041 研究、MDACC 研究等“第 1 代”研究的结果及相关 meta 分析也表明，较之单独化疗，曲妥珠单抗联合化疗的新辅助治疗方案不会带来额外的不良反应，并且可显著提高 HER-2（+）乳腺癌患者的 pCR［比值比（odds ratio，*OR*）1.85，95% *CI* 1.39~2.46，$P<0.001$］。曲妥珠单抗联合化疗作为 HER-2（+）乳腺癌新辅助治疗的标准模式，已被 NCCN 指南推荐。

2. 拉帕替尼与化疗联合的新辅助治疗仍处于临床研究阶段 GeparQuinto 研究将 620 例局部晚期乳腺癌患者在使用 EC-T 方案（表柔比星+环磷酰胺序贯多西他赛）新辅助化疗的基础上随机联合曲妥珠单抗或拉帕替尼，进行头对头比较。结果显示：①无病生存时间和总生存时间在 2 个治疗组间并无明显差异，但主要研究终点 pCR 率在曲妥珠单抗组为 30.3%，在拉帕替尼组则为 22.7%［*OR* 0.68，95%*CI* 0.47~0.97，$P=0.04$］；②新辅助治疗后达到 pCR 者，与未达到 pCR 者相比，其生存率更高；③激素受体（hormone receptor，HR）（+）的患者，无论患者新辅助化疗联合的是拉帕替尼还是曲妥珠单抗，在新辅助治疗完成并手术治疗后，继续完成 1 年的曲妥珠单抗治疗，都能够更多地从延长抗 HER-2 治疗中获益。这种生存趋势在 HR（-）的患者中并不明显。

但总的来说，拉帕替尼联合化疗的临床研究有限，这种治疗模式尚不足以在临床推荐。

3. 曲妥珠单抗+拉帕替尼的双靶向药物联合化疗　曲妥珠单抗和拉帕替尼的双靶向药物联合化疗并未较单靶向药物联合化疗显著提高 pCR 率，但在 HR（-）乳腺癌中似乎更获益。含拉帕替尼方案的不良反应值得关注。NeoALTTO 研究：紫杉醇+拉帕替尼或曲妥珠单抗或双靶向药物联合治疗，乳腺和腋窝病灶的 pCR 率在拉帕替尼和曲妥珠单抗联合组要显著优于曲妥珠单抗组，分别为 46.8%、27.6%（P=0.0007）；而拉帕替尼组与曲妥珠单抗组间未见 pCR 率差异有统计学意义，分别为 20%、27.6%，其中拉帕替尼组因腹泻和转氨酶浓度升高未完成治疗者较曲妥珠单抗组明显增多，分别为 33.8%、8%。2014 年该研究公布了 3 年随访结果，联合靶向组 3 年无病生存时间和总生存率均高于单药靶向治疗组，分别为 84%和 76%，但差异无统计学意义。对患者的 pCR 状态与生存时间的关系进行亚组分析后发现，在 HR（-）患者中，获得 pCR 患者的 3 年无病生存时间和总生存时间均明显长于未获得 pCR 者；对于 HR（+）乳腺癌患者，双靶联合治疗可稍改善无病生存时间，但差异无统计学意义。这也说明了获得 pCR 可能对乳腺癌患者生存期延长具有较好的预测价值。

GeparQuinto 研究：曲妥珠单抗或拉帕替尼联合蒽环类或紫杉类化疗，证实了接受曲妥珠单抗组的 pCR 率明显高于拉帕替尼组（分别为 30.3%、22.7%，P=0.04）；拉帕替尼组减量的发生率比曲妥珠单抗组更常见（分别为 32%、1%，P<0.0001），研究方案在中期修改，将拉帕替尼剂量由 1250 mg 降至 1000 mg。但进一步 STEPP 分析证实 700～1250 mg 剂量的拉帕替尼对于 pCR 率没有影响。

NSABP B-41 研究：HER-2（+）乳腺癌在新辅助治疗中接受 4 个疗程 EC 方案化疗后序贯紫杉醇周疗。患者在使用紫杉醇期间随机分为 3 组，分别接受曲妥珠单抗单药、拉帕替尼单药以及拉帕替尼联合曲妥珠单抗的新辅助治疗。结果显示，3 组 pCR 率差异未见统计学意义，但双靶向药物联合有提高新辅助治疗 pCR 率的趋势。

CALGB40601 研究：同样并未发现双靶向药物（H+L）较单靶向药物（L）能显著提高 pCR 率，并且接受拉帕替尼治疗的患者Ⅲ度不良反应发生率较未行拉帕替尼治疗的患者明显升高，HR（-）患者的 pCR 率比 HR（+）患者高。

TBCRC 006 Ⅱ期研究：64 例 HER-2（+）乳腺癌患者术前予 12 周曲妥珠单抗加拉帕替尼，不给予常规化疗，发现全部患者的 pCR 率为 27%，据此认为 HER-2（+）乳腺癌患者在接受 2 种抗 HER-2 靶向药物联合使用时可能不需要常规化疗。并且，与 NeoALTTO 试验和 CALGB 40601 研究的亚组分析结果类似，该研究中雌激素受体阴性患者 pCR 率也高于雌激素受体阳性患者（36%与 21%比较）。由于 HR 通路和 HER-2 通路存在相互交联作用，HER-2（+）乳腺癌患者中的HR（-）和（+）患者似乎应视为不同人群，在选择新辅助治疗方案时需注意到个体化因素的作用。

4. 曲妥珠单抗+帕妥珠单抗联合多西他赛治疗　曲妥珠单抗+帕妥珠单抗联合多西他赛用于 HER-2（+）乳腺癌新辅助治疗方案被 NCCN 指南推荐。NeoSphere Ⅱ期研究：417 例局部晚期或早期 HER-2（+）乳腺癌患者，分别在手术前采用曲妥珠单抗±帕妥珠单抗+多西他赛治疗，即 T+P+D 和 T+D 组，或者采用帕妥珠单抗+多西他赛治疗，即（P+D）组，以上 3 组均在使用 4 个周期后手术，术后继续使用 FEC 方案 3 个周期；（P+T）组术前只应用双靶向药物治疗，而将多西他赛和 FEC 方案应用在术后的辅助治疗方案中。所有患者在术后均继续接受辅助化疗和常规的曲妥珠单抗治疗 1 年。结果显示，（T+P+D）组 pCR 率为 46%，（T+D）组为 29%，（P+D）组为 24%、（P+T）组为 17%。在曲妥珠单抗联合多西他赛治疗中加入帕妥珠单抗后，可使乳腺 pCR 率提高 16.8%（P=0.0141），乳腺和腋窝 pCR 率提高 17.8%，且双靶向治疗并未增加心脏毒性。基于该结果，美国食品药品管理局于 2013 年批准帕妥珠单抗联合曲妥珠单抗和多西他赛用于 HER-2（+）乳腺癌新辅助治疗和转移后的一线治疗，并随后被 NCCN 指南推荐。2015 年的 ASCO 公布了 NeoSphere 研究 5 年随访结果，曲妥珠单抗+帕妥珠单抗联合多西他赛（T+P+D）新辅助治疗组不仅 pCR 率更高，而且无病生存率也更长。K-M 生存曲线估计的 3 年无病生存率在 P+T+D 组和 T+D 组分别为 92%和 85%（*HR* 0.60）。在取得乳腺和腋窝 pCR 和未取得乳腺和腋窝 pCR 的患者，无病生存率的 *HR* 是 0.68。该研究进一步提示，在新辅助治疗中双靶向药物（P+T）的疗效可能优于单靶向药物。需要注意的是，2 种单抗联合且不含化疗组的 pCR 率仅为 17%，为 4 组中最低，且该组中有 1/3 患者未从治疗中得到获益。可见，找到较为明确的生物标志物来预测患者是否可以单纯接受生物单抗的治疗是有必要的。

TRYPHAENA Ⅱ期研究：225 例可手术的 HER-2（+）乳腺癌患者被随机分为 3 组进行新辅助治疗，所有患者都接受曲妥珠单抗（H）和帕妥珠单抗（P）的双靶向治疗，同时接受包含氟尿嘧啶（F）、表柔比星（E）、环磷酰胺（C）、多西他赛（T）和卡铂药物的化疗。A 组为（FEC+H+P）×3→（T+H+P）×3，B 组为 FEC×3→（T+H+P）×3，C 组则是 6 个疗程的 T+卡铂+H+P。A、B、C 3 组的 pCR 率分别为 61.6%、57.3%和 66.2%，且 HR（+）患者的 pCR 率更高。该研究中各组以多种方式的标准化疗联合曲妥珠单抗以及帕妥珠单抗均未增加心功能障碍的发生率。

5. 曲妥珠单抗+多西他赛基础上联合贝伐珠单抗的新辅助靶向治疗 曲妥珠单抗+多西他赛基础上联合贝伐珠单抗的新辅助靶向治疗可提高单靶向药物曲妥珠单抗联合化疗的敏感性。Ⅱ期临床试验纳入 142 例 HER-2（+）的早期乳腺癌患者，在接受第 1、2 个疗程的曲妥珠单抗联合多西他赛的新辅助治疗后，通过^{18}F-FDG PET 摄取率的变化来预测患者能否获得 pCR。将 FDG 摄取变化率<70%的患者再随机分为 2 组，分别进行 4 个疗程的曲妥珠单抗+多西他赛±贝伐珠单抗。全部患者随后接受手术。结果显示，经 FDG-PET 预测能达到 pCR 组的实际 pCR 率为 53.6%；加入贝伐珠单抗可将经预测不能达到 pCR 组的 pCR 率从 24%提高到 43.8%。结果提示，早期 PET 评估可能有助于判断患者是否对多西他赛联合曲妥珠单抗方案的新辅助治疗敏感，对于判断为不敏感的患者，加用贝伐珠单抗可以提高患者的 pCR 率。

BEVERLY-2 Ⅱ期研究：52 例 HER-2（+）乳腺癌患者在接受术前新辅助化疗的同时给予贝伐珠单抗和曲妥珠单抗治疗，术后再给予 30 周的贝伐珠单抗和曲妥珠单抗。结果显示，pCR 率高达 63.5%。2015 年该研究 3 年随访结果发布：3 年无病生存率为 68%，总生存率为 90%。获得 pCR 者 3 年无病生存率明显高于未获得 pCR 者（分别为 80%和 53%，*P*=0.03）。

6. TDM-1 联合内分泌治疗有望成为 HER-2（+）、HR（+）乳腺癌新辅助治疗的新选择 WSG-ADAPT 研究中 380 例 HER-2（+）、HR（+）的早期乳腺癌患者被随机分为 3 组，分别接受曲妥珠单抗-DM1 联合内分泌治疗（A 组），曲妥珠单抗-DM1 治疗（B 组）或曲妥珠单抗联合内分泌治疗（C 组）的新辅助治疗方案，共 12 周。术后患者再接受 4 周 EC 方案序贯 12 周紫杉醇周疗的辅助治疗，并完成 1 年的曲妥珠单抗治疗。2015 年的 ASCO 大会报告了该研究中期结果：A 组、B 组 pCR 率显著高于 C 组（分别为 40.5%、45.8%和 6.7%）。在曲妥珠单抗-DM1 基础上加用内分泌治疗使 pCR 率提高的获益主要见于绝经前患者。曲妥珠单抗-DM1 联合内分泌治疗耐受性良好。

总之，随着越来越多作用在不同靶点的靶向药物研发成功，新辅助靶向治疗的话题已经不再局限于抗 HER-2 治疗的小范围内了。mTOR、PI3K 等与耐药相关的新靶点及相应靶向药物的出现，为乳腺癌新辅助靶向治疗的研究开拓了新的视野。PET、磁共振成像（magnetic resonance imaging，MRI）等影像学诊断技术及循环肿瘤细胞（circulating tumor cell，CTC）检测等检验技术的发展，为早期预测新辅助治疗疗效、规避耐药风险提供了可能的操作途径。当然，在临床实践中，还应谨慎选择新辅助靶向药物与化疗方案的组合，最大程度减少靶向药物与化疗药物的不良反应叠加，尤其应该严密监控患者心脏功能，在最大安全范围内争取最佳疗效。

（中国医学科学院肿瘤医院　王佳玉）

参考文献

[1] Callahan RD, Patel R, Chan D, et al. Phase II trial of presurgical treatment with trastuzumab (H) or lapatinib (Ty) or the combination of trastuzumab and lapatinib (H+Ty), followed by six cycles of docetaxel (T) and carboplatin (C) with trastuzumab (TCH) or lapatinib (TCTy) or the combination of trastuzumab and lapatinib (TCHTy) in patients with HER-2+breast cancer. Cancer Res, 2010, 71 (S): S169.

[2] Boussen H, Cristofanilli M, Zaks T, et al. Phase II study to evaluate the efficacy and safety of neoadjuvant lapatinib plus paclitaxel in patients with inflammatory breast cancer. J Clin Oncol, 2010, 28 (20): 3248-3255.

[3] Kaklamani VG, Siziopikou K, Scholtens D, et al. Pilot neoadjuvant trial in HER-2 positive breast cancer with combination of nab-paclitaxel and lapatinib. Breast Cancer Res Treat, 2012, 132 (3): 833-842.

[4] Buzdar AU, Ibrahim NK, Francis D, et al. Significantly higher pathologic complete remission rate after neoadjuvant therapy with trastuzumab, paclitaxel, and epirubicin chemotherapy: results of a randomized trial in human epidermal growth factor receptor 2-positive operable breast cancer. J Clin Oncol, 2005, 23 (16): 3676-3685.

[5] Gianni L, Eiermann W, Semiglazov V, et al. Neoadjuvant chemotherapy with trastuzumab followed by adjuvant trastuzumab versus neoadjuvant chemotherapy alone, in patients with HER-2-positive locally advanced breast cancer (the NOAH trial): a randomised controlled superiority trial with a parallel HER-2-negative cohort. Lancet, 2010, 375 (9712): 377-384.

[6] Pierga JY, Delaloge S, Espié M, et al. Amulticenter randomized phase II study of sequential epirubicin/cyclophosphamide followed by docetaxel with or without celecoxib or trastuzumab according to HER-2 status, as primary chemotherapy for localized invasive breast cancer patients. Breast Cancer Res Treat, 2010, 122 (2): 429-437.

[7] Steger GG, Greil R, Lang A, et al. Epirubicin and docetaxel with or without capecitabine as neoadjuvant treatment for early breast cancer: final results of a randomized phase III study (ABCSG-24). Ann Oncol, 2014, 25 (2): 366-371.

[8] Baselga J, Bradbury I, Eidtmann H, et al. Lapatinib with trastuzumab for HER-2-positive early breast cancer (NeoALTTO): a randomised, open-label, multicentre, phase 3 trial. Lancet, 2012, 379 (9816): 633-640.

[9] Untch M, Loibl S, Bischoff J, et al. Lapatinib versus trastuzumab in combination with neoadjuvant anthracycline-taxane-based chemotherapy (GeparQuinto, GBG 44): a randomised phase 3 trial. Lancet Oncol, 2012, 13 (2): 135-144.

[10] Guarneri V, Frassoldati A, Bottini A, et al. Preoperative chemotherapy plus trastuzumab, lapatinib, or both in human epidermal growth factor receptor 2-positive operable breast cancer: results of the randomized phase II CHER-LOB study. J Clin Oncol, 2012, 30: 1989-1995.

[11] Criscitiello C, Azim HA, de Azambuja E, et al. Factors affecting surgical management following neoadjuvant therapy in patients with primary HER-2-positive breast cancer: results from the NeoALTTO phase III trial. Ann Oncol, 2014, 25 (4): 910-911.

[12] Gianni L, Pienkowski T, Im YH, et al. Efficacy and safety of neoadjuvant pertuzumab and trastuzumab in women with locally advanced, inflammatory, or early HER-2-positive breast cancer (NeoSphere): a randomised multicentre, open-label, phase 2 trial. Lancet Oncol, 2012, 13 (1): 25-32.

[13] Robidoux A, Tang G, Rastogi P, et al. Lapatinib as a component of neoadjuvant therapy for HER-2-positive operable breast cancer (NSABP protocol

B-41): an open-label, randomised phase 3 trial. Lancet Oncol, 2013, 14 (12): 1183–1192.

[14] Schneeweiss A, Chia S, Hickish T, et al. Pertuzumab plus trastuzumab in combination with standard neoadjuvant anthracycline-containing and anthracycline-free chemotherapy regimens in patients with HER-2-positive early breast cancer: a randomized phase II cardiac safety study (TRYPHAENA). Ann Oncol, 2013, 24 (9): 2278–2284.

[15] Bozovic-Spasojevic I, Azim HT, Paesmans M, et al. Neoajduvant anthracycline and trastuzumab for breast cancer: is concurrent treatment safe? Lancet Oncol, 2011, 12 (3): 209–211.

[16] Kirk R. Breast cancer: Fast, positive data from neosphere. Nat Rev Clin Oncol, 2012, 9 (2): 67.

[17] Bedard PL, de Azambuja E, Cardoso F. Beyond trastuzumab: overcoming resistance to targeted HER-2 therapy in breast cancer. Curr Cancer Drug Targets, 2009, 9 (2): 148–162.

[18] Burstein HJ, Sun Y, Dirix LY, et al. Neratinib, an irreversible ErbB receptor tyrosine kinase inhibitor, in patients with advanced ErbB2-positive breast cancer. J Clin Oncol, 2010, 28 (8): 1301–1307.

[19] Martin M, Bonneterre J, Geyer CE Jr, et al. A phase two randomised trial of neratinib monotherapy versus lapatinib plus capecitabine combination therapy in patients with HER-2 + advanced breast cancer. Eur J Cancer, 2013, 49 (18): 3763–3772.

[20] Lewis Phillips GD, Li G, Dugger DL, et al. Targeting HER-2-positive breast cancer with trastuzumab-DM1, an antibody-cytotoxic drug conjugate. Cancer Res, 2008, 68 (22): 9280–9290.

[21] Poon KA, Flagella K, Beyer J, et al. Preclinical safety profile of trastuzumab emtansine (T-DM1): mechanism of action of its cytotoxic component retained with improved tolerability. Toxicol Appl Pharmacol, 2013, 273 (2): 298–313.

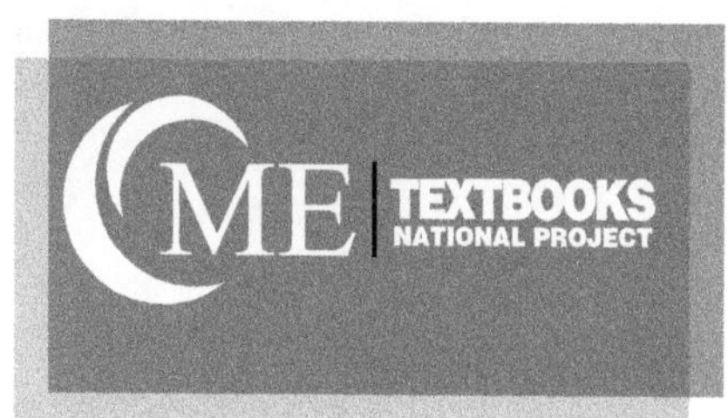

HER-2（+）乳腺癌治疗耐药机制研究进展

第 30 章

乳腺癌是危害女性健康最主要的恶性肿瘤。根据国家癌症中心 2015 年公布的最新数据显示，我国登记地区的女性乳腺癌发病率为 37.86/10 万，每年以 3% 的速度递增，中国已成为乳腺癌发病率增长最快的国家之一。乳腺癌是异质性极强的疾病，有 20%~30%的乳腺癌患者为人表皮生长因子受体 2（HER-2）（+）乳腺癌，主要表现在 HER-2 蛋白过表达或者 *HER*-2 基因扩增。HER-2（+）乳腺癌生物学特点为恶性程度高，易复发和转移，对于常规化疗、放射治疗不敏感。在抗 HER-2 靶向药物问世之前，HER-2（+）乳腺癌患者只是接受传统化疗，其生存期仅为 HER-2（-）患者的一半。抗 HER-2 靶向生物制剂曲妥珠单抗已经能使 HER-2（+）早期乳腺癌患者的复发风险降低 50%，显著改善 HER-2（+）乳腺癌患者的预后。除了抗 HER-2 治疗的基石曲妥珠单抗药物之外，目前国际上还有拉帕替尼、帕妥珠单抗、曲妥珠单抗-DM1 和酪氨酸激酶抑制剂等创新药物，这一系列新的药物都可以进一步通过联合和后续治疗来改善患者预后，具有很好的发展前景。

一、抗 HER-2 治疗药物

HER-2，也称为 CerbB-2 或 HER-2/neu，属于 HER 家族成员，该家族还包括 HER-1/表皮生长因子受体（EGFR）、HER-3 和 HER-4。原癌基因 *HER*-2 位于染色体 17q21，编码 185 kDa 具有跨膜酪氨酸激酶活性的生长因子受体，由胞外域（ECD）、跨膜结构域和胞内结构域（ICD）3 部分组成。胞外结构域主要由 2 个配体结合域（RLD）与 2 个富含半胱氨酸区构成，分别称为Ⅰ、Ⅱ、Ⅲ和Ⅳ段结构。HER-2 尚无已知的配体，单体基本无活性。外源性活化 HER-2 后，与 HER-2 或者 HER 其他家族成员形成同源二聚体或者异源二聚体，胞内酪氨酸激活从而活化细胞内信号级联反应。抗 HER-2 靶向治疗药物大体可被分为 3 类：作用于受体分子细胞外区域的抗体（曲妥珠单抗、帕妥珠单抗）、小分子酪氨酸激酶抑制剂（拉帕替尼）和抗体-细胞毒分子耦合剂（曲妥珠单抗-DM1）。

（一）曲妥珠单抗

曲妥珠单抗是抗 HER-2 的大分子 IgG 单克隆抗体的生物制剂，其作用机制包括：特异性结合于 HER-2 受体胞外域Ⅳ段进而阻断 HER-2 同源二聚体或异源二聚体的形成以及胞内酪氨酸激酶的活化，干扰胞内下游通路的活化；与免疫细胞表面 Fcg 段结合产生抗体依赖性细胞介导的细胞毒性反应（ADCC 效应）和补体依赖性细胞毒性反应（CDC）；抑制 HER-2 受体胞外域的解离以及解离产物 p95 的活化；抗肿瘤血管生成；上调并活化 p27kip1 诱导 G1 期停滞，抑制肿瘤细胞增殖，促进细胞凋亡。

（二）拉帕替尼

拉帕替尼是 HER-1［表皮生长因子受体（EGFR）］/HER-2 的胞内酪氨酸激酶小分子抑制剂，其作用机制竞争性占据 HER-1（EGFR）/HER-2 ATP 位点从而阻止肿瘤细胞胞内酪氨酸激酶磷酸化和激活，通过 EGFR（ErbB-1）和 HER-2（ErbB-1）的同源和异源二聚体阻断下调下游信号通路。

（三）帕妥珠单抗

帕妥珠单抗是 HER 二聚体化的大分子单克隆抗体，其作用机制是通过结合 HER-2 胞外域Ⅱ段，阻滞 HER-2 与 HER-2 的同源二聚化或者与其他 HER 家族受体的异源二聚化，从而抑制胞内域的激活和下游通路的活化。

（四）曲妥珠单抗-DM1

曲妥珠单抗-DM1 是新型抗体-细胞毒分子耦合剂，将曲妥珠单抗和化疗药物美坦新衍生物 DM1 经过 SMMC 耦联技术联合，其作用机制包括曲妥珠单抗类似的生物活性，在与 HER-2 结合后发生受体介导的细胞内吞作用，在肿瘤细胞内释放细胞毒药物 DM1，通过抑制微管蛋白聚合和促微管蛋白解聚，导致肿瘤细胞凋亡。

（五）来那替尼

来那替尼是一种不可逆的泛 ErbB 受体酪氨酸激酶抑制剂，其作用机制是有效地抑制 HER-1、HER-2 和 HER-4 的胞内酪氨酸激酶 ATP 结合位点，从而阻止酪氨酸活化而激活的下游通路活化，进而抑制肿瘤细胞的增殖和转移。

二、抗 HER-2 治疗的原发性耐药和继发性耐药定义

（一）抗 HER-2 治疗原发性耐药和继发性耐药定义

抗 HER-2 靶向药物联合化疗显著改善 HER-2（+）乳腺癌患者的预后，但是仍有 30%患者存在原发性耐药以及治疗期间引起的继发性耐药，深入探索 HER-2（+）乳腺癌靶向治疗的机制和耐药后治疗策略是临床医生面临的重点和难点。曲妥珠单抗作为 HER-2（+）乳腺癌治疗的基石，其研究众多，因此，原发性耐药和继发性耐药以曲妥珠单抗为代表在众多临床试验研究基础上进行解释和说明。原发性耐药指 HER-2（+）乳腺癌未对曲妥珠单抗治疗有任何反应，主要是指 HER-2（+）乳腺癌辅助曲妥珠单抗治疗 12 个月内出诊断为新的复发事件，或者晚期曲妥珠单抗一线治疗期间 3 个月内或在治疗 8~12 周进行首次影像学疗效评估时出现疾病进展。继发性耐药指 HER-2（+）乳腺癌对曲妥珠单抗初始治疗有效，但在治疗期间（第 2 次及以上的影像学疗效评估）出现疾病进展，主要是指 HER-2（+）乳腺癌辅助曲妥珠单抗治疗 1 年后停药 6 个月内新诊断复发事件，或者晚期曲妥珠单抗治疗期间 3 个月以上出现疾病进展。原发性耐药和继发性耐药是在既往临床试验研究设计的时间定义的，但耐药各临床试验定义不完全相同，目前尚不能在分子机制的基础上阐明和区分原发性耐药和继发性耐药。这些原发性和继发性耐药的定义可以延伸

到抗 HER-2 治疗的其他靶向药物。

（二）原发性、继发性耐药与固有性、获得性耐药的相关性

原发性耐药和继发性耐药，与固有性耐药和获得性耐药之间存在一定相关性。原发性耐药和继发性耐药定义主要用于描述临床实践中对于抗 HER-2 靶向药物的失败观察，而固有性耐药和获得性耐药则是对于肿瘤生物学特征方面的阐述。固有性耐药是原发性耐药的主要部分，获得性耐药在继发性耐药中占有很大比例，两者之间逐渐演变。HER-2（+）乳腺癌如同其他肿瘤存在肿瘤异质性，在定义固有性耐药和获得性耐药需要充分考虑到肿瘤异质性。

（三）非抗 HER-2 耐药的特殊情况

目前临床实践上，无论是转移性乳腺癌还是辅助早期乳腺癌的治疗，如果曲妥珠单抗治疗期间出现首发和唯一的远处转移是脑部转移，暂不定义为曲妥珠单抗治疗的耐药。主要原因在于曲妥珠单抗穿透血-脑脊液屏障有限及在脑外部位显示曲妥珠单抗有效控制癌症。对于这类疾病的处理，专家共识推荐仍然保持原治疗方案不变联合有效的脑局部治疗。

三、抗 HER-2 可能耐药机制

靶向性药物耐药机制主要包括靶蛋白结构异常或者耐药性突变、旁路途径的激活、下游信号通路异常和反馈抑制物功能失调等。

（一）靶蛋白结构异常或者耐药性突变

1. p95-HER-2 蛋白与曲妥珠单抗结合受阻 HER-2 的 N 末端截短突变体 p95-HER-2 是一个结构活化激酶，可通过与 HER-2 家族其他家族成员 EGFR/HER-1、HER-3 和 HER-4 等结合激活下游信号通路。但是 p95-HER-2 缺少与曲妥珠单抗、帕妥珠单抗和曲妥珠单抗 DM1 结合的胞外域，造成曲妥珠单抗、帕妥珠单抗和曲妥珠单抗-DM1 与 HER-2 的有效结合受阻，导致抗 HER-2 药物无法发挥抗肿瘤作用，造成疗效下降，是抗 HER-2 治疗原发性耐药的主要原因，与继发性耐药的相关性未知。p95-HER-2 截短突变体在 HER-2（+）乳腺癌血清中高表达常见，发生率为 20%～30%。p95-HER-2 截短突变体是 HER-2（+）乳腺癌不良预后的生物标志物。一项Ⅱ期前瞻性随机研究探讨曲妥珠单抗和拉帕替尼分别应用于高 p95-HER-2 的晚期乳腺癌患者，结果显示，曲妥珠单抗在 p95-HER-2 高低两组的无进展生存和总生存差异均有统计学意义［（无进展生存：危险比（*HR*）p95（±）= 2.7，*P* = 0.0063；总生存：*HR* p95（±）= 2.5，*P* = 0.04］。而拉帕替尼组在一线和二线以及 p95-HER-2 高低组无进展生存差异均无统计学意义［一线拉帕替尼无进展生存：*HR* p95（±）= 1.35，*P* = 0.417；二线拉帕替尼联合卡培他滨无进展生存：*HR* p95（±）= 1.30，*P* = 0.471］。综上结果显示，p95-HER-2 截短突变体高表达造成曲妥珠单抗耐药而拉帕替尼显示出良好的临床疗效。

2. MUC4 高表达阻碍曲妥珠单抗与 HER-2 有效结合 在 HER-2（+）乳腺癌肿瘤组织中可见表面黏蛋白高表达，尤其是膜相关糖蛋白黏蛋白 4（MUC4），与 HER-2 受体Ⅳ段胞外域紧密结合，形成空间位阻造成曲妥珠单抗与 HER-2 无法结合活化下游信号通路。此外，MUC4 与 HER-2 紧密结合在一定程度上能直接激活 HER-2 胞内酪氨酸，从而激活下游磷脂酰肌醇 3-激酶（PI3K）/AKT/雷帕霉素靶蛋白（mTOK）信号通路，促进肿瘤细胞增殖，导致其耐药和疗效下降。存在 MUC4 过表达或 p95-HER-2 截短突变体的患者，可以考虑应用酪氨酸激酶抑制剂拉帕替尼，或者

伴侣蛋白热休克蛋白 90（HSP90）拮抗剂坦螺旋霉素（tanespimycin），相关临床研究分别处于Ⅲ期和Ⅰ/Ⅱ期试验阶段。这些临床试验主要为了评价坦螺旋霉素联合曲妥珠单抗对曲妥珠单抗治疗后进展晚期乳腺癌的疗效，结果值得期待。

3. *HER-2/neu* 基因突变影响抗 HER-2 疗效 HER-2 属于蛋白酪氨酸家族成员，易发生基因变异。*HER-2* 突变型常见于非 *HER-2* 基因扩增患者。一项在 HER-2（-）乳腺癌患者中检测 *HER-2* 突变研究，结果发现，13 个 HER-2 体突变位点，其中常见激活突变 7 个（G309A、D769H、D768Y、V777L、P780ins、V842I 和 R896C）。在 HER-2（+）乳腺癌患者中，*HER-2* 突变常见于抗 HER-2 治疗后出现，提示 *HER-2* 突变可能参与抗 HER-2 治疗的获得性耐药。临床前研究证实 *HER-2* 突变型患者对于曲妥珠单抗和拉帕替尼均显示出耐药，而对于泛 HER 酪氨酸激酶抑制剂来那替尼显示较好的敏感性。另一项 HER-2（+）乳腺癌检测 HER-2 的 19 到 21 号外显子突变研究结果显示，约 8%的 HER-2（+）乳腺癌患者（5/64）存在 *HER-2* 突变，其中以 20 号外显子插入式突变和 19 号外显子 L755S 为主。HER-2 存在胞外域Ⅳ段曲妥珠单抗结合域的 16 号外显子缺失的 Δ16HER-2 变异体形式，其降低 HER-2 胞外域与曲妥珠单抗结合，直接激活细胞内 Src 信号通路而出现曲妥珠单抗耐药。使用 Src 抑制剂达沙替尼能克服 Δ16HER-2 变异体的耐药。在 *HER*-2 基因扩增和 *HER*-2 突变同时存在的乳腺癌患者极为少见，因此无法有效地解析出 *HER*-2 突变在原发性耐药机制中的作用。

（二）旁路途径的激活

1. HER 家族其他蛋白过表达或者活化突变 在 HER-2（+）乳腺癌中，HER 家族其他成员（EGFR、HER-3 和 HER-4）能与 HER-2 形成异源二聚体活化细胞内 PI3K/AKT 和 RAS/MAPK 信号通路，从而激活肿瘤细胞的增殖和侵袭。曲妥珠单抗可能受到 HER 其他家族成员的共表达而出现耐药。HER-2 与 EGFR 和 HER-3 等共表达在 HER-2（+）乳腺癌中占 10%~36%。EGFR 过表达参与抗 HER-2 治疗的原发性耐药和继发性耐药。在曲妥珠单抗耐药细胞株中，检测到较高的 EGFR 磷酸化和 EGFR 与 HER-2 异源二聚体水平。在 TBCRC003 研究中提及 EGFR 扩增的 HER-2（+）乳腺癌患者中，表现出对曲妥珠单抗耐药，但对拉帕替尼有效。HER-3 过表达主要造成曲妥珠单抗原发性耐药，临床上使用帕妥珠单抗显著阻止 HER-2 和 HER-3 形成异源二聚体，在曲妥珠单抗基础上显示出 15.7 个月的总生存临床获益以及总有效率显著差异（T+化疗与 T+P+化疗比较总有效率为 69.3%、80.2%），这也证实了 HER-3 在 HER-2（+）乳腺癌抗 HER-2 耐药中的作用。在 LUX-Breast 1 研究中探讨 EGFR/HER-2 双靶酪氨酸抑制剂阿法替尼联合长春瑞滨对比曲妥珠单抗联合长春瑞滨应用于曲妥珠单抗治疗后进展的 HER-2（+）乳腺癌患者，结果显示，两者中位无进展生存时间相似（5.5 个月与 5.6 个月比较），在未筛选耐药机制的前提下，使用阿法替尼并不优于二线曲妥珠单抗，因此不推荐阿法替尼用于抗 HER-2 耐药的二线治疗。

2. IGF-1R 表达上调和信号通路的增强 胰岛素样生长因子 1 受体（IGF-1R）在 HER-2（+）乳腺癌抗 HER-2 原发性耐药和继发性耐药中发挥重要作用，体现在 3 方面：①IGF-1R 信号通路拮抗曲妥珠单抗促进的细胞周期依赖性蛋白激酶（CDK）抑制蛋白 p27kip1，反馈性增加 CDK2 活性和表达，解除肿瘤细胞阻滞在 G1 期；②IGF-1R 过表达促进 HER-2 磷酸化和下游 PI3K 活化，这种旁路活化一定程度上促进肿瘤细胞增殖和侵袭而出现曲妥珠单抗耐药；③IGF-1R 与 HER-2 和 HER-3 形成异源二聚体，存在一定程度上的交互作用（crosstalk），在曲妥珠单抗耐药细胞株中检测到 IGF-1R 形成的异源二聚体，解离这种二聚体能显著增加曲妥珠单抗的敏感性。针对 IGF-1R 过表达的曲妥珠单抗耐药治疗策略主要是曲妥珠单抗联合 IGF-1R 抑制剂或者拉帕替尼。拉帕替尼主要通过抑制 IGF-1R 活化的 EGFR 和 HER-2 活性而发挥疗效。

（三）下游信号通路异常

抗 HER-2 耐药的机制可能与 HER-2 信号传导通路中下游 PI3K/AKT/mTOR 通路异常激活相关，如突变或突变缺失等。PIK3CA 是编码 *PI3Ka* 亚基基因，其激活突变能降低细胞凋亡和增加肿瘤细胞增殖和浸润，在曲妥珠单抗原发性耐药和继发性耐药中的发生率占 13%~31%。而 PTEN 是催化 PIP3 脱磷酸生成的 PIP2 拮抗 PI3K 活性的特异性磷酸酶，其缺失或者低表达主要降低曲妥珠单抗对肿瘤细胞生长的阻滞作用而参与抗 HER-2 原发性耐药，发生率占 22%~47%。CLEOPATRA 研究和 EMILIA 研究提示，*PIK3CA* 突变预后差但无疗效预测作用。CLEOPATRA 研究两治疗组合并分析 *PIK3CA* 野生型的无进展生存时间预后更好（*HR* 0.63，*P*=0.0001）。EMILIA 研究中曲妥珠单抗-DM1 在无进展生存时间方面获益上与 *PIK3CA* 突变无关，但对照组拉帕替尼联合卡培他滨 *PIK3CA* 突变型比野生型预后差（无进展生存时间：4.3 个月与 6.4 个月比较；总生存时间：17.3 个月与 27.8 个月比较）。mTOR 抑制剂依维莫司克服 HER-2 耐药的 BOLERO1/3 研究的 meta 分析首次显示，*PIK3CA* 突变不仅是预后不良的标志物，*PIK3CA* 突变还可能提示 HER-2（+）晚期乳腺癌的依维莫司疗效。*PIK3CA* 突变型患者无进展生存时间获益于依维莫司靶向治疗（*HR* 0.67），而野生型未显示出获益（*HR* 1.1）。与 *PIK3CA* 突变显示出相似作用的是 PTEN 缺失，提示 PTEN 缺失患者从依维莫司中获益，而在野生型中无显著差异。*PIK3CA* 突变或者 PTEN 缺失能独立预测依维莫司的疗效和不良预后，可能是抗 HER-2 耐药的重要耐药机制之一。作为下游的 *PIK3CA* 突变，对于曲妥珠单抗和拉帕替尼耐药，而 PI3K 抑制剂、mTOR 抑制剂和 PI3K/mTOR 双重抑制剂具有一定疗效。此外，PTEN 缺失也是曲妥珠单抗耐药的机制之一，而拉帕替尼的作用机制则不需要 PTEN 参与，由于没有临床数据只能推测，可考虑拉帕替尼联合 PI3K 通路抑制剂用于 PTEN 缺失的乳腺癌患者。HSP90 抑制因子 17-AAG 及 PDK1 抑制剂 OSU-03012 导致 AKT 失活，克服曲妥珠单抗耐药。

（四）HER 酪氨酸激酶反馈抑制物功能失调

HER 家族受体信号通路在激活 PI3K 及 MAPK 下游通路的同时还能活化编码受体酪氨酸激酶（RTK）反馈抑制物的基因，其转录形成反馈抑制物而抑制受体持续活化，起到调控受体活性作用。受体酪氨酸激酶反馈抑制物功能缺失导致酪氨酸激酶持续活化可能与抗 HER-2 耐药的产生相关，主要参与继发性耐药的过程中。RALT/MIG-6 是一种 HER 受体家族 RTK 的反馈抑制物，在 HER-2 过表达乳腺癌细胞中缺失 RALT/MIG-6 增强 HER-2 的致癌潜能。在曲妥珠单抗耐药的细胞株中 RALT/MIG-6 显著降低，通过转染 RALT/MIG-6 增加其表达后能抑制 HER-2 介导的信号通路活性而在一定程度上克服曲妥珠单抗耐药。

（五）其他

除了上述几大类抗 HER-2 的可能耐药机制外，在临床前研究中也有不同耐药机制的基础和转化研究。如膜表面 MUC1 * 变异体高表达、Darpp-322 的增加或者 HSP27 的过表达与曲妥珠单抗耐药相关。细胞因子分泌异常如自分泌转化生长因子 β（TGF-β）的增加，促进 EGFR 和 HER-2 异源二聚体活性以及修复降解的 HER-2，反馈性增加金属蛋白酶 ADAM 活性，促进 EGF 等 HER 家族配体从细胞膜上的释放和活化。基于肿瘤微环境方面，上调糖代谢中的 HSF1 和乳酸脱氢酶 A（LDH-A）水平造成曲妥珠单抗耐药，SKP2 增加 AKT 与泛素酶 E3 活化致肿瘤细胞对于曲妥珠单抗敏感性下降，脂肪细胞分泌的瘦素和生长分化因子 GDF15 快速激活 AKT 磷酸化和糖原降解从而减少曲妥珠单抗抑制肿瘤细胞的增殖。不同刺激因素导致的细胞自噬水平的增加也是抗 HER-2 耐药的重要机制之一。肿瘤靶向耐药机制复杂，需要更多的临床前研究进一步的探索和证实。

四、抗 HER-2 耐药的生物标志物

抗 HER-2 耐药严重制约了临床上抗 HER-2 制剂的广泛应用，需要挖掘和探索出有效的生物标志物指导临床抗 HER-2 治疗的疗效评价。抗 HER-2 疗效的生物标志物与上述抗 HER-2 可能的耐药机制相辅相成，生物标志物包括 HER 受体调节性改变、旁路活化标志物以及细胞周期阻滞和凋亡等，此处不一一赘述。HER-2（+）表达是 HER-2（+）乳腺癌从抗 HER-2 治疗中获益的最重要的标志物，虽然 NSABP B31 中可见 HER-2（-）乳腺癌患者从曲妥珠单抗中获益程度与 HER-2（+）乳腺癌患者相似，但是其中需要注意此 HER-2（-）是中心鉴定为阴性而地方鉴定为阳性的。如果想证实曲妥珠单抗在 HER-2 低表达患者中疗效需要前瞻性临床研究进行探索。在抗 HER-2 耐药的众多生物标志物研究中，主要有两大类：一是与临床耐药相关性强和具有较高预测价值的生物标志物有较高水平的 p95HER-2、CCND1、CCNE1、CDC25A 和 TIL 等；二是耐药机制相关性强而预测价值不高或者存在预测矛盾的生物标志物以 *PIK3CA* 突变、*PTEN* 缺失和 *AKT*1 突变为主，可能需要更多的相关研究进行证实。在 *B31* 多基因测序的后续分析发现，曲妥珠单抗在富含免疫基因组无疾病生存获益（*HR* 0.35，$P<0.001$）大于缺乏免疫基因组（*HR* 0.89，$P=0.53$）。在 HER-2（+）乳腺癌中，尚无有效的在临床上可指导抗 HER-2 疗效的生物标志物。在后续的生物标志物探索研究中，使用规范统一的检测方法以及全面评价标志物临床有效性和应用性，此外在临床前研究证实有效指导抗 HER-2 疗效的生物标志物在临床上才更有可能获得较好的临床预测作用。

综上所述，目前针对 HER-2 的靶向治疗新药层出不穷，尤其是靶向药物的联合运用，提供了显著的生存获益。对于 HER-2（+）乳腺癌患者，“享受生活、延长寿命”将不仅是一个梦想。然而，抗 HER-2 治疗在临床上存在原发性耐药和继发性耐药，其机制与作用靶点有一定相关性，主要包括靶蛋白结构异常或者耐药性突变、旁路途径的激活、下游信号通路异常和反馈抑制物功能失调等。为了成功克服临床上常见的抗 HER-2 耐药，需要确定其具体耐药机制，再进行针对性的最佳治疗策略的实施，然而肿瘤的异质性和耐药机制的复杂性是基础转化和临床专家共同面临的挑战性问题。可喜的是，高通量测序的出现以及分子生物学的卓越进步，为我们克服肿瘤耐药和解析耐药机制提供了强有力的手段。在应用抗 HER-2 靶向治疗药物显著改善乳腺癌患者的预后，使 HER-2 不再是不良预后指标的今天，我们只能说在研究抗 HER-2 耐药机制和治疗对策方面，我们还在路上。

（辽宁省肿瘤医院　徐君南　郭翔宇　孙　涛）

参考文献

[1] Singh JC，Jhaveri K，Esteva FJ. HER-2-positive advanced breast cancer：optimizing patient outcomes and opportunities for drug development. Br J Cancer，2014，111（10）：1888-1898.

[2] Arteaga CL，Engelman JA. ERBB receptors：from oncogene discovery to basic science to mechanism-based cancer therapeutics. Cancer Cell，2014，25（3）：282-303.

[3] Fessler SP，Wotkowicz MT，Mahanta SK，et al. HER-2-amplified breast cancer：mechanisms of trastuzumab resistance and novel targeted therapies. Expert Rev Anticancer Ther，2011，11（2）：263-275.

[4] Wong H，Leung R，Kwong A，et al. Integrating molecular mechanisms and clinical evidence in the management of trastuzumab resistant or refractory HER-2+metastatic breast cancer. Oncologist，2011，16（11）：1535-1546.

[5] Madrid-Paredes A，Cañadas-Garre M，Sánchez-Pozo A，et al. De novo resistance biomarkers to anti-HER-2 therapies in HER-2-positive breast cancer. Pharmacogenomics，2015，16（12）：1411–1426.

[6] Chen AC，Migliaccio I，Rimawi M，et al. Upregulation of mucin4 in ER-positive/HER-2-overexpressing breast cancer xenografts with acquired resistance to endocrine and HER-2-targeted therapies. Breast Cancer Res Treat，2012，134（2）：583–593.

[7] Inoue K，Fry EA. Aberrant Splicing of Estrogen Receptor，HER-2，and CD44 Genes in Breast Cancer. Genet Epigenet，2015，7：19–32.

[8] Luque-Cabal M，García-Teijido P，Fernández-Pérez Y，et al. Mechanisms behind the resistance to trastuzumab in HER-2-amplified breast cancer and strategies to overcome it. Clin Med Insights Oncol，2016，10（Suppl 1）：S21–S30.

[9] Harbeck N，Huang CS，Hurvitz S，et al. Afatinib plus vinorelbine versus trastuzumab plus vinorelbine in patients with HER-2-overexpressing metastatic breast cancer who had progressed on one previous trastuzumab treatment（LUX-Breast 1）：an open-label，randomised，phase 3 trial. Lancet Oncol，2016，17（3）：357–366.

[10] Chandarlapaty S，Sakr RA，Giri D，et al. Frequent mutational activation of the PI3K-AKT pathway in trastuzumab-resistant breast cancer. Clin Cancer Res，2012，18（24）：6784–6791.

[11] Deb TB，Zuo AH，Barndt RJ，et al. Pnck overexpression in HER-2 gene-amplified breast cancer causes Trastuzumab resistance through a paradoxical PTEN-mediated process. Breast Cancer Res Treat，2015，150（2）：347–361.

[12] Baselga J，Cortés J，Im SA，et al. Biomarker analyses in CLEOPATRA：a phase III，placebo-controlled study of pertuzumab in human epidermal growth factor receptor 2-positive，first-line metastatic breast cancer. J Clin Oncol，2014，32（33）：3753–3761.

[13] Anastasi S，Sala G，Huiping C，et al. Loss of RALT/MIG-6 expression in ERBB2-amplified breast carcinomas enhances ErbB-2 oncogenic potency and favors resistance to Herceptin. Oncogene，2005，24（28）：4540–4548.

[14] Hamel S，Bouchard A，Ferrario C，et al. MUC1 * is a determinant of trastuzumab（Herceptin）resistance in breast cancer cells. Breast Cancer Res Treat，2009，118（1）：113–124.

[15] Chiu J，Liang R，Swanton C，et al. Both t-Darpp and DARPP-32 can cause resistance to trastuzumab in breast cancer cells and are frequently expressed in primary breast cancers. Breast Cancer Res Treat，2010，120（1）：47–57.

[16] Zhao Y，Liu H，Liu Z，et al. Overcoming trastuzumab resistance in breast cancer by targeting dysregulated glucose metabolism. Cancer Res，2011，71（13）：4585–4597.

[17] Chan CH，Li CF，Yang WL，et al. The Skp2-SCF E3 ligase regulates Akt ubiquitination，glycolysis，herceptin sensitivity，and tumorigenesis. Cell，2012，149（5）：1098–1111.

[18] Griner SE，Wang KJ，Joshi JP，et al. Mechanisms of adipocytokine-mediated trastuzumab resistance in HER-2 positive breast cancer cell lines. Curr Pharmacogenomics Person Med，2013，11（1）：31–41.

[19] Esteva FJ，Yu D，Hung MC，et al. Molecular predictors of response to trastuzumab and lapatinib in breast cancer. Nat Rev Clin Oncol，2010，7（2）：98–107.

[20] Perez EA，Thompson EA，Ballman KV，et al. Genomic analysis reveals that immune function genes are strongly linked to clinical outcome in the North Central Cancer Treatment Group n9831 Adjuvant Trastuzumab Trial. J Clin Oncol，2015，33（7）：701–708.

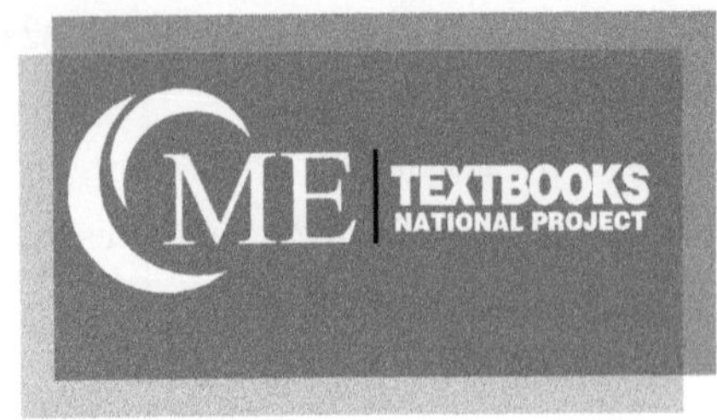

HER-2（+）乳腺癌抗 HER-2 药物治疗心脏毒性研究进展

第 31 章

人表皮生长因子受体（HER）-2 高表达见于 25%~30%的乳腺癌患者，其与乳腺癌的不良预后相关，曲妥珠单抗可明显提高患者的总生存时间，帕妥珠单抗联合曲妥珠单抗较单用曲妥珠单抗疗效更佳，抗 HER-2 治疗已被美国国家综合癌症网络（NCCN）指南推荐为早、晚期乳腺癌的标准治疗方案。美国食品药品管理局（FDA）批准临床使用的抗 HER-2 药物包括曲妥珠单抗、帕妥珠单抗、拉帕替尼、曲妥珠单抗-DM1 等。随着诊疗水平提高，乳腺癌患者的存活时间也越长，接受抗 HER-2 治疗的可能性越大，面对抗 HER-2 治疗心脏毒性的风险也越大，心脏毒性是乳腺癌患者使用抗 HER-2 治疗不可忽视的不良反应。本文综述分析乳腺癌抗 HER-2 药物治疗心脏毒性的发生率、表现形式、发生机制、预防及治疗措施。

一、心脏毒性表现形式及其发生率

根据 CTCAE V4.0 版对心脏毒性的定义分级及美国纽约心脏协会（New York Heart Association，NYHA）对心功能的分级标准、HERA 研究对心脏毒性的定义——明显左心室射血分数（LVEF）下降为 LVEF 较基线值下降≥10%且 LVEF<50%；确诊的明显 LVEF 下降为无症状或伴轻微症状（NYHA 分级为Ⅰ级或Ⅱ级）的明显 LVEF 下降；症状性充血性心力衰竭由心脏病学家定义的有症状的充血性心力衰竭且 LVEF 明显下降；严重充血性心力衰竭为 NYHA 分级达Ⅲ级或Ⅳ级的症状性充血性心力衰竭。

1. 曲妥珠单抗 HERA 研究将 5102 例 HER-2（+）早期乳腺癌患者随机分为观察组、曲妥珠单抗使用 1 年组、曲妥珠单抗使用 2 年组，8 年随访发现，心源性死亡发生率在观察组、1 年组、2 年组分别为 0.1%、0、0.2%，3 组严重充血性心力衰竭发生率分别为 0、0.8%、0.8%，3 组确诊的 LVEF 下降发生率分别为 0.9%、4.1%、7.2%。在 1 年组、2 年组，严重充血性心力衰竭的恢复率分别为 71.4%、84.6%，平均恢复时间分别为 9.7 个月、5.8 个月，其中恢复后再发 LVEF 下降率<50%分别为 40%、36.4%，1 年组平均至再发 LVEF 下降<50%的时间为 34.8 个月。确诊的 LVEF 下降发生率分别为 81.2%、87.5%，平均恢复时间分别为 6.3 个月、8.3 个月，其中恢复后再发 LVEF 下降<50%的发生率分别为 37.5%、34.3%，1 年组平均至再发 LVEF 下降<50%的时间为 87.8 个月。严重充血性心力衰竭及确诊的 LVEF 下降总恢复率分别为 79.5%、87.2%，平均恢复时间分别为 6.6 个月、7.2 个月。对于使用曲妥珠单抗治疗的患者，在治疗结束后出现的心脏毒性事件恢复率（86.8%）较治疗期间出现的心脏毒性事件恢复率（66.7%）要高。

N9831 研究将 3505 例辅助化疗患者随机分为 AC 组、AC-T-H 组、AC-TH-H 组，平均 9.2 年随访分析了 1944 例患者的累积心脏毒性事件，3 组 LVEF 下降≥10%的发生率分别为 26.2%、35.3%、39.8%，3 组 LVEF 下降≥15%的发生率则分别为 9.6%、14.6%、18.7%，但是 6 年后 3 组患者 LVEF 平均值及平均 LVEF 下降值相近。6 年累积心脏事件（心力衰竭充血性或心源性死亡）发生率在 3 组分别为 0.6%、2.8%、3.4%，使用曲妥珠单抗的患者累积心脏事件发生率为 3.0%，心脏事件明显要高于不使用曲妥珠单抗的患者。

NSABP B-31 研究将 HER-2（+）早期乳腺癌患者分为 ACP 组及 AC-PH 组，7 年随访发现两组的累积心脏事件（充血性心力衰竭或心源性死亡）发生率分别为 1.3%及 4.0%，含曲妥珠单抗组的相对风险比是 3.30（$P<0.001$）。其中各组均有 1 例心源性死亡事件。AC-PH 组中 15.5%（147/947）的患者因心脏原因而停用曲妥珠单抗。

BCIRG006 研究将 3222 例早期乳腺癌患者随机分为 AC-TH 组、AC-T 组，TCH 组，2015 年 SABCS 会议报道了其 10 年随访结果显示，3 组的充血性心力衰竭发生率分别为 2.0%（21/1068）、0.7%（8/1050）、0.4%（4/1056），LVEF 下降>10%的发生率分别为 19.2%（200/1042）、11.8%（120/1018）、9.4%（97/1031），随访期间无心源性死亡事件发生。

回顾性研究发现，使用曲妥珠单抗治疗的患者 10.9%（66/108）因心脏毒性而停用靶向治疗，66 例患者中 44 例为无症状性 LVEF 下降，9 例为轻度充血性心力衰竭，11 例为中度至重度充血性心力衰竭。

NOAH 研究将曲妥珠单抗应用于新辅助治疗，入组了 235 例 HER-2（+）局部进展乳腺癌患者，随机分为新辅助化疗+曲妥珠单抗靶向治疗组及新辅助化疗组，平均随访 5.4 年的心脏毒性较随访 3.2 年的心脏毒性无明显变化，使用曲妥珠单抗的患者 2 级 LVEF 下降及充血性心力衰竭发生率均为 1.7%，而仅新辅助化疗组无此事件发生。曲妥珠单抗心脏毒性研究列表见表 31-1。

表 31-1　曲妥珠单抗心脏毒性研究一览表

研究	随访时间	治疗方案	心脏毒性事件及发生率
HERA	8 年	观察组	心源性死亡 0.1%，严重 CHF 0，LVEF 下降 0.9%
		H×1 年	心源性死亡 0，严重 CHF 0.8%，LVEF 下降 4.1%
		H×2 年	心源性死亡 0.2%，严重 CHF 0.8%，LVEF 下降 7.2%
N9831	9.2 年	AC	LVEF 下降≥15% 9.6%，心脏毒性事件 0.6%
		AC-T-H	LVEF 下降≥15% 14.6%，心脏毒性事件 2.8%
		AC-TH-H	LVEF 下降≥15% 18.7%，心脏毒性事件 3.4%
B-31	7 年	AC-P	心脏毒性事件 1.3%
		AC-PH-H	心脏毒性事件 4.0%
BCIRG006	10 年	AC-TH-H	CHF 2.0%，LVEF 下降>10% 19.2%
		AC-T	CHF 0.7%，LVEF 下降>10% 11.8%
		TCH-H	CHF 0.4%，LVEF 下降>10% 9.4%
NOAH	5.4 年	化疗	2 级 LVEF 下降 0，CHF 0
		化疗+H	2 级 LVEF 下降 1.7%，CHF 1.7%

注：CHF，充血性心力衰竭；LVEF，左心室射血分数

2. 拉帕替尼　TEACH 研究将 3161 例 HER-2（+）Ⅰ～ⅢC 期乳腺癌患者随机分为拉帕替尼 1 年组及安慰剂组，平均随访 47.4 个月，拉帕替尼组 1、2、3、4 级心脏事件发生率分别为 1%、

2%、<1%、0，安慰剂组则分别为 1%、1%、<1%、0，两组差异无统计学意义。随机Ⅲ期研究将 444 例 HER-2（+）晚期乳腺癌患者随机分为拉帕替尼联合紫杉醇组或安慰剂联合紫杉醇组，拉帕替尼组心脏毒性事件（LVEF 下降、左室功能不全、心力衰竭）发生率约 9%，较安慰剂组的 5% 要高，其中 LVEF 下降在拉帕替尼组和安慰剂组发生率分别为 6%、1%，这些心脏毒性事件主要为 1 级或 2 级，无症状、暂时、可逆的。MA. 31 研究将 652 例患者随机分为紫杉醇联合拉帕替尼或紫杉醇联合曲妥珠单抗组，平均随访 21. 5 个月发现曲妥珠单抗组 LVEF 下降>20% 的发生率为 2. 3%，而拉帕替尼组并无此报道，拉帕替尼组（2%）左心功能不全发生率较曲妥珠单抗组（5%）低，但两者差异并无统计学意义，随访期间无心源性死亡发生，因此拉帕替尼比较曲妥珠单抗并没有增加心脏毒性的风险。小样本Ⅱ期研究甚至没有报道拉帕替尼联合长春瑞滨的心脏毒性。CEREBEL 研究将 540 例 HER-2（+）乳腺癌患者随机分为拉帕替尼+卡培他滨组或曲妥珠单抗+卡培他滨组，发现其严重心功能不全事件罕见，分别为 0、<1%。GeparQuinto 研究将拉帕替尼应用于新辅助治疗研究，将 620 例 HER-2（+）局部进展乳腺癌患者随机分为 ECH-TH 组及 ECL-TL 组，术后均继续接受 1 年的曲妥珠单抗治疗，两组充血性心力衰竭发生率分别为 0. 3%、2. 3%，但差异无统计学意义（P=0. 07），明显 LVEF 下降发生率分别为 1. 4%、0. 4%，差异无统计学意义（P=0. 43）。总体而言，拉帕替尼的心脏毒性事件发生率低，甚至有可能较曲妥珠单抗的心脏毒性事件发生率更低。拉帕替尼心脏毒性研究列表见表 31-2。

表 31-2 拉帕替尼心脏毒性研究一览表

研究	治疗方案	心脏毒性事件及发生率
TEACH	拉帕替尼	1 级 1%、2 级 2%、3 级<1%、4 级 0
	安慰剂	1 级 1%、2 级 1%、3 级<1%、4 级 0
NCT00281658 Ⅲ期	拉帕替尼+紫杉醇	心脏毒性事件 9%，LVEF 下降
	安慰剂+紫杉醇	心脏毒性事件 5%，LVEF 下降
MA. 31	紫杉醇+拉帕替尼	左心功能不全 2%
	紫杉醇+曲妥珠单抗	左心功能不全 5%，LVEF 下降>20% 2. 3%
CEREBEL	拉帕替尼+卡培他滨	严重心功能不全 0
	曲妥珠单抗+卡培他滨	严重心功能不全<1%
GeparQuinto	ECH-TH	CHF 0. 3%，明显 LVEF 下降 1. 4%
	ECL-TL	CHF 2. 3%，明显 LVEF 下降 0. 4%

注：LVEF，左心室射血分数；CHF，充血性心力衰竭

3. 曲妥珠单抗-DM1 Ⅰ期研究 TDM3569g 并未发现曲妥珠单抗-DM1 会引起心脏毒性或 LVEF 下降>10%。Ⅱ期研究 TDM4258g 未见 3 级 LVEF 下降或充血性心力衰竭发生。TDM4450 研究将 HER-2（+）复发转移性乳腺癌患者随机分为 HT 组（70 例）及曲妥珠单抗-DM1 组（67 例），平均随访 14 个月显示两组均无充血性心力衰竭发生，但两组分别有 3 例发生 LVEF 下降。Ⅲ期研究 EMILIA 及 TH3RESA 均发现曲妥珠单抗-DM1 心脏毒性发生率较低，主要表现在 LVEF 下降，发生率为 1%～2%。T-PAS 研究将曲妥珠单抗-DM1 应用于复发转移性乳腺癌三线及以上的靶向治疗，分析 215 例患者平均 5. 9 个月随访数据显示，任何级别的心功能不全发生率共 6. 5%（14/215），14 例患者中 4 例为 3～4 级心功能不全，无心源性死亡发生。Krop 等将曲妥珠单抗-DM1 应用于 153 例 HER-2（+）早期乳腺癌患者发现，明显 LVEF 下降发生率为 2. 7%，1 例患者因心功能不全而停用曲妥珠单抗-DM1，未见充血性心力衰竭事件。曲妥珠单抗-DM1 作

为新一代抗乳腺癌靶向药物，更多相关研究正在进行，我们进一步期待曲妥珠单抗-DM1 心脏毒性的数据。

4. 双靶治疗　CLEOPATRA 研究将 808 例 HER-2（+）复发转移性乳腺癌患者随机分为 TH+安慰剂组及 TH+帕妥珠单抗组，平均 50 个月的随访发现帕妥珠单抗联合曲妥珠单抗双靶治疗较曲妥珠单抗单靶治疗左室功能不全发生率要低（6.6%与 8.6%比较），明显 LVEF 下降发生率也要低（6.1%与 7.4%比较），明显 LVEF 下降恢复率分别为 87.5%、78.6%。TRYPHAENA 研究将 225 例行新辅助化疗的患者随机分为 FEC+H+P、FEC-T+H+P、TCH 3 组，新辅助治疗期间，3 组左心室收缩功能不全（LVSD）的发生率分别为 5.6%、4.0%、2.6%，症状性 LVSD 的发生率分别为 0、2.7%、0，明显 LVEF 下降的发生率分别为 5.6%、5.3%、3.9%；辅助治疗期间，3 组 LVSD 的发生率分别为 5.9%、7.7%、4.5%，症状性 LVSD 的发生率分别为 0、0、1.5%，明显 LVEF 下降的发生率分别为 5.9%、12.3%、4.5%；随访期间，3 组 LVSD 的发生率分别为 1.4%、2.7%、1.4%，症状性 LVSD 的发生率分别为 0、1.3%、0，明显 LVEF 下降的发生率分别为 4.3%、5.3%、2.7%。NeoSphere 研究将 417 例行新辅助化疗的患者随机分为 TH（107）、PTH（107）、PH（108）、PT（94）4 组，新辅助治疗期间，这 4 组分别有 1 例、3 例、1 例、1 例发生明显 LVEF 下降，帕妥珠单抗与曲妥珠单抗的心脏毒性相近，4 组间最大 LVEF 下降量均衡，双靶治疗并没有明显增加心脏毒性。小样本研究也少见曲妥珠单抗联合帕妥珠单抗双靶治疗的心脏毒性。

NeoALTTO 研究将 455 例行新辅助治疗的 HER-2（+）早期乳腺癌患者随机分为拉帕替尼组、曲妥珠单抗组、拉帕替尼+曲妥珠单抗组，发现主要心脏事件（心源性死亡或充血性心力衰竭）发生率分别为<1%、0、1%，NYHA Ⅰ/Ⅱ级 LVEF 下降发生率分别为 1%、1%、5%。TBCRC 006 研究给予 66 例Ⅱ～Ⅲ期 HER-2（+）患者拉帕替尼+曲妥珠单抗±来曲唑治疗以观察新辅助治疗疗效，研究仅发现 11%的高血压不良事件，无其他心脏事件发生。TBCRC 003 研究中将 HER-2（+）转移性乳腺癌根据转移后是否使用过曲妥珠单抗分为两组，87 例患者入组后均使用拉帕替尼联合曲妥珠单抗治疗，5%（4/86）的患者 LVEF 下降至 50%以下，但 4 例患者 LVEF 后期均恢复至正常且继续双靶治疗，无 3 或 4 级心脏毒性事件发生。RC0639 研究分析了使用拉帕替尼联合曲妥珠单抗及紫杉醇化疗的 109 例Ⅰ～Ⅲ期 HER-2（+）乳腺癌患者，平均随访 4.3 年发现仅 1 例发生充血性心力衰竭，1 例死于心肌梗死；4.6%的患者经历了 3 或 4 级心脏毒性事件，2.8%的患者发生了 3 级左心室功能不全。

NCT00875979 研究给予 64 例 HER-2（+）复发转移性乳腺癌患者曲妥珠单抗-DM1 联合帕妥珠单抗治疗，1 例 2 级 LVEF 下降，1 例 3 级 LVEF 下降，4 例 LVEF 下降≥15%。双靶治疗的研究列表见表 31-3。

二、发生机制

要了解抗 HER-2 治疗心脏毒性的发生机制，先必须了解抗 HER-2 治疗药物的作用机制。HER-2（或 ErbB-2）是表皮生长因子受体（epidermal growth factor receptor，EGFR）家族的一员，具有跨膜酪氨酸激酶活性，其他 3 个成员还包括 HER-1、HER-3、HER-4，HER-2 通路二聚化是引起细胞增殖、转换的信号之一。

表 31-3 双靶治疗研究一览表

治疗方案	研究	对象	治疗	心脏毒性表现
帕妥珠单抗+曲妥珠单抗	CLEOPATRA	MBC	TH+安慰剂 TH+帕妥珠单抗	左心室功能不全、明显 LVEF 下降
	TRYPHAENA	新辅助化疗	FEC+H+P FEC-T+H+P TCH	LVSD、症状性 LVSD、明显 LVEF 下降
	NeoSphere	新辅助化疗	TH PTH PH PT	明显 LVEF 下降
拉帕替尼+曲妥珠单抗	NeoALTTO	新辅助化疗	拉帕替尼 曲妥珠单抗 拉帕替尼+曲妥珠单抗	心源性死亡、CHF、NYHA Ⅰ/Ⅱ级 LVEF 下降
	TBCRC 006	辅助化疗	拉帕替尼+曲妥珠单抗	高血压
	TBCRC 003	MBC	拉帕替尼+曲妥珠单抗	LVEF 下降
	RC0639	辅助化疗	THL	CHF、心肌梗死
曲妥珠单抗-DM1+H	NCT0087599	MBC	曲妥珠单抗-DM1+曲妥珠单抗	LVEF 下降

注：MBC，转移性乳腺癌；LVEF，左心室射血分数；CHF，充血性心力衰竭；LVSD，左心室收缩功能不全；NYHA，美国纽约心脏协会

曲妥珠单抗结合于胞外区的 HER-2 受体，可能通过依赖于抗体的细胞毒性、阻断 HER-2 通路及抑制配体依赖的下游信号通路的激活等多种机制来发挥抑制肿瘤的作用。帕妥珠单抗是人源化的单克隆抗体，与 HER-2 受体的胞外域相结合，同时也与 HER-3 配体结合，但结合的表位与曲妥珠单抗有所不同，主要阻断 HER-3/HER-2 和 HER-2/HER-2 的二聚化，曲妥珠单抗和帕妥珠单抗的联合可更为广泛地阻断 HER-2 传导通路的信号传递。拉帕替尼是一种口服的小分子表皮生长因子（EGFR、ErbB-1、ErbB-2）酪氨酸激酶抑制剂，作用于与曲妥珠单抗不同的 HER-2 受体部位，两者在抗 HER-2 原理和机制上可相互补充。曲妥珠单抗-DM1 是一种新型的抗体-药物耦联物，既具有曲妥珠单抗类似的抗 HER-2 生物活性，又可特异性的将强效抗微管药物 DM1 释放至细胞内。

抗 HER-2 治疗心脏毒性机制一直存在争议。曲妥珠单抗及拉帕替尼所致均为Ⅱ型心脏毒性，即可逆性损害，而非Ⅰ型心脏毒性，即永久性损害，心肌细胞表达 HER-2，而通过 HER-2 通路的信号转化对胚胎期心肌细胞增殖尤为重要，ErbB-3 的缺失同样会影响胚胎期心脏的发育。也有研究表明，HER-2 在心脏交感、迷走神经系统通路中也发挥着非常重要的作用，曲妥珠单抗可导致 HER-2 调节信号通路的缺失而影响心脏应对压力时的反应性。

曲妥珠单抗可通过与 HER-2 受体结合而改变蒽环类药物所致的氧化应激及肌纤维结构的损害，心肌细胞损害会影响细胞活动，曲妥珠单抗能阻止心肌细胞适应或修复蒽环类药物所致损害，这也进一步解释了 BCIRG 006 试验中为何 AC-TH 组较 TCH 组的心脏毒性事件发生率高。

三、心脏毒性的检测手段

尽管传统的超声心动图广泛应用于临床以监测心脏功能，但其在化疗所致心脏毒性方面的使

用仍有限。LVEF 对早期心脏毒性的敏感性并不高，因此不能有效指导心脏毒性的预防治疗措施，这使得研究者们探索了更多更为精准的检测方式，比如多普勒组织成像、光斑追踪超声心动图以及实时 3D 超声心动图，其对早期 LVEF 下降的敏感性似乎更高。而磁共振成像（MRI）又被认为是心室容积、收缩、舒张功能检测的金标准，可是由于其昂贵的价格常被限制于临床使用。

除了影像学检查外，生物标志物也是心脏毒性检测不可或缺的指标之一。肌钙蛋白是心肌损害的敏感指标，血清肌钙蛋白水平检测可有效地预测化疗所致的早期心脏损害，远早于出现 LVEF 下降时。肌钙蛋白检测的作用包括预测左室功能不全的风险，由于接受治疗后患者肌钙蛋白峰值及后续值都与 LVEF 下降相关，因此可以根据肌钙蛋白的值来决定接受治疗后患者心脏功能监测的频度，也可区别更易患心脏疾病的患者而进一步制订保护措施。

四、预防及治疗措施

使用曲妥珠单抗患者的危险因素包括较低的基线 LVEF，较高的蒽环累积量、年龄、降压药的使用、肥胖、基线 LVEF、使用 AC 后的 LVEF 等。对于年龄≥60 岁、基线 LVEF 为 50%～65%、使用降压药物要格外注意曲妥珠单抗心脏毒性事件的发生，蒽环类药物与靶向药物同时使用会增加心脏毒性风险，故应避免两者同时使用。

2012 年欧洲肿瘤内科学会（ESMO）指南将 LVEF 推荐为乳腺癌靶向治疗的常规检测预防手段，曲妥珠单抗治疗期间及治疗结束后心脏监测的时间点分别为基线、3 个月、6 个月、9 个月、12 个月、18 个月。

因为曲妥珠单抗所致的心脏毒性是可逆性的，所以其治疗仍存在争议。ESMO 指南推荐，对于有症状的左心室功能不全必须给予与心力衰竭同样的治疗：对于 LVEF<40%的心力衰竭，在没有禁忌证的情况下应给与血管紧张素转化酶抑制剂联合 β 受体阻滞剂处理，部分专家认为，当 LVEF 介于 40%～50%时也可考虑使用血管紧张素转化酶抑制剂以预防 LVEF 继续下降。对于无症状的左心室功能不全患者，若其 LVEF<40%，也应使用血管紧张素转化酶抑制剂处理，若 LVEF<50%，也可考虑使用血管紧张素转化酶抑制剂。

乳腺癌抗 HER-2 治疗药物包括曲妥珠单抗、帕妥珠单抗、拉帕替尼、曲妥珠单抗-DM1 等，其均有心脏毒性，心脏毒性主要表现为 LVEF 下降、左心室功能不全、充血性心力衰竭、心源性死亡，也有高血压等罕见的不良反应发生，但整体心脏安全性良好，尤其是曲妥珠单抗-DM1，且大多数为可逆性，抗 HER-2 治疗期间应注意定期监测心脏功能，多数患者症状可通过停药或标准治疗后症状好转。双靶治疗在明显提高患者无进展生存时间及总生存时间的情况下并没有增加其心脏毒性，甚至心脏毒性更低，是患者治疗的有效选择。

（湖南省肿瘤医院　曾化桂　欧阳取长）

参考文献

[1] Procter M, Suter TM, de Azambuja E, et al. Longer-term assessment of trastuzumab-related cardiac adverse events in the Herceptin Adjuvant (HERA) trial. J Clin Oncol, 2010, 28 (21): 3422-3428.

[2] de Azambuja E, Prcoter MJ, van veldhuisen DJ, et al. Trastuzumab-associated cardiac events at 8 years of median follow-up in the Herceptin Adjuvant trial (BIG 1-01). J Clin Oncol, 2014, 32 (20): 2159-2165.

[3] Advani PP, Bellman KV, Docktev TJ, et al. Long-term cardiac safety analysis of NCCTG N9831 (Alliance) adjuvant trastuzumab trial. J Clin Oncol, 2016, 34 (6): 581-587.

[4] Romond EH, Jeong JH, Rastogi P, et al. Seven-year follow-up assessment of cardiac function in NSABP B-31, a randomized trial comparing doxorubicin and cyclophosphamide followed by paclitaxel (ACP) with ACP plus trastuzumab as adjuvant therapy for patients with node-positive, human epidermal growth factor receptor 2-positive breast cancer. J Clin Oncol, 2012, 30 (31): 3792-3799.

[5] Yu AF, Yadav NU, Lung BY, et al. Trastuzumab interruption and treatment-induced cardiotoxicity in early HER-2-positive breast cancer. Breast Cancer Res Treat, 2015, 149 (2): 489-495.

[6] Gianni L, Eiermannw, Semiglazov V, et al. Neoadjuvant and adjuvant trastuzumab in patients with HER-2-positive locally advanced breast cancer (NOAH): follow-up of a randomised controlled superiority trial with a parallel HER-2-negative cohort. Lancet Oncol, 2014, 15 (6): 640-647.

[7] Gianni L, Eiermannw, Semiglazov V, et al. Neoadjuvant chemotherapy with trastuzumab followed by adjuvant trastuzumab versus neoadjuvant chemotherapy alone, in patients with HER-2-positive locally advanced breast cancer (the NOAH trial): a randomised controlled superiority trial with a parallel HER-2-negative cohort. Lancet, 2010, 375 (9712): 377-384.

[8] Goss PE, Smith IE, O' Shaugh nessy J, et al. Adjuvant lapatinib for women with early-stage HER-2-positive breast cancer: a randomised, controlled, phase 3 trial. Lancet Oncol, 2013, 14 (1): 88-96.

[9] Guan Z, Xu B, DeSilvio ML, et al. Randomized trial of lapatinib versus placebo added to paclitaxel in the treatment of human epidermal growth factor receptor 2-overexpressing metastatic breast cancer. J Clin Oncol, 2013, 31 (16): 1947-1947.

[10] Gelmon KA, Boyle FM, Kaufman B, et al. Lapatinib or trastuzumab plus taxane therapy for human epidermal growth factor receptor 2-positive advanced breast cancer: final results of NCIC CTG MA.31. J Clin Oncol, 2015, 33 (14): 1574-1574.

[11] Janni W, Sarosiek T, Karaszewska B, et al. A phase II, randomized, multicenter study evaluating the combination of lapatinib and vinorelbine in women with ErbB2 overexpressing metastatic breast cancer. Breast Cancer Res Treat, 2014, 143 (3): 493-505.

[12] Pivot X, Manikhas A, Zurawski B, et al. CEREBEL (EGF111438): a Phase III, randomized, open-label study of lapatinib plus capecitabine versus trastuzumab plus capecitabine in patients with human epidermal growth factor receptor 2-positive metastatic breast cancer. J Clin Oncol, 2015, 33 (14): 1564-1573.

[13] Untch M, Loibl S, Bischoff J, et al. Lapatinib versus trastuzumab in combination with neoadjuvant anthracycline-taxane-based chemotherapy (GeparQuinto, GBG 44): a randomised phase 3 trial. Lancet Oncol, 2012, 13 (2): 135-144.

[14] Krop IE, Kim SB, González - Martin A, et al. Trastuzumab emtansine versus treatment of physician's choice for pretreated HER-2-positive advanced breast cancer (TH3RESA): a randomised, open-label, phase 3 trial. Lancet Oncol, 2014, 15 (7): 689-699.

[15] Yardley DA, krop IE, LoRusso PM, et al. Trastuzumab emtansine (T-DM1) in patients with HER-2-positive metastatic breast cancer previously treated with chemotherapy and 2 or more HER-2-targeted agents: results from the T-PAS expanded access study. Cancer J, 2015, 21 (5): 357-364.

[16] Krop IE, Suter TM, Dang CT, et al. Feasibility and cardiac safety of trastuzumab emtansine after anthracycline-based chemotherapy as (neo) adjuvant therapy for human epidermal growth factor receptor 2-positive early-stage breast cancer. J Clin Oncol, 2015, 33 (10): 1136-1142.

[17] Dang C, Lyengar N, Datko F, et al. Phase II study of paclitaxel given once per week along with trastuzumab and pertuzumab in patients with human epidermal growth factor receptor 2-positive metastatic breast cancer. J Clin Oncol, 2015, 33 (5): 442-447.

[18] Lin NU, Guo H, Yap JT, et al. Phase II study of lapatinib in combination with trastuzumab in patients with human epidermal growth factor receptor 2-positive metastatic breast cancer: clinical outcomes and predictive value of early [18F] fluorodeoxyglucose positron emission tomography imaging (TBCRC 003). J Clin Oncol, 2015, 33

(24)：2623-2631.

[19] Miller KD, Diéras V, Harbeckn, et al. Phase IIa trial of trastuzumab emtansine with pertuzumab for patients with human epidermal growth factor receptor 2-positive, locally advanced, or metastatic breast cancer. J Clin Oncol, 2014, 32 (14)：1437-1444.

[20] Zelnak AB, Wisinski KB. Management of patients with HER-2-positive metastatic breast cancer：is there an optimal sequence of HER-2-directed approaches? Cancer, 2015, 121 (1)：17-24.

[21] Peddi PF, Hurvitz SA. Ado-trastuzumab emtansine (T-DM1) in human epidermal growth factor receptor 2 (HER-2) - positive metastatic breast cancer：latest evidence and clinical potential. Ther Adv Med Oncol, 2014, 6 (5)：202-209.

[22] Thavendiranathan P, Poulin F, Lim KD, et al. Use of myocardial strain imaging by echocardiography for the early detection of cardiotoxicity in patients during and after cancer chemotherapy：a systematic review. J Am Coll Cardiol, 2014, 63 (25 Pt A)：2751-2768.

[23] Tamene AM, Masri C Konety SH. Cardiovascular MR imaging in cardio-oncology. Magn Reson Imaging Clin N Am, 2015, 23 (1)：105-116.

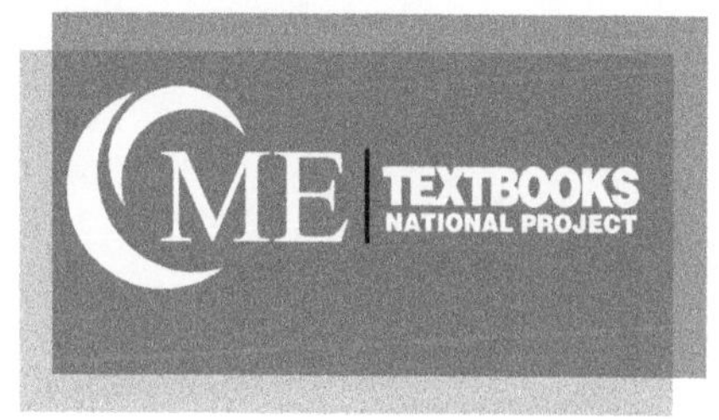

第四篇

乳腺癌免疫治疗相关研究进展

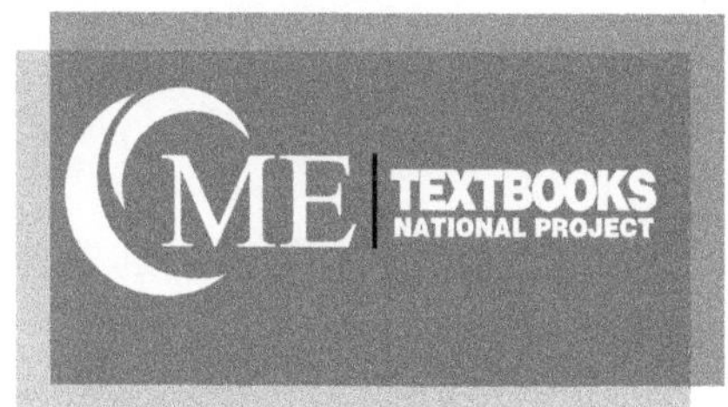

肿瘤浸润淋巴细胞在三阴性乳腺癌中的研究进展

第 32 章

尽管近年来乳腺癌的治疗研究获得较大进展，乳腺癌发病率仍然居高不下，位居女性恶性肿瘤发病率及肿瘤死亡死因的首位。随着早期诊断技术的发展和乳腺癌综合治疗（手术、辅助/新辅助化疗、放射治疗、内分泌治疗、靶向治疗等）的规范及推广，不同病理分子分型指导下的个体化治疗，乳腺癌的全球病死率有所下降。但是，三阴性乳腺癌（TNBC）因缺乏行之有效的治疗靶点，病死率始终居高难下。现有的乳腺癌分子分型指导乳腺癌治疗选择及预后判断在 TNBC 中仍有欠缺，TNBC 需要进一步寻找更多预后及疗效预测指标来指导临床决策，并进行预后特征及临床治疗反应性预测，实现个体化治疗。

肿瘤发生时组织的有序结构出现改变，产生特异性肿瘤相关抗原，诱发机体产生免疫应答。免疫系统在肿瘤的发展转归中有着举足轻重的作用。肿瘤浸润淋巴细胞（tumor-infiltrating lymphocytes，TILs）是肿瘤局部组织中聚集浸润的异质性淋巴细胞群体，能反映宿主与肿瘤之间相互作用的免疫应答状态。近年来，越来越多的研究指出 TILs 可以作为乳腺癌预后预测的生物学指标，大量临床试验证实常见病理亚型中 TILs 与临床预后相关。一定程度上机体抗肿瘤免疫效应的强度决定了肿瘤患者的疾病预后及转归。

一、TILs 的概念及分类

TILs 指肿瘤局部组织中聚集浸润的异质性淋巴细胞群体。多种实体瘤的研究发现，肿瘤中淋巴细胞的浸润往往提示预后较佳。根据 TILs 在肿瘤组织中的位置，主要分为 2 类：瘤内淋巴细胞（intratumoral TILs，iTILs）指癌巢中存在的、能与肿瘤细胞直接接触的淋巴细胞；基质淋巴细胞（stromal TILs，sTILs）指肿瘤基质中存在的、但不与肿瘤细胞直接接触的淋巴细胞。HE 染色下可以对 iTILs 和 sTILs 含量进行评估，全球 TIL 工作小组 2015 年发布了关于标准化评估 TIL 的指南，建议使用 sTILs 作为临床试验的主要评价指标。

TILs 水平随乳腺癌病理亚型不同有所波动，TNBC 患者中含量明显增多。这可能与 TNBC 乳腺癌细胞具有较强的免疫原性有关，从而更大程度地激活了机体的免疫应答反应。根据淋巴细胞浸润程度，乳腺癌可被分为淋巴细胞优势型乳腺癌（lymphocyte-predominant breast cancer，LPBC）和非淋巴细胞优势型乳腺癌。LPBC 指肿瘤组织中淋巴细胞比例高于肿瘤细胞，目前不同研究中判定 LPBC 时的 sTILs 比例并不统一，多使用 50%或 60%作为切割阈值。不同临床研究报道的 TNBC 中 LPBC 比例波动于 4.4%~28.3%。

二、TILs 对 TNBC 的预后评估作用

TILs 水平与 TNBC 预后密切相关，高 TILs 水平是总生存时间及无进展生存时间延长、远处转移减少的预后预测指标。

BIG 02-98 随机临床试验结果显示，TILs 水平与 TNBC 患者无病生存时间和总生存时间密切相关，iTILs 和 sTILs 水平每增加 10%，肿瘤复发风险分别降低 17%和 15%，死亡风险分别降低 25%和 17%。这一结果在 ECOG 试验 E2197 和 E1199 中得到进一步证实，10.6 年随访结果显示，sTILs 水平增加 10%，肿瘤复发风险降低 14%，远处复发风险降低 18%，死亡风险降低 19%。FinHER 试验同样显示 TILs 升高 10%，TNBC 远处复发风险降低 13%。Pruneri 等同样报道 TILs 增加 10%，远期事件和死亡风险降低 21%。各试验综合显示，TILs 增加 10%，可使肿瘤复发和死亡风险降低 15%~20%，且多因素分析均发现高水平 TILs 是良好无病生存时间、总生存时间的独立预测指标。

将 TNBC 分为 LPBC 与非 LPBC 亚组，LPBC 组的预后明显优于非 LPBC 组。BIG 02-98 试验中 TNBC 患者中，LPBC 组与非 LPBC 组 5 年无病生存率分别为 92%、62%（$P=0.018$），5 年总生存率分别为 92%、71%（$P=0.036$）。Dieci 等报道 TNBC 中 LPBC 和非 LPBC 组 10 年总生存率分别为 89%、68%（$P=0.07$）。Pruneri 等发现 TNBC 中 LPBC 组 10 年无病生存率、无远处转移生存率、总生存率分别为 71%、84%、96%，较 LPBC 组显著改善。

因此可以推测，TNBC 患者初诊时 TILs 越高，辅助化疗后临床预后越好。根据 Simon 等拟定的预后预测指标评估草案，全球 TIL 工作小组认为 TNBC 患者中 TILs 的预后预测价值可作为 Ⅰ 级证据，但 TILs 尚不能作为 TNBC 患者选择或放弃辅助化疗的临床决策证据。

三、TILs 对 TNBC 新辅助化疗的疗效评估作用

目前认为获得病理完全缓解（pCR）的患者预后较好，能够预测新辅助化疗疗效的指标有助于筛选合适的新辅助化疗方案，使患者有更多获益。临床研究同样发现，TILs 水平与新辅助治疗后 pCR 相关。

PrECOG 0105 临床试验探试 TNBC 患者联合卡铂+吉西他滨+PARP 抑制剂 iniparib 新辅助化疗后 TILs 水平与预后的关系，多因素分析发现 TILs 与病理缓解密切相关，sTILs 每增加 10%，残余肿瘤负荷指数（residual cancer burden index，RCB）降低 0.17，iTILs 每增加 10%，RCB 值降低 0.50。

Denkert 等分析了 GeparSixto 试验中新辅助化疗的 TNBC 患者 TIL 水平与卡铂联合蒽环-紫杉类新辅助化疗疗效相关性，发现 LPBC 组 pCR 率明显高于非 LPBC 组（57%与 40%比较），联合应用卡铂能够提高 TNBC 患者 pCR 率（卡铂联合蒽环-紫杉类新辅助化疗 53%，蒽环-紫杉类新辅助化疗 36%），其中 LPBC 型患者添加铂类药物后 pCR 率达 74%（蒽环-紫杉类新辅助化疗 43%），非 LPBC 型患者添加铂类后 pCR 率为 46%（蒽环-紫杉类新辅助化疗 34%），LPBC 型患者较非 LPBC 型患者更能从添加了铂类的新辅助治疗方案中获益。

Yan 等 meta 分析发现 TNBC 患者中初诊时高水平 TIL 患者新辅助化疗后能获得较好 pCR 率[比值比（*OR*）52.49，95%*CI* 1.61~3.83]，多因素分析显示 TILs 可作为高 pCR 率等独立预测指标。

TNBC 新辅助化疗前 TILs 水平能预测 pCR 和生存预后，TILs 作为可量化的测量指标，能应用于 pCR 预测指标的研究。同时，TILs 可能成为含铂类化疗方案应用后的疗效预测指标，为 LPBC

型 TNBC 患者新辅助化疗是否优选含铂方案的临床决策提供选择依据。

四、TNBC 新辅助化疗残余病灶中 TILs 水平的预测价值

TNBC 新辅助化疗后肿瘤残余往往预示着不良结局。研究发现，新辅助化疗能增加残余肿瘤组织中的 TILs 水平，而 TNBC 新辅助化疗后残余肿瘤组织中 TILs 水平与无病生存率、总生存率相关。研究发现，TNBC 新辅助化疗后 TILs 水平上升。Dieci 等发现，TNBC 患者新辅助化疗后残余肿瘤组织中 LPBC 型患者 5 年总生存率为 91%，非 LPBC 组 5 年总生存率仅 55%。

五、TNBC 中各类 TILs 的作用

TILs 作为肿瘤局部组织中聚集浸润的异质性淋巴细胞群体，含有多种类型淋巴细胞，不同淋巴细胞在抗肿瘤免疫中的作用不同，对于 TNBC 疗效预测的价值各异。

1. $CD8^+$TILs 抗肿瘤免疫过程中，$CD8^+$T 淋巴细胞是主要效应细胞，能对携带有特定免疫原性的靶细胞产生杀伤作用。LIU 等发现 $CD8^+$TILs 水平与乳腺癌特异生存相关，TNBC 患者 15 年乳腺癌特异性生存率（BCSS）在高水平 $CD8^+$TILs 组（iTIL = 1）达 74%，低水平 $CD8^+$TILs 组（iTIL = 1）仅 60%，中央基底细胞型 TNBC 中这一差异更为显著，多因素分析显示，$CD8^+$TILs 水平仅在中央型基底细胞亚型 TNBC 中有良好预测价值，雌激素受体（ER）（+）乳腺癌中则没有预测价值。Hirofumi 等发现 TNBC 中 $CD8^+$TILs 与患者预后总生存率、无病生存率密切相关，高水平 $CD8^+$TILs 患者总生存时间、无病生存时间均明显延长。新辅助化疗相关研究结果显示，新辅助化疗前标本中 $CD8^+$TILs 水平与 pCR 率正相关。目前多项研究发现 $CD8^+$TILs 与 TNBC 患者预后相关，在 ER（+）乳腺癌中的预后预测价值尚存在异议。研究认为这一现象可能与 TNBC 细胞中含有较多不稳定基因和突变有关，较强的免疫原性能够引起 $CD8^+$T 淋巴细胞更强烈的免疫应对反应。

2. $FOXP3^+$TILs $FOXP3^+$T 淋巴细胞是外周免疫耐受相关的潜在媒介细胞，能通过抑制靶细胞的活性、增殖能力、效应能力等途径抑制或调节多种免疫细胞的活性。West 等研究发现，TNBC 患者中，高水平 $FOXP3^+$TIL 与无病生存率延长显著相关，基底细胞型 TNBC 尤为明显，可作为独立预后预测指标，并且其含量与 $CD8^+$TILs 水平正相关。但一些研究经过多因素分析发现 $FOXP3^+$TILs 缺乏独立预测价值。$CD8^+$TILs/$FOXP3^+$TILs 比值（CFR）与 TNBC 临床预后的关系目前得到较统一的研究结果，CFR 越高，TNBC 患者无复发生存率/BCSS 越长（$P = 0.011$、$P = 0.023$），临床预后越好。对于新辅助化疗，CFR 越高，pCR 率越高（*OR* 5.32，$P = 0.005$），无病生存时间、总生存时间延长。因此，$CD8^+$TILs 联合 $FOXP3^+$TIL 可能成为 TNBC 预后预测的良好指标。

3. 免疫检查点相关 TILs 免疫检查点相关 TILs 主要指表达细胞毒性 T 淋巴细胞相关抗原（CTLA）-4 或程序性死亡受体（PD）-1 的 T 淋巴细胞，是 T 淋巴细胞活化过程中的负性共刺激因子，可参与介导肿瘤免疫逃逸过程。研究发现，CTLA-4mRNA 表达与乳腺癌预后负相关。Muenst 等报道乳腺癌患者中 15.8% 可发现 PD-1（+）TIL，不同病理分子亚型中，基底细胞型最高达 27.4%，Luminal A 型最少仅 4.7%；基底细胞型乳腺癌中 PD-1（+）TILs 表达与总生存率缩短相关（*HR* 3.140，$P<0.0001$）。不同研究报道乳腺癌患者肿瘤组织中 PD-1（+）TILs 阳性率为 16%~60%，HER-2（+）和基底细胞型乳腺癌中较常见，与不良预后密切相关。PD-1 配体 PD-L1 多表达于肿瘤细胞表面，其表达程度与组织学Ⅲ级、高 Ki-67、激素受体阴性等因素有关，往往提示预后不良。部分学者认为 PD-1/PD-L1 通路激活与乳腺癌（尤其 TNBC）不良预后相关。鉴于抗 PD-1/PD-L1 免疫治疗在黑色素瘤及非小细胞肺癌中的研究成果，越来越多研究聚焦于免疫检查疗

法在乳腺癌中的应用探索，尤其在缺乏靶向治疗的 TNBC 患者中。

Emens 等在 2015 年美国癌症研究协会发布了以 PD-L1 为靶点的单克隆药物 MPDL3280A 在 TNBC 中疗效研究的 I A 期临床试验结果，37 例 PD-L1（+）患者中 21 例出现可评估的抗肿瘤效果，2 例（10%）达到完全缓解，3 例（14%）部分缓解，6 例无进展生存时间达 24 周甚至更长，客观有效率达 24%。研究发现，抗 PD-1 抗体的相关试验中出现了相似结果。2016 年 5 月 Nanda 等发表了 KEYNOTE-01 临床试验的 I B 期结果，32 例 PD-L1（+）转移性 TNBC 患者接受抗 PD-1 抗体 pembrolizumab 靶向治疗（10 mg/kg，每 2 周 1 次）并进行随访，27 例出现可评估的疾病缓解，其中 1 例完全缓解，4 例部分缓解，总缓解率达 18.5%，7 例（25.9%）达到疾病稳定，12 例治疗期间疾病进展，平均缓解时间 17.9 周（7.3~32.4 周），中位缓解时间尚未达到（15 周至 40 周以上），6 个月时无进展生存率达 23.3%。安全性研究显示 2 种药物的安全性及耐受性良好。另一项关于单药 pembrolizumab 疗效的Ⅱ期临床试验正在进行中。研究提示抗 PD-1/PD-L1 靶向治疗在晚期转移性 TNBC 中是有效的，而且，出现缓解的患者表现出持续免疫应答趋势，为难治性 TNBC 患者带来希望。

TILs 与 TNBC 密切相关，大量临床试验显示，TILs 可作为 TNBC 临床预后及疗效的预测指标，同时，LPBC 患者与非 LPBC 患者对不同化疗方案的治疗反应性有所差异。LPBC 患者的良好预后提示诱导提高 TILs 水平可能成为 TNBC 治疗的新方向。抗 CTLA-4 或抗 PD-1/PD-L1 靶向治疗的初期结果提示免疫调节治疗在难治性 TNBC 中前景广阔。随着科学研究进展，TILs 有望成为乳腺癌预后判断及临床决策的重要指标以及 TNBC 的治疗靶点，使 TNBC 患者得到个体化治疗及最大程度生存获益。

（华中科技大学同济医学院同济医院　李兴睿）

参考文献

[1] Mittal D, Gubin MM, Schreiber RD, et al. New insights into cancer immunoediting and its three component phases-elimination, equilibrium and escape. Curr Opin Immunol, 2014, 27: 16-25

[2] Salgado R, Denkert C, Demaria S, et al. The evaluation of tumor-infiltrating lymphocytes (TILs) in breast cancer: recommendations by an International TILs Working Group 2014. Ann Oncol, 2015, 26 (2): 259-271.

[3] Loi S, Sirtaine N, Piette F, et al. Prognostic and predictive value of tumor-infiltrating lymphocytes in a phase III randomized adjuvant breast cancer trial in node-positive breast cancer comparing the addition of docetaxel to doxorubicin with doxorubicin-based chemotherapy: BIG 02-98. J Clin Oncol, 2013, 31 (7): 860-867.

[4] Adams S, Demaria S, Goldstein L, et al. Prognostic value of tumor-infiltrating lymphocytes (TILs) in Triple Negative Breast Cancers (TNBC) from two phase III randomized adjuvant breast cancer trials: ECOG 2197 and ECOG 1199. J Clin Oncol, 2014, 32 (27): 2959-2966.

[5] Loi S, Michiels S, Salgado R, et al. Tumor infiltrating lymphocytes is prognostic and predictive for trastuzumab benefit in early breast cancer: results from the FinHER trial. Ann Oncol, 2014, 25 (8): 1544- 1550.

[6] Denkert C, von Minckwitz G, Brasen JA, et al. Tumor-infiltrating lymphocytes and response to neoadjuvant chemotherapy with or without carboplatin in human epidermal growth factor receptor 2-positive and triple negative primary breast cancers. J Clin Oncol, 2015, 33 (9): 983-991.

[7] Dieci MV, Criscitiello C, Goubar A, et al. Prognostic value of tumor-infiltrating lymphocytes on residual disease after primary chemotherapy for triple-negative breast cancer: a retrospective multicenter study. Ann Oncol, 2014, 25 (3): 611-618.

[8] Liu S, Lachapelle J, Leung S, et al. CD8 +

lymphocyte infiltration is an independent favorable prognostic indicator in basallike breast cancer. Breast Cancer Res, 2012, 14 (2): R48.

[9] West NR, Kost SE, Martin SD, et al. Tumor-infiltrating FOXP3 (+) lymphocytes are associated with cytotoxic immune responses and good clinical outcome in estrogen receptor-negative breast cancer. Br J Cancer, 2013, 108 (1): 155-162.

[10] Miyashita M, Sasano H, Tamaki K, et al. Prognostic significance of tumor-infiltrating CD8+ and FOXP3+ lymphocytes in residual tumors and alterations in these parameters after neoadjuvant chemotherapy in triple-negative breast cancer: a retrospective multicenter study. Breast Cancer Res, 2015, 17: 124.

[11] Muenst S, Soysal SD, Gao F, et al. The presence of programmed death 1 (PD-1)-positive tumor-infiltrating lymphocytes is associated with poor prognosis in human breast cancer. Breast Cancer Res Treat, 2013, 139 (3): 667-676.

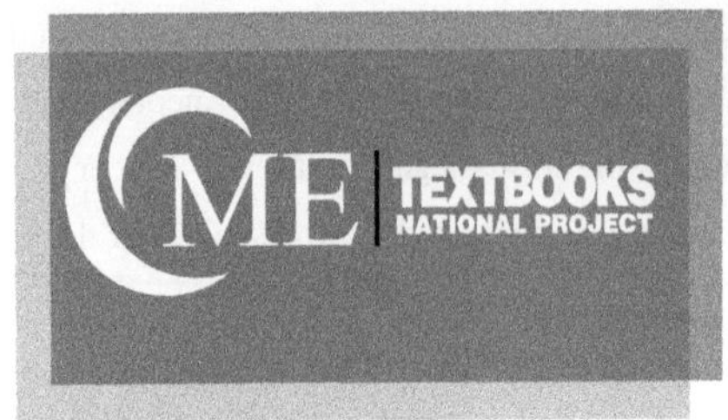

三阴性乳腺癌免疫治疗的研究进展

第33章

乳腺癌是全球女性最常见的恶性肿瘤之一，也是中国女性发病率最高的肿瘤，其发病率有逐年上升的趋势。三阴性乳腺癌（TNBC）指的是雌激素受体（ER）、孕激素受体（PR）、人表皮生长因子受体（HER）-2表达均阴性的一类乳腺癌。与其他类型的乳腺癌不同，具有发病年龄小、生存率低、恶性程度高、侵袭性强等特点。因对内分泌治疗无效和尚未出现可用的靶向药物，TNBC预后差的现状无法得到改善。

机体抗肿瘤免疫效应的本质是免疫系统针对肿瘤细胞或肿瘤抗原（tumor antigens，TA）发生的免疫应答，而机体的抗肿瘤主要以适应性免疫为主。适应性免疫中是T淋巴细胞介导的细胞免疫在抗肿瘤免疫中起到核心作用。T淋巴细胞介导的细胞免疫过程主要包括肿瘤抗原在抗原提呈细胞（antigen presenting cell，APC）中形成的抗原肽与主要组织相容性复合物（MHC）分子结合后形成致密稳定的复合物结构，被表达于T淋巴细胞表面的T淋巴细胞受体（T cell receptor，TCR）识别，并激活T淋巴细胞活化。抗原肽-MHC Ⅰ分子与$CD8^+$T淋巴细胞上的TCR结合，激活$CD8^+$T淋巴细胞，使其分化为细胞毒性T淋巴细胞（cytotoxic T lymphocyte，CTL），杀伤肿瘤细胞，而抗原肽-MHC Ⅱ分子与$CD4^+$T淋巴细胞上的TCR结合，激活$CD4^+$T淋巴细胞，使其分化为包括辅助T淋巴细胞（Th）在内的多种效应T淋巴细胞，增强CTL杀灭肿瘤细胞的效应。而T淋巴细胞活化不仅需要抗原肽-MHC与TCR结合形成的第一信号，也需要其他相关分子提供的第二信号，其中包括共刺激信号，即T淋巴细胞表面的CD28与APC表面B7-1、B7-2分子结合，在双信号作用下，启动T淋巴细胞内多个信号途径，促进T淋巴细胞活化、增殖。还包括共抑制信号，即活化的T淋巴细胞表达某些共抑制分子如细胞毒性T淋巴细胞相关抗原（cytotoxic T-lymphocyte-associated antigen，CTLA）-4及程序性死亡受体（programmed death 1，PD）-1等通过与APC表面的相应配体如B7-1、B7-2及PD-L1高亲和力结合，启动抑制性信号，从而有效限制T淋巴细胞增殖和活化。肿瘤细胞往往会高表达PD-L1在内的免疫抑制信号的配体，从而抑制免疫细胞对肿瘤的抑制，产生免疫逃逸。加强共刺激信号，抑制共抑制分子的产生成为肿瘤免疫治疗的靶点。

针对肿瘤的免疫治疗可以通过增强机体抗肿瘤效应和抑制肿瘤免疫逃逸两方面入手，应用免疫学原理和方法，提高肿瘤细胞的免疫原性和对免疫效应细胞杀伤的敏感性，激发和增强机体的抗肿瘤免疫应答，并应用免疫细胞和效应分子输注到宿主体内同机体免疫系统杀伤肿瘤细胞抑制其生长。肿瘤免疫治疗作为肿瘤治疗领域的一个新方向，有望为TNBC的治疗提供一个新的突破口。本文拟从肿瘤浸润淋巴细胞，肿瘤免疫的重要免疫检测点PD-1/PD-L1、CTAL-4及其抑制剂的应用，肿瘤疫苗对抗肿瘤主动免疫的增强及过继细胞疗法对抗肿瘤免疫系统的强化等多个方面，系统地回顾 TNBC 免疫治疗的相关最新进展。

一、肿瘤浸润淋巴细胞

肿瘤浸润淋巴细胞（TILs）是一类特殊淋巴细胞，存在于肿瘤癌巢内（It-TIL）及间质中（Str-TIL）的以 CTL 为主的异质性淋巴细胞群体。CTL 主要通过释放效应分子如穿孔素、粒酶和释放淋巴毒素、肿瘤坏死因子（TNF），等致肿瘤细胞裂解和凋亡，通过 CTL 表明 FasL 分子结合肿瘤细胞表面 fas 分子启动肿瘤细胞的死亡信号转导；在肿瘤免疫机制中处于免疫应答和调控作用前沿，在体内局部抗肿瘤过程中发挥重要作用。早在 1992 年，Aaltomaa 等报道乳腺癌原发灶中淋巴细胞的浸润提示较好的预后。最近，Adams 等报道了 TILs 的预后价值，评估了辅助治疗 ECOG 2197 及 ECOG 1199 研究的 481 例 TNBC 患者 TILs 的浸润情况。TILs 浸润增加与早期 TNBC 的良好预后相关，TILs 浸润增加 10%，复发或死亡风险减少 14%（$P=0.02$），TILs 为无病生存时间、总生存时间的独立预后因素。此外，Dieci 等在新辅助化疗的 TNBC 患者中分析了残留 TILs 与预后的相关性。研究显示，新辅助化疗后残留病中 TILs，无论是肿瘤内的 It-TIL 还是间质中的 str-TIL，都与 TNBC 患者更好的预后相关，复发风险比为 0.86（$P=0.01$），死亡风险比为 0.86（$P=0.01$）。5 年生存率在 TILs 浸润程度高的患者为 91%，在 TILs 浸润低的患者为 55%［危险比（HR）0.19，$P=0.0017$］。乳腺癌的 TILs 存在不同的亚型，有着不同的预后预测作用，若能进一步筛选出相关性较高的特定表型 TIL 亚群，并研制相应的免疫靶向治疗药物，可进一步提高 TNBC 患者的预后。

二、PD-1/PD-L1

PD-1 是免疫球蛋白超家族Ⅰ型跨膜糖蛋白，广泛表达于包括 T 淋巴细胞在内的多种免疫细胞、上皮细胞及肿瘤细胞，作为 T 淋巴细胞的抑制性受体，抑制 T 淋巴细胞的效应功能，在肿瘤免疫逃逸中起着重要的作用。PD-1 的配体 PD-L1 是重要的凋亡相关蛋白，分布在抑制性调节 T 淋巴细胞（Treg），髓系来源的抑制细胞以及部分肿瘤细胞中。PD-L1 与 T 淋巴细胞上的 PD-1 受体结合后向 T 淋巴细胞传递抑制性信号，增强肿瘤反应性 T 淋巴细胞的凋亡及抑制刺激免疫系统激活的细胞因子的分泌，降低肿瘤的免疫原性，最终导致肿瘤局部 T 淋巴细胞失能，肿瘤复发转移。以上均提示 PD-1/PD-L1 通路与肿瘤的发生、发展关系密切，通过抑制 PD-1/PD-L1 通路来达到治疗肿瘤的目的。

Mittendorf 等通过 qRT-PCR 和免疫组织化学分别从转录水平和蛋白表达水平检测 PD-L1 在 TNBC 和其他类型乳腺癌中的表达。研究发现，TNBC 患者中 PD-L1 的表达较其他类型的乳腺癌高，约 20%的 TNBC 患者表达 PD-L1，在这些患者中有 95%的病理分级为Ⅲ级，提示 PD-L1 的表达与 TNBC 的恶性程度呈正相关。结果同时表明，随着肿瘤大小的增加、分化程度的降低和淋巴结转移的出现，PD-1 和 PD-L1 在 TNBC 中的表达率升高。另外，在 PD-L1 表达增高的肿瘤中，肿瘤扩散指数增殖细胞核抗原（Ki-67）的表达也呈上调状态，提示 PD-L1 的表达与肿瘤转移相关。培养肿瘤细胞时使用阻断剂下调 PD-L1 的表达发现肿瘤细胞的转移、复发也呈相对静止状态。这提示着高表达 PD-1 和 PD-L1 可能参与 TNBC 增殖、侵袭和复发转移。因此，阻断 PD-1 和 PD-L1 可以作为 TNBC 潜在的治疗靶点。

阻断 PD-1/PD-L1 的新靶向治疗药物目前在多种肿瘤的治疗中显示了重要的作用，主要可分为两大类：PD-1 受体抑制剂及 PD-L1 抑制剂。PD-1 受体抑制剂主要有 nivolumab、pembrolizumab 以及 pidilizumab，而 PD-L1 抑制剂主要为 atezolizumab、avelumab 及 MEDI4736。

Nivolumab 是一种针对 PD-1 受体的全人源免疫球蛋白 G4（IgG4）单克隆抗体，通过与 PD-1 结合，阻断其与 PD-L1 和 PD-L2 的相互作用，逆转肿瘤免疫微环境，恢复 T 淋巴细胞的抗肿瘤活性，抑制肿瘤生长。目前已经完成的多项临床研究证实，nivolumab 在黑色素瘤、非小细胞肺癌和肾母细胞瘤的治疗中已经取得了成效。对于乳腺癌，现在尚未有可靠的临床前或临床数据。一项在多种晚期或转移性实体瘤患者中评估 nivolumab 单药治疗对比 nivolumab 和 CTLA-4 单抗 ipilimumab 联合治疗Ⅰ/Ⅱ期的临床试验（NCT01928394）正在进行中，其中包括在 TNBC 患者中的治疗。此项临床试验可为研究者提供更多关于 nivolumab 在 TNBC 患者中应用的证据。

Pembrolizumab 是一种人源化的抗 PD-1 的 IgG4 型单克隆抗体，基于大样本的临床试验结果，美国食品药品管理局（FDA）已经批准 pembrolizumab 用于治疗转移性或无法手术的黑色素瘤患者。Pembrolizu mab 在肺癌、肾癌、骨髓瘤、抗 HER-2 治疗失败的 HER-2（+）乳腺癌及血液系统肿瘤中的临床研究也在进行中。KEYNOTE-012 研究是一项评估 pembrolizumab 单药用于多线治疗后进展的 PD-L1（+）晚期 TNBC 患者的ⅠB 期单臂临床试验。纳入的 111 例 TNBC 患者中，58.6%患者为 PD-L1（+），32 例患者最终进入安全性和抗肿瘤的活性评估。在安全性评估中，治疗常见的不良反应包括关节痛、疲劳、肌痛、恶心等，5 例患者出现≥3 级不良反应，1 例出现治疗相关死亡。完成疗效评估的 27 例患者中，总有效率（ORR）为 18.5%（$n=5/27$），中位疗效时间为 18 周（范围为 7.3~3.24 周），中位缓解时间未达到。Pembrolizumab 在晚期 TNBC 患者的有效性及安全性已得到初步证实，而 pembrolizumab 单抗的Ⅱ期研究 KEYNOTE-086 仍在进行中（NCT02447003），分别入组 3 类患者，包括转移后接受一线化疗、既往转移后接受过化疗以及转移后接受化疗且 PD-1 强阳性的晚期 TNBC 患者，共 238 例。比较 pembrolizumab 单药在一线以及多线治疗、整体人群以及 PD-1 强阳性的晚期 TNBC 患者中的疗效及安全性。Pembrolizumab 用于既往使用曲妥珠单抗治疗的乳腺癌患者的 PANACEA ⅠB 期研究也正在入组中。

Pidilizumab（CT-011）是最近开发的人源性的 IgG-1k，专门针对 PD-1 重组单克隆抗体。在Ⅱ期临床试验中，pidilizumab 用于治疗弥散型大 B 细胞淋巴瘤中取得了良好的效果，pidilizumab 的活性也在转移性黑色素瘤、大肠癌和许多其他实体瘤中已进行评估。而在 TNBC 中的疗效仍有待研究。

PD-L1 抑制剂 atezolizumab（MPDL3280A）是一种人源化的抗 PD-L1 的 IgG-1 单克隆抗体，它可以从基因的水平上改变 Fc 结合域，进而破坏表达 PD-L1 细胞的抗体依赖性细胞毒性。在单药治疗非小细胞肺癌（POPLAR 研究）、尿路上皮癌及肾细胞癌的ⅠA 或Ⅱ期临床研究中，atezolizumab 都取得了良好的疗效。在美国癌症研究协会（AACR）大会上公布的 atezolizumab 单药治疗晚期 TNBC 的Ⅰ期临床试验中，在可评估疗效的 21 例患者中，ORR 为 19%，24 周疾病进展率为 27%。在 54 例患者中，发生率最高的不良反应分别为乏力（15%）、发热（15%）、恶心（15%）、无力（11%）以及食欲下降（11%）。另一项在圣安东尼奥乳腺癌研讨会（SABCS）大会上公布的 atezolizumab 联合白蛋白结合型紫杉醇在多线治疗的晚期 TNBC 患者的ⅠB 期临床试验中，入组 32 例患者中 24 例患者可评价疗效，其证实的 ORR 为 41.7%，不良反应方面，3~4 级不良反应包括血小板减少（9%），中性粒细胞减少（41%）。IMpassion130 研究是一项正在进行的探索 atezolizumab 联合白蛋白结合型紫杉醇对比白蛋白结合型紫杉醇单药在既往转移后接受多线化疗的 TNBC 患者中疗效的Ⅲ期临床研究（NCT02425891）。而另一项关于 atezolizumab 在新辅助化疗中应用的临床试验中（NCT02530489），欲探索 atezolizumab 与白蛋白结合型紫杉醇联合应用对比白蛋白结合型紫杉醇单药是否能提高病理完全缓解率。Avelumab（MSB0010718C）为完全人源化抗 PD-L1 IgG1 单克隆抗体，在 SABCS 大会上公布了 avelumab 在转移性乳腺癌患者中应用的ⅠB 期临床研究结果，在入组的 168 例患者中，34.5%患者为 TNBC。在 TNBC 亚组分析疗效时发现 ORR 为 8.6%，高于其他分子亚型，疾病稳定状态的患者为 22.4%，中位疗效时间为 11.4 周。同时，对于 PD-L1 表达的检测中，68.8%的 TNBC 患者 PD-L1 表达为阳性。以上临床研究为 PD-L1 抑制剂在 TNBC 患者中的应用提供了更多证据。

三、CTLA-4

CTLA-4 为 $CD4^+$T 淋巴细胞和 $CD8^+$T 淋巴细胞上的免疫球蛋白超家族成员。CTLA-4 为共刺激因子，与 CD28 分子结构具有 76%的同源性，两者可竞争性结合 B7-1（CD80）与 B7-2（CD86）复合物。CD28 与 B7 结合后 T 淋巴细胞被激活分泌白介素（IL）-2 等细胞因子，并扩增、分化为效应 T 淋巴细胞，而 CTLA-4 与 B7 结合后可抑制 T 细胞从 G 期进入 S 期，干扰 IL-2 的分泌及其受体表达，从而抑制 T 淋巴细胞反应。CTLA-4 因参与 T 淋巴细胞反应的下调和诱导 T 淋巴细胞的耐受，被视为抑制机体抗肿瘤的免疫因子。因此，可发展 CTLA-4 抗体用于肿瘤的免疫治疗。

CTLA-4 表达在乳腺癌细胞的胞质和 TILs 的胞质和胞膜中。在 CTLA-4 与预后相关性的分析中，多变量分析显示 TILs 中 CTLA-4 高表达对无病生存时间（*HR* 0.315，$P=0.002$）和总生存时间（*HR* 0.313，$P=0.005$）的延长具有独立预测作用，而肿瘤细胞中 CTLA-4 低表达可以独立预测无病生存时间（*HR* 2.176，$P=0.029$）和总生存时间（*HR* 2.820，$P=0.007$）的缩短，即有着 CTLA-4 高表达的淋巴细胞和 CTLA-4 低表达的肿瘤细胞的乳腺癌患者有着良好的预后。这提示着我们 CTLA-4 不仅可用于乳腺癌患者的预后分析，也可用于乳腺癌患者的免疫治疗。

CTLA-4 的单克隆抗体 ipilimumab，靶向作用于 CTLA-4，通过阻断 CTLA-4 与 B7 结合传递的抑制信号，刺激 T 淋巴细胞的活化途径从而激活其抗肿瘤的免疫反应，杀伤肿瘤细胞；目前是延长黑色素瘤患者生存时间的有效靶向免疫治疗药物。Ipilimumab 在包括乳腺癌在内的实体瘤中的应用正在探索中。正在进行的研究包括 ipilimumab 单药治疗Ⅳ期乳腺癌患者的Ⅱ期临床试验（NCT00083278）以及组蛋白去乙酰化酶抑制剂 entinostat、nivolumab 以及 ipilimumab 联合治疗 HER-2（-）复发转移性乳腺癌的Ⅰ期临床研究（NCT02453620）。

四、肿瘤疫苗

肿瘤疫苗是抗肿瘤的主动免疫治疗的重要方式之一，利用肿瘤细胞的免疫原性，采用各种有效的手段，使肿瘤患者的免疫系统产生针对肿瘤抗原的免疫应答。主要方式为利用肿瘤抗原体外致敏免疫效应细胞，使其获得抗肿瘤抗原的抗性后，回输至体内，产生抗肿瘤效应。现应用在乳腺癌患者中的肿瘤疫苗主要有以下几种。

1. 树突状细胞疫苗　树突状细胞（DC）是目前已知的功能最强的专职抗原提呈细胞，可以刺激初始 T 淋巴细胞的增殖和活化，引起强烈的免疫反应。以 DC 为基础的肿瘤疫苗已经在一些恶性肿瘤的治疗中取得了成功，这其中就包括乳腺癌。在基础研究中，使用电融合技术体外融合 TNBC 细胞（MDA-MB-231）和来源于外周血的同种异体 DC，融合细胞与 T 淋巴细胞共同培养，与对照组相比，融合疫苗能更好地刺激同种异体 T 淋巴细胞的增殖和杀死更多体外的 TNBC 细胞；实验组分泌的具有肿瘤杀伤作用的 IL-2 和 γ 干扰素（IFN-γ）也显著增多。异体 DC-TNBC 融合疫苗可以提呈肿瘤表面抗原，刺激机体产生强烈抗肿瘤免疫应答，杀伤肿瘤细胞，这将可能为 TNBC 的患者提供一个可行的治疗方法。

2. 个体化肽疫苗　个体化肽疫苗（PPV）是一种个体化治疗性肿瘤疫苗，其成分为自体组织来源的携带有抗原肽的免疫蛋白。该疫苗在注射后通过自体的抗原提呈细胞的加工处理作用，引发特异性抗肿瘤免疫反应，从而杀伤肿瘤细胞。多项研究表明，PPV 在转移性结肠癌、复发或进展的多形性成胶质细胞瘤、不可切除的胰腺癌等肿瘤的治疗中有明确的效果，而在乳腺癌中是研究的新热点。TAKAHASHI 等进行了一项利用 PPV 治疗转移复发乳腺癌患者的Ⅱ期单臂临床研究，共入组了 79 例既往接受标准化疗和（或）内分泌治疗失败的转移复发乳腺癌患者，其中 18 例为 TNBC 患者。这些患者接受了与其自身抗原匹配的抗原肽-人白细胞抗原（human leukocyte antigen，HLA）嵌合的 PPV 治疗。结果显示，患者接种了 PPV 后没有出现严重的不良反应，证明 PPV 是安全的，大多数患者都出现了细胞毒性 T 淋巴细胞和免疫球蛋白的增加，在 TNBC 亚组中，有 1 例患者达到完全缓解（CR），1 例患者达到部分缓解。转移性 TNBC 患者的无进展生存时间和总生存时间为 7.5 个月和 11.1 个月。安全性高、特异性强的 PPV，加之其在 TNBC 中可能的临床疗效，不失为一个新的选择。

3. 肿瘤抗原疫苗 肿瘤抗原（TA）泛指在肿瘤发生、发展过程中新出现或过度表达的抗原物质，可以分为肿瘤特异性抗原（tumors specific antigens，TSAs）和肿瘤相关抗原（tumor associated antigens，TAAs）。TSAs 是肿瘤细胞所特有的或只存在于某种肿瘤细胞而正常细胞没有的抗原，TAAs 是指非肿瘤细胞所特有的，正常细胞中也存在只是低表达的抗原。肿瘤细胞可以不表达肿瘤抗原或下调其表达，因此可以逃避肿瘤免疫。在肿瘤疫苗中，针对多个 TAs 可以提高治疗成功的可能性。MAGE-A3、NY-ESO-1 和 muc-1 都是已经确定的乳腺癌肿瘤抗原。

（1）癌-睾丸抗原：癌-睾丸抗原（cancer testis antigen，CTA）是由一组独特的基因编码的，主要表达于人类生殖细胞系的抗原，在多种恶性肿瘤中被异常激活并表达增加。MAGE-A3、NY-ESO-1 都是重要的 CTA，它们在乳腺癌中特定表达在雌激素受体（ER）（-）乳腺癌或 TNBC 中，并且在恶性程度高和预后差的乳腺癌中，这两类 CTA 的表达更高。其中研究较深入的 NY-ESO-1 是位于 X 染色体上具有最强免疫原性的 CTA。Ademuyiwa 等通过收集 215 例乳腺癌患者组织以及血清学标本，检测 TNBC 患者中 NY-ESO-1 的表达及其与预后的相关性。研究表明，TNBC 患者中有 16% 的患者高表达 NY-ESO-1。NY-ESO-1（+）TNBC 患者中有 72.7% 的血清样本可与 NY-ESO-1 抗体反应，有较强的免疫原性。NY-ESO-1（+）TNBC 患者表达更高丰度的 NY-ESO-1 抗体，而且往往有更高肿瘤浸润的 $CD8^+$T 淋巴细胞。NY-ESO-1 可以引发机体相对较高的自发体液免疫和细胞免疫，增强抗肿瘤免疫作用。因此 TNBC 患者可能受益于针对 NY-ESO-1 的靶向治疗，相关的临床试验仍亟待进行。

（2）muc-1：肿瘤抗原 muc-1 是一种细胞表面Ⅰ型跨膜糖蛋白，在肿瘤细胞中分布广泛且表达量高，muc-1 在肿瘤细胞中糖基化不完全，因此易暴露出正常情况下隐蔽的抗原表位，成为免疫细胞的攻击靶点。Muc-1 在乳腺癌细胞中过度表达和异常的糖基化提示着其可以作为一个抗原靶点。基础研究证实，在乳腺癌患者中，存在高比例的 muc-1 异常糖基化的肿瘤细胞，其免疫原性被高水平的 muc-1 循环抗体证实。$CD8^+$TILs 对 muc-1 具有免疫活性。因此，针对肿瘤 muc-1 的脂质体疫苗 stimuvax（L-BLP25）在非小细胞肺癌患者的Ⅱ、Ⅲ期临床试验中已证实其有效性，单药治疗或与标准治疗的联合治疗可使总生存时间延长。关于 stimuvax 在乳腺癌中的应用，仅在乳腺癌小鼠模型中对其与他莫昔芬和来曲唑的联合治疗中进行了评估。在 TNBC 患者中未有临床试验对其疗效进行证实。

五、过继细胞疗法

过继细胞疗法（adoptive T-cell therapy，ATCT）是通过体外活化和增殖自体或异体免疫效应细胞输注至患者体内，发挥抗肿瘤免疫作用，被认为是可以诱导癌症患者产生持久免疫应答的免疫疗法。ATCT 可以分为淋巴因子激活杀伤细胞（lymphokine activated killer，LAK）、细胞因子诱导杀伤细胞（cytokine-induced killer，CIK）、DC-CIK 联合治疗、嵌合抗原受体（chimeric antigen receptor，CAR）修饰的 T 淋巴细胞治疗。其中在 TNBC 中研究比较深入的是 CIK、DC-CIK 和 CAR-T。

CIK 是一种细胞毒性 T 淋巴细胞，可表达 CD3 膜蛋白分子，具有效应 $CD8^+$T 淋巴细胞的 TCR 特异性，还可以非 MHC 限制性地广泛杀伤肿瘤细胞。CIK 在血液肿瘤和实体肿瘤的治疗上均有报道。Pan 等回顾分析了 90 例乳腺癌根治术后的早期 TNBC 病例。其中，45 例患者接受单纯辅助化疗或序贯辅助放射治疗，45 例在放化疗基础上 CIK 输注治疗。研究分析表明，与对照组相比，试验组的无病生存时间和总生存时间显著提高（无病生存时间，$P=0.0382$；总生存时间，$P=0.0046$）。多因素分析显示，CIK 辅助治疗是 TNBC 患者总生存时间的独立预后因素；亚组分析显示，CIK 辅助治疗显著延长病理分级Ⅲ级的高危患者的无病生存时间以及 TNM 分期的 N_1、N_2、N_3、ⅡB、Ⅲ期的总生存时间。该研究表明在放化疗的基础上联合运用 CIK 治疗可能是一种有效的治疗方法。

基础研究证实，DC-CIK 共同培养后其抗肿瘤活性明显高于单纯 CIK。一篇针对 633 例乳腺癌患者的 meta 分析显示，采取 DC-CIK 治疗的乳腺癌患者的 1 年生存率显著提高（$P=0.0001$）和不采用 DC-CIK 治疗的对照组相比卡氏评分也显著提高（$P<0.0001$）。在 DC-CIK 治疗后，外周血中反映免疫功能的 IL-2、TNF-α 和 INF-γ 和核仁组成蛋白含量显著增加（$P<0.001$），甲胎蛋白、癌胚抗原、糖类抗原等肿瘤标志物的水平降低（$P<0.0001$）。

CAR 的修饰可使 T 淋巴细胞在获得特异地肿瘤抗原识别能力从而靶向杀伤肿瘤细胞的同时获得更强的增殖及抗凋亡的能力，其肿瘤杀伤作用的发挥也不会受到 MHC 的限制。目前一种针对治疗 CD19 表达阳性的血液肿瘤的 CAR-T 淋巴细胞（CTL019）已经进入Ⅱ期临床试验，并获得了美国 FDA 正式授予的“突破性疗法”认证。Sun 等构建的人源化抗 HER-2 的 CAR，体外研究表明这种 CAR-T 淋巴细胞具有特异的抗 HER-2（+）肿瘤细胞作用，在动物模型上也具有明显抑制 HER-2（+）肿瘤生长作用；HER-2 特异性 CAR-T 淋巴细胞在体外不仅具有识别和杀伤 HER-2（+）肿瘤细胞作用，并且体内具有诱导其消退作用，这一结果为部分 HER-2（+）肿瘤患者的治疗带来了新希望。其在 TNBC 中的研究有待探索。

一项研究使用了高亲和力的 TCR 识别 NY-ESO1 抗原，根据实体瘤的疗效评价标准在 6 例滑膜肉瘤患者中有 4 例，11 例黑色素瘤患者中也有 5 例（45%）出现了目标临床反应。在另一项研究中，用高亲和力的人类组织相容性抗原（HLA）-A2 限制性 TCR 识别 MAGE-A3 的 ATCT 中，9 例患者中有 3 例出现了精神障碍，其中的 2 例死于脑白质病。这说明 ATCT 的治疗在获益的同时也有很大的风险。

六、间 皮 素

间皮素是一种表达在间皮细胞和多种肿瘤细胞表面的糖蛋白，可以引起胰腺癌、胆管癌和卵巢癌等多种恶性肿瘤的 T 淋巴细胞反应。鉴于其在正常组织的有限表达和它的免疫原性，间皮素在肿瘤的靶向治疗中是理想的肿瘤抗原。研究发现，在 TNBC 患者中有 67%高度表达间皮素，但是在 ER（+）和 HER-2（+）中表达很少。为了明确间皮素能否作为乳腺癌免疫治疗的一个新靶点，研究人员在体外实验中发现，间皮素特异性嵌合抗原受体 T 淋巴细胞（mesoCAR T cells）与非转染的 T 淋巴细胞相比对于表达间皮素的 TNBC 具有更强的肿瘤杀伤作用。研究结果表明，间皮素可能成为 TNBC 治疗的一个新靶点。

肿瘤的免疫治疗已经成为继外科手术、放化疗之后的新兴治疗方式，在提高患者机体免疫应答能力、抑制残余癌细胞复发转移和降低不良反应方面表现突出。TNBC 作为乳腺癌中预后最差的亚型，对内分泌治疗和分子靶向治疗效果差，患者对化疗反应不一，总生存时间短，寻找新的治疗方法迫在眉睫。上述针对 TNBC 的治疗方法通过改善肿瘤微环境，刺激肿瘤抗免疫应答，在 TNBC 的治疗中取得不错的进展，将在 TNBC 的治疗中发挥越来越重要的作用，为 TNBC 患者带来福音。

（复旦大学肿瘤医院 李 懿 王碧芸）

参考文献

[1] Aaltomaa S, Lipponen P, Eskelinen M, et al. Lymphocyte infiltrates as a prognostic variable in female breast cancer. Eur J Cancer, 1992, 28A (4~5): 859-864.

[2] Adams S, Gray RJ, Demaria S, et al. Prognostic value of tumor-infiltrating lymphocytes in triple-negative breast cancers from two phase III randomized adjuvant breast cancer trials: ECOG 2197 and ECOG 1199. J Clin Oncol, 2014, 32 (27): 2959-2966.

[3] Dieci MV, Criscitiello C, Goubar A, et al. Prognostic value of tumor-infiltrating lymphocytes on residual disease after primary chemotherapy for triple-negative breast cancer: a retrospective multicenter study. Ann Oncol, 2015, 26 (7): 1518.

[4] Liu J, Hamrouni A, Wolowiec D, et al. Plasma cells from multiple myeloma patients express B7-H1 (PD-L1) and increase expression after stimulation with IFN - {gamma} and TLR ligands via a MyD88-, TRAF6-, and MEK-dependent pathway. Blood, 2007, 110 (1): 296-304.

[5] Soares KC, Rucki AA, Wu AA, et al. PD-1/PD-L1 blockade together with vaccine therapy facilitates effector T-cell infiltration into pancreatic tumors. J Immunother, 2015, 38 (1): 1-11.

[6] Mittendorf EA, Philips AV, Meric-Bernstam F, et al. PD-L1 expression in triple-negative breast cancer. Cancer Immunol Res, 2014, 2 (4): 361-370.

[7] Ghebeh H, Tulbah A, Mohammed S, et al. Expression of B7-H1 in breast cancer patients is strongly associated with high proliferative Ki-67-expressing tumor cells. Int J Cancer, 2007, 121 (4): 751-758.

[8] Brahmer JR, Hammers H, Lipson EJ. Nivolumab: targeting PD-1 to bolster antitumor immunity. Future Oncol, 2015, 11 (9): 1307-1326.

[9] Topalian SL, Hodi FS, Brahmer JR, et al. Safety, activity, and immune correlates of anti-PD-1 antibody in cancer. N Engl J Med, 2012, 366 (26): 2443-2454.

[10] Nanda R, Chow LQ, Dees EC, et al. Pembrolizumab in Patients With Advanced Triple-Negative Breast Cancer: Phase Ib KEYNOTE-012 Study. J Clin Oncol, 2016, 34 (12): 2460-2467.

[11] Lu J, Lee-Gabel L, Nadeau MC, et al. Clinical evaluation of compounds targeting PD-1/PD-L1 pathway for cancer immunotherapy. J Oncol Pharm Pract, 2015, 21 (6): 451-467.

[12] Ito A, Kondo S, Tada K, et al. Clinical Development of Immune Checkpoint Inhibitors. Biomed Res Int, 2015, 2015: 605478.

[13] McDermott DF, Sosman JA, Sznol M, et al. Atezolizumab, an anti-programmed death-ligand 1 antibody, in metastatic renal cell carcinoma: long-term safety, clinical activity, and immune correlates from a phase Ia study. J Clin Oncol, 2016, 34 (8): 833-842.

[14] Krummel MF, Allison JP. CD28 and CTLA-4 have opposing effects on the response of T cells to stimulation. J Exp Med, 1995, 182 (2): 459-465.

[15] Yu H, Yang J, Jiao S, et al. Cytotoxic T lymphocyte antigen 4 expression in human breast cancer: implications for prognosis. Cancer Immunol Immunother, 2015, 64 (7): 853-860.

[16] Bonasio R, von Andrian UH. Generation, migration and function of circulating dendritic cells. Curr Opin Immunol, 2006, 18 (4): 503-511.

[17] Hattori T, Mine T, Komatsu N, et al. Immunological evaluation of personalized peptide vaccination in combination with UFT and UZEL for metastatic colorectal carcinoma patients. Cancer Immunol Immunother, 2009, 58 (11): 1843-1852.

[18] Yanagimoto H, Shiomi H, Satoi S, et al. A phase

II study of personalized peptide vaccination combined with gemcitabine for non-resectable pancreatic cancer patients. Oncol Rep, 2010, 24 (3): 795-801.

[19] Terasaki M, Shibui S, Narita Y, et al. Phase I trial of a personalized peptide vaccine for patients positive for human leukocyte antigen-A24 with recurrent or progressive glioblastoma multiforme. J Clin Oncol, 2011, 29 (3): 337-344.

[20] Takahashi R, Toh U, Iwakuma N, et al. Feasibility study of personalized peptide vaccination for metastatic recurrent triple-negative breast cancer patients. Breast Cancer Res, 2014, 16 (4): 70.

[21] Dougan M, Dranoff G. Immune therapy for cancer. Annu Rev Immunol, 2009, 27: 83-117.

[22] Curigliano G, Viale G, Ghioni M, et al. Cancer-testis antigen expression in triple-negative breast cancer. Ann Oncol, 2011, 22 (1): 98-103.

[23] Ayyoub M, Scarlata CM, Hamai A, et al. Expression of MAGE-A3/6 in primary breast cancer is associated with hormone receptor negative status, high histologic grade, and poor survival. J Immunother, 2014, 37 (2): 73-76.

[24] Ademuyiwa FO, Bshara W, Attwood K, et al. NY-ESO-1 cancer testis antigen demonstrates high immunogenicity in triple negative breast cancer. PLoS One, 2012, 7 (6): 38783.

[25] Vlad AM, Kettel JC, Alajez NM, et al. MUC1 immunobiology: from discovery to clinical applications. Adv Immunol, 2004, 82: 249-293.

[26] von Mensdorff-Pouilly S, Verstraeten AA, Kenemans P, et al. Survival in early breast cancer patients is favorably influenced by a natural humoral immune response to polymorphic epithelial mucin. J Clin Oncol, 2000, 18 (3): 574-583.

[27] Butts C, Maksymiuk A, Goss G, et al. Updated survival analysis in patients with stage IIIB or IV non-small-cell lung cancer receiving BLP25 liposome vaccine (L-BLP25): phase IIB randomized, multicenter, open-label trial. J Cancer Res Clin Oncol, 2011, 137 (9): 1337-1342.

[28] Degregorio M, Degregorio M, Wurz GT, et al. L-BLP25 vaccine plus letrozole for breast cancer: Is translation possible? Oncoimmunology, 2012, 1 (8): 1422-1424.

[29] Linn YC, Yong HX, Niam M, et al. A phase I/II clinical trial of autologous cytokine-induced killer cells as adjuvant immunotherapy for acute and chronic myeloid leukemia in clinical remission. Cytotherapy, 2012, 14 (7): 851-859.

[30] Li XD, Ji M, Zheng X, et al. Evaluation of tumor response to cytokine-induced killer cells therapy in malignant solid tumors. J Transl Med, 2014, 12: 215.

[31] Pan K, Guan XX, Li YQ, et al. Clinical activity of adjuvant cytokine-induced killer cell immunotherapy in patients with post-mastectomy triple-negative breast cancer. Clin Cancer Res, 2014, 20 (11): 3003-3011.

[32] Zhan HL, Gao X, Pu XY, et al. A randomized controlled trial of postoperative tumor lysate-pulsed dendritic cells and cytokine-induced killer cells immunotherapy in patients with localized and locally advanced renal cell carcinoma. Chin Med J (Engl), 2012, 125 (21): 3771-3777.

[33] Wang ZX, Cao JX, Wang M, et al. Adoptive cellular immunotherapy for the treatment of patients with breast cancer: A meta-analysis. Cytotherapy, 2014, 16 (7): 934-935.

[34] Sun M, Shi H, Liu C, et al. Construction and evaluation of a novel humanized HER-2-specific chimeric receptor. Breast Cancer Res, 2014, 16 (3): 61.

[35] Robbins PF, Morgan RA, Feldman SA, et al. Tumor regression in patients with metastatic synovial cell sarcoma and melanoma using genetically engineered lymphocytes reactive with NY-ESO-1. J Clin Oncol, 2011, 29 (7): 917-924.

[36] Morgan RA, Chinnasamy N, Abate-Daga D, et al. Cancer regression and neurological toxicity following anti-MAGE-A3 TCR gene therapy. J Immunother, 2013, 36 (2): 133-151

[37] Hassan R, Ho M. Mesothelin targeted cancer immunotherapy. Eur J Cancer, 2008, 44 (1): 46-53.

[38] Tchou J, Wang LC, Selven B, et al. Mesothelin, a novel immunotherapy target for triple negative breast cancer. Breast Cancer Res Treat, 2012, 133 (2): 799-804.

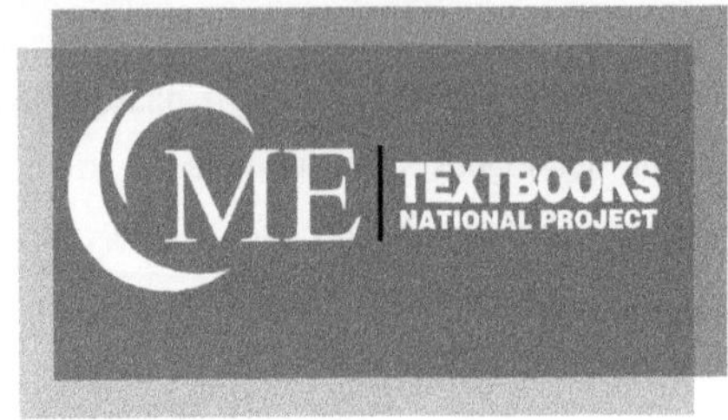

乳腺癌免疫调节点抑制剂治疗进展

第 34 章

乳腺癌是我国女性最常见的恶性肿瘤之一，严重威胁女性的健康。近年来随着免疫学基础理论和治疗技术的发展，乳腺癌的免疫治疗已取得显著进展，正成为继手术、化疗、放射治疗、内分泌治疗和靶向治疗之后，一种新的潜在的治疗乳腺癌的有效手段。乳腺癌的免疫治疗，是指通过给予乳腺癌患者某些生物活性物质或抗体，刺激或恢复宿主产生免疫防御应答，以取得抗乳腺癌效应的治疗方法。利用免疫反应来治疗乳腺癌有望提供毒性较低，针对性强的方法来消除残留病灶，达到显著延长或治愈乳腺癌的目的。乳腺癌的免疫治疗主要包括主动和被动免疫治疗。主动免疫治疗主要包括肿瘤疫苗治疗和细胞因子治疗。免疫治疗的策略包括增强树突状细胞和效应T淋巴细胞等细胞及分子的抗肿瘤免疫反应，抑制调节性T淋巴细胞和髓源抑制细胞等在肿瘤微环境中的促肿瘤免疫抑制反应，从而起到抗肿瘤的效果。近年来免疫调节点抑制剂——抗程序性细胞死亡蛋白(PD) -1/PD-1配体（PD-L1）抗体和抗细胞毒T淋巴细胞抗原体(CTAL) -4抗体治疗恶性黑色素瘤和非小细胞肺癌等实体肿瘤取得显著进展。本文主要针对免疫调节点抑制剂治疗乳腺癌的最新研究进展作一介绍。

一、免疫监视和免疫耐受

近年来随着对肿瘤的分子生物学和基因组学研究的深入，人们对恶性肿瘤的生物学特征（肿瘤标记）的认识从6个（细胞无限增殖、失去生长抑制、细胞凋亡耐受、复制永生化、诱导血管生成、侵袭和转移等）又增加了4个（基因组不稳定和突变、促肿瘤炎症、免疫逃逸和能量代谢异常等)，其中一个重要特征就是关于肿瘤细胞免疫逃逸和免疫耐受的能力。免疫系统识别、杀伤并及时清除体内异常增生细胞、防止肿瘤发生的功能称为免疫监视。近年来研究发现，免疫系统在清除部分肿瘤细胞的同时，也对另一部分肿瘤细胞的生物学特性进行重塑，这一功能被称为免疫编辑。

研究表明，肿瘤细胞与机体免疫系统存在3种状态，即清除、对抗和逃逸。大部分明确诊断的肿瘤患者处于免疫逃逸阶段。免疫逃逸的机制可能源于肿瘤细胞的抗原表达缺失或者免疫耐受环境的建立。虽然乳腺癌并不是传统意义上的免疫原性恶性肿瘤，但是多项研究均证实，乳腺癌内的免疫反应，肿瘤内浸润淋巴细胞的数量与肿瘤进展和预后密切相关。肿瘤内浸润淋巴细胞过少或失活，不能及时杀灭清除肿瘤细胞，导致肿瘤细胞无限增殖。在肿瘤内浸润淋巴细胞中，杀伤性T淋巴细胞是抗肿瘤免疫的主要细胞。T淋巴细胞的增殖和激活受许多因子调控，其中共刺激因子或抑制因子，如诱导性T淋巴细胞共刺激因子（inducible T cell co-stimulator，ICOS)、腺苷

A2a 受体和淋巴细胞激活基因 3（lymphocyte activation gene 3，LAG3）、CTLA-4 和 PD-1 等，共同参与抗原呈递，在 T 淋巴细胞的增殖和活化中有重要作用。研究表明，在部分肿瘤组织中，抑制分子 CTLA-4 和 PD-1 过度表达，通过与它们各自的配体结合，抑制 T 淋巴细胞的增殖和激活，从而而产生免疫抑制。最近临床研究已显示，应用免疫调节点抑制剂——抗 CTLA-4 抗体和抗 PD-1/PD-L1 抗体，通过阻断 T 淋巴细胞的抑制通路，激活内源性 T 淋巴细胞，发挥抗肿瘤功能，显示了良好的治疗乳腺癌的前景。

二、抗 CTLA-4 抗体治疗乳腺癌

CTLA-4 是一类参与抑制信号的受体，它与共刺激受体 CD28 共享配体 CD80 和 CD86，但与 CD28 比较有更高的亲和力，CTLA-4 表达于激活的 T 淋巴细胞表面。T 淋巴细胞表面分子 CD28 与其配体 B7 结合产生激活 T 淋巴细胞所必须的共刺激信号，而 CTLA-4 能以更高的亲和力与 CD28 竞争性结合配体 B7，阻断了 T 淋巴细胞的活化，调节 $CD4^{+}$Th1 细胞和 $CD8^{+}$T 细胞的功能，增强调节 T 淋巴细胞（Treg）的免疫抑制作用，从而发挥免疫抑制作用。抗 CTLA-4 抗体通过与 CTLA-4 结合，阻断了其对 B7 的竞争性结合，解除了对 T 淋巴细胞激活的抑制作用。现在相关的药物有 ipilimumab 和 tremelimumab。Ipilimumab 是首个针对 CTLA-4 的单克隆抗体，在转移性黑色素瘤的Ⅲ期临床试验（CA184-024）中，ipilimumab 与达卡巴嗪（dacarbazine）合用比达卡巴嗪联合安慰剂组的总生存时间明显提高（11. 2 个月与 9. 1 个月比较），1 年、2 年和 3 年生存率均提高（$P<0.001$）。几项临床试验显示，转移性黑色素瘤联合或单用 ipilimumab 治疗，相比单用 gp100 黑色素瘤抗原肽疫苗治疗，患者的中位生存时间从6. 4 个月延长至 10 个月。根据上述几项大型多中心的研究结果，2011 年美国食品药品管理局（FDA）批准 ipilimumab 用于晚期黑色素瘤治疗。Tremelimumab 则在 2015 年被美国 FDA 授予治疗恶性间皮瘤（malignant mesothelioma，MM）的“孤儿药”地位。

在乳腺癌中，针对 CTLA-4 的单克隆抗体目前尚未取得明显疗效。在一项针对晚期乳腺癌患者的Ⅰ期临床试验中发现，联合应用 tremelimumab 和依西美坦（exemestane）可使 42%的乳腺癌患者达到病情稳定（SD）；从患者外周血中检测到表达 ICOS 的 $CD4^{+}$T 淋巴细胞和 $CD8^{+}$T 淋巴细胞增多，证明了抗 CTLA-4 抗体能够激活机体的免疫反应。在另一项 ipilimumab 治疗Ⅳ期乳腺癌患者的Ⅱ期临床试验（NCT00083278）中，由于没有观察到明显的治疗反应而提前终止试验。目前一项评估早期可手术乳腺癌患者在术前接受 ipilimumab 与肿瘤磁共振成像定位冷冻消融的临床试验（NCT01502592）正在进行中，研究者期待术前联合免疫治疗可以防止肿瘤复发（结果尚未发表）。抗 CTLA-4 抗体治疗乳腺癌患者，还需要更多的大样本、前瞻性、随机对照研究，加以验证。

三、抗 PD-1/PD-L1 抗体治疗乳腺癌

PD-1/PD-L 通路是免疫抑制性通路，PD-1 表达于激活的 T 淋巴细胞表面，与配体 PD-L1/PD-L2 结合后传递抑制性信号，阻断 T 淋巴细胞的激活。一些肿瘤细胞高表达 PD-L1，应用抗 PD-1/PD-L1 抗体能阻断两者的结合，解除其的对 T 淋巴细胞活化的抑制作用。相关的药物有 nivolumab（Opdivo）、pembrolizumab（Keytruda）、pidilizumab、MEDI4736 等。其中 pembrolizumab 已获批用于晚期黑色素瘤的治疗，nivolumab 获批用于黑色素瘤的一线治疗和晚期鳞状非小细胞肺癌的二线治疗，pidilizumab 则表现出了对于血液恶性肿瘤的治疗活性。

一项来自匈牙利 Semmelweis 大学的 JAVELIN 研究结果显示了抗 PD-L1 抗体治疗乳腺癌的前

景。JAVELIN 研究目的在于探索 PD-L1 抗体 avelumab 治疗局部晚期或转移性乳腺癌患者的安全性和疗效。本项研究共入组了 168 例患者，其中 58 例为三阴性乳腺癌（TNBC）患者，72 例为雌激素受体（ER）(+)/人表皮生长因子受体（HER）-2（-）或孕激素受体（+)/HER-2（-）患者，26 例为 HER-2（+）患者。结果显示，avelumab 不良反应在可接受的安全范围内，17 例患者发生了免疫相关不良反应，包括甲状腺功能减退、血小板减少及自身免疫性肝炎。治疗的总有效率（ORR）为 4.8%。特别是在 8 例有效患者中 5 例都是 TNBC，所有有效的患者中 TNBC 占 62.5%。在本研究中，研究者也观察了 PD-L1 表达与治疗有相关性，PD-L1 表达阳性的患者中，有效率可以达到 33.3%；而在 PD-L1 表达阴性的患者中，有效率则只有 2.4%。另外，在 5 例 TNBC 的有效患者中，有 4 例是 PD-L1 表达阳性的患者。因此，PD-L1 表达阳性的 TNBC 似乎对 avelumab 有更高的反应率。

一项来自纽约大学的 GP28328 研究展示了 PD-L1 抗体 atezolizumab 治疗 TNBC 的最新研究结果。GP28328（NCT01633970）研究是一项 atezolizumab 联合白蛋白结合型紫杉醇治疗晚期 TNBC 的多中心ⅠB 期临床研究，旨在研究其安全性和疗效。安全性队列纳入了 32 例患者，中位年龄 55.5 岁，中位随访 5.2 个月（范围为 0.6~12.6 个月）。结果显示，无治疗相关死亡事件，56%患者观察到 3~4 级不良反应，主要为白细胞减少（41%）、血小板减少（9%）及贫血（6%）。在观察疗效的队列中共纳入了 24 例患者，随访时间均>3 个月，9 例患者接受 atezolizumab 联合白蛋白结合型紫杉醇作为一线治疗，8 例患者接受二线治疗，7 例患者接受三线或以上治疗。结果显示，接受一线治疗的患者相比接受二线或以上治疗的患者可获得更高的有效率。一线治疗时，11.1%的患者获得完全缓解（CR），77.8%的患者获得部分缓解，11.1%的患者获得 SD，没有患者出现疾病进展（PD），ORR 为 88.9%，连续 2 次以上有效率为 66.7%。本研究显示了 atezolizumab 具有可接受的安全性和耐受性以及良好的抗肿瘤活性。

一项由美国 Waterhouse 教授牵头的开放性多中心Ⅰ期临床试验，旨在评估 PD-1 抗体 nivolumab 联合白蛋白结合型紫杉醇治疗 HER-2（-）复发转移乳腺癌的安全性。本研究的主要终点是剂量限制性毒性，次要终点包括药物不良反应导致的剂量调整、治疗延迟、中断和终止、无进展生存时间、疾病控制率、总体有效率以及有效持续时间。探索性终点包括肿瘤相关 PD-L1 的表达、nivolumab 治疗相关的免疫激活机制、nivolumab 血清浓度水平等。研究结果值得期待。

另一项正在进行的由约翰霍普金斯大学医学院领导的双盲随机对照的多中心Ⅲ期临床试验，旨在评估 PD-L1 抑制剂 atezolizumab 联合白蛋白结合型紫杉醇一线治疗转移性 TNBC 的Ⅲ期临床研究的安全性和疗效。入组的患者将 1：1 随机分配至 atezolizumab 组和安慰剂组，两组患者均接受白蛋白结合型紫杉醇治疗。主要终点是无进展生存时间，次要终点包括总生存时间、客观缓解率、有效持续时间、安全性/耐受性、药动学和生活质量等指标。本研究还将探索与疗效相关的潜在生物学标志物。本研究预计将在全球招募约 350 例符合入排标准的患者。统计学上将采用分层 log-rank 检验比较两组的疗效，并采用分层 Cox 比例风险模型估计疾病进展或死亡的风险比，两组的中位无进展生存时间则用 Kaplan-Meier 法进行估计。我们期待该研究的结果。

四、免疫治疗存在的问题

虽然目前应用免疫检查的抗体治疗在部分乳腺癌患者中显示了一定的疗效，但是乳腺癌的免疫治疗仍面临诸多挑战。首先免疫编辑的基本原理是 T 细胞识别、清除肿瘤抗原的同时，挑选出不表达强排斥性抗原的克隆。证据显示，免疫治疗能够诱导免疫编辑和抗原表达的缺失。因此，避免耐受需要同时刺激多种抗原或者将免疫治疗与化疗和靶向治疗结合起来。其次局部免疫抑制环境不利于免疫治疗发挥作用。抗 PD-1 或抗 CTLA-4 单克隆抗体能够阻断免疫抑制信号逆转免疫耐受状态，但目前研究均处于起步阶段。再次不同类型的患者免疫治疗获益可能不同。免疫应答判断预后价值最强的 TNBC 和 HER-2（+）乳腺癌患者可能效果最显著。目前尚无有效的生物标志物用于预测免疫检查点阻断抑制剂的效果。最后是如何评价免疫治疗的疗效，肿瘤免疫治疗有着与传统化疗方式不同的作用机制和疗效表现形式，免疫治疗药物在体内的作用过程可被分为 3 个阶段，分别为使用药物后 T 淋巴细胞增殖和免疫功能激活；药物的临床效应达到可以用肿瘤的缩小和患者的表现来衡量；药物在体内发挥作用后使患者生存时间延长。因此，传统评价体系如世界卫生组织（WHO）或实体肿瘤的反应评价标准（RECIST）并不一定能确切地认识和评价免疫治疗的疗效，新的免疫治疗评价标准有待制订。

免疫应答是机体抵抗肿瘤进展的首要防线，乳腺癌进展与免疫系统的密切关系愈来愈受到重视。肿瘤微环境中存在多种免疫细胞用以监控和抑制恶性进展。化疗和靶向治疗已被证实能够调节免疫微环境。了解机体的免疫应答状态能够有效判断患者的预后并指导不同类型患者选择合适的治疗策略。目前肿瘤浸润淋巴细胞已经成为早期乳腺癌预后判断的生物标志物，免疫基因特征表达也被证实可预测 TNBC 和 HER-2（+）乳腺癌的预后。这些发现都增加了研究者研发针对乳腺癌免疫治疗药物的热情，多项关于抗肿瘤疫苗和免疫抑制剂的临床试验正在进行。

（上海交通大学医学院附属仁济医院 唐 瑶 涂水平）

参考文献

[1] McNutt M, Cancer immunotherapy. Science, 2013, 342 (6165): 1417.

[2] Disis ML, Park KH. Immunomodulation of breast cancer via tumor antigen specific Th1. Cancer Res Treat, 2009, 41 (3): 117-121.

[3] Diaz LA Jr, Le DT. PD-1 blockade in tumors with mismatch-repair deficiency. N Engl J Med, 2015, 372 (26): 2509-2520.

[4] Disis ML, Gooley TA, Rinn K, et al. Generation of T-cell immunity to the HER-2/neu protein after active immunization with HER-2/neu peptide-based vaccines. J Clin Oncol, 2002, 20 (11): 2624-2632.

[5] Peethambaram PP, Melisko ME, Rinn KJ, et al. A phase Ⅰ trial of immunotherapy with lapuleucel-T (APC8024) in patients with refractory metastatic tumors that express HER-2/neu. Clin Cancer Res, 2009, 15 (18): 5937-5944.

[6] Topalian SL, Weiner GJ, Pardoll DM. Cancer immunotherapy comes of age. J Clin Oncol, 2011, 29 (36): 4828-4836.

[7] Su M, Huang CX, Dai AP. Immune Checkpoint Inhibitors: Therapeutic Tools for Breast Cancer. Asian Pac J Cancer Prev, 2016, 17 (3): 905-910.

[8] Petit AM, Rak J, Hung MC, et al. Neutralizing antibodies against epidermal growth factor and ErbB-2/neu receptor tyrosine kinases down-regulate vascular endothelial growth factor production by tumor cells in vitro and in vivo: angiogenic implications for signal transduction therapy of solid tumors. Am J Pathol, 1997, 151 (6): 1523-1530.

[9] Untch M, Ditsch N, Hermelink K. Immunotherapy: new options in breast cancer treatment. Expert Rev Anticancer Ther, 2003, 3 (3): 403-408.

[10] Procter M, Suter TM, de Azambuja E, et al. Longer-term assessment of trastuzumab-related cardiac adverse events in the Herceptin Adjuvant (HERA) trial. J Clin Oncol, 2010, 28 (21): 3422-3428.

[11] Wolff AC, Wang M, Li H, et al. Phase II trial of pegylated liposomal doxorubicin plus docetaxel with and without trastuzumab in metastatic breast cancer: Eastern Cooperative Oncology Group trial E3198. Breast Cancer Res Treat, 2010, 121 (1): 111-120.

[12] Burris HA 3rd, Rugo HS, Vukelja SJ, et al. Phase II study of the antibody drug conjugate

trastuzumab-DM1 for the treatment of human epidermal growth factor receptor 2 (HER-2) -positive breast cancer after prior HER-2-directed therapy. J Clin Oncol, 2011, 29 (4): 398-405.

[13] Baselga J, Gelmon KA, Verma S, et al. Phase II trial of pertuzumab and trastuzumab in patients with human epidermal growth factor receptor 2-positive metastatic breast cancer that progressed during prior trastuzumab therapy. J Clin Oncol, 2010, 28 (7): 1138-1144.

[14] Brufsky AM, Hurvitz S, Perez E, et al. RIBBON-2: a randomized, double-blind, placebo-controlled, phase III trial evaluating the efficacy and safety of bevacizumab in combination with chemotherapy for second-line treatment of human epidermal growth factor receptor 2-negative metastatic breast cancer. J Clin Oncol, 2011, 29 (32): 4286-4293.

[15] Robert C, Thomas L, Bondarenko I, et al. Ipilimumab plus dacarbazine for previously untreated metastatic melanoma. N Engl J Med, 2011, 364 (26): 2517-2526.

[16] Vonderheide RH, Lorusso PM, Khalil M, et al. Tremelimumab in combination with exemestane in patients with advanced breast cancer and treatment associated modulation of inducible costimulator expression on patient T cells. Clin Cancer Res, 2010, 16 (13): 3485-3494.

[17] Topalian SL, Hodi FS, Brahmer JR, et al. Safety, activity, and immune correlates of anti-PD-1 antibody in cancer. N Engl J Med, 2012, 366 (26): 2443-2454.

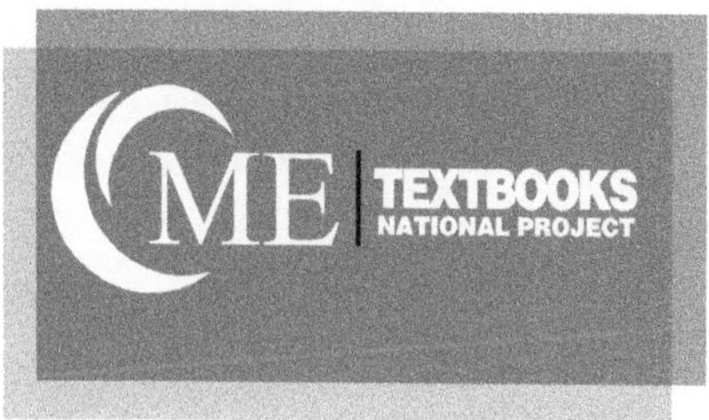

第五篇

特定人群乳腺癌诊治研究进展

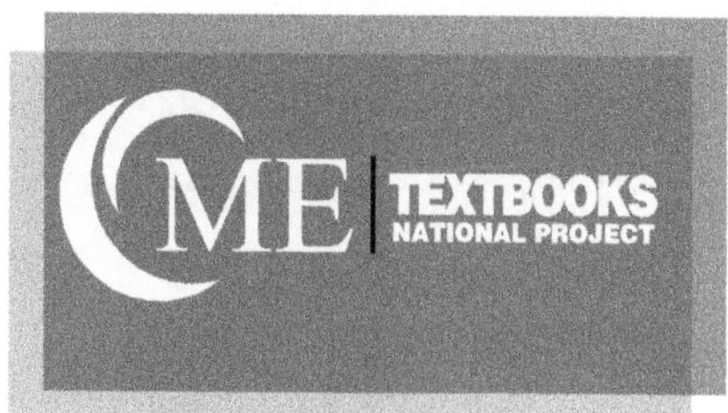

年轻乳腺癌的诊断治疗进展

第 35 章

美国癌症协会统计 2015 年美国乳腺癌新发病例约 23 万，死亡约 4 万，仅次于肺癌，居癌症死亡第二位，女性癌症死亡首位。乳腺癌高发于 45~55 岁，年轻乳腺癌是一种相对少见疾病，在美国，每年约有 10000 名<40 岁的女性诊断为乳腺癌，约占所有乳腺癌的 5%，30 岁前发生乳腺癌的概率为 1/2000，40 岁前发生乳腺癌的概率为 1/200。目前，国际上对年轻乳腺癌的定义不同，不同文献报道 30~50 岁不等，但多数文献将 35 岁以下乳腺癌定义为年轻乳腺癌，而且，研究发现，发病年龄<30 岁者和 31~35 岁的乳腺癌患者临床病理特征无明显差异，差异主要集中在 35 岁为界的年龄段之间。St. Gallen 共识中也将<35 岁作为一个需要做术后辅助化疗的高危因素。年轻乳腺癌的生物学特征及预后与年长患者有很大差异，因而，其诊断和治疗策略，如影像检查、手术、化疗、内分泌治疗等有其特殊之处。

一、年轻乳腺癌的诊断

早期年轻乳腺癌大多数没有特殊症状，因此通过影像学检查对无症状女性进行筛查是目前的主要方法。钼靶是唯一可以降低乳腺癌死亡率的筛查方法，国内外的指南都推荐钼靶用于 40 岁以上女性的筛查。美国癌症协会（ACS）2015 年乳腺癌筛查指南建议：40~44 岁女性，可以开始考虑每年 1 次钼靶检查；45~54 岁女性（即高发年龄段），建议每年定期 1 次钼靶检查；55 岁以上女性，推荐每 2 年 1 次钼靶检查，也可根据情况继续每年定期 1 次钼靶检查。与 2013 版指南比较，将开始钼靶筛查的时间从 40 岁推迟到 45 岁，与美国预防医学工作组（USPSTF）指南接近。

乳腺彩色超声是年轻女性常用的检查方法。由于中国女性乳腺癌发病年龄较欧美早约 10 年，呈“双峰”分布，乳腺组织相对较致密，钼靶检出率低，而彩色超声对年轻乳癌的诊断相对敏感，因此 40 岁以下女性建议彩色超声检查，钼靶联合超声可以提高检出率。另外，高风险女性由于种种原因无法进行磁共振成像（MRI）检查者也可行彩色超声检查。

MRI 检查主要用于高风险女性的筛查，敏感性比钼靶高，MRI 联合钼靶检查对高风险女性乳腺癌的检出率最高。对于高风险女性，MRI 联合钼靶的敏感度达 92.7%，明显高于超声联合钼靶的 52%，因此对于钼靶诊断不明确的高风险女性，建议进一步行 MRI 检查。但对于中、低风险女性，MRI 的假阳性会导致许多不必要的穿刺活检，费用较高，应用指征尚不明确。

以上筛查建议主要是针对一般风险女性的筛查，对于高风险女性，比如携带 *BRCA1/2* 基因突变或有胸部放射治疗史的女性，筛查的建议有所不同。*BRCA* 基因突变与乳腺癌的发生密切相关，<40 岁女性 *BRCA* 基因突变携带者患乳腺癌的概率大大增加。证据证实 *BRCA1/2* 携带者或有

明显乳腺癌家族史者早期影像学检查可以减少死亡风险。因此，对于 *BRCA1/2* 携带者或有明显乳腺癌家族史者，建议 25~30 岁以后或在家族最年轻乳腺癌患者发病年龄提前 5~10 年开始联合影像学筛查，方法采用钼靶和 MRI，有时加上超声。青少年时期接受胸部放射治疗者也是乳腺癌高风险人群，尤其是接受斗篷照射者，其成年以后乳腺癌发生率增加 13%~20%。资料显示，在 10~30 岁间接受>4 Gy 胸部照射的年轻女性乳腺癌患病风险是同龄女性的 4~75 倍。儿童霍奇金病患者接受胸部照射后 10 年就可能发生乳腺癌，在 40 岁时约 35%的患者发展成乳腺癌。因此，对青少年时期接受胸部放射治疗者，建议 25 岁以后或放射治疗 8 年以后常规进行每年 1 次钼靶和 MRI 检查。

最新的美国放射学院（ACR）乳腺癌影像检查指南根据患病风险建议如下。一般风险女性（终身患乳腺癌风险<15%~20%、非致密型乳房）：40 岁以后可以开始考虑每年 1 次钼靶检查。高风险（终身患乳腺癌风险≥20%或一级亲属患有绝经前乳癌，本身 *BRCA* 或一级亲属为 *BRCA* 携带者，既往 10~30 岁间接受过胸部放射治疗，患其他会增高乳腺癌风险的遗传综合征）女性：*BRCA* 携带者或一级亲属（如母女、姐妹）被证实 *BRCA* 携带者的女性，建议在 25~30 岁开始进行筛查，30 岁以后每年钼靶和 MRI 检查 1 次，不早于 25 岁；终身患乳腺癌风险≥20%或一级亲属患有绝经前乳癌，25~30 岁每年钼靶和 MRI 检查 1 次，不早于 25 岁，最年轻乳腺癌亲属患病年龄提前 10 年开始每年钼靶和 MRI 检查 1 次；10~30 岁间接受过胸部放射治疗，治疗结束后 8 年开始每年钼靶和 MRI 检查 1 次，25 岁以前不推荐钼靶；活检证实小叶原位癌、小叶不典型增生、导管不典型增生、导管内癌、浸润性乳腺癌患者，从诊断即刻起每年钼靶检查 1 次（不限年龄），MRI 或超声检查也可以考虑；患其他增高乳腺癌风险的遗传综合征，如李法美尼症候群（Li-Fraumeni syndrome）。对于中度风险（终身患乳腺癌风险为 15%~20%）女性，建议每年钼靶检查，MRI 筛查指征尚不明确。

二、年轻乳腺癌的治疗

年轻和年长的乳腺癌在局部治疗原则上相同。年轻人更多选择保乳手术，无法保乳者应考虑乳房重建。局部肌皮组织不能满足美容要求时，可以行皮肤移植或保留乳头乳晕复合体的Ⅰ期重建，在局部复发、远处转移和长期生存上均与改良根治术没有差别。T_3 或 T_4 者优选Ⅱ期重建，以避免放射治疗引起置入物相关并发症。术前行前哨淋巴结活检有助于综合治疗方案的确定。这里重点介绍年轻乳腺癌治疗中比较特别的几个问题，如保乳、局部放射治疗和辅助内分泌治疗的特点。

1. 保乳治疗 由于年轻乳腺癌患者具有侵袭性更高及更高的切缘阳性发生率等特点，故年轻患者接受保乳手术治疗（BCT）后的局部复发率要高于非年轻患者。既往研究显示，早期年轻乳腺癌保乳治疗与改良根治术比较，保乳治疗的局部复发率高，<35 岁的局部复发率是>60 岁的 9 倍。但由于保乳术后局部放射治疗的引入，降低了约 2/3 的局部复发率。在<40 岁的早期年轻乳癌中，保乳手术虽然局部复发率较高，但是保乳+放射治疗的远处转移率和长期生存率与改良根治术相似。目前已有充分证据说明早期年轻乳腺癌保乳+全乳放射治疗与改良根治术相比，远处转移率或总生存率都没有显著差异。对于高危患者（<50 岁和高级别），全乳放射治疗后建议行瘤床局部加量，通常为 2 Gy/f，共 10~16 Gy。也有报道可以采用保乳术后全乳放射治疗 46~50 Gy 基础上加用单次高剂量 7 Gy，10 年局部复发率 4.3%，5 年总生存率 92.1%，10 年总生存率 87.3%。因此年轻并不是保乳的禁忌证。

在行肿块切除的早期乳腺癌患者中，年轻是预测乳腺局部复发的独立危险因素，除了年龄对局部复发有影响之外。还有其他因素影响年轻乳腺癌患者保乳术后局部复发率和远期生存率，包括切缘情况、局部放射治疗加量、辅助全身治疗等。一项研究显示，切缘阳性、不确定、阴性的患者的局部复发率分别为 11.9%、6.9%和 3.1%，切缘阳性者 10 年生存率为 75%，切缘阴性者 10 年生存率为 92%。多因素分析表明年龄和切缘状态是影响预后的独立危险因素，说明了谨慎处理年轻患者手术切缘的重要性。对于年轻乳腺癌患者术后放射治疗局部加量也能降低局部复发率。另外，他莫昔芬（TAM）可使乳腺导管原位癌（DCIS）患者的局部复发风险降低（50 岁以下患者下降更明显）。

BRCA 突变乳腺癌的保乳治疗存在争议，由于保乳后需要局部放疗，而 *BRCA* 突变者的乳腺经放疗后可能诱发新的乳腺癌，一些研究也提示保乳治疗增加局部复发。而多中心研究显示，*BRCA* 相关乳腺癌保乳治疗并没有增加局部复发。*BRCA* 相关乳腺癌保乳术后局部复发率增加的原因主要与卵巢是否切除有关，对选择保乳治疗而要求保留卵巢者应告知复发风险。基于此，美国国立综合癌症网络（NCCN）指南中，*BRCA* 突变是乳腺癌保乳治疗的相对禁忌。

对侧乳房预防性切除（contralateral prophylactic mastectomy，CPM）对预后影响的生存数据很少。既往 SEER 数据库回顾性研究曾表明 CPM 能减少Ⅰ/Ⅱ期、雌激素受体（ER）（-）的 18~49 岁患者乳腺癌相关病死率，5 年生存率略有提高，但更多的研究发现，早期年轻乳腺癌患者行对侧预防性乳房切除并无生存获益，即使对于有家族史或 *BRCA* 基因突变危险因素者，CPM 也不会增加生存。

2. 放射治疗　保乳术后放射治疗可以降低年轻乳腺癌局部复发，对于腋窝淋巴结阳性、脉管浸润、年轻、高分级的患者行保乳术后，建议行瘤床加量。EORTC 研究证实，保乳手术后的全乳照射加瘤床加量可以进一步降低局部复发，年轻乳腺癌患者瘤床局部加量 16 Gy 能使局部复发率从 19.4% 降到 11.4%。年轻乳腺癌不主张做加速部分乳腺照射（APBI）。全乳切除术后的照射指征为 T_3 或 T_4、腋窝淋巴结阳性、R1 切除。

3. 全身治疗　全身治疗包括化疗、内分泌治疗、靶向治疗。辅助化疗方案的选择上，<50 岁患者接受蒽环类联合化疗可以减少死亡风险 38%，指南推荐淋巴结阳性和高危淋巴结阴性患者适用紫杉类方案，化疗相关停经（CIA）6 个月以上能改善生存。

（1）内分泌治疗：激素受体阳性乳腺癌患者可能存在术后 2~3 年和 7 年两大复发高峰，根据 aTTom 和 ATLAS 两项大型研究结果，内分泌延长治疗有助于降低患者的复发风险，增加早期患者的治愈概率。因此，目前绝经前乳腺癌辅助化疗结束后内分泌治疗为 TAM 20 mg/d，5~10 年，可以减少死亡风险 31%。由于年轻患者化疗很难引起绝经，对于高危复发风险的绝经前患者，人们考虑在 TAM 基础上加用卵巢去势［包括卵巢切除、放射治疗和促性激素释放激素类似物（GnRHa）］是否能进一步提高疗效。有限的研究表明，40 岁以下的年轻患者化疗后单独使用 GnRHa 或联合 TAM 有益。TEXT 和 SOFT 研究联合分析中，早期激素受体阳性绝经前乳腺癌患者分别接受 5 年卵巢去势+依西美坦（EXE）、卵巢去势+TAM。卵巢去势+EXE 组无病生存率优于卵巢去势+TAM 分组（*HR* 0.66，95%*CI* 0.55~0.80，*P*<0.001），但两组总生存率无显著差异（*HR* 1.14，95%*CI* 0.86~1.51，*P* =0.37）。对于高危复发风险患者（年龄<35 岁，化疗后未停经，淋巴结 4 个以上），使用卵巢去势具有优势。随访 5 年数据显示，单用 TAM 的无病生存率 78%，卵巢去势+TAM 的无病生存率 82.5%，卵巢去势+EXE 的无病生存率 85.7%。因此，对于年轻高危复发风险乳腺癌患者，术后内分泌治疗推荐卵巢去势+EXE。

（2）化疗：辅助化疗能有效降低年轻乳腺癌患者的复发风险，其部分原因是年轻乳腺癌侵袭性高、ER（-）者的比例较高。年轻患者接受术前化疗可以降低疾病分期，使其更适于接受 BCT，而免于接受影响美观的根治术，达到病理完全缓解（CR）者还可能转化为生存获益。

年轻乳腺癌中有6%~12%存在*BRCA1/2*突变，在*BRCA*存在缺陷的细胞中，由于*BRCA1/2*介导的同源重组修复通路障碍，使得其他DNA修复路径变得更为重要，而多聚腺苷二磷酸核糖聚合酶（PARP）是DNA单链断裂修复的关键酶，因此具有*BRCA1/2*突变的乳腺癌对PARP抑制剂（如olaparib、veliparib）更为敏感。研究还发现，*BRCA*突变的乳腺癌对铂类药物敏感，两者联合有协同作用。I-SPY 2研究发现，接受veliparib和卡铂联合新辅助治疗的TNBC患者，其病理完全缓解率要高于仅接受标准治疗的对照组。尽管目前一些研究提示PARP抑制剂和（或）铂制剂安全、有效，但在乳腺癌中还仅限于临床研究使用。

由于辅助化疗会抑制卵巢功能造成雌激素水平下降，因此要特别注意年轻乳腺癌辅助治疗后的骨折风险增高。有研究发现芳香化酶抑制剂类药物、放射治疗和单抗使用与骨折风险增高有关，特别是芳香化酶抑制剂使用6个月以上患者风险更高。

（福建省肿瘤医院　刘　健）

参考文献

[1] Han W, Kang SY. Relationship between age at diagnosis and outcome of premenopausal breast cancer：age less than 35 years is a reasonable cut-off for defining young age-onset breast cancer. Breast Cancer Res Treat, 2010, 119（1）：193-200.

[2] Cancello G, Maisonneuve P, Mazza M, et al. Pathological features and survival outcomes of very young patients with early breast cancer：how much is " very young "? Breast, 2013, 22（6）：1046-1051.

[3] Lee CH, Dershaw DD, Kopans D, et al. Breast cancer screening with imaging：recommendations from the Society of Breast Imaging and the ACR on the use of mammography, breast MRI, breast ultrasound, and other technologies for the detection of clinically occult breast cancer. J Am Coll Radiol, 2010, 7（1）：18-27.

[4] Kuhl CK, Schrading S, Leutner CC, et al. Mammography, breast ultrasound, and magnetic resonance imaging for surveillance of women at high familial risk for breast cancer. J Clin Oncol, 2005, 23（33）：8469-8476.

[5] Hartmann S, Reimer T, Gerber B. Management of early invasive breast cancer in very young women（<35 years）. Clin Breast Cancer, 2011, 11（4）：196-203.

[6] Amsterdam A, Henderson TO, Bathia S, et al. Surveillance for breast cancer in women treated with chest radiation for a childhood, adolescent or young adult cancer：a report from the children's oncology group. Ann Intern Med, 2010, 152（7）：444-455.

[7] Hancock SL, Wolden SL, Carlson RW, et al. Management of breast cancer after Hodgkin's disease. Clin Oncol, 2000, 18（4）：765-772.

[8] Krause A. Gerber B, Dieterich M, et al. The oncological safety of skin sparing mastectomy with conservation of the nipple-areola complex and autologous reconstruction：an extended follow-up study. Ann Surg Oncol, 2009, 249（3）：461-468.

[9] Bantema-Joppe EJ, van den Heuvel ER, Munck L de, et al. Impact of primary local treatment on the development of distant metastases or death through locoregional recurrence in young breast cancer patients. Breast Cancer Res Treat, 2013, 140（3）：577-585.

[10] Xie Z, Wang X, Lin H, et al. Breast-conserving therapy：a viable option for young women with early breast cancer-evidence from a prospective study. Ann Surg Oncol, 2014, 21（7）：2188-2196.

[11] Guinot JL, Baixauli-Perez C, Soler P, et al. High-dose-rate brachytherapy boost effect on local tumor control in young women with breast cancer. Int J Radiat Oncol Biol Phys, 2015, 91（1）：165-171.

[12] Antonini N, Jones HA, Hart AA, et al. Impact of pathological characteristics on local relapse after breast-conserving therapy：a subgroup analysis of the EORTC boost versus no boost trial. J Clin

Oncol, 2009, 27 (30): 4939-4947.

[13] Robson M, Svahn T, McCormick B, et al. Appropriateness of breast-conserving treatment of breast carcinoma in women with germline mutations in BRCA1 or BRCA2: a clinic based series. Cancer, 2005, 103 (1): 44-51.

[14] Levin AM, Pierce LJ, Rebbeck TR, et al. Ten-year multi-institutional results of breast-conserving surgery and radiotherapy in *BRCA1/2* - associated stage I/II breast cancer. J Clin Oncol, 2006, 24 (16): 2437-2443.

[15] Hu CY, Bedrosian I, Chang GJ. Population-based study of contralateral prophylactic mastectomy and survival outcomes of breast cancer patients. J Natl Cancer Inst, 2010, 102 (6): 401-409.

[16] Pesce C, Liederbach E, Wang C, et al. Contralateral prophylactic mastectomy provides no survival benefit in young women with estrogen receptor-negative breast cancer. Ann Surg Oncol, 2014, 21 (10): 3231-3239.

[17] Stoll CR, Fayanju OM, Fowler S, et al. Contralateral Prophylactic Mastectomy After Unilateral Breast Cancer: A Systematic Review and Meta-analysis. Ann Surg, 2014, 260 (6): 1000-1010.

[18] Arthur DW, Smith BD, Buchholz TA, et al. Accelerated partial breast irradiation consensus statement from the American Society for Radiation Oncology (ASTRO). Int J Radiat Oncol Biol Phys, 2009, 74 (4): 987-1001.

[19] Jeong JH, Swain SM, Geyer CE Jr, et al. Longer therapy, iatrogenic amenorrhea, and survival in early breast cancer. N Engl J Med, 2010, 362 (22): 2053-2065.

[20] Cuzick J, LHRH-agonists in Early Breast Cancer Overview group, Ambroisine L, et al. Use of luteinising-hormone-releasing hormone agonists as adjuvant treatment in premenopausal patients with hormone-receptor-positive breast cancer: a meta-analysis of individual patient data from randomised adjuvant trials. Lancet, 2007, 369 (9574): 1711-1723.

[21] Pagani O, Regan MM, Walley BA, et al. Adjuvant exemestane with ovarian suppression in premenopausal breast cancer. N Engl J Med, 2014, 371 (2): 107-118.

[22] Boss DS, Fong PC, Yap TA, et al. Inhibition of poly (ADP-ribose) polymerase in tumors from BRCA mutation carriers. N Engl J Med, 2009, 361: 123-134.

[23] Chang CH, Chen SJ, Liu CY. Fracture risk and adjuvant therapies in young breast cancer patients: a population-based study. PLoS One, 2015, 10 (6): e0130725.

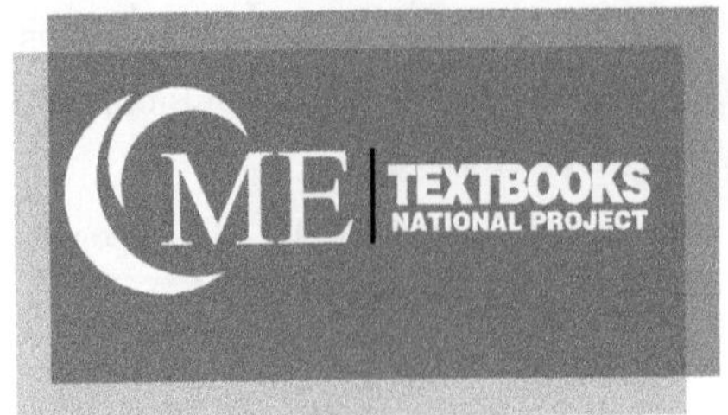

男性乳腺癌研究进展

第 36 章

男性乳腺癌（MBC）是一种少见的恶性肿瘤，临床上易漏诊，发病时病期较晚，常导致预后不佳。由于病例少见，难以进行前瞻性随机对照试验，也鲜有深入的基础研究，有关 MBC 的信息多来自单中心、小规模的回顾性病例分析。MBC 治疗策略的制订多参考女性乳腺癌的治疗规范，但其临床和病理特点与女性不尽相同。本文将从 MBC 流行病学、危险因素、生存率和治疗进展进行总结。

1. MBC 的流行病学 MBC 在所有乳腺癌患者中不足 1%，占男性恶性肿瘤的 0.1%。可于任何年龄发病，国外文献报道发病中位年龄为 65 岁，国内约为 60 岁，比女性乳腺癌（FBC）晚 5～10 年。据国际米兰-国家癌症研究机构最新数据显示，男性乳腺癌全球每年发病率近 8000 例。男性乳腺癌的发病率有逐年上升的趋势。一项关于男性乳腺癌的研究数据显示，美国 25 年（1973—1998 年）的发病率从 0.86/10 万上升到 1.08/10 万。2008 年，中国肿瘤登记地区共有 15625 例女性乳腺癌，126 例男性乳腺癌，同年广州市户籍人口共有 1228 例女性乳腺癌，8 例男性乳腺癌。

2. MBC 危险因素 MBC 发病原因复杂，机制尚不明确。目前认为可能与以下几个因素有关：体内雌激素水平失衡、既往乳腺疾病、乳腺癌家族史、某些基因异常、职业和环境因素及生活方式的影响。超重和肥胖是全球公共卫生问题之一，一项来自 188 个国家 1769 份数据显示，超重［体质量指数（BMI）≥25 kg/m^2］和肥胖（BMI≥30 kg/m^2）的人群从 1980 年的 8.57 亿上升到 2013 年的 21 亿，以往认为这些人多在发达国家，实际上他们多在发展中国家。肥胖与癌症风险是有关联的，肥胖人群常见癌症有食管癌、子宫内膜癌、绝经后乳腺癌、大肠癌、前列腺癌、肾癌。有大量令人信服的数据证明，体重增加和绝经前后是女性乳腺癌发生最危险的因素。其他危险因素包括生殖方式的改变、母乳喂养的持续时间、激素类物质的应用等，但这些危险因素并不全适用于男性。但有关肥胖的许多研究认为，肥胖与 MBC 有显著相关性，脂肪组织中的芳香化酶可以使睾酮转化成为雌激素（estrogen），这些雌激素可以抑制促黄体素（LH）的释放，反过来导致睾酮生成减少，这会使老年男性的雌激素水平明显高于绝经后女性。芳香化酶和 17β-羟类固醇脱氢酶 1 型对雌激素的产生也发挥重要作用。脂肪组织分泌的其他物质诸如细胞因子，也会增加雌激素的合成，这些雌激素可以作用于局部，也可作用于全身系统。有文献报道，肥胖男性多余的脂肪组织合成雌激素会比正常体重男性脂肪组织合成的多达 2 倍，BMI≥35 kg/m^2 的男性睾酮水平会明显降低，而血液中的雌二醇浓度会增加。研究显示，肥胖使 MBC 发病风险增加 30%，肥胖增加 MBC 发病风险与绝经后女性乳腺癌发病风险相似。与 MBC 相关性最强、研究最多的是男性乳腺发育（gynaecomastia，GM）。GM 是一种相对常见的良性肿大，会影响 40%～65% 的男性，GM 通常与男性肥胖有关，有学者认为 1%的 GM 可能发展成乳腺癌。

3. MBC 生存率 一项关于 13 000 例 MBC 患者和 1500 000 例 FBC 患者的超过 9 年的研究数据显示，MBC 患者 5 年生存率为 74%，FBC 患者 5 年生存率为 83%。造成 5 年生存率差异较大的原因，多数学者认为 MBC 明确诊断时大多期别较晚。一项关于 500 000 例 FBC 患者和 2500 例 MBC 患者的研究结果也显示，MBC 的生存率比 FBC 低，但是通过年龄因素和病期因素校正后发现 MBC、FBC 患者的生存率无显著差异。这一结果与一些小规模样本结果相同。相比于正常体重患者，肥胖患者更有可能在出现疾病症状时后推迟 3 个月就诊，他们完成超声和磁共振成像等常规检查较少。这些因素多有可能导致疾病的进展，而影响肥胖 MBC 患者的生存率。

4. MBC 治疗 目前没有明确 MBC 的治疗指南，临床上治疗方案主要参考 FBC 的治疗方案。即以手术为主，放射治疗、化疗和内分泌治疗为辅的综合治疗。内分泌治疗是必不可少的辅助治疗方式，MBC 患者雌激素受体表达较高，他莫昔芬（tamoxifen，TAM）是标准化内分泌治疗。ATAC 临床试验结果表明，激素受体阳性的绝经后乳腺癌患者，术后使用阿那曲唑（瑞宁得）进行辅助治疗的疗效与耐受性均显著优于他莫昔芬。ATAC 临床试验入组只有 FBC 患者，越来越多的证据证实 MBC 和 FBC 的生物学差异，因此，这一结果可能不完全适用于男性。一项关于 257 例雌激素受体阳性的德国 MBC 患者的试验，其中 207 例患者接受 TAM 治疗，50 例患者接受芳香化酶抑制剂（AIs）治疗，结果显示，TAM 组的生存率比 AIs 组显著提高。没有关于肥胖 MBC 患者应用 TAM 和 AIs 的临床研究，单独 AIs 治疗已被证明会增加 LH 和促卵泡素（FSH）水平，这可能会增强芳香化酶的作用，从而加剧疾病的进展。存在功能性单核苷酸多态性（SNPs）基因的芳香化酶可以提高乳腺癌患者对 AIs 的反应，野生和变异型序列有不同的 DNA 蛋白结合能力和转录活力，这一改变会导致非典型雌激素的合成。此外，有早期证据显示，芳香化酶中存在 SNPs 的患者 BMI 改变，他们的雌激素水平也会改变。未来的研究可聚焦于肥胖人群的生物学特性和如何影响肥胖 MBC 患者的治疗。

肥胖与 MBC 具有很强的相关性，在过去的几十年里，饮食规律发生了改变，这不仅改变我们的身体成分，也让人类朝着超重和更肥胖的方向发展。肥胖是可以预防和控制的，减肥可调整激素的比例。肥胖者的 *BRCA2* 突变和 Klinefelter 综合征患者更应重视其相对危险性。对于 MBC 还需要进行随机的、前瞻性的、多中心的联合临床研究。

（哈尔滨医科大学附属肿瘤医院 陈 龙 娄 春）

参考文献

[1] Cutuli B. Strategies in treasting male breast cancer. Expert Opion Phamacother, 2007, 8（2）: 193-202.

[2] White J, Kearins O, Dodwell D, Horgan K, Hanby A, Speirs V. Male breast carcinoma: increased awareness needed. Breast Cancer Res, 2011, 13: 219.

[3] Brinton LA, Cook MB, McCormack V, J, et al. Anthropometric and hormonal risk factors for male breast cancer: male breast cancer pooling project results. J Natl Cancer Inst, 2014, 106: 465.

[4] Giordano S, Cohen D, Buzdar A, Perkins G, Hortobagyi G. Breast carcinomain men: a population-based study. Cancer, 2004, 101（5）: 1-7.

[5] Alali L, Honarpisheh H, Shaaban A, et al. Conditions of the male breast: gynaecomastia and male breast cancer Re-view. Mol Med Rep, 2010, 3（2）: 1-6.

[6] Brinton LA, Richesson DA, Gierach GL, et al. Prospective evaluation of risk factors for male breast cancer. Natl Cancer Inst, 2008, 100（14）:

77-81.

[7] Ng M, Fleming T, Robinson M, et al. Global, regional and national prevalence of over weight and obesity in children and adults during1980-201 3: a systematic analysis for the Global Burden of Disease Study 2013. Lancet, 2014, 384 (7): 66-81.

[8] Key TJ, Appleby PN, Reeves GK, et al. Body mass index, serum sex hormones, and breast cancer risk in postmenopausal women. Natl Cancer Inst, 2003, 95 (12): 18-26.

[9] Phipps AI, Chlebowski RT, Prentice R, et al. Bodysize, physical activity, and risk of triple-negative and estrogen receptor-positive breast cancer. Cancer Epidemiol BiomarkersPrev, 2011, 20 (4): 54-63.

[10] Miao H, Verkooijen HM, Chia KS, et al. Incidence and outcome of male breast cancer: an internationao population-based study. Clin Oncol, 2011, 29 (438): 1-6.

[11] Ewertz M, Holmberg L, Tretli S, Pedersen BV, Kristensen A. Risk factors for male breast cancer a case-control study from Scandinavia. Acta Oncologica (Stockholm, Sweden), 2001, 40 (4): 67-71.

[12] Hayes FJ, Seminara SB, Decruz S, et al. Aromatase inhibition in the human male reveals a hypothalamic site of estrogen feedback. J Clin Endocrinol Metab, 2000, 85 (30): 27-35.

[13] Wang YY, Lehuede C, Laurent V, et al. Adipose tissue and breast epithelial cells: a dangerous dynamic duo in breast cancer. Cancer Lett. 2012, 324 (1): 42-51.

[14] Cleary MP. Impact of obesity on development and progression of mammary tumors in preclinical models of breast cancer. Mammary GlandBiol Neoplasia, 2013, 18 (3): 33-43.

[15] Fui MN, Dupuis P, Grossmann M. Lowered testosterone in male obesity: mechanisms, morbidity and management. Asian J Androl, 2014, 16 (2): 23-31.

[16] Hartz AJ, He T. Cohort study of risk factors for breast cancer in post menopausal women. Epidemiol Health, 2013, 35: e2013003.

[17] Bembo SA, Carlson HE. Gynecomastia: its features, and when and how to treat it. Cleve Clin J Med 2004, 71 (51): 1-7.

[18] Rosen H, Webb ML, DiVasta AD, et al. Adolescent gynecomastia: not only an obesity issue. Ann Plast Surg, 2010, 64 (6): 88-90.

[19] Greif JM, Pezzi CM, Klimberg VS, et al. Gender differences in breast cancer: analysis of 13, 000 breast cancers in men from the National Cancer DataBase. Ann Surg Oncol, 2012, 19 (3): 199-204.

[20] Miao H, Verkooijen HM, Chia KS, et al. Incidence and outcome of male breast cancer: an international population-based study. J Clin Oncol, 2011, 29: (43) 1-6.

[21] El-Tamer MB, Komenaka IK, Troxel A, et al. Men with breast cancer have better disease-specific survival than women. Arch Surg, 2004, 139 (10): 79-82.

[22] Arndt V, Sturmer T, Stegmaier C, et al. Patientdelay and stage of diagnosis among breast cancer patients in Germanyapopulation based study. Br J Cancer, 2002, 86 (10) 34-40.

[23] Deglise C, Bouchardy C, Burri M, et al. Impact of obesity on diagnosis and treatment of breast cancer. Breast Cancer Res Treat, 2010, 120 (1): 85-93.

[24] Wenhui Z, Shuo L, Dabei T, et al. Androgen receptor expression in male breast cancer predicts inferior outcome and poor response to tamoxifen treatment. Eur J Endocrinol, 2014, 171 (5): 27-33.

[25] Baum M, Buzdar A, Cuzick J, et al. Anastrozole alone or in combination with tamoxifen versus tamoxifen alone for adjuvant treatment of postmenopausal women with early-stage breast cancer: results of the ATAC (Arimidex, Tamoxifen Alone or in Combination) trial efficacy and safety update analyses. Cancer, 2003, 98 (18): 2-10.

[26] Callari M, Cappelletti V, De Cecco L, et al. Gene expression analysis reveals a different transcriptomic landscape in female and male breast cancer. Breast Cancer Res Treat, 2011, 127 (60): 1-10.

[27] Eggemann H, Ignatov A, Smith BJ, et al. Adjuvant therapy with tamoxifen compared to aromatase inhibitors for 257 male breast cancer patients. Breast Cancer Res Treat, 2013, 137 (4): 65-70.

[28] Doyen J, Italiano A, Largillier R, et al. Aromatase inhibition in male breast cancer patients: biological and clinical implications. Ann Oncol, 2010, 21 (143): 3-5.

[29] Wang L, Ellsworth KA, Moon I, et al. Functional genetic polymorphisms in the aromatase gene CYP19 varythe response of breast cancer patients to neoadjuvant therapy with aromatase inhibitors. Cancer Res, 2010, 70 (3): 19-28.

[30] Flote VG, Furberg A, McTiernan A, et al. Gene variations in oestrogen pathways, CYP19A1, daily 17ss-estradiol and mammographic density phenotypes in premenopausal women. Breast Canc Res, 2014, 16 (4): 99.

[31] Pellitero S, Olaizola I, Alastrue A, et al. Hypogonadotropic hypogonadism in morbidly obese males is reversed after bariatric surgery. Obes Surg, 2012, 22 (18): 35-42.

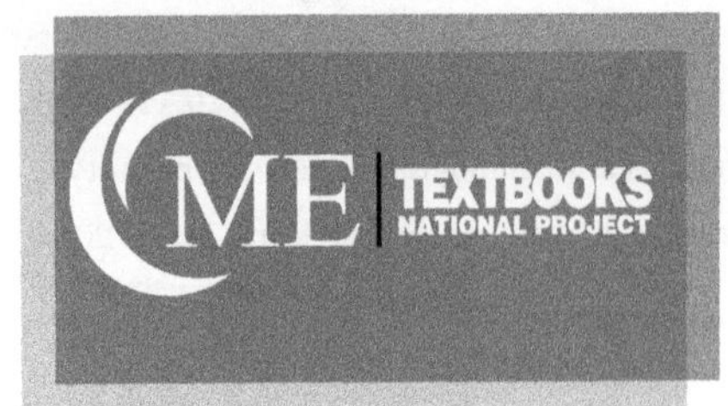

乳腺癌合并肺部结节的诊疗策略

第 37 章

临床上，乳腺癌患者在初治及治疗后随访过程中发现肺部结节者并不少见，给人的感觉是乳腺癌同时伴有肺部结节者似乎越来越多了，而实际上这主要归功于计算机体层摄影（CT）技术的不断改进，既往的胸部 CT 扫描层间距为 7~10 mm，的确有一些直径小于扫描间距的小结节难以发现，目前大多数三级医院已将薄层螺旋 CT 用于常规的胸部 CT 检查，其每层扫描间距可以达到 1~2 mm，因此完全可以发现直径 4 mm 甚至更小的肺部结节。但也为临床医生带来一些困惑，尤其是对于乳腺癌患者，发现肺部结节是否意味着存在肺转移，抑或合并了肺部原发肿瘤，由此引出的就是乳腺癌患者合并肺部结节的诊治策略，这可能需要多学科医生协作，以患者为中心仔细分析，以期做出科学的决策。

一、肺部结节的分类

肺部孤立性结节（solitary pulmonary nodule，SPN）指的是直径≤3 cm 的单一肺实质内圆形或类圆形不透明结节（直径>3 cm 者称为肺部肿块），周围完全被肺组织包绕，边界清楚，不伴有肺不张、胸腔积液、局部淋巴结肿大等。就其 CT 影像学特点可分为两类，一类是纯实性结节（solid nodule），其在 CT 上表现为软组织样密度，在肺窗及纵隔床影像上均可见到。另一类称为非实性结节，也就是磨玻璃样结节（ground glass nodule，GGN 或 ground glass opacity，GGO），其特点为在 CT 上表现为仅可在肺窗影像上见到，比正常肺组织密度稍高、边界较为清楚、类似于磨玻璃样的结节。

对于肺部实性结节，病因非常多，仅通过影像学特点及病史做出明确诊断具有一定难度。通常来说，原发性肺癌表现为结节边界不规整，呈分叶状，有多而密集的短毛刺，周围可出现血管集束征，当结节邻近脏层胸膜者常出现胸膜牵拉/胸膜凹陷征。对于肺部转移瘤，一般认为其 CT 影像特点是可单发或多发，大小不一，常位于肺野的中、外侧带，类圆形，边界清楚，软组织样密度且内部分布均匀。当肺部结节大部分为钙化样密度时，通常提示为良性病灶。临床上易给鉴别诊断带来困扰的是那些单发的，<1 cm 的肺部转移瘤，在 CT 影像上此类结节同肺内淋巴结、炎性假瘤有时难以鉴别。我们发现，有些较小的单发肺部转移瘤也可表现为边界不光整，甚至出现分叶、毛刺等征象。此时，进行随访、观察，动态评判就显得尤为必要。

近年来临床及病理医生对肺部的磨玻璃样结节有了较为深入的研究，认为其病理基础在于肺泡上皮细胞的不断异形化甚至恶变，并逐步向肺间质浸润及逐步填充肺泡腔，最终导致肺泡塌陷而完全代之以肿瘤细胞的浸润。随着上述病变的动态演进，CT 上也会出现特征性的变化，即较为淡薄的磨玻璃样结节（CT 值仅稍高于正常肺组织），随着肺泡上皮细胞的恶变，结节的 CT 值有所增高，并可能逐渐在结节中出现实质性成分，最终形成一个部分实性的磨玻璃样结节，其所代表的病变即为以下几类：①肺泡上皮不典型腺瘤样增生；②肺原位腺癌或微浸润腺癌；③肺浸润性腺癌。

通过以上分析我们能够得出结论，肺部的转移瘤通常不会表现为磨玻璃样结节，原因是转移瘤的肿瘤细胞来自于血液循环且首先定植于肺间质（而不是肺泡上皮），并逐渐成瘤、生长，一般表现为实质性结节或肿块。因此，在胸部 CT 上发现磨玻璃样结节，可以排除肺部转移瘤。上海交通大学医学院附属仁济医院胸外科自 2014 年 2 月至 2016 年 2 月对 20 例合并乳腺癌病史的肺部磨玻璃样结节患者进行了肺部手术，术后病理均证实为肺部原发肿瘤。

二、乳腺癌合并肺部结节的处理

如前所述，有乳腺癌病史的患者若发现合并肺部磨玻璃样结节，应当以二元论来解释，肺部磨玻璃样结节由胸外科处理。值得重点关注的是乳腺癌合并肺部实质性结节，根据发现肺部结节的时间点不同，可分为两类：一是初诊时同时发现乳腺癌和肺部结节，二是在乳腺癌治疗后的随访过程中发现了肺部结节。

对于初诊时发现的肺部实性结节，应从两方面对其性质进行评判：一是根据 CT 影像表现是否符合典型转移瘤的特征（多发，大小不一，常位于肺野的中、外侧带，类圆形，边界清楚，软组织样密度且均匀），二是从乳腺癌本身的恶性程度及病期进行预判，是否容易出现远处器官转移，如早期的导管内癌和浸润性乳腺癌出现远处转移的概率是不一样的。对于单发、性质难以判断的肺部结节，如乳腺肿瘤是可根治性切除的，若患者身体情况可耐受，可以考虑同期行肺部手术。对于乳腺肿瘤需行新辅助化疗的，则可以继续观察，随访肺部病灶变化情况，直至乳腺肿瘤可以手术前再次评估肺部病灶能否同期根治性切除。针对此类患者，如果肺内病灶位置合适，当然也可以在初诊时就通过 CT 引导下肺部结节穿刺活检，以求明确诊断。此外，正电子发射计算机断层显像（PET-CT）检查对于肺部结节性质的判定有帮助，可以排除其他部位的转移，其价格昂贵且为自费项目。而作为医保覆盖的检查，胸部增强磁共振成像（MRI）对于较大的肺部实质性结节（尤其是直径>1 cm 的结节）的性质判定同样具有一定意义，其原理是根据肿瘤性病变和良性结节内部细胞成分及血供情况的不同，应用软件后处理对结节内部的液体弥散情况进行检测（弥散加权成像序列）以及对增强后结节强化情况进行动态监测，从而得出结论。上海交通大学医学院附属仁济医院放射科和胸外科正合作进行相关的临床研究，现已入组患者 40 余例，初步结果令人满意。需要指出的是，对于乳腺癌合并肺部病变的筛查及随访应当常规选择胸部 CT 平扫，因两者成像原理不同，MRI 检查对肺组织细节的显像清晰度逊于 CT 扫描。

临床上更多见的是乳腺癌患者在治疗后的随访过程中发现了新发的肺部结节。因乳腺癌手术后的总体预后尚可，因此有很多患者是在乳腺癌根治术后数年甚至十余年才偶然在胸部 CT 检查时发现肺部结节，而且此前多年可能并无胸部 CT 检查资料，难以判断是何时出现的肺部病变。此时更应结合患者的乳腺肿瘤情况（有无复发或转移）及 CT 影像表现来综合判定肺部结节的性质。考虑肺部结节不能排除转移瘤，乳腺肿瘤控制良好且身体情况可接受肺部手术时，若肺部的结节能够通过一次手术获得根治性切除，可以考虑手术治疗。但不建议首次发现肺部病灶就立即手术，而应当继续随访观察至少 2~3 个月，当然在这期间可以针对原发肿瘤进行内科治疗。如果通过数月的随访发现，肺部转移瘤增多或者其他器官出现转移，则说明肿瘤病期较晚，恶性程度高，需要化疗等全身治疗，此时仅切除肺部转移瘤将无法使患者获益。如果随访后发现转移瘤并无增多，身体情况良好，则确认肿瘤负荷仅限于肺部靶区内，切除肺转移瘤对患者有益。如果患者身体情况不能耐受肺部手术，精确放射治疗（立体定向放射治疗，SBRT）或介入治疗等微创疗法都可以选择。对于乳腺肿瘤本身已有复发或其他部位转移的，即使肺内结节为单发，亦不推荐进行手术治疗，因其并非主要矛盾，通过 PET-CT 检查或穿刺活检尽可能明确诊断即可，即便提示为原发性肺癌，也可选择一种乳腺癌和肺癌均有效的化疗方案：如紫杉醇、多西他赛、长春瑞滨等，联合铂类。此外，对于在随访过程中发现在多个肺叶内出现结节，且不能以炎症、结核等非肿瘤性病因来解释的，应当首先考虑乳腺癌肺内多发转移，全面评估其他脏器情况后及早开始全身治疗。

另一个需要讨论的问题是乳腺癌患者纵隔淋巴结肿大。因乳腺区域通过胸壁淋巴管引流，乳腺癌可以导致纵隔淋巴结转移，尤其是合并有腋窝、锁骨上区域淋巴结肿大时，即使肺内无病灶，也应当首先考虑为乳腺癌转移。如果为仅有纵隔内淋巴结肿大（单组或多组纵隔淋巴结肿大），可考虑通过经支气管镜超声引导下（EBUS）纵隔淋巴结穿刺活检或纵隔镜淋巴结活检术等有创检查明确诊断。

对于乳腺癌患者合并肺部结节，应根据乳腺肿瘤进展情况、肺部结节的影像特点进行分类鉴别诊断，力求在做出治疗决策前明确肺部病灶的性质。治疗原则应强调选择创伤小而有效的治疗手段，尽可能多地消除患者的肿瘤负荷，解决主要矛盾。此时，结合乳腺科、放射科、肿瘤科、放疗科和胸外科的多学科协作诊治显得尤为必要。乳腺癌合并肺部结节患者诊治流程见图 37-1。

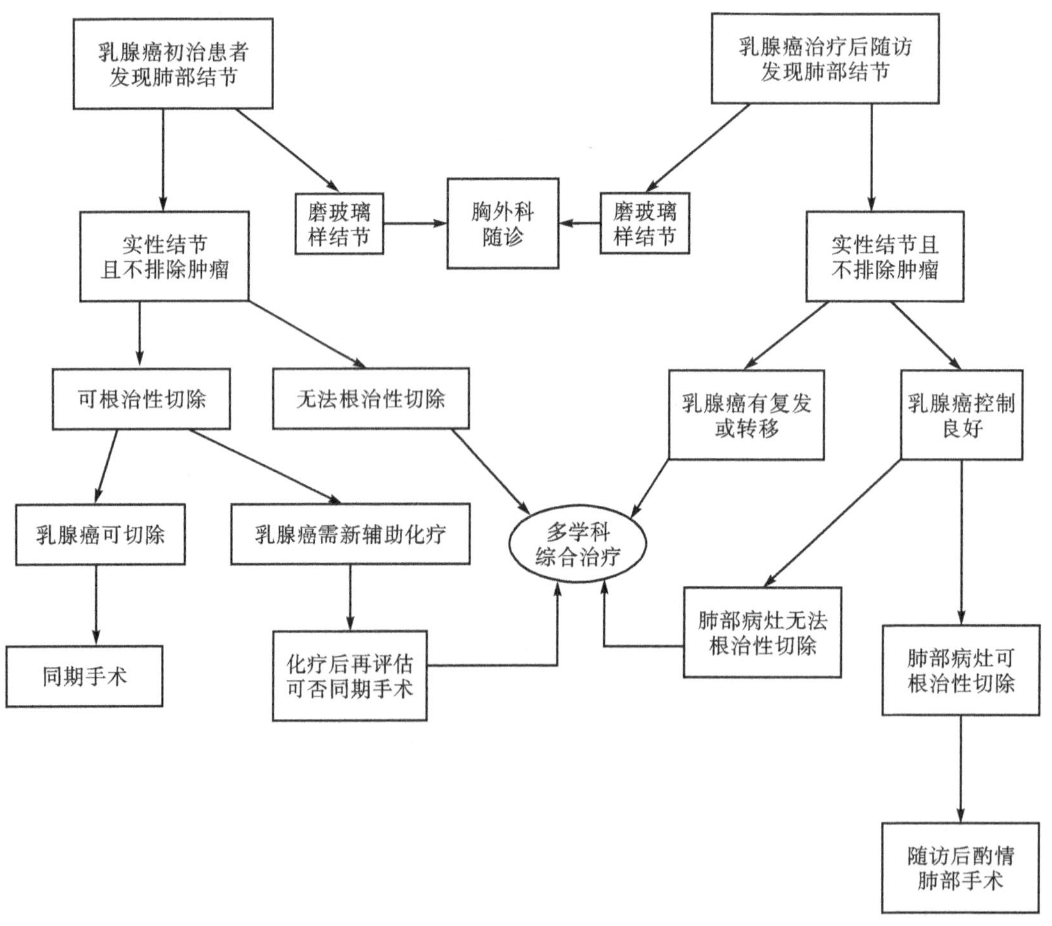

图 37-1　乳腺癌合并肺部结节患者诊治流程图

（上海交通大学医学院仁济医院　林海平　赵晓菁）

参考文献

[1] 张庆，徐爱晖. 242 例肺部孤立性结节的性质及影像学分析. 临床肺科杂志，2014，19（6）：997.

[2] W Travis，E Brambilla，M Noguchi，et al. William D. Travis，MD，Elisabeth Brambilla，MD，Masayuki Noguchi. J Thoracic Oncol，2011，6（2）：244.

[3] Hyun-Ju Lee，Chang Hun Lee，Yeon Joo Jeong，et al. IASLC/ATS/ERS International Multidisciplinary Classification of Lung Adenocarcinoma Novel Concepts and Radiologic Implications. J Thorac Imaging，2012，27（6）：340.

[4] Kinoshita T，Yoshida J，Ishii G，et al. The availability of pre-and intraoperative evaluation of a solitary pulmonary nodule in breast cancer patients. Ann Thorac Cardiovasc Surg，2015，21（1）：31-36.

[5] Kitada M，Sato K，Matsuda Y，et al. Role of treatment for solitary pulmonary nodule in breast cancer patients. World J Surg Oncol，2011，11；9：124.

[6] Daglar G，Yuksek YN，Gozalan U，et al. The significance of pulmonary nodule in breast cancer patients. Bratisl Lek Listy，2010，111（5）：280-283.

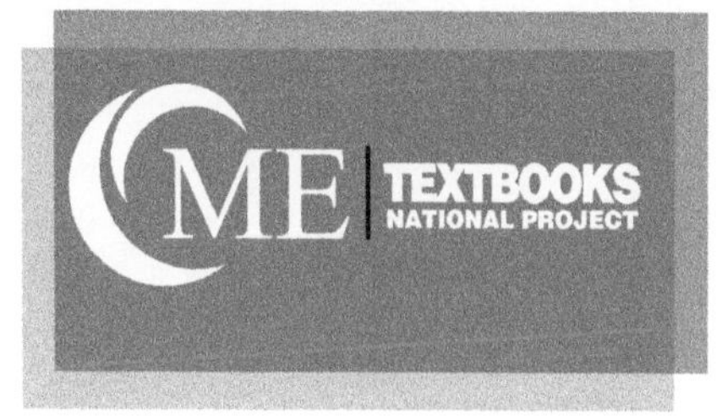

第二部分

乳腺癌重大临床试验解读

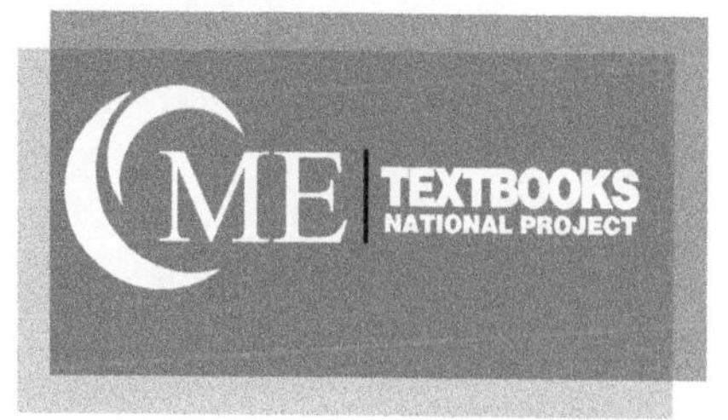

第六篇

乳腺癌筛查与化学预防临床试验

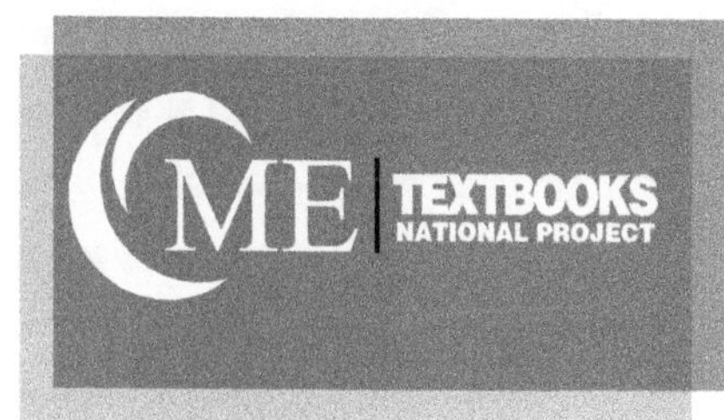

UK Age 钼靶筛查试验 17 年随访分析

第 38 章

一、概　　述

【文献来源】

Moss SM, Wale C, Smith R, et al. Effect of mammographic screening from age 40 years on breast cancer mortality in the UK Age trial at 17 years' follow-up: a randomised controlled trial. Lancet Oncol, 2015, 16 (9): 1123-1132.

【研究背景】

钼靶筛查年龄特异性的效果及其持续时间一直是存有争议的。UK Age 临床试验比较从 40 岁和从 50 岁开始的乳腺每年钼靶检查，随访 10 年，比较两组病死率有无差异。

【入组条件】

1. 来自英国国民医疗服务体系乳腺筛查项目（NHS Breast Screening Programme, NHSBSP）的 23 家参与单位的女性。
2. 年龄 39~41 周岁。

【试验设计】

这是一项开放的、随机对照临床筛查试验，针对参加英国 NHSBSP 的 23 家参与单位的女性，随机（1∶2）分为干预组和对照组，分为从 40 岁和从 50 岁开始钼靶筛查。探讨早期开始筛查是否降低乳腺癌病死率。

主要终点为乳腺癌特异性病死率以及乳腺癌发病率（包括原位癌、浸润癌、总体发病率）。

【试验结果】

1. 两组总体中位随访年限为 17.7 年（四分位距为 16.8~18.8）。干预组 68%（36 622/53 883）的患者参加了常规筛查，平均参与次数为 4.8 次（标准差为 3.3 次）。干预组共有 81%（43 709/53 883）的患者至少参加一次钼靶筛查。
2. 两组共 2684 例被诊断为乳腺癌，其中 594 例死于乳腺癌。

3. 在筛查开始后 10 年内每 1000 例女性年乳腺癌病死率：干预组为 0.156‰（83/532 747），对照组为 0.207‰（219/105 832）。相对危险度（*RR*）为 0.75（95%*CI* 0.58~0.97），显著降低死亡风险。

4. 10~17 年的每 1000 例女性年乳腺癌病死率：干预组为 0.243‰（99/408 221），对照组为 0.207‰（193/810 395）。*RR* 为 1.02（95%*CI* 0.80~1.30），两组差异无统计学意义。

5. 在所有的随访年限中，乳腺癌病死率每 1000 例女性年发生率：干预组为 0.257‰（242/940 969），对照组为 0.276‰（515/1 868 717），*RR* 为 0.93（0.80~1.09）。

6. 全因死亡率的干预组相对于对照组的 *RR* 为 0.98（95%*CI* 0.93~1.03），乳腺癌特异性病死率的干预组相对于对照组的 *RR* 为 0.88（95%*CI* 0.74~1.04）。干预组的绝对病死率减少 0.47‰，相当于每筛查 2108 例女性会减少 1 例死亡病例。

7. 干预组相对于对照组的区别，相当于每 1000 例筛查女性，额外多发现 0.25 例原位癌，减少 0.93 例浸润癌。

【结论】

对于 40~49 岁的女性，年度钼靶筛查可以降低早期乳腺癌的病死率。存在小部分患者的过度诊断现象。需要更长时间的随访，以探究其长期效果。

（上海交通大学医学院附属仁济医院　孙　建　陆劲松）

二、临床专家解读

来自英国的这项多中心的随机对照研究主要针对的是钼靶筛查问题展开的。钼靶检查具有操作简单、安全可行等特点，成为目前临床乳腺疾病检查的常用手段之一，特别是对于一些以微小钙化为唯一表现的乳腺癌具有较高的特异性。尽管许多医生对钼靶检查非常重视和推荐，但也有专家对其作为筛查手段的有效性和价值提出质疑，针对推荐钼靶筛查的年龄与时间、获益与过度诊治等问题争议不断。该研究是一项大型随机对照临床研究，入选人员来自英国 23 个 NHS 乳腺筛查项目，39~41 岁女性随机分配，分为每年接受乳腺钼靶筛查直至 48 岁的干预组或接受常规医疗的对照组，主要评估终点为乳腺癌的病死率和发病率，包括原位、浸润和总发病率。17 年中位随访结果显示，与控制组在诊断后的第一个 10 年相比，干预组中乳腺癌病死率显著降低，但此后肿瘤诊断后的干预阶段，干预组和控制组的总体乳腺癌发病率是相似的。结果支持年龄在 40~49 岁的女性 1 年 1 次乳腺钼靶筛查来降低早期乳腺癌病死率，长期作用有待进一步随访证实，同时也提到至少存在一小部分过度诊断问题。该项研究的结果与以往大多数研究结论一致，支持钼靶筛查的推荐使用，也基本和新发表的美国癌症协会指南一致。

另外，有研究质疑乳腺钼靶检查的必要性，怀疑筛查的有效性及担心可能导致的过度治疗。其中最为典型的是 2014 年来自加拿大多伦多大学公共卫生学院的一项研究报告，该研究发表在著名的 BMJ。研究共 15 家癌症中心参与，入组 89 835 例 40~59 岁的女性，随访 25 年。钼靶检查组最初连续 5 年每年进行乳腺钼靶检查，另一组只接受体检。结果发现，两组乳腺癌发现率和病死率数据基本相似，钼靶检查组并没有得出优于对照组的生存率，因此，该研究认为 40~59 岁女性的每年乳腺钼靶检查并不能降低乳腺癌的病死率，且有 22%的女性因为乳腺钼靶检查被过度诊断。研究结果不支持行乳腺钼靶检查。该研究结果发表后引起业界关于钼靶筛查的争论，对研究的入组人群、X 线检查标准、试验设计等方面均提出质疑，且有 66%的参与试验的女性可触及乳腺肿瘤，严格说不符合入选筛查人群的标准要求，而此前的多个研究都持相反观点，meta 分析也显示

40 岁以上女性每年乳腺钼靶检查有助于避免因乳腺癌引起的死亡。基于以往研究基础，美国妇产学科协会、美国癌症学会、美国综合癌症联合会均推荐每年定期钼靶检查以降低病死率。特别是 2015 年美国癌症协会最新发表的乳腺癌指南指出，女性在 40 岁以后应每年定时筛查乳腺癌，且应持续到 55 岁以后。该指南结论是汇总多项研究，权衡利弊归纳得出的，建议 40~44 岁的女性可随意选择是否每年进行乳房钼靶筛查；45~54 岁的女性应每年进行乳房钼靶筛查；55 岁以上的女性应每隔 1~2 年进行 1 次乳房钼靶筛查；若老年女性的身体健康，预期可继续生活 10 年以上者，可持续进行乳腺癌风险筛查（但也有学者认为应停止筛查，以让老年人安度晚年）。结合这些指南推荐可见钼靶筛查在 40~54 岁的人群具有实用价值，英国的这项研究提供了一个更好的支持，特别是对 40~49 岁女性每年进行钼靶筛查是有必要的。从筛查的弊端来看最为关注的是过度诊断问题，部分要归因于导管原位癌的检出，除钼靶外临床检查常不能检测出，并且大部分导管原位癌不会发展为浸润性癌，就算进展也需要很长时间。特别是对老年人导管原位癌似乎不能造成多大威胁，因诊断而导致的治疗（手术、放射治疗和内分泌治疗）都可在无钼靶筛查时避免。除导管原位癌以外，老年人乳腺钼靶偏向于诊断出惰性浸润性癌，而很多惰性浸润性癌不会出现临床证据，经钼靶检测出来的惰性浸润性癌对乳腺癌相关病死率没有很大影响。这样过度诊断将老年女性暴露于不必要治疗导致的死亡风险中。近期有研究支持老年女性不必进行每年的钼靶筛查，指南也推荐选择性进行。

结合以往研究，我们认为英国这项研究再次强调钼靶筛查的必要性，在 40~49 岁人群中推荐每年 1 次的钼靶筛查，特别是家族史及 *BRCA1/2* 基因突变人群中，更应该进行钼靶筛查，提高检出率，降低死亡风险。同时另外一点需要大家注意的是部分人群早期筛查虽然不能降低病死率，但是早期筛查可能会挽救更多的乳房切除，提高保乳手术的比例。该研究具有较高的实用和推广价值。

（哈尔滨医科大学附属第二医院　郭宝良）

三、影像学专家解读

乳腺癌是世界范围内最常见的女性癌症死亡病因、发达国家第二位女性癌症死亡原因以及中低收入国家首位女性癌症死亡原因。已经明确的乳腺癌风险因素包括年龄、乳腺癌或癌前病变家族史或个人史、生育因素、激素治疗、饮酒、肥胖（仅限绝经期后乳腺癌的情况）、电离辐射以及遗传倾向。因此，对于乳腺癌的筛查工作是全球最为关注的目标之一，影像检查筛查的潜在效果最大化关键在于确保早期患者能够得到有效的诊断与治疗、从而降低乳腺癌患者病死率及进展期乳腺癌相关疾病的发病率。目前全球达到共识的筛查影像检查方法仍为乳腺钼靶，但是基于平衡筛查相关的利弊影响，全球范围内、尤其是欧美国家在近 20 年内已做了大量的工作，目标是尽可能地保证筛查服务的综合质量，降低如假阳性结果、过度诊断及可能因受到辐射致癌等有害因素而造成的危害。其中筛查年龄及周期问题一直是众多学者探讨的焦点，国内虽然没有较严格的筛查策略，但是临床主要参考美国癌症协会（ACS）及美国预防服务组（USPSTF）指南开展工作，ACS 及 USPSTF 指南分别于 2015 年及 2009 年进行了版本的更新，尤其是 USPSTF 专家组做了大数据的 meta 分析，他们的共识是<45 岁的平均风险的女性钼靶筛查弊大于利。

之前，大样本量筛查研究针对<50 岁、尤其是<45 岁的平均风险女性很少。近年来加拿大全国乳腺筛查研究（CNBSS）具有一定的代表性，此研究历经 25 年的随访，最后结论是乳腺钼靶筛查并没有降低乳腺癌病死率，但是该研究忽略了一个重要细节：受访的全部乳腺癌病例中，68%的肿瘤是可以触及的，在这种情况下，早期筛查的意义受到置疑，触诊之后进行的随机化出现了

严重的偏离。因此，有专家认为本研究结果不宜作为循证医学的证据。

鉴于各专科专家研究观点、权衡筛查的利弊，目前筛查年龄及周期仍然是争议的焦点。UK Age 试验是迄今为止唯一提出以 40 岁为筛查起点的研究，且此研究对乳腺癌的病死率、发生率随访年限中位数为 17.7 年，比过往文献报道的随访多了 7 年。干预组及对照组年龄自 39~41 岁开始随机入组，干预组自 39~40 岁起每年进行钼靶检查，对照组按常规体检标准即 39~40 岁、40~50 岁一般体检，50 岁后每年进行钼靶检查。最后结果显示，10 年后两组比较，被诊断乳腺癌后的病死率两组差异有统计学意义，干预组明显低于对照组，后 7 年无统计学意义；17 年随访两组乳腺癌的发生率无统计学意义。

UK Age 试验针对目前争论焦点挑战了以往研究的年龄极限，并且与以往较大的试验团队相比，如 CNBSS，它做到了真正意义上的随机抽样调查，在这 17 年的随访中既有浸润性乳腺癌数据，也统计了导管原位癌数据。虽然在这 17 年中无论医疗技术还是影像设备，都有不同程度的改革与更新，但是综观整个试验过程，它预示着即使限于当时的技术及医疗条件，我们能得到如此的结果，那么在现有的医疗环境下是否更有说服力呢？此外，UK Age 试验除了考虑乳腺癌病死率外，还加入了其他原因致死的数据量，试验证明，干预组与对照组后 7 年的病死率并没有明显的差异；同时也证明了 17 年随访中，干预组与对照组乳腺癌的发生率差异无统计学意义。这些均提示在此年龄段进行筛查可忽略因乳腺筛查，如辐射原因、过度诊断等所致的危害。

UK Age 试验结果显示，在权衡了筛查利弊关系后，证明 40~49 岁每年的乳腺筛查可早期降低乳腺癌的病死率。这将预示着对于平均风险的女性来说，乳腺筛查年龄应自 40 岁开始、每年1 次，这样比较以往的指南，可能让具有平均风险的女性，尤其是低于 50 岁的女性获益更大，对于早期诊治乳腺癌、降低乳腺癌病死率具有更深远的临床意义

但是，我们就 UK Age 试验结果还是存在一点疑问：筛查年龄提前可能会涉及社会医疗保险的问题；筛查中如何把控筛查技术的稳定性，如盲审人员的技术水平评估等。对于致密型乳腺居多的亚洲女性来说，常规钼靶筛查是否能达到预期的效果？是否需要加用其他检查技术，诸如钼靶断层（DBT）、磁共振成像（MRI）等综合评估筛选的有效性？这在我们今后的工作中需要进一步加以探讨、研究。

（上海交通大学医学院仁济医院　华　佳　王明瑶）

参考文献

[1] Straif BL-SCSDLLB-TVBFBK. 国际癌症研究机构工作组乳腺癌筛查简报. 中国全科医学，2015，18（27）：3265-3267.

[2] Berry DA，Cronin KA，Plevritis SK，et al. Effect of screening and adjuvant therapy on mortality from breast cancer. N Engl J Med，2005，353（17）：1784-1792.

[3] Hortobagyi GN，Theriault RL，Lipton A，et al. Long-term prevention of skeletal complications of metastatic breast cancer with pamidronate. J Clini Oncol，1998，16（6）：2038-2044.

[4] 冯新熠，陆苏，郝希山，等. 西方发达国家乳腺癌筛查历史回顾. 肿瘤，2015，35（4）：453-460.

[5] Oeffinger KC，Fontham ET，Etzioni R，et al. Breast Cancer Screening for Women at Average Risk：2015 Guideline Update From the American Cancer Society. JAMA，2015，314（15）：1599-1614.

[6] Heywang-Kobrunner SH，Schreer I，Hacker A，et al. Conclusions for mammography screening after 25-year follow-up of the Canadian National Breast Cancer Screening Study（CNBSS）. Eur Radiol，2016，26（2）：342-350.

[7] Tonelli M，Connor Gorber S，Joffres M，et al. Recommendations on screening for breast cancer in

average-risk women aged 40 – 74 years. CMAJ, 2011, 183（17）：1991–2001.

[8] Morrell S, Taylor R, Roder D, et al. Mammography screening and breast cancer mortality in Australia：an aggregate cohort study. J Med Screen, 2012, 19（1）：26–34.

[9] Moss SM, Wale C, Smith R, et al. Effect of mammographic screening from age 40 years on breast cancer mortality in the UK Age trial at 17 years' follow-up：a randomised controlled trial. Lancet Oncol, 2015, 16（9）：1123–1132.

[10] Moss SM, Cuckle H, Evans A, et al. Effect of mammographic screening from age 40 years on breast cancer mortality at 10 years' follow-up：a randomised controlled trial. Lancet（London, England）, 2006, 368（9552）：2053–2060.

[11] 康敏，庞铁，李佳圆，等. 钼靶 X 线在亚洲女性乳腺癌筛查中的准确性评价. 中华肿瘤杂志，2010, 32（3）：212–216.

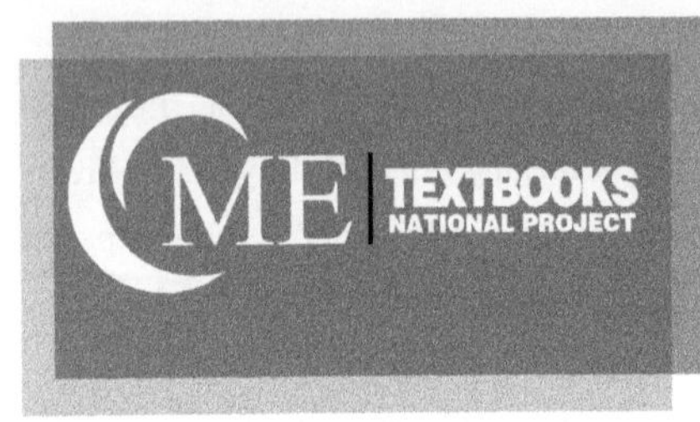

钼靶和超声筛查试验

第 39 章

一、概 述

【文献来源】

Ohuchi N, Suzuki A, Sobue T, et al. Sensitivity and specificity of mammography and adjunctive ultrasonography to screen for breast cancer in the Japan Strategic Anti-cancer Randomized Trial (J-START): a randomised controlled trial. Lancet, 2016, 387 (10016): 341-348.

【研究背景】

钼靶是目前唯一证明有效的乳腺癌筛查预防方法，但用于年轻女性和乳房密度大的女性人群时结果并不准确。本研究旨在探讨钼靶联合辅助超声对于乳腺癌筛查的有效性。

【入组条件】

1. 2007 年 7 月至 2011 年 3 月，从日本 23 个地区的 42 家研究中心招募 40~49 岁的无症状女性。
2. 患者过去 5 年内没有乳腺癌病史且未患有其他癌症。
3. 患者预期寿命超过 5 年。

【试验设计】

1. J-START 是一个随机对照试验。
2. 7299 例患者 1∶1 随机分为钼靶联合辅助超声组（干预组）和单一钼靶组（对照组），2 年内给予 2 次检查。
3. 主要研究终点是筛查敏感度、特异度，癌症检出率以及第一轮筛查时癌症分期的分布。
4. 次要终点是初筛后晚期乳腺癌的比例。
5. 采用意向性分析（ITT）。

【结果】

1. 干预组的敏感度明显高于对照组（91.1%，95% *CI* 87.2%~95.0% 与 77.0%，95% *CI*

70. 3%～83. 7%比较；P=0. 0004）。

2. 干预组特异度明显低于对照组（87. 7%，95% CI 87. 3%～88. 0%与 91. 4%，95% CI 91. 1%～91. 7%比较；P<0. 0001）。

3. 干预组乳腺癌筛查检出率高于对照组［184（0. 5%）与 117（0. 3%）比较，P=0. 0003］。

4. 干预组筛检 0 期和Ⅰ期乳腺癌较对照组更常见［144（71. 3%）与 79（52. 0%）比较，P=0. 0194］。

5. 与对照组乳腺间期癌 35 例（0. 10%，95%CI 0. 07%～0. 13%）相比，干预组乳腺间期癌为 18 例（0. 05%，95%CI 0. 03%～0. 07%），P=0. 034。

6. 干预组检查出的 184 例乳腺癌中有 128 例（70%）浸润性癌，而对照组 117 例中有 86 例（74%）浸润性癌；间期癌中，干预组中发现的 18 例中有 16 例（89%）为浸润性癌，对照组中发现的 27 例中有 18 例（77%）为浸润性癌。

【结论】

钼靶联合超声可以增加乳腺癌筛查的敏感性和早期乳腺癌检出率。

（上海交通大学医学院附属仁济医院 王浩峰 殷 凯 陆劲松）

二、临床专家解读

从全世界范围来看，乳腺癌的发病率依然呈上升趋势，这一趋势在亚洲国家尤为突出，因此乳腺癌的筛查仍备受关注。筛查的目的是为了早期诊断无症状的乳腺癌，从而降低乳腺癌相关的病死率，但具体能不能达到这一目的，一些临床试验的结论是不一致的。

目前为止，乳腺钼靶依然是乳腺癌经济而有效的筛查手段，在全世界被广泛应用。但在亚洲人群中，乳腺癌的发病年龄高峰较欧美人群明显提前（40～49 岁与 60～70 岁比较）。这些女性中约有 60%被钼靶定义为多量腺体型或致密型，毫无疑问，单纯钼靶筛查的精确性会随着乳房腺体密度的增加而下降。

超声作为一种辅助检查手段，能够提高年轻致密型乳腺检测的敏感度，虽然之前也有一些研究涉及超声辅助钼靶筛查乳腺癌的效果，但是还没有在特定人群中随机对照的临床试验，因此，日本学者进行了这项研究（J-START）旨在评估 40～49 岁的日本女性中超声辅助钼靶筛查乳腺癌的效率。

足够的患者人数、多中心参与、患者依从性良好、失访率低是一项临床试验结果真实可靠的保证。本试验有 42 家中心，共有 72 998 例患者参与，能够按时来院进行检查的人超过 75%，随访资料完整者达 98%，这些都为本试验结果的科学性打下基础。

本试验的结果显示，与单独应用钼靶相比，钼靶联合辅助超声能明显提高乳腺癌的检出率（干预组 202 例与对照组 152 例比较）。这可归功于试验组发现更少的间期癌（18 例与 35 例比较），而且有 67 例乳腺癌是单独用超声检测发现的，这些都表明干预组的敏感度明显高于对照组。

单独由超声检出的乳腺癌有 78%都是 0～Ⅰ期的早期乳腺癌，这与其他研究报道相似。同时，干预组没有通过单纯的临床体检发现乳腺癌，而对照组则发现 8 例，这说明超声有可能取代临床体检。

特异度低是本试验的一个缺点。分析其原因，第一就是超声和钼靶是分别进行分级确定的，如果 2 个科室的医生能够联合进行影像学评估，那一定能够降低召回率，提高特异度。特异度低的另一个原因就是超声能够在一些致密型乳腺中发现钼靶所不能发现的病灶，因此导致召回率升高，但本试验的召回率并不比其他试验高。此次试验的局限之处还在于其敏感度和特异度都是通过第一轮筛查来计算的，因此还不能推论到后来的筛查结果会如何。

总体来说，J-START 为 40~49 岁的亚洲女性进行乳腺癌筛查提供了一个明确的方向，在钼靶的基础上联合超声检查能够明显提高筛查的敏感度和检出率，特别是在年轻的致密型乳腺中。而超声检查是一种廉价、便捷的检查方法。我们今后的目标就是通过长期的随访来评估联合超声后是否能够降低进展期乳腺癌的发生率及乳腺癌的病死率。

（哈尔滨医科大学附属肿瘤医院　李志高）

三、超声专家解读

乳腺癌的发病率在世界范围内持续增加，发病率最高的区域仍在美国和欧洲，但在过去的 30 年中，日本和其他亚洲国家的乳腺癌发病率也在大幅增加。早发现、早治疗是降低乳腺癌病死率的关键。许多国家采用基于发达国家随机对照试验结果相关的钼靶检查筛查项目，虽然钼靶检查是唯一有证据支持的能降低乳腺癌病死率的检查方法，但是对于致密型乳腺组织和年轻女性的准确性降低。亚洲女性较其他民族女性具有更致密的乳腺组织，因此单独进钼靶筛查难以实现高准确度。此外，亚洲女性乳腺癌的发病年龄多在 40~49 岁达到顶峰，而西方国家的发病高峰多在 60~70 岁。因此，亚洲国家必须采取措施提高 40~49 岁女性乳腺癌筛查的准确性。

超声检查可帮助提高乳腺病变检查的敏感度，因为它可以通过观察肿块形态来诊断早期乳腺癌，即使是绝经前女性的致密型乳腺。一些临床试验和观察性研究表明，钼靶检查联合超声辅助筛查可增加诊断的敏感度和检出率，降低间期癌的发生率。然而，在钼靶的基础上增加超声检查提高了结果的假阳性率。乳腺癌筛查包括超声检查尚未在人群中做随机对照试验，因此，从现有的研究中并不能估计间期癌的检出率。本试验（J-START）旨在评估 40~49 岁的日本女性超声辅助筛查乳腺癌的有效率。

本研究入组了来自 23 个辖区的 42 家研究单位中年龄在 40~49 岁无临床症状的女性。符合入选标准的女性在这之前的 5 年里没有任何癌症病史，且估计可以继续生存超过 5 年，随机分组集中在日本临床研究支持中心，入选者以 1∶1 的比例随机分配行钼靶联合超声（干预组）及单独超声（对照组）筛查，2 年内共 2 次。主要评估指标为在第一轮筛查后的敏感度、特异度、乳腺癌检出率及分期等。

本研究共计入组 72998 例女性，其中试验组有 36859 例，对照组共计 36139 例。在试验组中敏感度明显高于对照组（91.1%，95%*CI* 87.2%~95.0%与 77.0%，95%*CI* 70.3%~83.7%比较；$P=0.0004$），然而特异度却显著低于对照组（87.7%，95% *CI*87.3% ~ 88.0% 与 91.4%，95% *CI* 91.1%~91.7%比较；$P>0.0001$）。但是，与对照组相比，干预组中可检出更多癌症患者［184（0.50%）与 117（0.32%）比较，$P=0.0003$］及处于 0 期或 1 期的患者［144（71.3%）与 79（52.0%）比较，$P=0.0194$］，并且干预组筛查出 18 例间期癌，对照组共计发现 35 例。

本试验的研究结果表明，增加超声检查可提高早期乳腺癌的检出率和敏感度，主要贡献在于评估了超声检查在 40~49 岁女性乳腺癌筛查中的作用，并且提供了一组具有代表性的数据。超声检查可以为致密型乳腺提供一种经济适用并且可提高敏感度及检出率的一种早期乳腺癌筛查方法，但是钼靶联合超声是否可降低晚期乳腺癌的发生率及减少乳腺癌病死率仍需要大量随访数据加以证实。

（上海交通大学医学院附属仁济医院　李凤华）

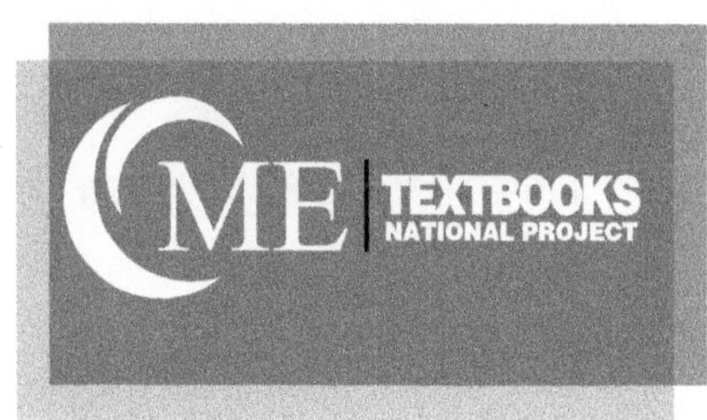

IBIS-Ⅰ他莫昔芬预防试验

第40章

一、概　　述

【文献来源】

Cuzick J, Sestak I, Cawthorn S, et al. Tamoxifen for prevention of breast cancer: extended long-term follow-up of the IBIS-I breast cancer prevention trial. Lancet Oncol, 2015, 16 (1): 67-75.

【研究背景】

已有临床试验表明，他莫昔芬可以降低高风险乳腺癌发病率的健康女性患乳腺癌的风险，对IBIS-I试验进行长期随访以验证这一结论。

【入组条件】

1. 35~70岁处于高风险乳腺癌发病率的女性，在5年的时间里，绝经前和绝经后的女性随机服用他莫昔芬（每天20 mg）或服用安慰剂。

2. 根据乳腺癌家族史或异常的良性乳房疾病史等具有的危险因素显示其患乳腺癌的风险至少提高2倍的45~70岁女性。

3. 允许使用绝经期激素治疗。

4. 女性有任何浸润性癌（包括皮肤癌）、深静脉血栓形成、肺栓塞或备孕被排除入组。

【试验设计】

1. IBIS-I是一项随机对照试验。

2. 在5年的时间里，7154例绝经前和绝经后的女性随机服用他莫昔芬（每天20 mg）或服用安慰剂。

3. 主要研究终点是乳腺癌的发生率（浸润性乳腺癌和导管原位癌）。

4. 次要终点包括雌激素受体阳性浸润性乳腺癌发病率、全因病死率及不良事件。

5. 采用意向性分析（ITT）。

【结果】

1. 中位随访时间为16年。

2. 他莫昔芬组有 251 例（7%）乳腺癌，对照组有 350 例（9.8%）乳腺癌（*HR* 0.71，95%*CI* 0.60~0.83，*P*< 0.0001）。

3. 两组 10 年内患乳腺癌的风险相似，他莫昔芬组为 163 例（4.6%），安慰剂组为 226 例（6.3%）（*HR* 0.72，95%*CI* 0.59~0.88，*P*=0.001）。

4. 10 年后他莫昔芬组患乳腺癌风险为 88 例（2.6%），安慰剂组为 124 例（3.8%）（*HR* 0.69，95%*CI* 0.53~0.91，*P*=0.009）。

5. 通过 20 年随访，安慰剂组乳腺癌发病风险为 12.3%（95%*CI* 10.1%~14.5%），他莫昔芬组发病风险约为 7.8%（95%*CI* 6.9%~9.0%）。

6. 他莫昔芬组雌激素受体阳性浸润性乳腺癌和导管原位癌风险减少最明显（*HR* 0.66，95%*CI* 0.54~0.81，*P*<0.0001 和 *HR* 0.65，95%*CI* 0.43~1.00，*P*=0.05）。但对降低雌激素受体阴性浸润性乳腺癌风险效果不明显（*HR* 1.05，95%*CI* 0.71~1.57，*P*=0.8）。

7. 在服用他莫昔芬的 5 年间接受绝经期激素治疗的患者获益较少（*P*=0.04），而雌激素受体阳性浸润性乳腺癌获益减少更加显著（接受绝经期激素治疗的患者 *HR* 0.87，95%*CI* 0.64~1.19；未接受绝经期激素治疗的患者 *HR* 0.55，95%*CI* 0.42~0.72；*P*=0.03）。

8. 共有 666 例非乳腺癌的其他种类癌症病例，其中安慰剂组 315 例（8%），他莫昔芬组 351 例（9%）（*OR* 1.13，95%*CI* 0.96~1.32，*P*=0.3）。他莫昔芬组（42 例）较安慰剂组（63 例）胃肠道癌症发病较少（*OR* 0.66，95%*CI* 0.44~0.99）。

9. 他莫昔芬组患静脉血栓风险较高［他莫昔芬组 50 例（1.4%）对比安慰剂组 29 例（0.8%），*OR* 1.73，95%*CI* 1.07~2.85，*P*=0.02］；但这一风险主要出现在前 10 年随访中［他莫昔芬组 46 例（1.3%），对照组 25 例（0.7%），*OR* 1.87，95%*CI* 1.11~3.18，*P*=0.011］。两组心血管及脑血管意外无显著差异［他莫昔芬组 13 例心血管事件（<1%）对比安慰剂组 17 例（<1%），*OR* 0.76，95%*CI* 0.34~1.67，*P*=0.46；他莫昔芬组脑血管意外 30 例（1%）对比安慰剂组 28 例（1%），*OR* 1.07，95%*CI* 0.62~1.86，*P*=0.80］。

10. 共 348 例患者死亡，他莫昔芬组 182 例（5.1%），安慰剂组 166 例（4.6%），两者无显著差异（*OR* 1.10，95%*CI* 0.88~1.37，*P*=0.4）。他莫昔芬对乳腺癌特异性病死率没有影响（他莫昔芬组 31 对比安慰剂组 26 例，*OR* 1.19，95%*CI* 0.68~2.10，*P*=0.8）。随访 10 年后他莫昔芬组乳腺癌死亡病例增多，但无统计学差异（他莫昔芬组 18 例对比安慰剂组 9 例，*OR* 2.00，95%*CI* 0.85~5.06，*P*=0.08）。没有证据显示后期患者死亡与试验期间接受绝经期激素治疗（*P*=0.33）或雌激素受体阴性肿瘤相关（*P*=0.42）。10 年随访后他莫昔芬组呼吸道感染病死率上升，但无统计学意义（*OR* 2.17，95%*CI* 0.77~6.96，*P*=0.1）。

【结论】

他莫昔芬在治疗停止后能提供长期保护，并提高乳腺癌预防药物的获益-伤害比。

（上海交通大学医学院附属仁济医院 王浩峰 殷 凯 陆劲松）

二、专家解读一

1. 本试验拟解决临床哪个难题？目前的争议有哪些？

本试验拟证明临床使用他莫昔芬治疗停止后是否能在相当长时期内提供保护，降低患乳腺癌风险的设想。既往研究大多只限于他莫昔芬治疗结束后，10 年内的乳腺癌发生率，本研究把时间延长至 10 年以上，有的甚至达到 20 年，并且既往研究主要是针对雌激素受体（ER）（+）的人群，本研究包括了 ER（+）和 ER（-）所有的人群。

2. 本研究的结果和可能的亚组分析中重要的亮点是什么？

本研究的亮点是：①经过他莫昔芬治疗的人群能获得更长期的保护。②在亚组分析中，前 10 年和后 10 年的随访结果提示，这 2 个时间段都是他莫昔芬组乳腺癌的发病率比安慰剂组的发病率更低。③ER（+）人群中，经过他莫昔芬治疗的乳腺癌发生率更低，但在 ER（-）人群中，乳腺癌的发生率没有差异。④在没有经过停经后激素替代治疗的人群中，他莫昔芬组的乳腺癌发病率更低，但是在经过停经后激素替代治疗的人群中，是否经过他莫昔芬治疗对乳腺癌的发病率没有影响，这就意味着，停经后激素替代治疗能降低他莫昔芬的治疗效果。⑤他莫昔芬组更容易患子宫内膜癌，但是在治疗结束后，两组子宫内膜癌的发生率没有差异。

3. 本研究有无同类的其他研究？

既往与本研究同类的其他研究主要是他莫昔芬能降低 ER（+）人群的乳腺癌发生率，本研究是观察他莫昔芬对 ER（+）和 ER（-）所有人群乳腺癌发生率的影响；既往研究随访时间是在 10 年内，而本研究的随访时间在 20 年内。

4. 本研究结论的重要临床意义在哪里？哪些患者可能获益？有何重大理论意义？对目前指南和实践的影响？

①本研究重要的临床意义在于对于高危乳腺癌人群，经过他莫昔芬连续 5 年治疗能显著降低乳腺癌的发生率，并且在停药后能提供更长期的保护。②对于 ER（+）人群和在服用他莫昔芬期间没有经过停经后激素替代治疗的人群更能获益。③重大理论意义在于对于高危乳腺癌人群可以通过他莫昔芬来降低乳腺癌的发生率。④对指南和实践的影响在于可以将他莫昔芬作为预防乳腺癌发生的标准药物。

5. 有无存在的不足？尚有哪些相关问题没有完全解决？对未来的研究有何启发？

（1）存在的不足：本文指出 ER（+）人群经过他莫昔芬治疗后乳腺癌发生率降低，但是本研究只使用了他莫昔芬一种 ER 调节剂，可否考虑加上另外一种 ER 调节剂做对比。

（2）还没有完全解决的问题：①ER（-）人群需要通过哪种治疗方式能降低乳腺癌的发生率？②在 5 年他莫昔芬治疗期间，子宫内膜癌的患病率升高，需要通过什么方式来降低其子宫内膜癌的发生率；如果需要激素替代治疗，用法、用量、用药时间对预防性使用他莫昔芬的影响有哪些？

（3）对未来研究的启发：在未来可以探索一下对于 ER（-）人群，通过什么方式可以降低乳腺癌的发生率？

（第三军医大学西南医院　陈　莉）

三、专家解读二

多项研究显示，预防使用 5 年的他莫昔芬能够降低罹患乳腺癌风险。IBIS-I 研究提供了这一作用能够持续至少 20 年的重要证据。IBIS-I 在中位随访时间为 8 年时，共报道了 337 例乳腺癌新发病例。而在目前，中位随访时间为 16 年的数据中，这一数字为 601 例，其中 212 例患者（占 35%）是在随访 10 年之后发病的。他莫昔芬对于乳腺癌发病的保护作用在这 20 年间持续存在着，这一点在激素受体阳性的浸润性癌及导管原位癌中表现更为明显，而在激素受体阴性的浸润性癌患者中没有体现。目前很少有超过 10 年的随访试验，皇家马斯登医院试验应用他莫昔芬治疗的时间为 8 年，中位随访时间为 13 年，其结论却与其他研究不一致，最终得出 8 年的他莫昔芬治疗几乎没有疗效（*HR* 1.06，95%*CI* 0.70~1.70，*P*=0.8），而在 8 年之后，与激素受体阴性的浸润性癌患者相比较，他莫昔芬治疗可以大大降低激素受体阳性患者的发病率（38 例与 56 例比较，

HR 0.67,95%*CI* 0.44~1.01)。不同研究同种药物在治疗早期及治疗晚期表现出不同作用的原因并不清楚。通过对比发现，也许两组研究在随机分组时，更多年轻患者及高危患者被入组到了皇家马斯登研究中，从而导致结论的不同。不过两组研究也有一致之处，那就是这两组研究从长期观察的结果看，都认为他莫昔芬能降低乳腺癌的发生风险，它对于乳腺癌的远期预防作用是肯定的。

总体来说，IBIS-I 两组之间的总体病死率并没有差异，他莫昔芬治疗组的死亡人数也较之前研究报道的结果少，并且在 10 年之后两组间这一数据就已经很相似了。实际上，最应该被关注的是研究对象在进行他莫昔芬治疗后，其乳腺癌发病率的下降并没有最终转化为乳腺癌病死率的下降。然而，研究过程中发生乳腺癌的病例为 601 例，其中死亡人数为 57 例，病死率 9.5%，这一结果较正常乳腺癌病死率要少得多，具有统计学效力（尽管研究中没有着重评估该项指标）。此外，既然只有激素受体阳性的患者可以在他莫昔芬的治疗中降低乳腺癌发生风险，那么他莫昔芬对于乳腺癌病死率的影响作用就没有预计的大。之前预计的结果是他莫昔芬的治疗会使乳腺癌的病死率下降 18%。如果情况属实，那么眼下研究中会得到 12%的下降（乳腺癌发生率及病死率各下降 5%水平），因此看不到显著差异就不足为奇。

该试验明确得出了 5 年他莫昔芬的治疗对于乳腺癌发生的预防保护作用在接下来的 20 年中都有效。尽管他莫昔芬的治疗会在用药早期增加子宫内膜癌的患病风险，并且由此可能增加死亡人数，但没有看到其长期的不良反应。在之前的研究中子宫内膜癌的风险被报道的很高，并且这样的结论对治疗药物的选择过程起到了重要作用，但在研究中，相关数据提示结论并不像报道的如此显著。上述结论对于高危女性来说，无疑增加了他莫昔芬的用药获益-风险比。

（中国医科大学附属第一医院 张 磊 陈 波）

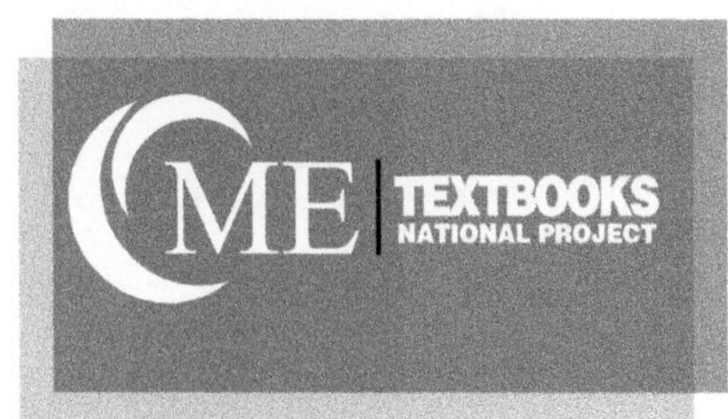

NSABP B-35 和 IBIS-Ⅱ导管原位癌试验

第 41 章

一、NSABP B-35 试验

【文献来源】

Margolese RG，Cecchini RS，Julian TB，et al. Anastrozole versus tamoxifen in postmenopausal women with ductal carcinoma in situ undergoing lumpectomy plus radiotherapy（NSABP B-35）：a randomised，double-blind，phase 3 clinical trial. Lancet，2016，387（10021）：849-856.

【研究背景】

对于绝经后的导管原位癌接受保乳联合放射治疗的患者，比较他莫昔芬和阿那曲唑作为辅助内分泌治疗的效果。

【入组条件】

1. 绝经后导管原位癌（或小叶原位癌）女性，雌激素或孕激素受体阳性，无浸润成分。
2. 行保乳术，切缘阴性、淋巴结阴性，术后行全乳放射治疗。
3. 尚未经全身系统治疗。
4. 随机前需要行全乳切除术、有浸润性乳腺癌或导管原位癌病史及 5 年内有其他恶性肿瘤病史的患者不予入组。

【试验设计】

本试验为国际性、多中心、双盲、随机对照的Ⅲ期临床试验。主要研究终点为无乳腺癌间期，次要研究终点为无病生存（DFS）、对侧乳腺癌、同侧乳腺癌、非乳腺第二原发肿瘤、骨质疏松性骨折及总生存（OS），统计分析采用意向性分析（ITT）。

【试验流程】

试验流程见图 41-1。

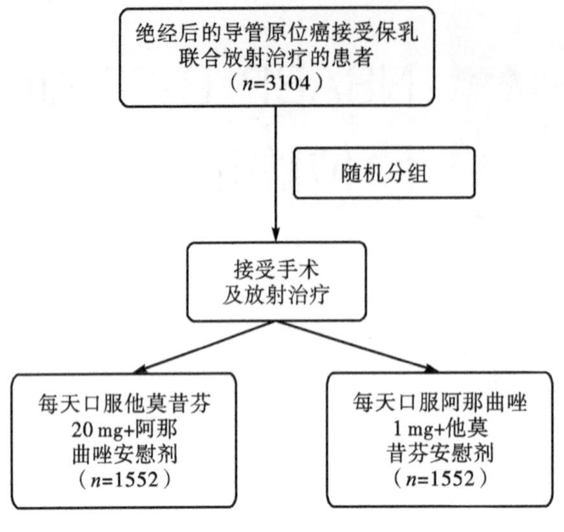

图 41-1 试验流程图

【结果】

1. 中位随访时间 中位随访时间为 9 年。

2. 无乳腺癌间期 阿那曲唑组长于他莫昔芬组（*HR* 0.73，95%*CI* 0.56～0.96，*P*＝0.0234）。预计 10 年无乳腺癌间期率阿那曲唑组为 93.1%，他莫昔芬组为 89.1%。治疗方案与年龄分组有显著的交互作用，阿那曲唑的优势在 60 岁以下女性中存在显著统计学差异（*P*＝0.0026），而在 60 岁以上女性则不显著（*P*＝0.78）。

2. 无病生存率 预计 10 年无病生存率阿那曲唑组为 82.7%，他莫昔芬组为 77.9%。虽然无统计学差异，但是仍可观察到阿那曲唑组的优势趋势，且在 60 岁以下女性中显著（*P*＝0.015）。

3. 总生存率 预计 10 年总生存率阿那曲唑组为 92.5%，他莫昔芬组为 92.1%。各亚组皆无统计学差异。

4. 不良反应 除了血栓在他莫昔芬组较高（2.7%与 0.8%比较）外，其他不良反应在两组中相似。

【结论】

对于导管原位癌，阿那曲唑比他莫昔芬在无乳腺癌间期方面更有优势，尤其是在 60 岁以下女性。

（上海交通大学医学院附属仁济医院 吴子平 王耀辉 陆劲松）

二、NSABP B-35 试验患者报告

【文献来源】

Ganz PA，Cecchini RS，Julian TB，et al. Patient-reported outcomes with anastrozole versus tamoxifen for postmenopausal patients with ductal carcinoma in situ treated with lumpectomy plus radiotherapy（NSABP B-35）：a randomised，double-blind，phase 3 clinical trial. Lancet，2016，387（10021）：857-865.

【研究背景】

对于绝经后的导管原位癌接受保乳联合放射治疗的患者，比较他莫昔芬和阿那曲唑作为辅助内分泌治疗对患者日常生活的影响。

【入组条件】

1. 绝经后导管原位癌（或小叶原位癌）女性，雌激素或孕激素受体阳性，无浸润成分。
2. 行保乳术，切缘阴性、淋巴结阴性，术后行全乳放射治疗。
3. 尚未经全身系统治疗。
4. 随机前需要行全乳切除术、有浸润性乳腺癌或导管原位癌病史以及 5 年内有其他恶性肿瘤病史的患者不予入组。

【试验设计】

本试验为国际性、多中心、双盲、随机、对照的Ⅲ期临床试验。其主要研究终点为 SF-12 身心健康评分以及乳腺癌预防临床试验运动症状，次要研究终点为阴道症状及性生活情况，探索性研究重点为其他症状（包括肌肉疼痛、膀胱症状、妇科症状、认知症状等）。分别在初始及随后每隔 6 个月评价，直至 5 年。统计分析采用 ITT。

【试验流程】

试验流程见图 41-2。

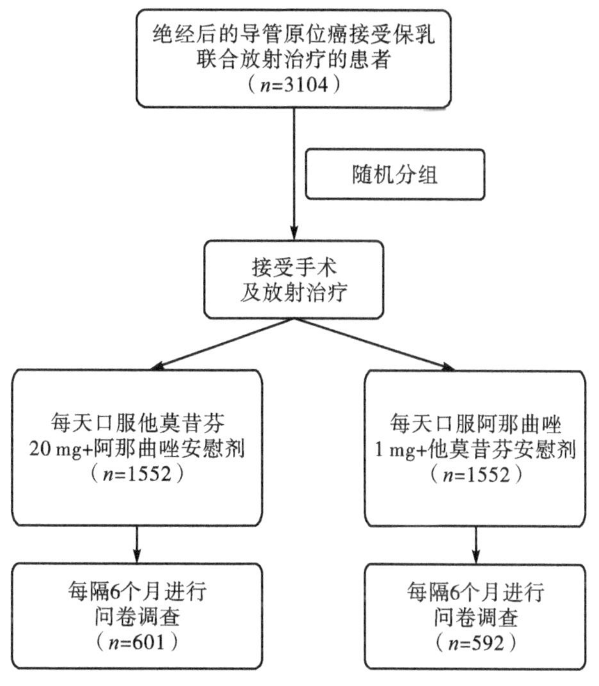

图 41-2　试验流程图

【结果】

1. 随访时间 5 年。

2. SF-12 身心健康评分 他莫昔芬组生理健康评分为 46.72 分，阿那曲唑组为 45.85 分，无显著统计学差异（$P=0.38$）；他莫昔芬组的心理健康评分为 52.38 分，阿那曲唑组为 51.48 分，无显著统计学差异（$P=0.93$）。结果不随时间改变。

3. 不良反应症状 他莫昔芬组在血管症状、膀胱控制、妇科症状方面皆较阿那曲唑组严重；而阿那曲唑组的肌肉疼痛及阴道症状则较为严重；两组在性功能、认知、体重控制方面无显著差异。

4. 时间影响 血管症状和肌肉酸痛受时间影响显著。其中血管症状在 6 个月、12 个月、36 个月显著；肌肉酸痛在 6 个月、12 个月、24 个月显著。

5. 年龄 <60 岁的女性在血管症状、阴道症状、体重控制和妇科症状方面较为严重。

【结论】

对于导管原位癌，在超过 60 岁妇女中阿那曲唑和他莫昔芬效能相似的情况下，需要通过每种药物的严重不良反应和症状进行治疗决策；在<60 岁患者中，药物效能可能会决定治疗决策（偏向于阿那曲唑）。但如果阿那曲唑的不良反应无法忍受，转为他莫昔芬也不失为好的选择。

（上海交通大学医学院附属仁济医院 吴子平 王耀辉 陆劲松）

三、IBIS-Ⅱ 导管原位癌试验

【文献来源】

Forbes JF, Sestak I, Howell A, et al. Anastrozole versus tamoxifen for the prevention of locoregional and contralateral breast cancer in postmenopausal women with locally excised ductal carcinoma in situ (IBIS-II DCIS): a double-blind, randomised controlled trial. Lancet, 2016, 387 (10021): 866-873.

【研究背景】

第三代芳香化酶抑制剂与他莫昔芬相比，对绝经后激素受体阳性的浸润性乳腺癌女性患者复发的预防更加有效，但目前尚不清楚阿那曲唑与他莫昔芬对导管原位癌绝经妇女乳腺癌预防效果如何。IBIS-Ⅱ导管原位癌试验对阿那曲唑与他莫昔芬的预防效果进行了研究。

【入组条件】

1. 40~70 岁的绝经后女性。
2. 随机分组前 6 个月内诊断为导管原位癌；微浸润<1 mm。
3. 乳房切除术后的患者不能入组。
4. 允许患者放射治疗。
5. 雌激素和孕激素受体阳性状态者（阳性细胞≥5%）。
6. 排除标准：未绝经；有乳腺癌病史（包括原位癌切除超过 6 个月或者接受过乳房切除术）；5 年内有其他癌症病史（非黑色素瘤皮肤癌或原位子宫颈癌除外）；目前接受抗凝治疗；有深静脉

血栓形成病史；短暂性脑缺血发作或脑血管意外史；服用过选择性激素受体调节药物；意图使用绝经期激素治疗；原因不明的绝经后出血史；严重的骨质疏松（全髋或腰椎 T 评分<4 分或2 处以上的脆性骨折）；乳糖不耐症病史；葡萄糖耐受不良；预期寿命少于 10 年。

【试验设计】

1. 这是一个多中心、双盲、随机对照试验。

2. 5 年时间里，导管原位癌局部切除术后的绝经妇女 1∶1 随机分为两组，一组服用阿那曲唑 1 mg，另一组服用他莫昔芬 20 mg。

3. 主要研究终点为出现浸润性和新发乳腺癌，或复发导管原位癌。

4. 次要研究终点为雌激素受体状态、乳腺癌病死率、其他癌症、心血管疾病、骨折、不良事件、非乳腺癌原因的死亡。

5. 所有分析均采用改良 ITT。

【试验流程】

试验流程见图 41-3。

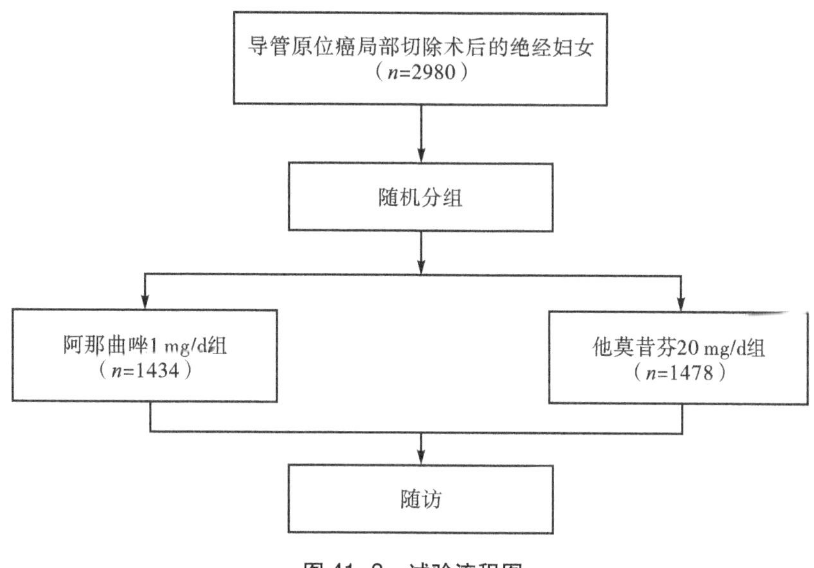

图 41-3 试验流程图

【结果】

1. 中位随访时间为 7.2 年。

2. 5 年阿那曲唑组依从性为 67.6%（95%*CI* 65.1%～70.0%），他莫昔芬组依从性为 67.4%（95%*CI* 64.9%～69.7%）（*P*=0.71）。

3. 共 144 例乳腺癌复发，其中阿那曲唑组［67 例，年复发率 0.64%（95%*CI* 0.50～0.82）］比他莫昔芬组［77 例，年复发率 0.72%（95%*CI* 0.58%～0.90%）］复发更少（*HR* 0.89，95%*CI* 0.64～1.23）。阿那曲唑的非劣效性是确立的（95%*CI* 上限<1.25），但与他莫昔芬相比没有优势（*P*=0.49）。经 10 年随访，复发率分别为 6.6%（95%*CI* 4.9%～8.8%）和 7.3%（95%*CI* 5.7%～9.4%）。

4. 144 例复发病例中，86 例（60%）是雌激素受体阳性，30 例（21%）雌激素受体阴性，28 例（19%）雌激素受体状态缺失。雌激素受体阳性复发患者中，30 例（2%）在阿那曲唑组，56 例（4%）在他莫昔芬组（*HR* 0.55，95%*CI* 0.35~0.86，*P*=0.008）。雌激素受体阴性复发病例中，17 例（1%）在阿那曲唑组，13 例（<1%）在他莫昔芬组（*HR* 1.34，95%*CI* 0.65~2.75，*P*=0.43）。

5. 两组导管原位癌复发数相似（阿那曲唑组 29 例与他莫昔芬组 30 例比较，*HR* 0.99，95%*CI* 0.60~1.65，*P*=0.98）。

6. 共有 69 例患者死亡，其中阿那曲唑组 33 例，他莫昔芬组 36 例，两者无显著差异（*HR* 0.93，95%*CI* 0.58~1.50，*P*=0.78）。

7. 两组的总不良事件发生率相似，其中阿那曲唑组 1323 例（91%），他莫昔芬组 1379 例（93%）。阿那曲唑组骨折发生率更高（129 例与 100 例比较，*OR* 1.36，95%*CI* 1.03~1.80，*P*=0.027），同时，阿那曲唑组的肌肉、骨骼不良反应，高胆固醇血症，短暂性脑缺血发作及脑血管意外发生率更高；但肌肉抽搐、妇科症状、血管舒缩综合征、肺栓塞和深静脉血栓发生率较小；心血管事件或心肌梗死的发生率两组未见显著差异。

8. 雌激素受体阳性且 HER-2 阴性患者两组间差异最显著，其中阿那曲唑组 10 例复发，他莫昔芬组 28 例复发（*HR* 0.37，95%*CI* 0.18~0.75，*P*=0.0060）。而 HER-2 阳性患者他莫昔芬组效果更好（*HR* 1.62，95%*CI* 0.53~4.96，异质性 *P*=0.05）。

9. 放射治疗对于是否复发没有显著影响，54 例接受放射治疗后复发，30 例未接受放射治疗患者复发（*HR* 0.77，95%*CI* 0.49~1.21，*P*=0.25）。阿那曲唑没有对接受放射治疗的患者显示出更好的预防复发作用，其中接受放射治疗组 *HR* 0.77，95%*CI* 0.45~1.32（*P*=0.34），未接受放射治疗组 *HR* 0.86，95%*CI* 0.42~1.77（*P*=0.69，异质性 *P*=0.79）。

【结论】

在预防导管原位癌绝经妇女乳腺癌时，阿那曲唑和他莫昔芬之间没有明显的有效性差异。阿那曲唑对激素受体阳性导管原位癌绝经后妇女提供了另一个方案，适用于他莫昔芬禁忌的患者。两者差异仍需要更长期的随访来进一步评估。

（上海交通大学医学院附属仁济医院　王浩峰　殷　凯　陆劲松）

四、专家解读

IBIS-Ⅱ 导管原位癌临床研究告诉我们几个重要结果。①绝经后激素受体阳性导管原位癌患者，接受保乳手术后辅助内分泌治疗，IBIS-Ⅱ导管原位癌临床研究入组了 2980 例患者，主要观察终点指标为总复发率（包括导管原位癌复发以及对侧乳腺癌），中位随访 7.2 年，阿那曲唑并不劣于他莫昔芬治疗（非劣效性检验）；优效性检验提示阿那曲唑并不优于他莫昔芬。②阿那曲唑与他莫昔芬具有相似的不良事件发生概率，但是其不良反应谱稍有不同，且和浸润性癌辅助治疗临床研究相似：阿那曲唑组有更多患者发生骨折、肌肉及关节症状、高脂血症及脑卒中；他莫昔芬患者较多发生肌肉痉挛、妇科症状和肿瘤、潮热及深静脉血栓。③两组患者治疗的依从性相似，完成 5 年治疗患者的比例在阿那曲唑和他莫昔芬组分别为 67.6% 和 67.4%；未完成计划治疗的主要原因是不良反应及患者的意愿。

IBIS-Ⅱ导管原位癌临床研究对我们临床实践的影响如下。①IBIS-Ⅱ导管原位癌研究显示在绝经后激素受体阳性接受保乳手术治疗的患者，7.2 年随访结果显示，在降低疾病复发方面，阿那曲唑辅助治疗并不劣于他莫昔芬；同时结合 NSABP B-35 临床研究（阿那曲唑优于他莫昔芬），我们在临床上可考虑将阿那曲唑作为激素受体阳性绝经后导管原位癌患者辅助治疗的另外一个选择，尤其是对于有他莫昔芬应用禁忌的患者。②在 IBIS-Ⅱ导管原位癌临床研究中，阿那曲唑组和他莫昔芬组患者的不良反应发生谱与浸润性癌的 ATAC 临床研究相似，阿那曲唑会增加骨折和骨相关事件的发生率，而他莫昔芬会增加子宫内膜癌及深静脉血栓的发生率。另外，不良反应的发生会降低临床内分泌治疗的依从性，从而可能影响患者的治疗疗效，故在临床上我们需要进行不良反应的监测和管理，降低不良反应对生活质量及治疗疗效的影响。③NSABP B-24 临床研究证实他莫昔芬辅助治疗可以显著降低导管原位癌保乳术后的复发率；IBIS-Ⅱ导管原位癌研究显示阿那曲唑并不差于他莫昔芬（并不优于他莫昔芬）；同时 NSABP B-35 临床研究显示对于年龄>60 岁的绝经后患者，阿那曲唑也并不优于他莫昔芬。对于接受保乳手术的激素受体阳性绝经后导管原位癌患者，他莫昔芬和阿那曲唑均可作为其辅助内分泌治疗的药物；在临床上选择内分泌药物时，需要考虑患者的不良反应、依从性、经济花费和患者的意愿，帮助制订合适的辅助治疗方案。

（上海交通大学医学院瑞金医院　陈小松　沈坤炜）

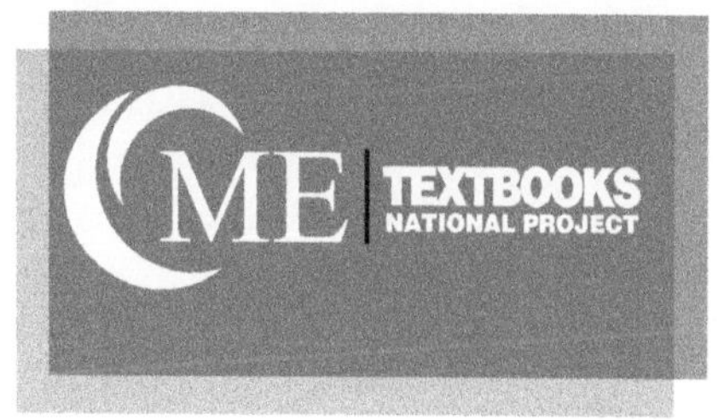

第七篇

乳腺癌新辅助治疗重大临床试验解读

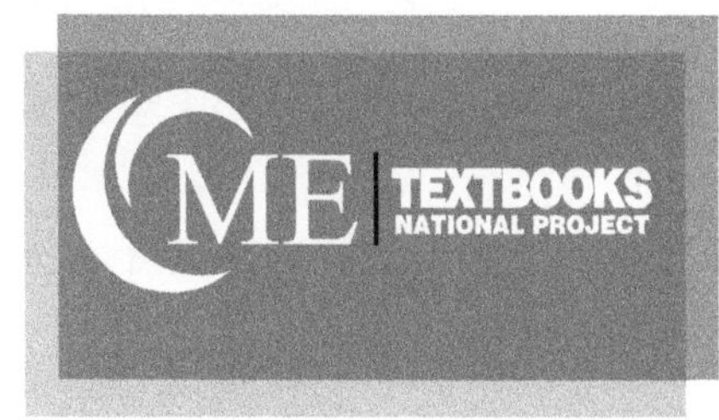

ARTemis HER-2（-）早期乳腺癌患者新辅助化疗中加入贝伐珠单抗疗效研究

第 42 章

一、概　　述

【文献来源】

Earl HM, Hiller L, Dunn JA, et al. Efficacy of neoadjuvant bevacizumab added to docetaxel followed by fluorouracil, epirubicin, and cyclophosphamide, for women with HER-2-negative early breast cancer (ARTemis): an open-label, randomised, phase 3 trial. Lancet Oncol, 2015, 16 (6): 656-666.

【研究背景】

ARTemis 临床试验旨在了解人表皮生长因子受体（HER）-2（-）早期乳腺癌标准新辅助化疗中加入贝伐珠单抗的有效性与安全性。

【入组条件】

1. 年龄>18 岁，病理诊断为早期浸润性乳腺癌。
2. 影像学肿块直径>20 mm，有/无腋窝淋巴结转移。
3. 不论肿块大小的炎性乳腺癌、T_4 期肿块直接侵犯到胸壁及皮肤、同侧锁骨上淋巴结侵犯。
4. HER-2（-）（免疫组织化学 0/+；或免疫组织化学++，荧光原位杂交不扩增）。
5. 心脏、骨髓及肝、肾功能正常，美国东部肿瘤协作组（ECOG）评分 0~2 分；既往无严重心血管疾病，无未经控制的高血压。既往未接受乳腺癌放射治疗、化疗或内分泌治疗。

【试验设计】

患者随机分配到 D-FEC 组（3 个周期多西他赛 100 mg/m^2，每 21 天 1 次；序贯 3 个周期氟尿嘧啶 500 mg/m^2，表柔比星 100 mg/m^2 和环磷酰胺 500 mg/m^2，每 21 天 1 个疗程）和 Bev+D-FEC 组（贝伐珠单抗 15 mg/kg，每 21 天，共 4 周期，联合 D-FEC 方案）。试验采用意向性分析，主要研究终点为病理完全缓解（pCR）率（包括乳腺和淋巴结）；次要研究终点为无病生存时间、总生存时间、3 个周期及 6 个周期的影像学缓解率、保乳率、安全性。

【结果】

1. 从 2009 年 5 月 7 日至 2013 年 1 月 9 日，共入组 800 例患者，其中 D-FEC 组 401 例，Bev+

D-FEC 组 399 例。781 例患者获得主要研究终点分析数据。

2. 与 D-FEC 组比较，Bev+D-FEC 组患者的 pCR 率显著提高（$P=0.03$），分别为 22%（87/388，95%*CI* 18%~27%）和 17%（66/393，95%*CI* 13%~21%）。

3. 两组均报道了预期的 3~4 级不良反应，而 Bev+D-FEC 组患者的 4 级粒细胞减少显著增加[85 例（22%）与 68 例（17%）比较]。

【结论】

4 个周期的贝伐珠单抗联合 D-FEC 方案显著改善了 HER-2（-）早期乳腺癌患者的 pCR 率。但是，pCR 率的改善能否转化为患者无病生存时间和总生存时间的获益尚不明确，还需要长期随访结果。目前，只有 meta 分析才可能观察到贝伐珠单抗在早期乳腺癌亚组新辅助化疗中有长期的临床获益。

（上海交通大学医学院附属仁济医院　李　弋　王耀辉　陆劲松）

二、专家解读

以蒽环-紫杉为基础的新辅助化疗（NACT）是乳腺癌患者的有效治疗手段之一。新辅助化疗可以监测肿瘤对治疗的反应，早期完全缓解或部分缓解的患者对治疗更敏感，更有可能在手术时达到 pCR；无早期缓解的患者被认为是化疗耐药，他们很少能达到 pCR，甚至转换成非交叉耐药的化疗药物时依然如此。贝伐珠单抗（阿瓦斯汀，bevacizumab，avastin）是重组的人源化单克隆抗体，能与人血管内皮生长因子（VEGF）结合并阻断其生物活性。美国食品药品管理局（FDA）批准其用于治疗结直肠癌、成胶质细胞瘤、非小细胞肺癌和肾细胞癌。尽管目前美国 FDA 取消了贝伐珠单抗在晚期乳腺癌的治疗适应证，但贝伐珠单抗在乳腺癌新辅助治疗中的探索还在进行中。

ARTemis 试验是在 HER-2（-）早期乳腺癌新辅助化疗中应用多西他赛序贯 FEC 方案的基础上联合贝伐珠单抗的Ⅲ期临床试验，发表于 2015 年的 Lancet Oncol。该研究的假说是新辅助化疗中应用紫杉和蒽环类药物联合贝伐珠单抗可以改善 HER-2（-）乳腺癌患者的 pCR 率，具有可接受的毒性反应。

研究者从 2009 年 5 月 7 日至 2013 年 1 月 9 日，在英国 66 家中心入组了 800 例初诊为 HER-2（-）早期浸润性乳腺癌患者（肿瘤直径>20 mm，有或无腋窝淋巴结转移），随机分配到单纯化疗组（D-FEC 组，$n=401$）或联合贝伐珠单抗治疗组（BEV+D-FEC 组，$n=399$）。化疗方案为多西他赛 3 个周期（100 mg/m^2，每 21 天 1 个疗程），随后 3 个周期的氟尿嘧啶（500 mg/m^2）、表柔比星（100 mg/m^2）和环磷酰胺（500 mg/m^2），每 21 天 1 个疗程。联合治疗组贝伐珠单抗（15 mg/kg），每 21 天 1 个疗程，应用 4 个周期。主要研究终点是 pCR，定义为乳腺病灶和腋窝淋巴结无浸润性病灶，导管内原位癌是可以接受的。研究中观察到 Bev+D-FEC 组有更多发生 4 级中性粒细胞减少事件，但 Bev+D-FEC 和 D-FEC 组 3~4 级的毒性反应均在可预期范围内。

ARTemis 试验发现 D-FEC 方案新辅助化疗再增加 4 个周期的贝伐珠单抗能显著提高 HER-2（-）乳腺癌的 pCR 率。共有 781 例患者可进行主要终点分析，D-FEC 组的 393 例患者中有 66 例（17%）达到 pCR，Bev+D-FEC 组的 388 例患者中 87 例（22%，$P=0.03$）达到 pCR。研究者根据雌激素受体（ER）的 Allred 评分将 ER 分为 ER（-）（Allred 0~2），ER 弱（+）（Allred 3~5）以及 ER 强（+）（Allred 6~8）3 组。应用 D-FEC 和 Bev+D-FEC 以后的 pCR 率分别为 ER（-）组（31%与 45%比较）和弱（+）性组（30%与 51%比较），而 ER 强（+）组则为（7%与 6%比较）。可见 ER（-）和弱（+）的患者应用贝伐珠单抗联合化疗有更高的 pCR 率（$P<0.0001$）。根据肿瘤细胞的分化程度进行分层发现，分化 1/2 级的患者应用 D-FEC 和 Bev+D-FEC 以后的 pCR 率分别

为 8%与 6%，而分化 3 级的则为 23%与 36%，显然分化 3 级的患者在化疗基础上应用贝伐珠单抗获益更多（$P<0.0001$）。

HER-2（-）乳腺癌新辅助治疗中应用贝伐珠单抗的临床研究还有 3 项：CALGB 40603、GeparQuinto 和 NSABP B-40。

CALGB 40603 研究发表于 2015 年的 J Clin Oncol 上，该研究的人群为 443 例Ⅱ～Ⅲ期的三阴性乳腺癌，在应用单周紫杉醇（800 mg/m^2）12 周再序贯剂量密集型 AC 4 个周期新辅助化疗的基础上加用每 3 周卡铂（AUC 6）4 个周期或者贝伐珠单抗 10 mg/kg，每 2 周 1 次，9 个疗程，或者卡铂与贝伐珠单抗联合，共 4 组。在化疗基础上应用卡铂或者贝伐珠单抗可以提高乳腺病灶的 pCR 率，分别为 60%与 44%比较（$P=0.0018$）和 59%与 48%比较（$P=0.0089$），但如果将 pCR 定义为乳腺病灶和腋窝淋巴结都完全缓解，只有卡铂和贝伐珠单抗联合组有统计学差异（54%与 41%比较，$P=0.0029$）。

GeparQuinto 和 NSABP B-40 都发表在 2012 年的 N Engl J Med 上。GeparQuinto Ⅲ期临床试验以 1948 例 HER-2（-）乳腺癌患者为研究对象，采用表柔比星、环磷酰胺续贯多西他赛（EC-T），患者随机分配接受同步的贝伐珠单抗治疗或无贝伐珠单抗治疗，如不能缓解，再重新随机化接受紫杉醇 +依维莫司或单独紫杉醇治疗。pCR 的定义为乳腺病灶和腋窝淋巴结都完全缓解，单独 EC-T 治疗的 pCR 率为 14.9%，EC-T 联合贝伐珠单抗的 pCR 率上升至 18.4%（$P=0.04$），以 pCR 率表示的疗效在三阴性乳腺癌患者中更为明显（27.9%与 39.3%比较，$P=0.003$），而在 ER（+）组中应用贝伐珠单抗则没有看到获益（7.8%与 7.7%比较，$P=1.00$）。

NSABP B-40 入组了 1206 例 HER-2（-）的乳腺癌患者，新辅助化疗的方案是多西他赛（100 mg/m^2）或多西他赛（75 mg/m^2）联合卡培他滨或多西他赛（75 mg/m^2）联合吉西他滨 4 个周期，序贯 AC 4 个周期，3 组患者随机分为联合和不联合贝伐珠单抗 15 mg/kg，每 3 周 6 个疗程。对比单独化疗组，贝伐珠单抗联合化疗能增加 ER（+）乳腺癌患者（ypT_0/T_{is}）的 pCR 率（23.2%与 15.1%比较，$P=0.007$），而在三阴性乳腺癌中，两组无显著差异（51.5%与 47.1%比较，$P=0.34$）。NSABP B-40 的亚组分析结果与 CALGB 40603、GeparQuinto 的研究结果有矛盾之处。

ARTemis、CALGB 40603、CcparQuinto 和 NSABP B-40 这 4 个临床研究中对于 ER 状态的定义是不同的。ARTemis 试验根据 ER 的 Allred 评分将 ER 分为 ER（-）（Allred 0～2），ER 弱（+）（Allred 3～5）及 ER 强（+）（Allred 6～8），ER（-）和弱（+）的患者应用贝伐珠单抗联合化疗有更高的 pCR 率。CALGB 40603 和 GeparQuinto 研究中 ER（+）的定义是≥10%，而 NSABP B-40 中 ER（+）的界值是 1%，ARTemis 试验和 NSABP B-40 的定义比较接近。这样可以很好地解释在这四项不同的研究中三阴性乳腺癌以及 ER（+）患者应用贝伐珠单抗有不同的结果。对已有的新辅助治疗临床试验进行 meta 分析（ARTemis 试验、GeparQuinto 试验、CALGB 40603 试验和 NSABP B-40 试验），是可能找到从贝伐珠单抗治疗获益的早期乳腺癌亚组的唯一方法。

ARTemis 研究发现在 D-FEC 化疗后增加 4 个周期的贝伐珠单抗能显著提高 pCR 率，但是 pCR 的获益能否带来总生存时间和无病生存时间的获益仍然未知。研究者认为贝伐珠单抗的治疗是抑制血管生成，在新辅助治疗中应用可以有效地抑制乳腺病灶的血液供应，因此可显示出 pCR 率的提高，但停用以后也可能会出现肿瘤细胞生长的反弹。由于可能存在的微小转移病灶生长可以不依赖血管生成，因此贝伐珠单抗在新辅助治疗中 pCR 的获益未必能带来无病生存时间和总生存时间的获益。该研究的首次长期随访结果可能在 2016 年公布，让我们拭目以待。ARTemis 试验同时收集了入组患者的肿瘤和血液标本，为未来转化医学研究寻找受益于贝伐珠单抗的分子特征提供了强有力的保障。

（复旦大学附属中山医院　朱　玮　倪小健）

参考文献

[1] Miller K, Wang M, Gralow J, et al. Paclitaxel plus bevacizumab versus paclitaxel alone for metastatic breast cancer. N Engl J Med, 2007, 357 (26): 2666-2676.

[2] Miles DW, Chan A, Dirix LY, et al. Phase III study of bevacizumab plus docetaxel compared with placebo plus docetaxel for the first-line treatment of human epidermal growth factor receptor 2-negative metastatic breast cancer. J Clin Oncol, 2010, 28 (20): 3239-3247.

[3] Earl HM, Hiller L, Dunn JA, et al. Efficacy of neoadjuvant bevacizumab added to docetaxel followed by fluorouracil, epirubicin, and cyclophosphamide, for women with HER-2-negative early breast cancer (ARTemis): an open-label, randomised, phase 3 trial. Lancet Oncol, 2015, 16 (6): 656-666.

[4] Sikov WM, Berry DA, Perou CM, et al. Impact of the addition of carboplatin and/or bevacizumab to neoadjuvant once-per-week paclitaxel followed by dose-dense doxorubicin and cyclophosphamide on pathologic complete response rates in stage II to III triple-negative breast cancer: CALGB 40603 (Alliance). J Clin Oncol, 2015, 33 (1): 13-21.

[5] von Minckwitz G, Eidtmann H, Rezai M, et al. Neoadjuvant chemotherapy and bevacizumab for HER-2-negative breast cancer. N Engl J Med , 2012, 366 (4): 299-309.

[6] Bear HD, Tang G, Rastogi P, et al. Bevacizumab added to neoadjuvant chemotherapy for breast cancer. N Engl J Med , 2012, 366 (4): 310-320.

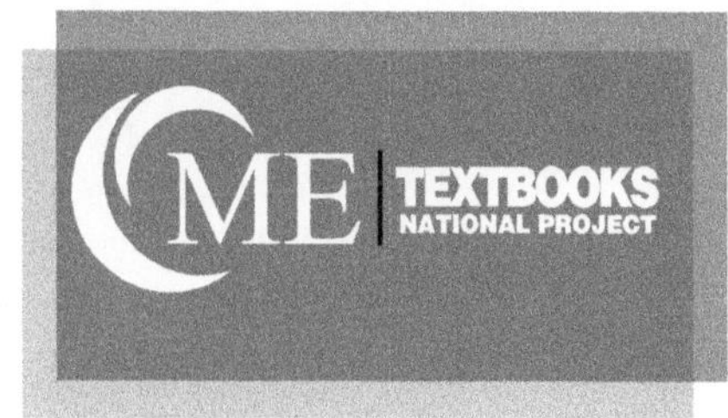

GeparSixto 和 CALGB 40603 试验：三阴性或 HER-2(+)乳腺癌新辅助化疗中加入卡铂和（或）贝伐珠单抗的疗效研究

第 43 章

一、GeparSixto Ⅱ期试验

【文献来源】

von Minckwitz G，Loibl S，Schneeweiss A，et al. Early survival analysis of the randomized phase II trial investigating the addition of carboplatin to neoadjuvant therapy for triple-negative and HER-2-positive early breast cancer（GeparSixto）. Cancer Res February，2016，76（4 Suppl）.

【研究背景】

本研究是在Ⅱ~Ⅲ期三阴性及人表皮生长因子受体（HER-2）（+）乳腺癌患者中，评价卡铂加入新辅助化疗疗效的Ⅱ期随机对照试验。该研究先前已报道了将卡铂加入含蒽环/紫杉类药物的新辅助化疗方案中，可以显著提高三阴性乳腺癌的病理完全缓解（pCR）率。这里报道的是中位随访 35 个月的早期生存分析结果。

【入组条件】

1. 病理证实且未经治疗的三阴性以及 HER-2（+）乳腺癌。
2. cT_2，cT_3 或 $cT_{4a\sim d}$；cT_1，cN 或病理证实前哨淋巴结阳性。
3. 年龄>18 岁，卡氏功能状态（KPS）评分≥80 分。

【试验设计】

1. 本研究是 GeparSixto Ⅱ期临床试验的早期生存分析，这个试验是一个前瞻性、随机对照试验。
2. 首要研究终点是患者的 pCR 率。

【试验流程】

试验流程见图 43-1。

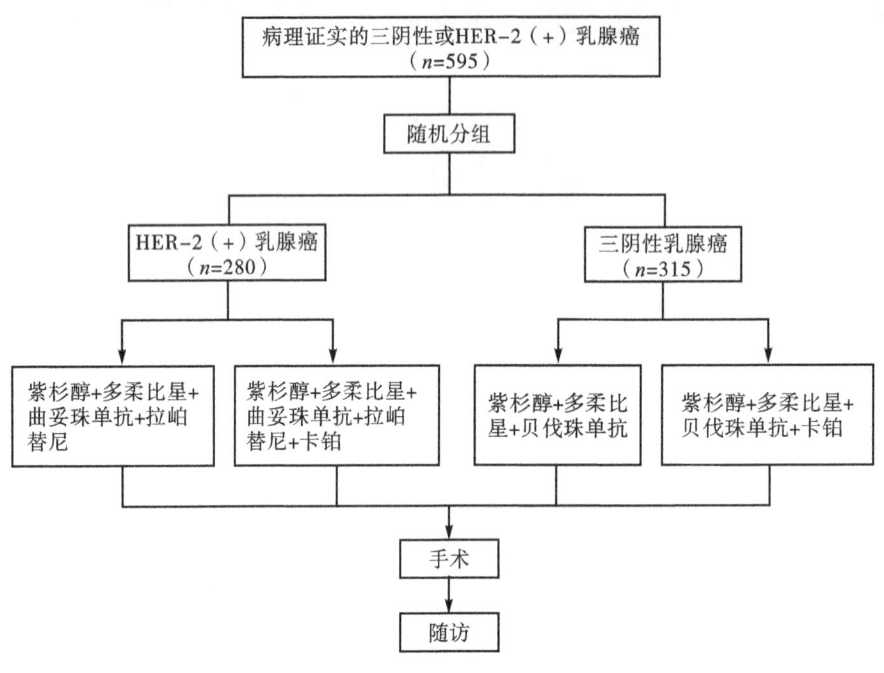

图 43-1 试验流程

【结果】

1. 295 例患者随机分配到含卡铂的新辅助化疗组，293 例患者分配到对照组。中位随访时间是 35 个月。

2. 所有患者中，含卡铂的新辅助化疗组与对照组的 pCR 率分别为 36.9%和 43.7%（$P=0.107$），差异无统计学意义。

3. 在三阴性乳腺癌中，含卡铂的新辅助化疗组 pCR 率显著优于对照组的 pCR 率（53.2%与 36.9%比较，$P=0.005$）。在 HER-2（+）乳腺癌中，含卡铂的新辅助化疗组与对照组的 pCR 率分别为 32.8%和 36.8%（$P=0.6$），差异无统计学意义。

4. 所有患者中，含卡铂的新辅助化疗组与对照组的 3 年无病生存率分别为 84.7%、81.0%（$P=0.3115$），差异无统计学意义。

5. 在 HER-2（+）乳腺癌中，含卡铂的新辅助化疗组与对照组的 3 年无病生存率分别为 83.4%、86.7%（$P=0.3719$），差异无统计学意义。

6. 在三阴性乳腺癌中，含卡铂的新辅助化疗组 3 年无病生存率显著优于对照组（85.8%与 76.1%比较，$P=0.035$）。

7. 在三阴性乳腺癌中，*BRCA* 基因突变者接受含卡铂的新辅助化疗与对照组的 pCR 率分别为 61.5%、50.0%（$P=0.413$），差异无统计学意义；*BRCA* 基因未突变者接受含卡铂的新辅助化疗 pCR 率显著优于对照组的 pCR 率（50.8%与 33.1%比较，$P=0.005$）。

【结论】

卡铂加入新辅助化疗方案中可以显著提高三阴性乳腺癌患者的无病生存率，但未能改善HER-2（+）乳腺癌患者的无病生存率。

与NOAH临床试验结果相一致，GerparSixto的结果显示，pCR可以预测接受含卡铂新辅助化疗后三阴性乳腺癌的无病生存率。

三阴性乳腺癌中*BRCA*基因无突变的患者接受含卡铂的新辅助化疗在pCR及无病生存时间（DFS）均有获益。因此，该研究结果支持在三阴性乳腺癌患者中使用含卡铂的新辅助化疗方案。

（上海交通大学医学院附属仁济医院　杜跃耀　陆劲松）

二、CALGB40603试验

【文献来源】

Sikov WM，Berry DA，Perou CM，et al. Impact of the addition of carboplatin and/or bevacizumab to neoadjuvant once-per-week paclitaxel followed by dose-dense doxorubicin and cyclophosphamide on pathologic complete response rates in stage II to III triple-negative breast cancer：CALGB 40603. J Clin Oncol，2015，33（1）：13-21.

【研究背景】

探索在单周紫杉醇序贯剂量密集AC方案中加入卡铂或贝伐珠单抗新辅助治疗三阴性乳腺癌是否能提高pCR率。

【入组条件】

1. 活检确认且未经治疗的Ⅱ~Ⅲ期可手术的非炎性乳腺癌患者。

2. 雌激素受体（ER）、孕激素受体（PR）≤10%，HER-2（-）（免疫组织化学0~+，或免疫组织化学++且荧光原位杂交率<2.0）。

3. 肝、肾功能及血常规正常，心功能正常；育龄女性检测未孕。

4. 排除标准：具有2级以上神经系统疾病及具有贝伐珠单抗治疗禁忌证（包括未控制的高血压）的患者。

【试验设计】

该研究是一项随机Ⅱ期临床试验，采用2×2析因设计，主要研究终点为乳腺pCR率；次要研究终点为乳腺/腋窝pCR率、毒性、严重不良事件、无复发生存率、总生存率等。

【结果】

1. 联合卡铂组（60%与46%比较，*OR* 1.76，$P=0.0018$）与联合贝伐珠单抗组（59%与48%比较，*OR* 1.58，$P=0.0089$）均显著提高乳腺pCR。

2. 同时联合卡铂及贝伐珠单抗组乳腺pCR率最高，为67%，两者间不存在显著协同作用（$P=0.52$）。

3. 只有卡铂组（54%与41%比较；*OR* 1.71，$P=0.0029$）显著提高乳腺/腋窝pCR率。

4. 试验组患者严重不良反应（≥3 级的不良反应或需要住院治疗/手术干预的不良反应）比例更高，尤其是添加了贝伐珠单抗以后。3～4 级中性粒细胞减少和血小板减少在添加卡铂组中更常见，而 3 级高血压在贝伐珠单抗组中更常见。

【结论】

对于Ⅱ～Ⅲ期的三阴性乳腺癌患者，新辅助化疗方案中添加卡铂或贝伐珠单抗均能提高 pCR 率，但能否改善无复发生存或总生存尚需进一步研究。

（上海交通大学医学院附属仁济医院　李　弋　王耀辉　陆劲松）

三、专家解读一

GeparSixto 研究是一项评价卡铂加入常规新辅助化疗方案对于Ⅱ～Ⅲ期三阴性及 HER-2（+）乳腺癌患者疗效的Ⅱ期随机对照临床试验。

与其他分子亚型的乳腺癌相比，三阴性乳腺癌的复发转移率更高，预后相对较差。由于 ER、PR 及 HER-2 均为阴性，缺乏有效的治疗靶点，化疗仍然是三阴性乳腺癌主要的全身性治疗方法。据报道在三阴性乳腺癌中，*BRCA* 基因突变率达到 11.2%。*BRCA* 基因突变的乳腺癌和散发性三阴性乳腺癌都存在 DNA 修复的异常以及基因组的不稳定性。铂类药物的作用机制为与 DNA 双链结合，破坏生理功能，阻止细胞的生存和增殖，因此，铂类药物被认为可以用来治疗三阴性乳腺癌。

早在 2014 年，GeparSixto 和 CALGB40603 两项Ⅱ期临床试验的前期结果均显示将卡铂加入局部晚期三阴性乳腺癌的新辅助化疗方案中，可以提高患者的 pCR 率。在 2015 年的圣安东尼奥乳腺癌大会上，这两项临床研究进一步报道了卡铂加入三阴性乳腺癌新辅助化疗方案的早期生存分析结果，引起了大家的广泛关注。

GeparSixto 的结果显示，三阴性乳腺癌新辅助化疗达到 pCR 率同样可以预测生存获益。这为临床上对早期三阴性乳腺癌追求新辅助化疗的 pCR 率提供了确实的循证学依据。此外，该研究早期生存分析的结果显示，对于三阴性乳腺癌，卡铂组的 3 年无病生存率显著优于不含卡铂组，提示早期三阴性乳腺癌新辅助化疗加入卡铂可能提高生存率。

GeparSixto 研究支持在不同亚型三阴性乳腺癌的新辅助化疗中加入卡铂，研究显示，卡铂对 *BRCA* 野生型患者的 pCR 率和无病生存率都有显著改善，这一结果出乎研究者的意料，之前普遍认为卡铂对无 *BRCA* 突变的患者不具有活性，而该研究的结果提示卡铂对于三阴性乳腺癌的作用不依赖于 *BRCA* 基因的状态。

虽然 CALGB40603 研究的结果提示含卡铂组与不含卡铂组 3 年无事件生存率和总生存率无显著差异，我们可以发现在这两个研究中，蒽环及紫杉的剂量强度、卡铂的剂量都有所不同，这也可能是造成两个研究结果不一致的原因，因此，卡铂在三阴性乳腺癌新辅助化疗中究竟是和其他药物联合，还是可以替代某些药物以及其具体用药剂量仍有待进一步探索。

（上海交通大学医学院附属仁济医院　杜跃耀　陆劲松）

四、专家解读二

目前还没有靶向治疗药物获批用于三阴性乳腺癌的治疗，化疗仍是三阴性乳腺癌主要的系统性治疗措施。化疗能够明确改善早期三阴性乳腺癌的无病生存率和总生存率，但三阴性乳腺癌的预后仍然差于其他分子亚型，特别是相比于其他亚型，三阴性乳腺癌有着较高的近期复发风险。

因此，近年来有较多的临床研究探讨如何在标准化疗的基础上进一步改善三阴性乳腺癌的预后。CALGB 40603 就是其中的研究之一。CALGB 40603 的设计是针对Ⅱ～Ⅲ期的三阴性乳腺癌，在周疗紫杉醇序贯剂量密集的 AC 方案的基础上探索加上卡铂和或贝伐珠单抗能否提高 pCR 率。结果显示，在周疗紫杉醇序贯剂量密集的 AC 方案的基础上加上卡铂和或贝伐珠单抗能明显提高乳腺的 PCR 率，同时两者的毒性也明显增加。虽然 CALGB 40603 的主要研究终点得到了阳性的结果，但是鉴于这是一个Ⅱ期临床研究且没有远期生存的数据，因此其对临床实践的影响是有限的。实际上既往已有研究如 GeparQuinto 研究显示，在标准化疗的基础上加上贝伐珠单抗能够提高三阴性乳腺癌新辅助化疗的 pCR 率，然而近年来贝伐珠单抗在早期乳腺癌的研究（BEATRICE、E5103）未能提高无病生存率和总生存率及在晚期乳腺癌的研究（E2100）未能改善总生存率，这使得人们对贝伐珠单抗在三阴性乳腺癌的整体前景并不看好。近年来，铂类对三阴性乳腺癌的价值一直是三阴性乳腺癌治疗领域的研究热点，多个新辅助治疗的研究显示其可以提高 pCR 率，对晚期三阴性乳腺癌的研究显示其有较高的近期疗效和提高无进展生存率，但近年来的部分研究也提示铂类对三阴性乳腺癌优势人群可能是那些存在 *BRCA* 突变或是存在同源重组修复缺陷的人群，因此铂类对三阴性乳腺癌的价值还有待于进一步深入地探讨。

（中山大学附属肿瘤医院　王树森）

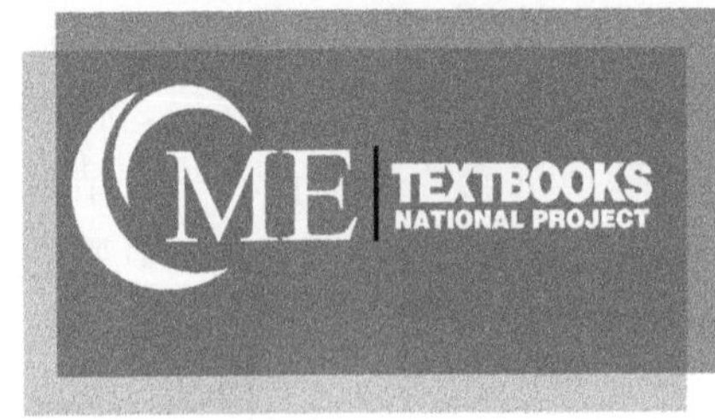

PrECOG 0105 试验：iniparib、卡铂、吉西他滨联合用于新辅助治疗早期三阴性及 *BRCA1/2* 突变相关乳腺癌的疗效及预测因素研究

第 44 章

一、概　　述

【文献来源】

Telli ML, Jensen KC, Vinayak S, et al. Phase II study of gemcitabine, carboplatin, and iniparib as neoadjuvant therapy for triple-negative and *BRCA1/2* mutation-associated breast cancer with assessment of a tumor-based measure of genomic instability: PrECOG 0105. J Clin Oncol, 33 (17): 1895-1901.

【研究背景】

研究旨在评估早期三阴性乳腺癌及 *BRCA1/2* 突变相关的乳腺癌患者接受 iniparib 联合吉西他滨及卡铂治疗的安全性、有效性及疗效预测因素。

【入组条件】

1. 初治的Ⅰ~ⅢA 期乳腺癌［磁共振成像（MRI）评估肿瘤直径≥1 cm］。

2. 雌激素受体（ER）≤5%，(-)，孕激素受体（HR）≤ 5%，(-)，人表皮生长因子受体（HER）-2（-）（免疫组织化学 0~+，或者 FISH 不扩增）。

3. 或 *BRCA1/2* 突变的乳腺癌患者。

【试验设计】

1. PrECOG 0105 试验是一项单臂Ⅱ期新辅助治疗临床试验。

2. 主要研究终点为病理学完全缓解（pCR）率。

3. 次要研究终点为安全性，MRI 影像学缓解率，保乳手术率，基因表达和基因拷贝数与疗效的相关性

【结果】

1. 入组的80例患者中位年龄为48岁；19例患者（24%）有*BRCA*1或*BRCA*2胚系突变；临床分期：Ⅰ期占13%，ⅡA占36%，ⅡB期占36%，ⅢA占15%。

2. 所有意向治疗人群（$n=80$）中的总pCR率为36%（90%*CI* 27~46）。

3. 与不缓解组相比，缓解组中的中位同源重组缺陷及杂合性缺失评分（HRD-LOH评分）更高（$P=0.02$），即使排除了*BRCA1/2*胚系突变携带者后，仍具有显著差异。

【结论】

对于早期三阴性及*BRCA1/2*突变相关的乳腺癌患者在术前进行吉西他滨、卡铂及iniparib联合治疗是有效的。HRD-LOH分析可以识别出没有*BRCA1/2*突变的散发三阴性乳腺癌患者的治疗敏感性，HRD-LOH分数较高意味着获得较好病理缓解。

（上海交通大学医学院附属仁济医院 李 弋 王耀辉 陆劲松）

二、专家解读一

PrECOG0105是一个单臂的Ⅱ期临床研究，旨在评估iniparib联合吉西他滨和卡铂在早期三阴性、*BRCA1/2*突变乳腺癌中的有效性、安全性及预测其化疗反应性。入组患者为Ⅰ~ⅢA期ER（-）（≤5%），PR（-）（≤5%），HER-2（-）或*BRCA1/2*突变的乳腺癌。新辅助化疗方案为吉西他滨1000 mg/m^2，静脉滴注（第1天、第8天），卡铂［AUC=2，静脉滴注（第1天、第8天）及iniparib 5.6 mg/kg，静脉滴注（第1天、第4天、第8天、第11天），每21天1个周期，共4个周期，后续修改为6个周期化疗。主要研究终点是病理完全缓解（pCR，乳腺及腋窝均没有浸润癌成分）率。所有患者均通过治疗前的穿刺标本进行*BRCA1/2*基因分型，并用杂合性丧失来评估其同源重组缺陷（HRD-LOH）。结果显示，在80例患者中，19例（24%）患者伴有生殖细胞系*BRCA1*或*BRCA2*突变；总的pCR率在意向性人群（80例）中为36%（90%*CI* 27~46）。平均HRD-LOH评分在反应患者中高于不反应患者（$P=0.02$），且在排除伴有生殖细胞系*BRCA1/2*突变患者后仍有统计学差异（$P=0.021$）。因此研究都认为在早期三阴性或*BRCA1/2*突变乳腺癌患者中使用吉西他滨、卡铂联合iniparib是有效的。HRD-LOH评分可找出散发性*BRCA1/2*突变缺乏的三阴性乳腺癌，HRD-LOH评分升高的患者会获得更好的病理缓解率。

这是一个针对三阴性乳腺癌的Ⅱ期临床研究，三阴性乳腺癌是指免疫组织化学ER、PR和HER-2的蛋白表达均为阴性乳腺癌，占所有乳腺癌中12%~20%。它的侵袭性强，易发生内脏转移，尤其是肺和脑的转移，且与肿瘤大小无明确相关性；三阴性乳腺癌更易发生早期复发，其前5年中远处复发风险较非三阴性乳腺癌显著增高。目前化疗是三阴性乳腺癌主要的治疗方法，虽然三阴性乳腺癌的新辅助化疗pCR率较非三阴性乳腺癌高，但其无病生存率和总生存率仍显著较低。因此目前迫切需要寻找新的化疗药物、化疗方案以及治疗靶点，以提高患者的pCR率，改善三阴性乳腺癌患者的预后。

不少研究显示三阴性乳腺癌的分子表型与*BRCA*1突变的乳腺癌有较高的相似性，因此可能有相似的化疗敏感性。*BRCA*1是DNA双链破坏修复复合体的一部分，参与了DNA修复的同源重组。而铂类药物可与DNA双链交联，导致DNA双链断裂，阻碍DNA复制、转录并最终导致细胞死亡，因此铂类药物治疗三阴性乳腺癌可能更有效。研究显示新辅助化疗方案中添加使用卡铂可明显增加三阴性乳腺癌患者的pCR率。CALGB 40603研究在每周紫杉醇序贯剂量密集AC加用卡铂和显著提高了 pCR 率（54%与 41%比较，*P*=0.0029）；I-SPY2 研究是每周紫杉醇±（veliparib+卡铂）序贯 AC 的新辅助化疗中，接受了加用 veliparib+卡铂化疗的三阴性乳腺癌患者，其 pCR 率高达 52%，对照组仅为 26%；Geparsixto 研究结果显示三阴性乳腺癌每周的紫杉醇联合脂质体多柔比星加用卡铂后显著提高了 pCR 率（58.7%与 37.9%比较，*P*<0.05）。Meta 分析同样显示，新辅助化疗中加用铂类药物可明显增加三阴性乳腺癌的 pCR 率，从 32%增加至 48%。

吉西他滨加卡铂（GC）是美国国立综合癌症网络（NCCN）指南中推荐用于复发及转移性乳腺癌的治疗方案之一。本研究在此方案上加用 PARP 抑制剂 iniparib，希望通过卡铂破坏 DNA 的同时阻断 DNA 损伤修复，进一步加强对肿瘤细胞的杀伤从而提高 pCR 率。目前已知当 *BRCA1/2* 突变导致的 DNA 损伤修复出现障碍时，细胞会依耐于另一个途径即 PARP 通路来修复损伤的 DNA，此时抑制 PARP 可导致细胞的死亡。这个新辅助方案的设计是基于 2011 年 1 月 N Engl J Med 上晚期乳腺癌的报道，那个Ⅱ期临床研究入组了 123 例三阴性乳腺癌患者，在 GC 的基础上加用 iniparib 将临床获益率从 34%提升至 56%，总反应率从 32%提升至 52%，无进展生存时间由 3.6 个月延长至 5.9 个月，中位生存时间由 7.7 个月延长至 12.3 个月。两组的不良反应并没有显著差异。尽管这个Ⅱ期临床研究得到了良好的结果，但几乎一样设计的后续Ⅲ期临床研究得到的却是差强人意的结果。同样是入组Ⅳ期三阴性乳腺癌患者，其中研究组 GC+iniparib 261 例，对照组 GC 258 例。与 GC 组相比，GCI 组可延长无进展生存时间（由 4.1 个月延长至 5.1 个月，*P*=0.027），但总生存时间在 ITT 人群中没有差异（11.1 个月与 11.8 个月比较，*P*=0.28）；两组的总缓解率相当（30%与 34%比较）；在分层分析中，一线 ITT 人群的无进展生存时间及总生存时间两组也是相当的（无进展生存时间 *HR* 0.88，95%*CI* 0.66~1.13，总生存时间 *HR* 1.1，95%*CI* 0.78~1.56），虽然在探索性分析中，二/三线 ITT 人群中可能有潜在获益（无进展生存时间 *HR* 0.67，95%*CI* 0.50~0.92，总生存时间 *HR* 0.65，95%*CI* 0.46~0.91），但仍有待进一步研究证实。此外，这两组的不良反应相当，加用 iniparib 并没有增加不良反应。Ⅱ、Ⅲ期研究结果的不一致，可能是与患者的基线特征存在差异、*BRCA* 突变相关乳腺癌的具体数目不清、Basal-like 乳腺癌的具体例数也不清等因素有关。但从其结果来看，iniparib 的临床疗效并没有预期的好，其作用机制和适用人群仍有待进一步研究。本研究就是希望通过新辅助化疗来进一步认识 iniparib 的疗效和适用人群。

在 PrECOG0105 的这一研究中，GCI 在其 ITT 人群的 pCR 率为 36%（90%*CI* 27~46），与使用蒽环+紫杉的 pCR 率相当（26%~41%），虽然这是一个单臂的研究，并不能评估出 iniparib 的作用，但是在 HRD-LOH 评分较高的患者，或者具有 *BRCA1/2* 突变的患者中，pCR 率高达 66%，甚至 81%，这可以从侧面反映这一化疗方案在高 HRD-LOH 评分或 *BRCA* 突变的患者中获益更大，提示了这一疗法的靶向性和适用人群，但仍需待Ⅲ期随机对照临床研究来进一步验证。这也提示了三阴性乳腺癌研究的发展方向，细分三阴性乳腺癌人群，优化可选择的治疗策略，如 DNA 修复缺陷的靶向治疗，寻找更合适的靶标，给予患者个体化的治疗策略。也提示我们未来乳腺癌的治疗要往更精准的方向发展，基因检测、更准确的免疫指标进行分子分型，来制定更精准的个体化治疗方案。此外，本研究采用的 HRD-LOH 评分来评估 DNA 同源重组缺陷而致的累积变化，可能成为评估肿瘤 DNA 修复能力的有效的诊断工具，同时也可用于选择适合 PARP 抑制剂的靶向人群。该研究的另一个优势在于全面收集了患者肿瘤的基因分子分型，采用 vanderbilt 基因表达进行进一步的亚组分组，但可惜并没有发现与 *BRCA* 突变的相关性。

该研究放弃了乳腺癌化疗常用的蒽环与紫杉类药物，以卡铂及吉西他滨为基础用药结合 PARP 抑制剂，是否代表了更好的治疗方案，因缺乏对照组尚无法得到结论，将来针对 *BRCA* 基因突变或 HRD-LOH 评分设计的随机对照临床试验将有助于确定该疗法的疗效和适用人群。但从不良反应方面来看，该研究中最常见的 3 度以上治疗相关不良反应与 geparsixto 相比，主要是粒细胞减少

(49%)、转氨酶升高（15%）、贫血（10%）等较常见，而黏膜炎、手足综合征、感染较少见。可见这一治疗方案的耐受性是较好的。

（广东中山大学孙逸仙纪念医院 刘 强）

三、专家解读二

三阴性乳腺癌是指癌组织免疫组织化学检查结果ER、PR和HER-2均为阴性乳腺癌，多发生于绝经前年轻女性，具有较高的侵袭性和远处转移风险，预后较差。化疗是三阴性乳腺癌唯一有效的治疗手段，由于特殊的分子生物学特性，其化疗药物敏感性似乎与其他类型的乳腺癌有一定差异，因此需要制订个体化治疗策略。乳腺癌易感基因*BRCA1/2*是与遗传性乳腺癌有关的抑癌基因，*BRCA1/2*突变者发生乳腺癌的风险高达50%。研究发现，三阴性乳腺癌中*BRCA1/2*的突变率较高，而*BRCA*1突变乳腺癌中三阴性乳腺癌占80%以上。散发性三阴性乳腺癌和*BRCA1/2*突变乳腺癌有相似的病理和分子特征，均表现为同源重组DNA修复缺陷，因此针对DNA修复缺陷的含铂类的化疗方案联合PARP（poly ADP-ribose polymerase）抑制剂是新的治疗方向。含铂类的化疗方案可以提高三阴性乳腺癌新辅助化疗的的pCR率已有两项临床研究证实：GeperSixto和CALGB40603两项Ⅱ期临床结果均提示常规化疗基础上加卡铂均可增加三阴性乳腺癌的pCR率。CALGB 40603研究发现，在蒽环/紫杉方案（联合或不联合贝伐珠单抗）中单纯增加卡铂可以显著提高13%的pCR率。但GEICAM 2006-03研究发现，在蒽环联合紫杉的基础上增加卡铂并未改善三阴性乳腺癌患者的pCR率。三阴性乳腺癌新辅助化疗加卡铂是否提高远期生存仍不够明确。GeparSixto研究显示，含卡铂组比非卡铂组3年无病生存绝对获益率高9.7%，GALGB40603显示含卡铂组比非卡铂组3年无病生存绝对获益率高4.9%。GeparSixto研究证实在新辅助治疗方案中加入卡铂可以改善三阴性乳腺癌的无病生存，但是不能改善HER-2（+）患者的无疾病生存；可以显著改善*BRCA*野生型患者的无疾病生存，但是对*BRCA*突变型患者无疾病生存的改善程度未达到统计学差异。

与辅助化疗相比，三阴性乳腺癌新辅助化疗后只有达到pCR率后才能转化为生存获益，因此在临床实践中，研究者们一直试图在寻找高pCR率的化疗方案。然而三阴性乳腺癌和*BRCA1/2*突变相关乳腺癌最有效的新辅助化疗方案是什么？目前仍然没有答案。结合前期临床研究结果，本试验探索性地评估了iniparib联合吉西他滨、卡铂的新辅助化疗疗效、安全性及疗效预测因素。研究结果表明所有80例完成6次新辅助化疗的入组患者中pCR率为36.3%，虽然该研究没有设置对照组，这个以铂类为基础的非蒽环类+非紫杉类的化疗方案取得了与以蒽环/紫杉类化疗方案相似的pCR率（文献报道为26%～39%）。而亚组分析结果表明*BRCA1/2*突变者pCR率为47%，*BRCA1/2*突变的三阴性乳腺癌其pCR率高达56%。同时该研究发现HRD-LOH分值由低到高依次为新辅助化疗无反应亚组、*BRCA1/2*野生型的化疗有反应亚组和*BRCA1/2*突变的化疗有反应亚组。无论*BRCA1/2*是否突变，HRD-LOH分值可以作为*TNBC*新辅助化疗的疗效预测因子，而且HRD-LOH分值较高意味着获得较好病理缓解。因此，HRD-LOH是比较理想的DNA修复缺陷患者化疗疗效预测因素。

本研究的不足之处在于这是一个单臂无对照的临床研究，因此无法评价iniparib在三阴性乳腺癌和*BRCA1/2*突变相关乳腺癌新辅助治疗中的疗效贡献。Iniparib是一种PARP抑制剂，理论上可以通过抑制肿瘤细胞DNA损伤修复、促进肿瘤细胞发生凋亡，从而可增强放射治疗及烷化剂和铂类药物化疗的疗效。既往一项随机的Ⅱ期临床试验显示在吉西他滨、卡铂方案的基础上增加iniparib可以提高转移性、三阴性乳腺癌患者的缓解率，延长无进展生存时间和总生存时间，而

O'Shaughnessy 等的Ⅲ期临床研究发现增加 iniparib 并不延长患者的总生存时间或无进展生存时间，探索性分析显示，应用含有 iniparib 的方案作为二线或三线治疗时可以延长患者的总生存时间和无进展生存时间。

虽然研究发现 *BRCA1/2* 突变的乳腺癌患者似乎对蒽环类、紫杉类药物耐药，而对铂类、吉西他滨相对敏感，仍然有大量循证医学证据表明 *BRCA1/2* 突变的乳腺癌可以从同时含蒽环类和紫杉类的方案中获益。目前尚没有充分的临床证据支持以铂类为基础的化疗方案可以替代传统以蒽环类和紫杉类为主的化疗方案。本研究为一项探索性的临床研究，虽然其结果对目前指南和临床实践没有直接影响，但是为今后的进一步临床研究指明了方向：从基因层面寻求突破，深入探讨三阴性乳腺癌的生物学分子特征，寻找新的可能治疗靶点，对提高治疗效果、改善预后或许具有重要的临床意义。

（浙江大学医学院附属第二医院 周美琪 邓甬川）

参考文献

[1] Telli ML, Jensen KC, Vinayak S, et al. Phase II Study of Gemcitabine, Carboplatin, and Iniparib As Neoadjuvant Therapy for Triple-Negative and BRCA1/2 Mutation-Associated Breast Cancer With Assessment of a Tumor-Based Measure of Genomic Instability: PrECOG 0105. J Clin Oncol, 2015, 33 (17): 1895-1901.

[2] Dent R, Trudeau M, Pritchard KI, et al. Triple-negative breast cancer: clinical features and patterns of recurrence. Clin Cancer Res, 2007, 13 (15pt): 4429-4434.

[3] Foulkes WD, Smith IE, Reis-Filho JS. Triple-negative breast cancer. N Engl J Med, 2010, 363 (201): 1938-1948.

[4] Liedtke C, Mazouni C, Hess KR, et al. Response to neoadjuvant therapy and long-term survival in patients with triple-negative breast cancer. J Clin Oncol, 2008, 26 (8): 1275-1281.

[5] Sikov WM, Berry DA, Perou CM, et al. Impact of the addition of carboplatin and/or bevacizumab to neoadjuvant once-per-week paclitaxel followed by dose-dense doxorubicin and cyclophosphamide on pathologic complete response rates in stage II to III triple-negative breast cancer: CALGB 40603 (Alliance). J Clin Oncol, 2015, 33 (1): 13-21.

[6] von Minckwitz G, Schneeweiss A, Loibl S, et al. Neoadjuvant carboplatin in patients with triple-negative and HER-2-positive early breast cancer (GeparSixto; GBG 66): a randomised phase 2 trial. Lancet Oncol, 2014, 32 (29): 3212-3220.

[7] Petrelli F, Coinu A, Borgonovo K, et al. The value of platinum agents as neoadjuvant chemotherapy in triple-negative breast cancers: a systematic review and meta-analysis. Breast Cancer Res Treat, 2014, 144 (2): 223-232.

[8] O'Shaughnessy J, Osborne C, Pippen JE, et al. Iniparib plus chemotherapy in metastatic triple-negative breast cancer. N Engl J Med, 2011, 364 (3): 205-214.

[9] Telli ML, Jensen KC, Vinayak S, et al. Phase II Study of Gemcitabine, Carboplatin, and Iniparib As Neoadjuvant Therapy for Triple-Negative and BRCA1/2 Mutation-Associated Breast Cancer With Assessment of a Tumor-Based Measure of Genomic Instability: PrECOG 0105. J Clin Oncol, 2015, 33 (17): 1895-1901.

[10] Rebbeck TR, Mitra N, Wan F, et al. Association of type and location of BRCA1 and BRCA2 mutations with risk of breast and ovarian cancer. JAMA, 2015, 313 (13): 1347-1361.

[11] Bayraktar S, Gluck S. Systemic therapy options in BRCA mutation-associated breast cancer. Breast Cancer Res Treat, 2012, 135 (2): 355-366.

[12] Plummer R. Poly (ADP-ribose) polymerase inhibition: a new direction for BRCA and triple-negative breast cancer. Breast Cancer Res, 2011, 13 (4): 218.

[13] von MG, Schneeweiss A, Loibl S, et al. Neoadjuvant carboplatin in patients with triple-negative and HER-2-positive early breast cancer

(GeparSixto; GBG 66): a randomised phase 2 trial. Lancet Oncol, 2014, 15 (7): 747–756.

[14] Sikov WM, Berry DA, Perou CM, et al. Impact of the addition of carboplatin and/or bevacizumab to neoadjuvant once-per-week paclitaxel followed by dose-dense doxorubicin and cyclophosphamide on pathologic complete response rates in stage II to III triple-negative breast cancer: CALGB 40603 (Alliance). J Clin Oncol, 2015, 33 (1): 13–21.

[15] Alba E, Chacon JI, Lluch A, et al. A randomized phase II trial of platinum salts in basal-like breast cancer patients in the neoadjuvant setting. Results from the GEICAM/2006 – 03, multicenter study. Breast Cancer Res Treat, 2012, 136 (2): 487–493.

[16] Fisher CS, Ma CX, Gillanders WE, et al. Neoadjuvant chemotherapy is associated with improved survival compared with adjuvant chemotherapy in patients with triple-negative breast cancer only after complete pathologic response. Ann Surg Oncol, 2012, 19 (1): 253–258.

[17] von MG, Martin M. Neoadjuvant treatments for triple-negative breast cancer (TNBC). Ann Oncol, 2012, 23 (6): 35–39.

[18] Petrelli F, Coinu A, Borgonovo K, et al. The value of platinum agents as neoadjuvant chemotherapy in triple-negative breast cancers: a systematic review and meta-analysis. Breast Cancer Res Treat, 2014, 144 (2): 223–232.

[19] Carbognin L, Furlanetto J, Vicentini C, et al. Neoadjuvant strategies for triple negative breast cancer: 'state-of-the-art' and future perspectives. Anticancer Agents Med Chem, 2015, 15 (1): 15–25.

[20] Liang H, Tan AR. Iniparib, a PARP1 inhibitor for the potential treatment of cancer, including triple-negative breast cancer. Drugs, 2010, 13 (9): 646–456.

[21] Fojo T, Amiri-Kordestani L, Bates SE. Potential pitfalls of crossover and thoughts on iniparib in triple-negative breast cancer. J Natl Cancer Inst, 2011, 103 (23): 1738–1740.

[22] Mateo J, Ong M, Tan DS, et al. Appraising iniparib, the PARP inhibitor that never was-what must we learn. Nat Rev Clin Oncol, 2013, 10 (12): 688–696.

[23] O'Shaughnessy J, Osborne C, Pippen JE, et al. Iniparib plus chemotherapy in metastatic triple-negative breast cancer. N Engl J Med, 2011, 364 (3): 205–214.

[24] O'Shaughnessy J, Schwartzberg L, Danso MA, et al. Phase III study of iniparib plus gemcitabine and carboplatin versus gemcitabine and carboplatin in patients with metastatic triple-negative breast cancer. J Clin Oncol, 2014, 32 (34): 3840–3847.

[25] Kriege M, Jager A, Hooning MJ, et al. The efficacy of taxane chemotherapy for metastatic breast cancer in BRCA1 and BRCA2 mutation carriers. Cancer, 2012, 118 (4): 899–907.

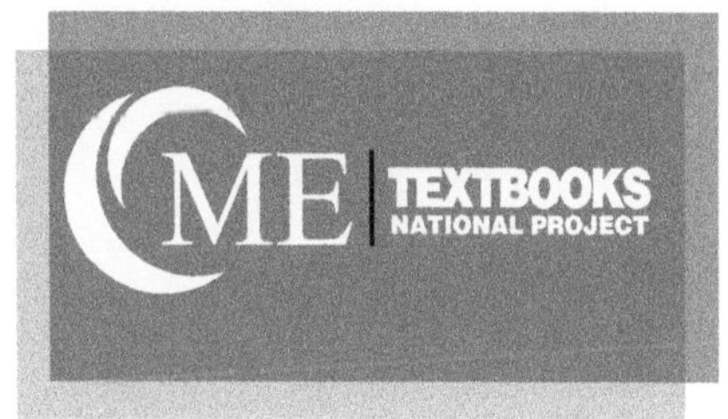

第八篇

乳腺癌手术治疗重大临床试验解读

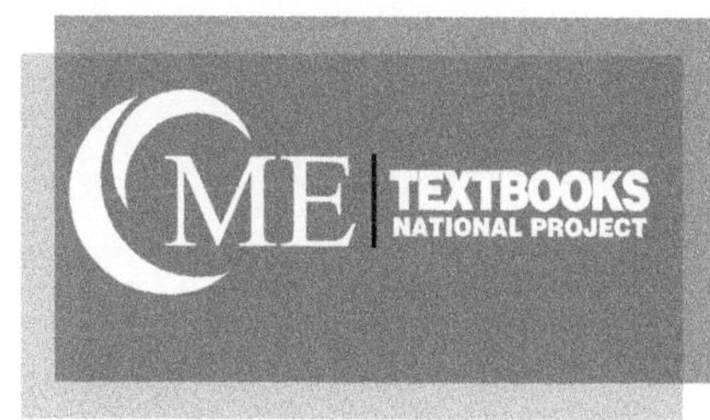

Z1071 试验：新辅助化疗后腋窝超声对前哨淋巴结活检效能的影响研究

第 45 章

一、概　　述

【文献来源】

Boughey JC, Ballman KV, Hunt KK, et al. Axillary ultrasound after neoadjuvant chemotherapy and its impact on sentinel lymph node surgery: results from the American college of surgeons oncology group Z1071 Trial (Alliance). Clin Oncol, 2015, 33 (30): 3386-3393.

【研究背景】

美国外科学会肿瘤学组（ACOSOG）Z1071 试验显示，cN_1 分期患者新辅助化疗（NAC）后前哨淋巴结活检术（SLNB）中有 12.6%的假阴性率（FNR）。NAC 疗效不影响手术方式选择。该研究的次要研究终点为明确 NAC 后腋窝超声（AUS）可否识别异常淋巴结并指导 SLNB 患者的选择，所有患者 NAC 前腋窝淋巴结均经细针穿刺细胞学检查确认转移。

【入组条件】

1. 临床分期 $T_{0\sim4}N_{1\sim2}M_0$。
2. 原发浸润性乳腺癌已经完成或计划进行新辅助化疗。
3. 所有患者均通过细针穿刺抽吸或空心针穿刺病理证实淋巴结转移。

【试验设计】

$T_{0\sim4}N_{1\sim2}M_0$ 的乳腺癌患者新辅助化疗后接受 AUS。AUS 图像经中心评估后分为正常或可疑淋巴结两组，对 AUS 诊断与淋巴结病理状态和 SLNB 的 FNR 进行相关性分析，进而评估 AUS 诊断对指导 SLNB 患者的选择及降低 FNR 作用。该研究的首要研究终点为 SLNB 的 FNR。次要研究终点为明确新辅助化疗后 AUS 可否识别异常淋巴结并指导 SLNB 患者的选择。

【试验流程】

试验流程见图 45-1。

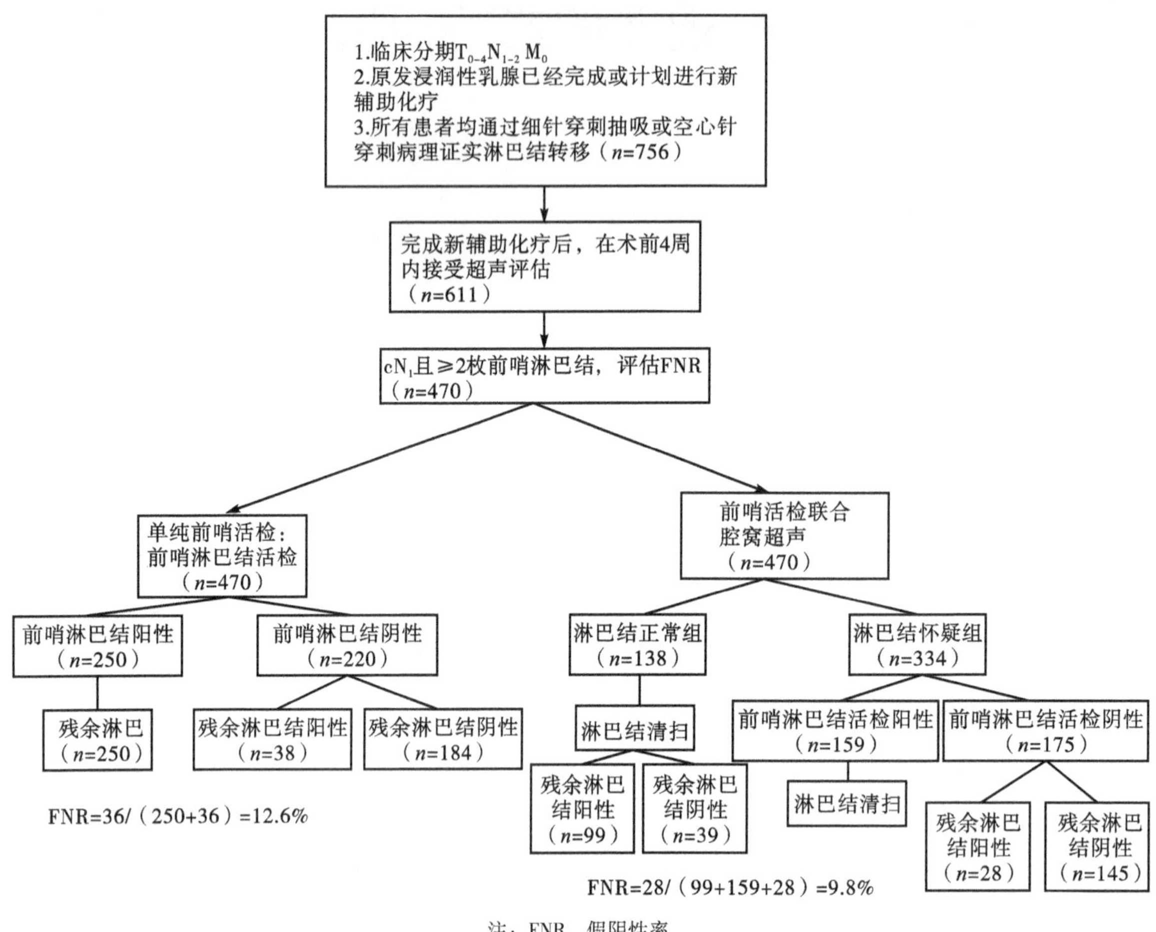

注：FNR，假阴性率

图 45-1 试验流程图

【结果】

1. 611 例患者新辅助化疗后的 AUS 图像经中心评估后，181 例 AUS 诊断可疑患者中 130 例（71.8%）术后淋巴结阳性，而 430 例 AUS 诊断正常患者中 243 例（56.5%）术后淋巴结阴性（$P<0.001$）。

2. AUS 诊断可疑患者阳性淋巴结数目更多、转移灶更大（$P<0.001$），但两组间 SLNB 的 FNR 无差异。然而，如果将新辅助化疗后 AUS 诊断结果用于指导 SLNB 患者选择时，Z1071 试验中 AUS 正常、SLN≥2 个的患者 SLNB 的 FNR 可自 12.6%降至 9.8%。

【结论】

推荐化疗后行 AUS 指导腋窝手术。腋窝淋巴结阳性乳腺癌新辅助化疗后 AUS 诊断转阴患者 SLNB 9.8%的 FNR 是可以接受的。

（上海交通大学医学院附属仁济医院 李 弋 王耀辉 陆劲松）

二、超声专家解读

在早期乳腺癌中，腋窝淋巴结清扫术（ALND）已经被 SLNB 手术所替代。前哨淋巴结手术可以准确地评估绝大部分患者腋窝淋巴结的状态，并且对于腋窝淋巴结阴性的患者较 ALND 有更少的并发症。在新辅助化疗的患者中，前哨淋巴结手术用于完成新辅助化疗疗程并且腋窝淋巴结表现为阴性的患者。一些近期研究数据表明，前哨淋巴结手术亦被考虑用于化疗前腋窝淋巴结即表现为阳性的患者。美国外科肿瘤学会（ACOSOG）Z1071 临床试验近期评估了淋巴结阳性的患者新辅助化疗后前哨淋巴结手术的准确性，研究结果表明新辅助化疗后行 2 次或更多 SLNB 手术的 cN_1 乳腺癌患者的 FNR 为 12.6%，这个数字高于研究给出的 10%的 FNR 参考值，因此，提高诊断效能来降低新辅助化疗患者施行前哨淋巴结手术的假阴性率十分重要。

AUS 通常在初诊原发乳腺癌时用于评估是否存在腋窝淋巴结转移，当与穿刺（细针或粗针穿刺活检）联合应用时，具有 25%～95%的诊断敏感度及 97%～100%的特异度。由于 ALND 是腋窝淋巴结阳性患者的标准治疗方法，因此 AUS 并不是应用于新辅助化疗后患者腋窝淋巴结状态评估的常规方法。然而随着新辅助化疗的应用，有将近 40%的患者腋窝淋巴结由阳性转为阴性，并且随着靶向治疗水平的进步，淋巴结对新辅助化疗的应答率高达 70%。使用 AVS 检查评估淋巴结对化疗的反应可以进行淋巴结再分期，也可用于指导化疗结束后淋巴结手术。本研究基于 Z1071 的试验结果阐述了 AUS 在评估新辅助化疗后腋窝淋巴结残留状态的潜在作用。

本研究入选 $T_{0\sim4}N_{1\sim2}M_0$ 的乳腺癌病例，患者新辅助化疗完成后行 AUS 检查，研究者分析了 611 例化疗后患者的 AUS 图像，在 181 例 AUS 可疑淋巴结阳性的患者中，130 例（71.8%）患者手术证实为淋巴结阳性；在 430 例 AUS 提示淋巴结阴性的病例中，243 例（56.5%）患者手术表明为淋巴结阳性。尽管 70.4%的患者新辅助化疗后 AUS 显示为阴性，但是病理结果示淋巴结完全缓解率只有 39.0%，这意味着超声表现正常的淋巴结并不表明病理学完全缓解，而且外科手术分期对于残留淋巴结治疗方式的选择依然很重要。AUS 提示淋巴结阳性的患者具有更高的淋巴结阳性率及转移率，当 AUS 作为前哨淋巴结手术的一部分时，即 AUS 检查表现正常的患者均行前哨淋巴结手术，那么 Z1071 临床试验中有 2 个以上淋巴结被切除的患者的 FNR 可由 12.6%降低为 9.8%。

因此，根据本试验结论，AUS 可以推荐用于新辅助化疗后指导前哨淋巴结手术，联合应用 AUS 和前哨淋巴结手术可达到 9.8%的假阴性率，这一数字对于行新辅助化疗的腋窝淋巴结阳性的乳腺癌患者是可以接受的，而且 SLN 手术可以对新辅助化疗后腋窝淋巴结进行分期，筛选出淋巴结完全缓解的患者从而避免不必要的 ALND。

（上海交通大学医学院附属仁济医院　李凤华）

三、乳腺外科专家解读

在临床中，与 ALND 相比，前哨淋巴结手术可为临床淋巴结阴性（cN_0）乳腺癌患者提供可靠的淋巴结分期信息，同时手术并发症较少。ACOSOG Z0010 和 Z0011 临床试验已经确定前哨淋巴结阴性或转移的前哨淋巴结≤2 个且计划做全乳放射治疗的 T_1/T_2 乳腺癌，可以不必行 ALND。在临床上，虽然 SLNB 已经成为临床腋窝淋巴结阴性乳腺癌患者腋窝处理的标准模式，但是临床腋窝淋巴结阳性患者经新辅助化疗后临床转阴性后 SLNB 能否准确评估其腋窝淋巴结状况，以及新辅助化疗患者接受 SLNB 的时机仍备受关注。

ACOSOG Z1071 试验共入组 136 个中心 756 例 $cT_{0\sim4}N_{1\sim2}M_0$ 经病理或细胞学证实的腋窝淋巴结阳性乳腺癌患者，新辅助化疗后接受 SLNB 和 ALND。主要终点为 cN_1 乳腺癌患者化疗后 SLNB 的 FNR；次要终点确定 AUS 对新辅助化疗后腋窝淋巴结状态的评估能否影响 SLNB 的 FNR；AUS 的评估结果与最终腋窝病理诊断的吻合率有多少。研究结果发现，在未纳入 AUS 评估以前，当检出的前哨淋巴结≥2 时，其 FNR 为 12.6%（高于可控范围 10%），可见传统的前哨淋巴结手术对于活检确诊为 cN_1 乳腺癌行新辅助化疗后的患者，虽然具有重要的临床意义，但是仍需要进一步研究。2015 年 10 月，ACOSOG Z1071 临床试验的进一步研究结果发布，通过结合 611 例 cN_1 乳腺癌患者新辅助化疗后 AUS 评估数据和术后病理数据发现，总共有 70.4%的患者新辅助化疗后 AUS 评估为正常；高达 43.6%的患者化疗后达到了腋窝淋巴结的病理缓解。AUS 评估正常组最后病理证实淋巴结转移率为 56.5%，而 AUS 评估可疑组淋巴结转移率为 71.8%，两组差异有统计学意义。因此，研究者认为 AUS 评估可疑患者不适合 SLNB 而直接 ALND，AUS 评估正常组可先行 SLNB 继而 ALND。在 cN_1 患者经过新辅助化疗和 AUS 评估且检出前哨淋巴结≥2 的亚组中，其 FNR 从之前的 12.6%降至 9.8%（低于可控范围 10%），由此研究者得出对活检确诊为 cN_1 乳腺癌新辅助化疗后行 SLNB+AUS，可以更好地替代 ALND，从而减少手术并发症的结论。这也恰恰是该研究结果饱受争议的节点。从整个亚组（$n=470$）来看，FNR 率确实是下来了，但是单就 AUS 评估正常组，其 SLNB 的 FNR 仍然在 28/（28+159）= 14.97%的水平，而在 AUS 评估可疑组，由于直接进行 ALND 避免了假阴性的发生，部分掩盖了 AUS 不能真正降低 SLNB 的 FNR 的真相。

与此同时，另一个多中心的临床试验（SENTINA）入组 103 个中心的 1737 例 $cN_{0\sim1}$乳腺癌患者，新辅助化疗后由 cN_1 降期为 cN_0 患者 SLNB 的成功率和假阴性率分别为 80.1%和 14.2%，数据与 Z1071 试验非常接近，目前研究者也认为难以满足临床需求。同时，前哨淋巴结组织活检的前哨淋巴结数量与辅助化疗后的 FNR 之间存在重要联系。当前哨淋巴结=1 时，其 FNR 为 31%；前哨淋巴结=2 时，其 FNR 为 21%，当前哨淋巴结≥3 时，其 FNR 会降至 10%以下。尽管 Z1071 和 SENTINA 临床试验很好地对 cN_1 的乳腺癌患者新辅助治疗后 SLNB 和 ALND 的选择提供了临床数据，但是 SLNB 的方法依旧有着较高的 FNR，这也要求未来还需要更加准确的方法来提高 SLNB 的准确率。

目前，美国国立综合癌症网络（NCCN）指南和 ASCO SLNB 指南认可新辅助化疗前、后均可进行 SLNB，但新辅助化疗后 SLNB 准确性稍低。初始腋窝淋巴结阴性患者更能从新辅助化疗后 SLNB 中获益，初始腋窝淋巴结阳性患者新辅助化疗转阴率约为 40%，SLNB 替代 ALND 的前景可期，但需要获得临床认可的成功率和 FNR 及与 ALND 相似的局部区域复发率及总生存率。目前临床实践中，新辅助化疗后 SLNB 及后续腋窝处理应综合考虑初始腋窝分期（肿瘤负荷）、新辅助化疗疗效及临床试验证据。对于 cN_0 患者，新辅助化疗后 SLNB；前哨淋巴结（SLN）阴性患者可以避免 ALND，SLN 阳性患者需要 ALND（无论保乳或者乳房切除患者）。对于 cN_1 患者，如果新辅助化疗后腋窝未达到降期，直接进行 ALND；如果新辅助化疗后腋窝转阴性（ycN_0），推荐进行 SLNB；SLN 阳性患者需要 ALND；SLN 阴性患者的标准腋窝处理仍是 ALND，但对于部分知情同意患者，通过改进外科 SLNB 技术后可以避免 ALND。对于 cN_2、cN_3 患者，目前尚缺乏强力的循证医学证据，无论腋窝是否降期，均应推荐 ALND。

（温州医科大学附属一院　蔡叶峰　张筱骅）

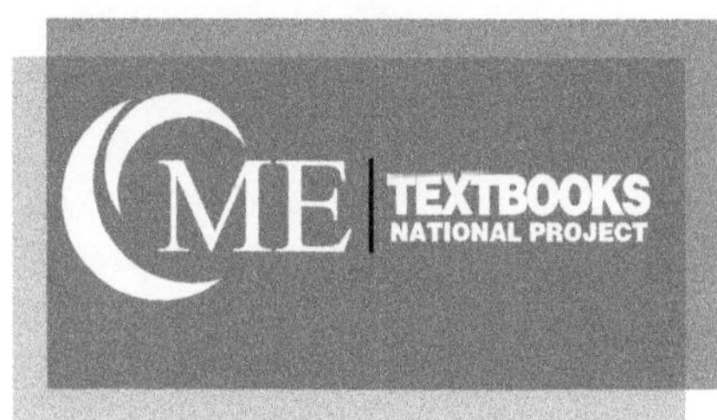

部分乳腺切除后残腔切缘切除随机对照试验

第 46 章

一、概　　述

【文献来源】

Chagpar AB, Killelea BK, Tsangaris TN, et al. A Randomized, Controlled Trial of Cavity Shave Margins in Breast Cancer. N Engl J Med, 2015, 373 (6): 503-510.

【研究背景】

保乳术是乳腺癌常用的术式，局部复发率较单乳切除术高。保乳术的切缘阳性率一般为20%~40%，导致患者需要再次手术。回顾性研究表明，残腔切缘切除能减少保乳手术患者的切缘阳性率。本研究采用前瞻性随机双盲对照，研究残腔切缘切除对切缘阳性率、再次手术率、患者外观满意度等的影响。

【入组条件】

1. 年龄>18 岁。
2. 粗针穿刺活检证实的 0~Ⅲ期乳腺癌，计划行保乳手术。
3. 已行肿块切除活检或已行保乳手术的患者不得入组。
4. 适合保乳手术的新辅助化疗患者允许入组。

【试验设计】

本试验为随机临床对照试验。主要针对保乳手术患者在完成常规保乳手术后，随机分为针对手术残腔的内部各方向切缘予以再次完整的补充切除或不进一步切除的随机对照试验。主要研究终点为病理检查切缘阳性率、再次手术率，次要研究终点为切除组织体积、患者自觉术后乳房美观程度（Likert 标准）。

【试验流程】

试验流程见图 46-1。

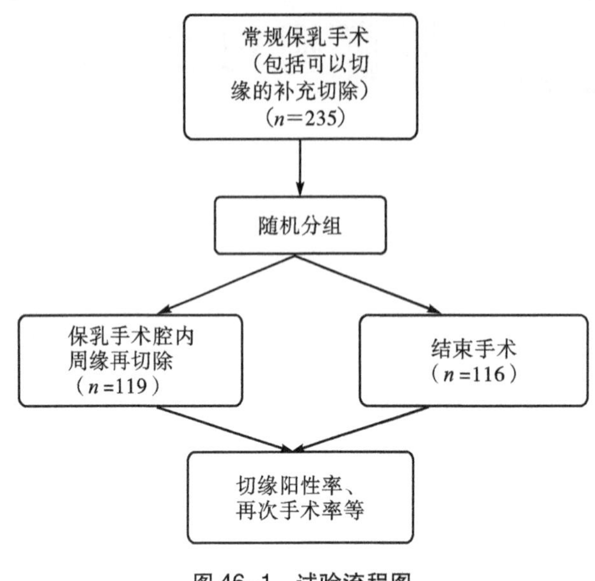

图 46-1 试验流程图

【结果】

1. 切缘阳性率 扩大切缘组切缘阳性率显著低于传统手术组（19%与 34%比较，$P=0.01$）。

2. 再次手术率 扩大切缘组再次手术率显著低于传统手术组（10%与 21%比较，$P=0.02$）。

3. 切除组织体积 扩大切缘组切除组织体积显著多于传统手术组（115.1 cm^3 与 74.2 cm^3 比较，$P<0.001$）。

4. 患者自觉术后乳房美观程度 两组患者自觉术后乳房美观程度无显著差异（$P=0.69$）。

【结论】

对于 0～Ⅲ期拟行保乳手术的乳腺癌患者，在常规保乳术后，对残腔切缘（cavity shave margins）进行再切除可以降低切缘阳性率以及再次手术率，并且不影响患者对美观的要求。

（上海交通大学医学院附属仁济医院 吴子平 王耀辉 陆劲松）

二、关键问题解读

1. 本试验拟解决临床哪个难题，目前的争议有哪些？

许多早期乳腺癌患者选择保乳术，保乳术与乳腺全切术的生存状况无差异，但若切缘阳性则会增加局部复发的风险，Veronesi 等研究发现，保乳手术切缘阳性患者的局部复发率是切缘阴性患者的 1 倍（17.4%与 8.6%比较）。因此，保证切缘阴性是降低局部复发、提高无病生存率的必要条件。为了达到阴性切缘，降低二次手术切除率，我们往往采取术中切缘冰冻病理的方法检测切缘病理状况。然而，术中切缘冰冻病理存在以下缺点：①相比较石蜡病理，冰冻病理诊断存在较高的假阴性和不确定性；②延长手术时间；③增加患者医疗费用。在许多医院采取了术前定位和切除组织的钼靶等方法判断切缘，避免冰冻组织检测，待石蜡病理诊断后如果切缘阳性即采取二次手术的方法达到切缘阴性的结果。因此，如何规范化留取保乳手术标本，以保证切缘状态评估的可靠性，怎样一次性使保乳手术切缘更为安全，降低二次手术率，成为争议的焦点。

2. 本研究的结果和可能的亚组分析中重要的亮点是什么？

（1）研究结果：该研究采用随机控制试验来评估保乳术行常规部分乳腺组织切除术后残腔环切术能否作为降低切缘阳性及二次手术的一项技术，结果显示，部分腺体切除加残腔环切术与常规部分腺体切除相比能降低将近 50%的切缘阳性率及二次手术率。在 0~Ⅲ期行保乳手术的乳腺癌患者中二次手术率也降低 50%。残腔切除不会影响乳房外观。

几项回顾性研究也提供了相同的看法。一项 138 例患者参与的试验发现，常规残腔切除术比标准部分腺体切除术有更低的二次手术率（22%与 42%比较），并且是切缘阴性多元分析中重要的自变量。Unzeitig 等发现常规残腔切除的二次手术率为常规腺体切除的约 50%（24%与 47%比较）。与此相似的，Marudanayagam 等发现在采用残腔切除术之前，392 例患者中有 49 例（12%）接受了切缘清除二次手术，但接受残腔切除术后的 394 例患者中只有 22 例（6%）需要进一步手术。Cao 等发现 103 例第一次手术标本切缘阳性的患者中，59%在残腔切除后切缘阴性。与此相似，Tengher-Barna 等发现 47 例第一次手术标本切缘阳性的患者中，42%在残腔切除后切缘阴性。Jacobson 等发现常规残腔切除术使 125 例患者不需要接受二次手术。

（2）评估切除组织体积及美观性：Mook 等在一项回顾性研究中发现残腔切除相比常规部分腺体切除有更小的切除体积（80. 7 cm^3与 165. 1 cm^3比较），这使得医生采用常规切除残腔首次切除更少的组织成为可能。在一项设计 171 例患者的回顾性研究中，Huston 等发现残腔切除缘切除患者的切除体积为 129. 2 cm^3，显著高于行选择性切缘切除（46. 0 cm^3）和未行选择性切缘切除（37. 4 cm^3）的部分切除患者。在我们解读的该项研究中，手术组的切除体积中位数在 Mook 等这项研究给出的范围内，说明该研究的切除在基准内。Feron 等发现残腔切除降低了 24%的患者的二次手术率，与切除组织的体积无关。该研究发现在患者不知道分组的情况下，其乳房外形美观性的感觉两组基本一致，尽管手术组的患者切除了更多的组织。

（3）降低再次手术率：虽然有些学者认为根据术中的影像及大致评估，外科医生切除的边缘使得肿瘤靠近切除样本的边缘，这种情况下可能不需要行常规残腔切除，但是该研究发现术中针对边缘有选择性的切除不足以降低切缘阳性率。在随机分组前，尽管 27%的患者接受了选择性的切缘切除，但切缘阳性率依旧>30%。随机分组前接受过选择性切缘切除的患者相比没有接受过的患者更趋于切缘阳性（38%与 34%比较）。接受常规残腔切除的患者切缘阳性率为 19%。这些数据应证了 Huston 等的研究，Huston 等发现仅接受部分腺体切除而未接受进一步行环切缘切除或选择性边缘切除的患者二次手术率分别为 39%和 32%，而接受残腔环形切除的患者二次手术率为 18%。

（4）切缘阳性率：该研究发现，12%先前切缘认为阴性的患者残腔切除术后发现癌残余，这使得对切缘状态预测残余癌的精确性产生了怀疑。这些患者在残腔切除后才发现其癌为多灶性。Tang 等发现接受过乳房肿瘤切除术后切缘阴性的患者中 19%的患者在额外切缘中发现癌成分，这与本研究的发现相似。Cao 等发现首次切缘阴性的患者中，9%的患者切缘发现癌残余。Hequet 等发现 8%的患者残腔切除中发现了先前未发现的多灶性癌，该研究与此相似，其比例为 4%。

3. 本研究结论的重要临床意义是什么？

本研究的重要临床意义在于规范化留取保乳手术标本，以最大限度保证切缘状态评估的可靠性，一次性使保乳手术切缘更为安全而降低二次手术率。

2015 年 St. Gallen 会议上，关于手术切缘的统一认识是认同墨汁切缘阴性（no ink on tumor），通俗的讲是切缘无肿瘤累及，这就是阴性切缘的定义，也是浸润性癌的安全手术切缘标准。大家一致认为只要能够达到阴性切缘，并能达到预期美观的保乳效果就可以。不过，这样的定义对于外科医生来讲操作困难，因为这要求与病理科的通力合作，而且这项技术也会花费非常大的医疗资源和医疗投入。因此，保乳手术中切除部分腺体组织、追加残腔环切术减少外科医生操作上的困难，提高切缘的阴性率，使保乳患者获益。这一研究结果可能会指导我们的临床实践，对临床指南将产生较大的影响。

4. 对未来的研究有何启发？

该研究存在的不足在于病例数尚少，尚不能完全作为临床重要证据用于临床实践，仅仅作为参考。因为2015年圣安东尼奥乳腺癌大会（SABCS）上，来自丹麦奥胡斯大学的Bodilsen教授做了关于早期乳腺癌保乳手术切缘宽度与局部复发关系的口头报告。这项回顾性研究入组患者11 900例，年龄为18~75岁的单侧浸润性乳腺癌患者，经过了10年的随访，结果显示，整体人群同侧5年复发风险为2.4%，9年复发风险为5.9%；与>1 mm的切缘宽度相比，0~1 mm切缘宽度的复发风险增高1.4~2.5倍，1 mm以上更宽的切缘并不能改善局部复发风险，再次切除切缘阳性复发风险增高，但不影响总生存率。因此，我们解读的研究存在的问题是保乳手术局部切除后加残腔的环形扩大切除显然已经扩大了切缘范围，存在扩大切缘的嫌疑，而对于切缘阴性的患者来讲，扩大切缘可能会导致乳房外观受到影响、不能提高总生存率。未来的研究中，需要再探索保乳手术中如何找到精准切缘的方法。

（河北医科大学第四医院　史佳杰　耿翠芝）

三、专家解读一

保乳术是女性早期乳腺癌患者选择的手术方式之一，对于早期乳腺癌患者来讲，保乳术与全乳切除术的远期生存率相同，但是保乳术的切缘状态是导致局部复发的主要因素。在以往的临床资料中，研究者发现20%~40%接受保乳术的患者行腺体组织部分切除后，因切缘阳性需行二次手术。该课题组所做的回顾性研究表明，部分乳房切除术后再进行残腔环形切除可以减低保乳术的切缘阳性率。据此，该课题的研究者设想在行乳腺癌部分切除的残腔内，常规施行残腔切缘环切术可能减低保乳术患者的切缘阳性率及二次手术率。

1. 试验细节　在这项随机对照研究中，研究者选择18岁以上0~Ⅲ期乳腺癌患者，行空心针穿刺病理确诊为乳腺癌，要求行保乳手术，新辅助化疗后考虑部分乳腺切除的患者也可以入组。排除标准为病灶切除活检后或以前做过部分乳房切除的患者。研究者将符合入组条件的患者按1∶1的比例随机分配入环切组（部分腺体组织切除+残腔切缘环切术）和非环切组（部分腺体组织切除）。4名参与研究的医生先进行手术培训，环切组为完成标准的部分乳房切除术后，按影像学或自己术中的观察和评估，环形切除残腔边缘，乳房部分切除及残腔环切组织均不做冰冻病理检测，直接进行石蜡病理诊断。

耶鲁数据分析中心将随机表密封于信封内，研究者完成乳房部分切除后方可打开信封，根据分组决定是否行残腔环切手术。环切手术需行环绕创腔切除，包括切上侧、下侧、内侧、外侧及皮肤侧和底缘（未触及真皮层及胸肌筋膜）。考虑到肿瘤的大小和患者个人体质不同，环切的组织量没有统一规定，但手术医生切除范围应包绕整个空腔，手术标本应用缝线标记至少2个直角面，其余组织按照方向确定切缘。

部分乳房组织切除术后标本被切成4 mm的薄片用以大体评估及扇形影像学照相，典型的切片用于组织学检测，样本直径<5 cm的组织整体进行组织学评估。每个切缘至少2个垂直切面被评估。残腔环切切缘行连续切片，切缘的距离精确到毫米。病理科医生不知道患者参加了临床试验，因此不会影响对于切缘的判断。切缘阳性的定义为浸润性癌为切除标本边缘有癌，导管原位癌为癌组织距离切除标本边缘<1 mm。再切除率，被定义为为了切缘干净再行手术的患者比率。首要

研究终点为切缘阳性率，次要研究终点包括切除术后美观及切除腺体体积。

2. 主要结果 2011 年 10 月 21 日至 2013 年 11 月 25 日，共 235 例患者纳入临床研究，患者年龄为 33～94 岁，中位年龄为 61 岁。经过病理分析，54 例为单纯浸润性癌占 23%，45 例为导管原位癌，占 19%，125 例（约占 53%）为浸润性癌和导管原位癌并存，有 11 例患者在病理检测时没有发现病灶，其中 2 例为新辅助化疗后达到病理完全缓解（pCR）的患者，9 例为病灶在术前穿刺活检中被完整切除。病理检测中发现，浸润性癌最大直径为 0～6. 5 cm，中位直径为 1. 1 cm，导管原位癌最大直径为 0～9. 3 cm，中位直径为 1. 0 cm。随访 0～39 个月，中位随访 22 个月。

（1）分组匹配状况：235 例患者中，119 例被随机分入环切组，116 例为非环切组。按人口特征及临床病理特征进行基线配对，两组患者在各个医生的分配概率是一致的。随机前环切组的切缘阳性率为 36%，非环切组为 34%，两组无显著差异（P=0. 69）。

（2）切缘阳性率及二次手术率：随机后环切组切缘阳性率为 19%，明显低于非环切组（34%）。在 119 例残腔环切组中，随机前 43 例切缘阳性的患者中，23 例（约占 53%）接受了残腔环切手术，76 例切缘阴性患者中 9 例（约占 12%）在残腔环切的标本中发现有残余癌，其中 3 例（约占 4%）新切缘仍为阳性。随机前残腔切缘环切组（36%）和非环切组（34%）的切缘阳性率相近，随机后切除组的切缘阳性率为 19%，明显低于未切除组（34%），且二次手术的比率明显降低：切除组仅为 10%，未切除组为 21%。研究发现，患者年龄及浸润灶大小与切缘状态无关，而原位癌的范围与切缘相关，范围较大者更容易出现切缘阳性。切缘阳性率与二次手术率之间有明显关联。与本组中切缘阴性的患者相比，86%的切缘阳性患者选择了二次手术，14%的切缘阳性患者没有选择二次手术，因为这些患者阳性切缘的前方或后方没有更多的组织可以被切除。

（3）切除组织体积：随机前环切组和非环切组中切除乳腺组织体积无统计学差异，中位体积分别为 74. 3 cm^3和 74. 2 cm^3，随机后切除切缘的总体积中位数为 36. 1 cm^3（2. 1～440. 2 cm^3）。环切组乳腺组织切除的总体积明显多于非手术组（115. 1 cm^3与 74. 2 cm^3比较）。

（4）术后并发症：两组患者手术外观并无显著差异。术后 3 例非环切组患者出现血肿，外科医生在部分腺体切除术后闭合残腔的技术不同，有些采取常规完全闭合，有些采取血肿填充残腔，两组中残腔闭合方式无统计学差异。在并发症方面两组未见显著差异。

（5）结论：保乳术行部分乳腺组织切除后残腔切缘环切可降低 50%保乳手术后的切缘阳性率及二次手术切除率。

四、专家解读二

早期乳腺癌保留乳房手术与全乳房切除术具有相同的生存率这已是目前的共识，然而保留乳房手术的切缘状态与乳腺癌乳腺内局部复发密切相关。目前常规的部分乳腺切除保乳术有高达 20%～40%的患者因为术后肿瘤切缘阳性需要再次手术或者 3 次手术，从而获得阴性切缘。一些回顾性的研究发现，在常规的部分乳房切除后，残腔切缘再切除一圈，能够降低术后切缘的阳性率，但是也有专家认为，根据术中外科医生的大体判断及影像学判断，对靠近肿瘤侧的切缘进行选择性的扩大残腔切除就可以。Chagpar 等开展的这项部分乳腺切除后残腔切缘切除（cavity shave margins）随机对照试验就是解决这个问题，目前临床常规的部分乳房切除术保留乳房术后（包括术中主刀医生认为需要某个方向扩大切除后），再随机分配为两组：一组继续残腔切缘环切一圈，另外一组观察。主要观察终点是术后切缘的阳性率；次要观察终点为美容效果及切除的乳腺组织量。

部分乳腺切除后残腔切缘切除的结果发现，从 2011 年 10 月 21 日至 2013 年 11 月 25 日，总共入组 235 例，残腔切缘切除组 119 例，观察组 116 例；两组患者无论是年龄还是肿瘤特性分布方面，随机后都处于均衡状态，年龄为 33~94 岁，中位随访 22 个月。其中 11 例患者最后没有找到恶性肿瘤，其中 2 例是新辅助化疗后完全缓解的，另外 9 例是点状癌术前穿刺活检直接就活检干净的。随机前每个医生分配的病例相似，两组的切缘阳性率分别为残腔切缘切除组为 36%，而观察组为 34%（$P=0.69$）。

119 例残腔切缘切除组患者中，43 例（36%）在随机前切缘为阳性，而经过残腔切缘再切除后，其中 23 例患者（53%）再切除切缘表现为阴性，这个直接降低了残腔切缘切除组患者的再次手术率（残腔切缘切除组与观察组：10%与 21%比较，$P=0.02$）。这是因为切缘阳性的患者需要进行再次切缘切除以获得阴性切缘，除非那些皮肤切缘或者底切缘阳性，医生认为没有切除必要。两组切缘阳性而没有进行再次手术的比例差不多（残腔切缘切除组与观察组：57%与 46%比较，$P=0.43$）。显然，切缘阳性而不进行再次手术的比例还是比较高的。另外，该研究还发现，即使随机前病理证实残腔切缘是阴性的患者，9/76 例（12%）患者出现了残腔切缘阳性或者发现新的癌灶。

该研究也评估了残腔切缘切除的组织量与美容效果问题。毫无疑问，残腔切缘切除组的切除总量明显多于观察组（115.1 cm^3与 74.2 cm^3比较，$P<0.001$），而对于美容效果，两组患者的自我感觉相差不大。

作为前瞻性随机对照研究，Chagpar 等开展的这项部分乳腺切除后残腔切缘切除（cavity shave margins）研究给临床乳腺癌保乳实践提供了有益指引。该研究的本质就是肿瘤周围组织量切除的多少问题，这在该研究的组织量评估里也得以体现，残腔切缘切除组切除的组织量明显要比观察组多。很明显组织量切除的多，切缘阳性的比例相对就会低，但是如何尽量保证美容的前提下，合理的多切除肿瘤组织，从而减低切缘阴性率是关键。Chagpar 等的研究为我们临床提供了一个临床思路，只要在标准的保乳术后，再沿残腔切除一圈，就可以降低一半的切缘阳性率，而且不太影响美容。然而需要注意的一个问题是该研究没有一个具体的切除标准，只是简单环残腔切除一周，很难确定要切除多少深度及宽度，因而需要进一步的研究明确，当然也可以参考他们的手术视频（http://www.nejm.org/doi/full/10.1056/NEJMc1511344）。

另外一个值得探讨的问题就是，该研究的本质就是肿瘤切除范围的大小，肿瘤周围切除越广泛，阳性切缘的比例越低，然而过多的组织量切除势必引起较差美容效果，因而近年来兴起的肿瘤整形外科可以弥补这方面的缺陷，可以采用自体或者异体填充物对残缺位置进行填充，可以获得满意的结果，然而相对残腔切缘切除技术而言，美容效果及经济-效益比需要考虑。

还有一个值得关注的问题是否可以结合术中冰冻技术进一步提高切缘阴性率。在国外术中冰冻应用于保乳切缘开展的并不多，然而在国内，保乳切缘的术中冰冻广泛开展。很明显无论国内外的研究都表明标准保乳术操作过程中，应用术中切缘冰冻技术可以明显降低术后切缘阳性率。因此，在残腔切缘切除技术基础上，结合术中冰冻，提前发现阳性的残腔切缘，从而术中即刻行切缘再切，能够进一步降低术后切缘阳性率及再次手术率，然而需要进一步的研究及经济-效益比的评估。

总的来说，部分乳腺切除加残腔切缘切除技术降低了标准保乳术后切缘阳性率，减少了肿瘤切缘的重切率，由于其对美容的影响小，故适合于临床实践，尤其适合于未开展术中冰冻的单位。而更广泛的切除加肿瘤整形或者结合术中冰冻，能否更好地降低切缘阳性率需要进一步研究及经济-效益比评估。

（温州医科大学附属第一医院　胡孝渠）

参考文献

[1] Kummerow KL, Du L, Penson DF, et al. Nationwide trends in mastectomy for early-stage breast cancer. JAMA Surg, 2015, 150 (1): 9-16.

[2] Fisher B, Anderson S, Bryant J, et al. Twenty-year follow-up of a randomized trial comparing total mastectomy, lumpec-tomy, and lumpectomy plus irradiation for the treatment of invasive breast cancer. N Engl J Med, 2002, 347 (16): 1233-1241.

[3] Wilke LG, Czechura T, Wang C, et al. Repeat surgery after breast conservation for the treatment of stage 0 to II breast carcinoma: a report from the National Cancer Data Base, 2004 - 2010. JAMA Surg, 2014, 149 (12): 1296-1305.

[4] McCahill LE, Single RM, Aiello Bowles EJ, et al. Variability in reexcision following breast conservation surgery. JAMA, 2012, 307 (5): 467-475.

[5] Kobbermann A, Unzeitig A, Xie XJ, et al. Impact of routine cavity shave margins on breast cancer re-excision rates. Ann Surg Oncol, 2011, 18: 1349-1355.

[6] Unzeitig A, Kobbermann A, Xie XJ, et al. Influence of surgical technique on mastectomy and reexcision rates in breast-conserving therapy for cancer. Int J Surg Oncol, 2012, 2012: 725121.

[7] Marudanayagam R, Singhal R, Tanchel B, et al. Effect of cavity shaving on reoperation rate following breast-con-serving surgery. Breast J, 2008, 14 (6): 570-573.

[8] Cao D, Lin C, Woo SH, et al. Separate cavity mar-gin sampling at the time of initial breastlumpectomy significantly reduces the need for reexcisions. Am J Surg Pathol, 2005, 29 (12): 1625-1632.

[9] Tengher-Barna I, Hequet D, Reboul-Marty J, et al. Prevalence and predictive factors for the detection of carcinoma in cavity margin performed at the time of breast lumpectomy. Mod Pathol, 2009, 22 (2): 299-305.

[10] Jacobson AF, Asad J, Boolbol SK, et al. Do additional shaved margins at the time of lumpectomy eliminate the need for re-excision? Am J Surg, 2008, 196 (4): 556-558.

[11] Mook J, Klein R, Kobbermann A, et al. Volume of excision and cosmesis with routine cavity shave margins technique. Ann Surg Oncol, 2012, 19 (3): 886-891.

[12] Huston TL, Pigalarga R, Osborne MP, et al. The influence of additional surgical margins on the total specimen volume excised and the reoperative rate after breast-conserving surgery. Am J Surg, 2006, 192 (4): 509-512.

[13] Feron JG, Nguyen A, Bézu C, et al. In-terest in cavity shaving in breast conser-vative treatment does not depend on lumpectomy technique. Breast, 2011, 20 (4): 358-364.

[15] Hequet D, Bricou A, Koual M, et al. Systematic cavity shaving: modifications of breast cancer management and long-term local recurrence, a multicenter study. Eur J Surg Oncol, 2013, 39 (8): 899-905.

[16] Coates AS, Winer EP, Goldhirsch A, et al. Tailoring therapies-improving the management of early breast cancer: St Gallen International Expert Consensus on the Primary Therapy of Early Breast Cancer 2015. Ann Oncol, 2015, 26 (8): 1533-1546.

[17] Bodilsen A, Bjerre K, Offersen BV, et al. Importance of margin width in breast-conserving treatment of early breast cancer. J Surg Oncol, 2016, 113 (6): 609-615.

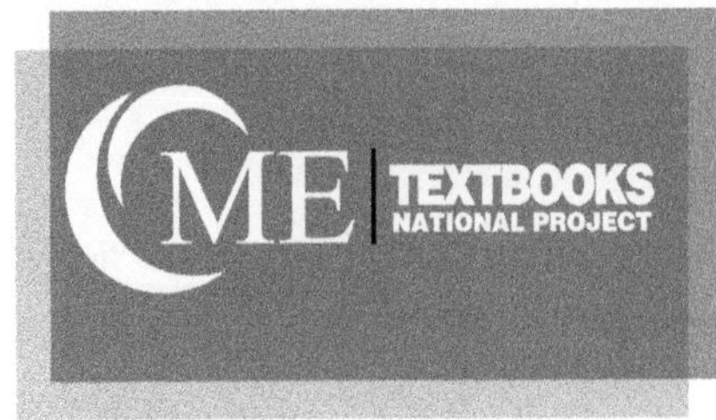

转移乳腺癌原发肿瘤局部治疗与否的随机对照研究

第 47 章

一、概　述

【文献来源】

Badwe R，Hawaldar R，Nair N，et al. Locoregional treatment versus no treatment of the primary tumour in metastatic breast cancer：an open-label randomised controlled trial. Lancet Oncol，2015，16（13）：1380-1388.

【研究背景】

转移性乳腺癌的初始性局部治疗的效果尚不明确。动物实验提示，切除局部病灶促进远处转移；很多临床回顾性分析认为切除原发灶有益于该类患者的生存。本研究目的在于探讨转移性乳腺癌患者，初始性局部病灶治疗与否对于疗效的影响。

【入组条件】

1. 病理证实的，未经治疗的转移性乳腺癌患者。

2. 年龄≤65 岁，预期寿命至少 1 年，可以接受全身麻醉下大手术者。

3. 可局部切除的激素敏感患者；不可切除的患者先接受化疗，达到完全缓解（CR）/部分缓解者。

【试验设计】

本临床试验是一项非盲、随机化对照试验，针对初始治疗时即有远处转移的晚期乳腺癌患者，包括化疗 CR/部分缓解者和内分泌治疗者，随机分为接受手术和不手术两组。观察疗效的差异。

区组随机化设计，分层因素包括转移灶部位、转移灶数量、激素受体状态。主要终点为总生存。次要终点为局部（同侧胸壁、乳腺、腋窝和锁骨上区域作为局部）无进展生存时间、远处（指其余部位）无进展生存时间以及健康相关的生活质量（EORTC QLQ C-30 和 BR-23 量表）。

【试验流程】

试验流程见图 47-1。

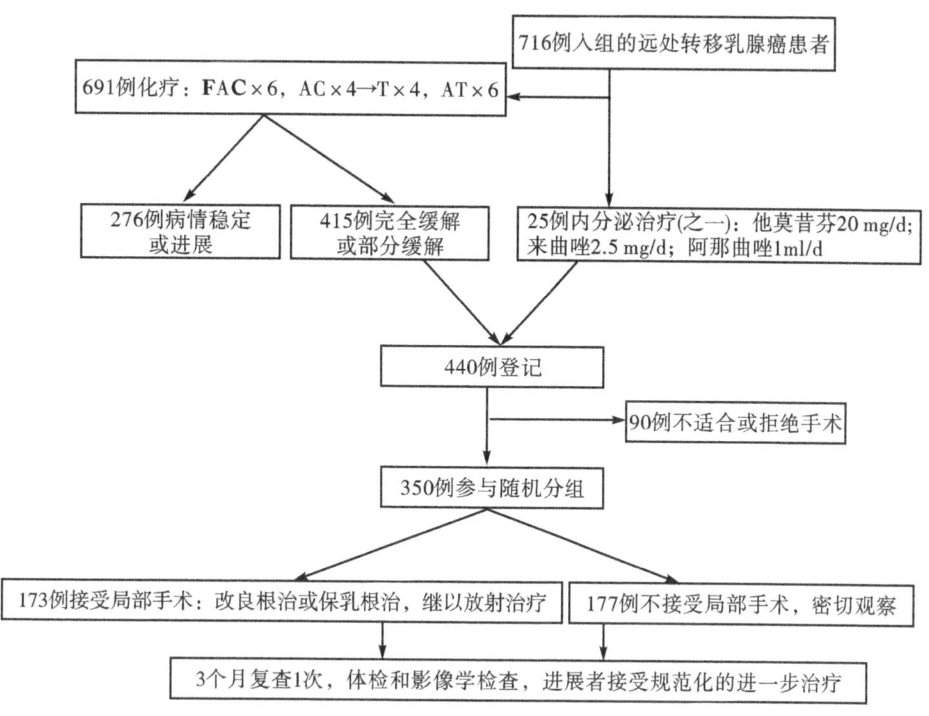

图 47-1　试验流程图

【试验结果】

1. 中位随访　中位随访 23 个月，局部治疗组 118 例死亡，对照组 117 例死亡。

2. 总生存时间　局部治疗组总生存时间为 19. 2 个月（95%*CI* 15. 98~22. 46 个月），对照组总生存时间 20. 5 个月（95% *CI* 16. 96 ~ 23. 98 个月），差异无统计学意义（*HR* 1. 04，95% *CI* 0. 81~1. 34，*P*=0. 79）。根据分层因素、月经状态和人表皮生长因子受体（HER）-2 状态调节后，差异仍无统计学意义。

3. 2 年总生存率　局部治疗组 2 年总生存率为 41. 9%（95%*CI* 33. 9~49. 7），对照组为 43. 0%（95%*CI* 35. 2~50. 8）。

4. 局部无进展生存时间　局部治疗组的局部无进展生存时间，对照组为 18. 2 个月（95%*CI* 15. 1~21. 3 个月），局部治疗组优于对照组（*HR* 0. 16，95%*CI* 0. 10~0. 26），差异具有显著性（*P*<0. 0001）。

5. 远处无进展生存时间　局部治疗组远处无进展生存时间为 11. 3 个月（95%*CI* 7. 7~14. 84 个月），对照组为 19. 8 个月（95%*CI* 10. 26~29. 0 个月）。对照组优于局部治疗组（*HR* 1. 42，95% *CI* 1. 08~1. 85），差异具有显著性（*P*=0. 012）。

【结论】

对于远处转移的原发乳腺癌，局部病灶的手术和放射治疗显著增加局部无进展生存时间，但远处无进展生存时间显著下降，总生存时间和未做局部治疗者相似。

（上海交通大学医学院附属仁济医院 孙 建 陆劲松）

二、专家解读

近年来，对于Ⅳ乳腺癌患者是否进行原发肿瘤的局部干预一直存在争议，以前有关这方面的研究均不是随机对照研究，该研究为第一个比较转移性乳腺癌患者局部治疗与否与生存期关系的随机对照研究。该研究结果表明，局部治疗并不能使患者有总生存时间获益；进一步分析显示手术组局部复发事件减少，而远处转移事件增加；对激素受体状态，HER-2 状态以及绝经状态各亚组也进行了分析，没有生存上的差异。

但该项研究也存在一定的局限性，该研究是对患者进行系统性化疗后再进行随机分组的，因此实际上是研究手术对化疗后转移性乳腺癌是否有获益。并且该研究中位生存时间约 20 个月，是低于发展中国家患者预期值的。另外，对于 HER-2（+）的患者，只有 2%的患者接受靶向治疗，那么对于这类患者如果接受靶向治疗，局部治疗是否会带来更好的预后却不得而知。当然，我们必须肯定这项随机研究带来的有意义的结论，对于Ⅳ乳腺癌患者我们应以全身系统性的治疗为主，美国国家综合癌症网络（NCCN）指南对于转移性乳腺癌患者推荐的主要治疗方法也是全身治疗，但对于需要缓解症状或可能出现并发症的患者，初始全身治疗后可考虑进行手术治疗。同时，影像学和病理学的评估对外科治疗的决策也有着日益深远的影响，适度手术依然是我们需要把握的原则，我们的治疗目的始终是延长患者的生存时间，改善患者的生存质量。

（湖北肿瘤医院 龚益平）

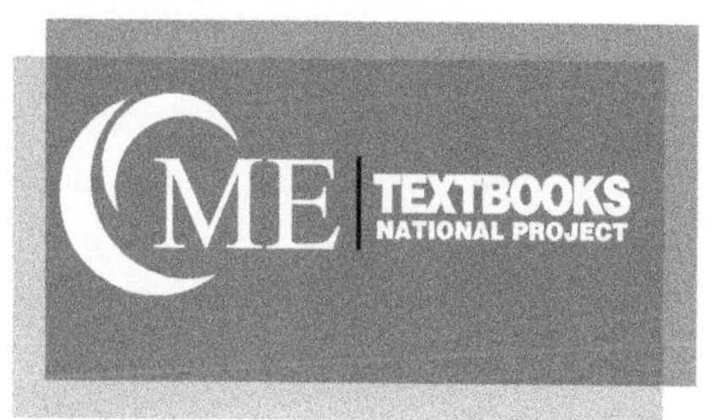

第九篇

乳腺癌系统性辅助治疗重大临床试验解读

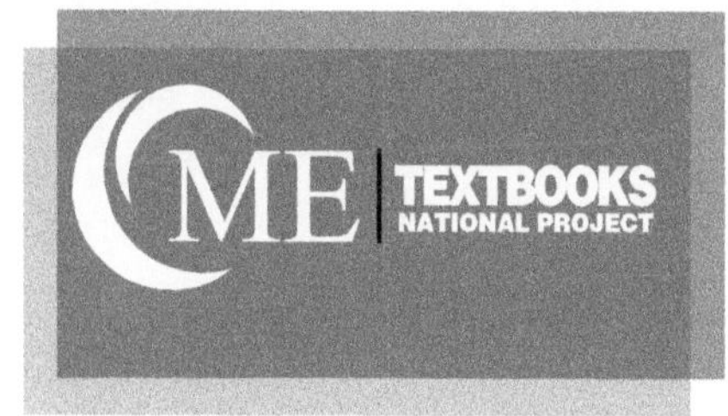

GEICAM/2003-10试验：淋巴结阳性早期乳腺癌辅助化疗中加入卡培他滨的疗效研究

第48章

一、概　　述

【文献来源】

Martin M, Ruiz Simón A, Ruiz Borrego M, et al. Epirubicin plus cyclophosphamide followed by docetaxel versus epirubicin plus docetaxel followed by capecitabine as adjuvant therapy for node-positive early breast cancer: results from the GEICAM/2003-10 Study. J Clin Oncol, 2015, 33 (32): 3788-3795.

【研究背景】

卡培他滨是治疗转移性乳腺癌的有效药物。该试验旨在研究将表柔比星和多西他赛辅助治疗方案中加入卡培他滨在淋巴结阳性早期乳腺癌中的作用。

【入组条件】

1. 年龄18~70岁。
2. 经组织学确诊的人表皮生长因子受体（HER）-2（-），有腋窝淋巴结转移的侵袭性乳腺癌女性患者（$T_{1\sim3}N_{1\sim3}$）。
3. 已行Ⅰ期手术。
4. 卡氏功能状态（KPS）评分≥80%，器官和骨髓功能正常，心脏功能正常。
5. 潜在生育可能的女性做好充分的避孕措施。

【试验设计】

这是一项多中心、非盲、随机的Ⅲ期临床试验。主要研究终点为无浸润性疾病生存（率）。次要研究终点为总生存（率）、安全性。采用了意向性分析。

【试验流程】

试验流程见图 48-1。

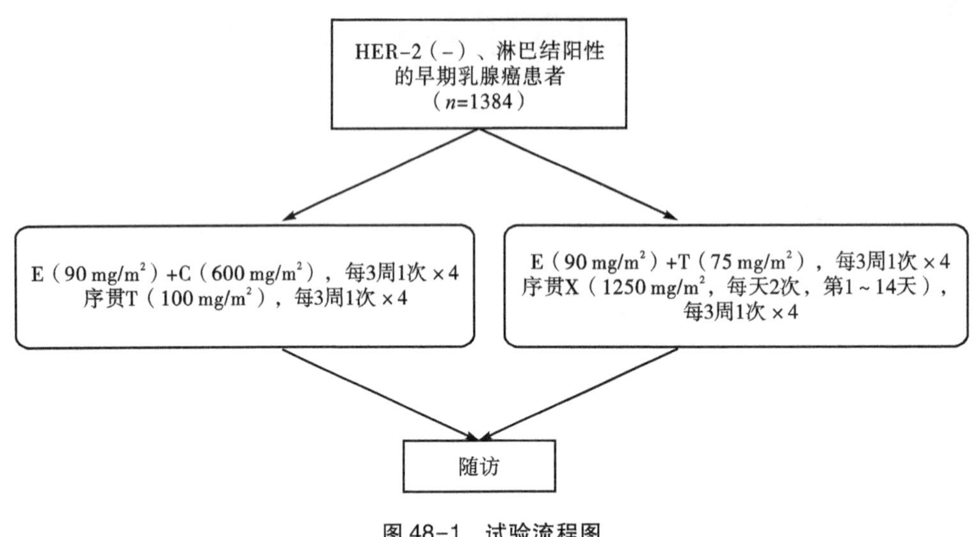

图 48-1 试验流程图

【试验结果】

1. 中位随访期为 6.6 年。

2. 5 年无浸润性疾病生存 EC-T 组优于 ET-X 组，分别为 86% 和 82%（*HR* 1.30，95%*CI* 1.03～1.64，*P*=0.03）。

3. EC-T 组有 70 例死亡，ET-X 组有 83 例死亡，两组的总生存率无显著差异（*HR* 1.13，95%*CI* 0.82～1.55，*P*=0.46）。

3. 安全性：EC-T 组和 ET-X 组最常见的 3～4 级不良反应有中性粒细胞减少（19%与 10%比较）、乏力（13%与 11%比较）、腹泻（3%与 11%比较）、手足综合征（2%与 20%比较）、口腔黏膜炎（6%与 5%比较）、呕吐（均为 5%）、肌肉痛（4.5%与 1.0%比较）。

【结论】

对淋巴结阳性的早期乳腺癌患者，EC-T 方案相比 ET-X 方案可带来更佳的无浸润性疾病生存，但总生存率无显著差异。

（上海交通大学医学院附属仁济医院 王 岩 殷 凯 陆劲松）

二、专家解读一

卡培他滨可用于晚期乳腺癌的多线解救治疗及长期维持治疗。但是，卡培他滨在早期乳腺癌中的效果尚未得到循证医学的支持。

CEICAM/2003-10 试验是一项多中心、开放标签、Ⅲ期临床试验，旨在比较 ET-X 辅助化疗方案与经典的辅助化疗方案 EC-T 在早期乳腺癌中的预后效果。该试验入组 1384 例可手术的淋巴结阳性乳腺癌（$T_{1\sim3}N_{1\sim3}$），剔除 125 例，最终纳入 1259 例（634 例接受 EC-T，625 例接受 ET-X）。85%的病例为激素受体（HR）（+）、HER-2（-）。随机分组 3 周方案 ET（表柔比星90 mg/m²，多西他赛 75 mg/m²）×4 个疗程序贯 X（卡培他滨 1250 mg/m²，每天 1 次，口服）×4 个疗程，与 3 周方案 EC（表柔比星 90 mg/m²，环磷酰胺 600 mg/m²）×4 个疗程序贯多西他赛（100 mg/m²）×4 个疗程。主要终点是无浸润性疾病生存率，次要终点包括安全性和总生存率。

中位随访 6.6 年，对照组（EC-T）与试验组（ET-X）的 5 年无浸润性疾病生存率分别为 86%、82%（*HR* 1.30，95%*CI* 1.03~1.64，*P*=0.03）。两组间的总生存率无统计学差异。亚组分析中，HR（+）/HER-2（-）的分子分型中，EC-T 与 ET-X 的无浸润性疾病生存率差异具有统计学意义。在不良反应方面，EC-T 组粒细胞减少发生率更高（19%、10%），但中性粒细胞缺乏性发热两组间发生率相似（6.6%、6.8%）。而 ET-X 组手足综合征发生率更高（2%、20%）。EC-T 组较 ET-X 组头发不完全恢复发生率更高，且戴假发时间更久。

该试验得出结论，接受 EC-T 方案辅助化疗的无浸润性疾病生存率高于接受 ET-X 辅助化疗，而总生存率无显著性差异。分析原因，首先，蒽环类与紫杉类序贯应用较联合应用，预后效果更好。这在 BCIRG005 及 BIG02-98 等临床试验中已有明确结论。另外，ET-X 组中，T 的用量减少，可能也会对预后造成一定的影响。CTX 是乳腺癌辅助化疗中一个重要的却又容易被忽视的药物。ET-X 方案中，剔除了 CTX，可能也对化疗的疗效造成一定的影响。ECOG2197 得出 AC 的疗效与 AT 相似。此外，考虑到卡培他滨与其他化疗药物联合时的毒性反应使得卡培他滨减量应用，可能对临床试验中辅助化疗方案加入卡培他滨未显著改善预后的阴性结果产生影响，故本试验设计卡培他滨序贯单药应用，从而使得其使用剂量达到标准剂量。但本试验的阴性结果说明在辅助化疗中添加卡培他滨未改善预后，并不是由于卡培他滨使用剂量不足所造成的。

由于该试验排除了 HER-2 过表达的病例，绝大部分病例都属于 HR（+）/HER-2（-）分子亚型，故该试验的结论能否在 HER-2（+）或三阴性乳腺癌中成立，尚值得探讨。这也是该试验的一个不足之处。

关于卡培他滨在辅助化疗中应用的临床试验，最著名的是 FINXX 试验。该试验入组淋巴结阳性或淋巴结阴性的高危乳腺癌病例，比较 TX 3 个周期序贯 CEX 3 个周期与 T 3 个周期序贯 CEF 3 个周期的临床预后。2009 年，中位随访 3 年的数据发表在 *Lancet Oncology* 上，得出接受 TX-CEX 辅助化疗方案的无复发生存率显著高于 T-CEF 辅助化疗方案（93%与 89%比较，*HR* 0.66，95%*CI* 0.47~0.94，*P*=0.020），看似一个可喜的结论。但是，2012 年，中位随访 59 个月的数据发表在 J Clin Oncol 上，得出一个阴性的结果，接受 TX-CEX 辅助化疗方案的无复发生存率与接受 T-CEF 辅助化疗方案无显著性差异（86.6%与 84.1%比较，*HR* 0.79，95%*CI* 0.60~1.04，*P*=0.087）。但是，TX-CEX 方案显著改善乳腺癌特异性生存率（*HR* 0.64，95%*CI* 0.44~0.95，*P*=0.027），而且，TX-CEX 方案在三阴性亚组和>3 个淋巴结转移的高危组中，显著改善无复发生存率。今年 ACSO 大会上，FINXX 试验公布第三次随访结果，主要终点依然是阴性结果，但是在探索性亚组分析中，三阴性乳腺癌亚组 202 例，标准治疗联合卡培他滨为患者带来了更多的临床获益。可见，卡培他滨为三阴性乳腺癌的辅助治疗带来重要的信息。此外，2010 年圣安东尼奥乳腺癌会议上，O'Shaughnessy 等报道一项大型多中心Ⅲ期随机临床试验，比较早期高危乳腺癌接受 AC-T 与 AC-TX 辅助化疗方案的预后。中位随访 5 年，该试验未能达到首要终点无病生存率（*HR* 0.84，95%*CI* 0.67~1.05，*P*=0.125），但接受 AC-TX 辅助化疗方案的总生存率得到显著改善（*HR* 0.68，95%*CI* 0.51~0.92，*P*=0.011）。

从这几项临床试验中可以得出，卡培他滨在淋巴结阳性或淋巴结阴性高危的早期乳腺癌的辅助化疗中，疗效不如经典的蒽环类序贯紫杉类的辅助化疗方案。但总生存率方面获益相似，甚至有改善趋势。或许，针对乳腺癌不同分子分型进行临床试验，可能会发现可以从辅助方案中卡培他滨获益的亚群。

（复旦大学妇产科医院　吴克瑾）

三、专家解读二

GEICAM/2003-10 研究是一项比较 4 个周期 EC 序贯 4 个周期多西他赛的标准方案与 4 个周期 ET（表柔比星+多西他赛）之后序贯卡培他滨 4 个周期作为试验方案用于早期淋巴结阳性乳腺癌术后辅助治疗。研究的首要研究终点是无浸润性疾病生存率，次要终点是安全性和总生存率。共 1384 例患者入组了该临床试验。试验的结果是经过 6.6 年的中位随访，EC-T 组的 5 年无浸润性疾病生存率为 86%，而 ET-X 组则仅为 82%（$P=0.03$）。故该研究显然没有达到它的预期结果，反而，接受标准 EC-T 方案化疗的患者无病生存率显著优于接受 ET-X 试验方案化疗组，但两组总生存率没有显著差异。这一结果确实令设计者意想不到。该临床研究在最近 2015 年 11 月的 *J Clin Oncol* 上发表，告诉读者一个重要的信息，至今，通过在传统乳腺癌辅助化疗方案上增加一个新的药物来提高这些高危患者的生存仍然是徒劳。此前，尽管我们看到了从传统的 CMF 方案基础上分别依次加入蒽环类和紫衫类取得了成功，但是，在一些临床研究中已经显示出分歧或不一致，强强联合的“TAC”或者“TA”并非最优，相反，必要的序贯或者重新组合体现出疗效或者毒性方面的优势，如“TC”“AC 序贯 T（P）”等方案及剂量密度策略，这类方案才满足了现今乳腺癌分子分型指导下的分类治疗或个体化治疗。

为了进一步提高乳腺癌术后辅助化疗的疗效，添加一个新的化疗药物的尝试，学者们一直没有放弃过，除了 GEICAM/2003-10 研究外，还有 FinXX 研究等，都以失败告终，人们一直在纳闷，为什么一些在晚期乳腺癌治疗中疗效显著的新药在辅助治疗临床研究中屡屡失败？临床研究方案设计逐步转向了新辅助治疗领域，并在多个新药的研究中看到了希望。

回顾一下类似的 FinXX 研究，试验组是 3 周期 TX（多西他赛+卡培他滨）序贯 3 周期 CEX（环磷酰胺+表柔比星+卡培他滨），对照组是 3 周期多西他赛序贯 3 周期 CEF。主要研究终点为无复发生存率（局部或远处的复发或死亡）。随访 59 个月的无复发生存率差异没有显著统计学意义（*HR* 0.79，$P=0.087$），TX/CEX 组和 T/CEF 组 5 年无复发生存率分别为 86.6%和 84.1%。死亡事件数分别为 56 个和 75 个（*HR* 0.73，$P=0.080$）。只是在探索性分析上，TX/CEX 改善了无乳腺癌复发生存（*HR* 0.64，$P=0.027$），还改善了三阴性乳腺癌和 3 个以上腋窝淋巴结阳性患者的无复发生存率。2016 年 ASCO 报道了该研究 10 年随访结果，TX/CEX 组和 T/CEF 组 10 年复发事件数分别为 142 个和 161 个（*HR* 0.85，$P=0.168$），死亡事件分别为 120 个和 141 个（*HR* 0.83，$P=0.132$），其中死于乳腺癌分别为 92 个和 113 个。在三阴性乳腺癌（TNBC，$n=202$）亚组探索性分析中，TX/CEX 组的无复发生存率（*HR* 0.43，$P=0.007$）和总生存（$HR=0.55$，$P=0.037$）得到改善。2016 年 ASCO 会议，中国学者邵志敏教授发表了一项三阴性乳腺癌包含紫杉烷和蒽环霉素标准辅助化疗方案基础上加卡培他滨的有效性和安全性研究中期结果。患者随机（1∶1）分为两组：卡培他滨组接受 3 个周期 TX（卡培他滨和多西他赛）后序贯 3 个周期 XEC（环磷酰胺、表柔比星和卡培他滨）；对照组接受 3 个周期多西他赛（T）后序贯 3 个周期 FEC。主要研究终点是无病生存率。中位数随访 30 个月后，两组之间的无病生存率没有显著差异（90.58%与 86.8%比较），但是试验组有降低趋势。

卡培他滨作为一种口服氟尿嘧啶类药物，由于其卓越的抗肿瘤活性，已经被推荐为晚期乳腺癌一线治疗的标准药物，同时安全性优。在新辅助化疗中，卡培他滨已经显示出优势。在淋巴结阳性早期乳腺癌患者术后辅助化疗方案中整合进卡培他滨，探索在标准蒽环类联合紫杉类的基础上序贯单药卡培他滨在无浸润性疾病生存改善潜力一直没有放弃过。选择哪几种化疗药物及它们的组合顺序，一直是术后辅助化疗研究的焦点。2010 年 J Clin Oncol 报道的 GeparQuattro Ⅲ期临床研究，比较蒽环类与紫杉类基础上加用卡培他滨作为新辅助化疗治疗原发性乳腺癌的疗效，在术前接受 4 个疗程 EC，随后随机分组接受 4 个疗程多西他赛或 4 个疗程“TX”（联合卡培他滨），或 4 个疗程“T-X”（序贯卡培他滨）。结果 3 组的病理完全缓解（pCR）率分别为 22.3%、19.5% 和 22.3%，没有显示出更优的效果。但是 2014 年 2 月 Ann Oncol 发表的 ABCSG-24 研究提示，表柔比星和多西他赛新辅助治疗中加入卡培他滨，所有乳腺癌组织学亚型患者整体的 pCR 率从 15.4%提高到 23.0%，证明将卡培他滨添加到以紫杉烷类/蒽环类为基础的新辅助治疗方案中是一个可行的、安全有效的治疗选择。

特别是 2015 年美国 SABCS 会议上报告的来自韩国和日本的一项新辅助治疗研究改变现有的临床研究思路和临床实践，这是一项多中心试验来评估辅助卡培他滨用于经蒽环类和（或）紫杉烷新辅助化疗后有残留浸润性病灶（定义为非病理完全缓解或淋巴结阳性疾病）女性的疗效，研究共招募了 910 例患者，韩国 304 例和日本 606 例。全分析组 445 例随机分配进入对照组（观察），440 例进入卡培他滨组，患者每 3 周的第 1～14 天卡培他滨 2500 mg/(m^2·d) 治疗。2 年随访（第 1 次计划前期中分析）结果提示，卡培他滨组获得更高的 3 年无病生存率（82.8%与 74%比较）和 5 年无病生存率（74.1%与 67.7%比较）（*HR* 0.7，95%*CI* 0.53～0.93）。总生存时间分别为 28 和 41，表明卡培他滨组有改善总生存时间的趋势（*HR* 0.65，95%*CI* 0.4～1.06）。

综上所述，在标准方案新辅助治疗中及治疗后合理加入卡培他滨取得成功以后，我们应当对以往在标准辅助治疗方案中加入卡培他滨等新药改善高危乳腺癌患者生存的探索屡屡失败进行反思，乳腺癌是一类具有高度异质性的肿瘤，辅助治疗策略由于分子分型不同，治疗方法千差万别，在进入蒽环与紫杉时代后，乳腺癌辅助化疗方案需要个体化与精准选择，对经过新辅助治疗筛选后的非病理完全高危患者才是我们研究的重要对象，因此，该含卡培他滨方案最终获得成功。发表结果阴性的 GEICAM/2003-10 研究，其重要的临床意义就不言而喻了。

（浙江省肿瘤医院　陈占红　王晓稼）

参考文献

[1] Henderson IC, Berry DA, Demetri GD, et al. Improved outcomes from adding sequential paclitaxel but not from escalating doxorubicin dose in an adjuvant chemotherapy regimen for patients with node-positive primary breast cancer. J Clin Oncol, 2003, 21 (6): 976-983,.

[2] Roché H, Fumoleau P, Spielmann M, et al. Sequential adjuvant epirubicin-based and docetaxel chemotherapy for node-positive breast cancer patients: The FNCLCC PACS 01 trial. J Clin Oncol, 2006, 24 (36): 5664-5671.

[3] Martin M, Rodrí - Lescure A, Ruiz A, et al. Randomized phase 3 trial of fluorouracil, epirubicin, and cyclophosphamide alone or followed by paclitaxel for early breast cancer. J Natl Cancer Inst, 2008, 100 (1): 805-814.

[4] Mackey JR,Martin M, Pienkowski T, et al. Adjuvant docetaxel, doxorubicin, and cyclophosph-amide in node-positive breast cancer: 10-year follow-up of the phase 3 randomised BCIRG 001 trial. Lancet Oncol, 2013, 14 (1): 72-80.

[5] O'Shaughnessy JA,Kaufmann M, Siedentopf F, et al: Capecitabine monotherapy: Review of studies in first-line HER-2-negative metastatic breast cancer. Oncologist, 2012, 17 (4): 476-484.

[6] Joensuu H,Kellokumpu-Lehtinen PL, Huovinen R, et al. Adjuvant capecitabine, docetaxel, cyclophosphamide, and epirubicin for early breast cancer: Final analysis of the randomized FinXX trial. J Clin Oncol, 2012, 30 (1): 11-18.

[7] Goldstein LJ, O'Neill A, Sparano JA, et al. Concurrent doxorubicin plus docetaxel is not more effective than concurrent doxorubicin plus cyclophosphamide in operable breast cancer with 0 to 3 positive axillary nodes: North American Breast Cancer Intergroup Trial E 2197. J Clin Oncol, 2008, 26 (25): 4092-4099.

[8] von Minckwitz G, Rezai M, Loibl S, et al. Capecitabine in addition to anthracycline-and taxane-based neoadjuvant treatment in patients with primary breast cancer: phase III GeparQuattro study. J Clin Oncol, 2010, 28 (12): 2015-2023.

[9] Steger GG, Greil R, Lang A, et al. Epirubicin and docetaxel with or without capecitabine as neoadjuvant treatment for early breast cancer: final results of a randomized phase Ⅲ study (ABCSG-24). Ann Oncol, 2014, 25 (2): 366-371

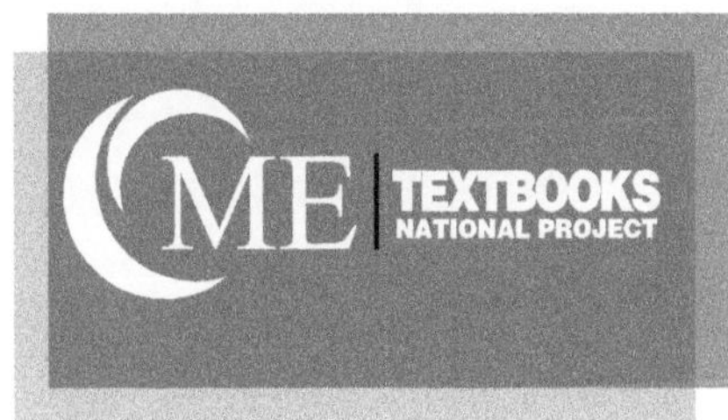

PALES 试验：辅助化疗中不同强度身体锻炼的作用研究

第 49 章

一、概　　述

【文献来源】

van Waart H, Stuiver MM, van Harten WH, et al. Effect of low-intensity physical activity and moderate-to high-intensity physical exercise during adjuvant chemotherapy on physical fitness, fatigue, and chemotherapy completion rates: results of the PACES randomized clinical trial. J Clin Oncol, 2015, 33 (17): 1918-1927.

【研究背景】

对于接受辅助化疗的乳腺癌患者，采取有监督的、中等到高强度的阻抗有氧锻炼项目（OnTrack），或以家庭为基础的、低强度身体活动项目（Onco-Move），以及常规护理（usual care, UC），比较这种方式对患者一般生活情况、生活质量、化疗完成率方面的影响。

【入组条件】

1. 组织学证明的原发性乳腺癌或结肠癌，并计划辅助化疗。
2. 有严重骨病、肺源性心脏病、心脑血管疾病、营养不良及精神认知障碍的患者不予入组。

【试验设计】

本试验为多中心随机对照试验。主要研究终点指标为心及肺功能、肌肉强度、疲劳，次要研究终点指标为自评活动度、日常生活功能、心理不良应激、健康相关生活质量（HRQoL），返工时长，化疗完成率，统计分析采用意向性分析（ITT）。3 个评估时间点分别为开始化疗时随机分组前评估为 T_0，化疗完成时评估为 T_1，化疗完成 6 个月后评估为 T_2。

【试验流程】

试验流程见图 49-1。

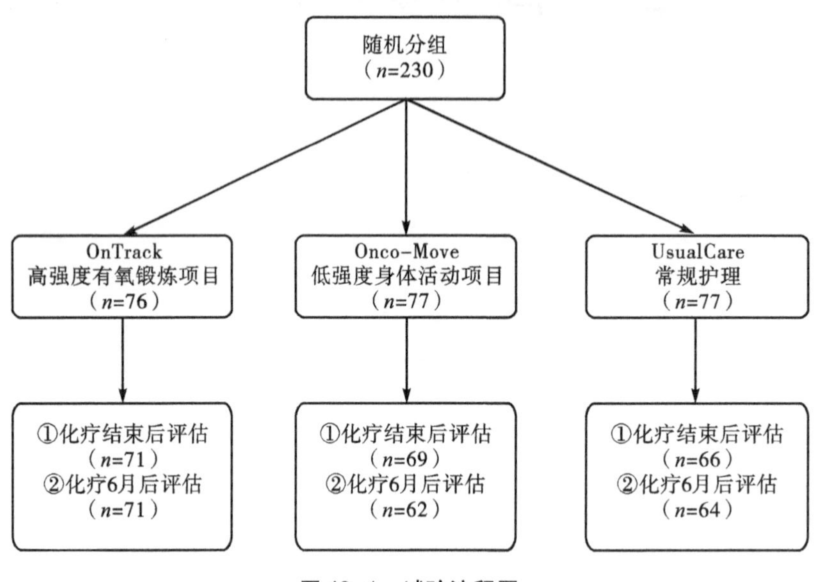

图 49-1 试验流程图

【结果】

1. 主要研究终点 在化疗完成时（T_1 时刻）OnTrack 和 Onco-Move 在平均耐受度皆优于 UC 组，且 OnTrack 在肌肉力量、短期爆发力上也优于另两组。总体而言，在 T_1 时刻，OnTrack 组维持了一个较好的身体状态，报道了较少的疲惫感，而另两组则有所减退。在化疗完成 6 个月后（T_2 时刻），3 组患者无显著差异。

2. 次要研究终点 在 T_1 时刻 OnTrack 和 Onco-Move 与 UC 组相比，恶心、呕吐较少，疼痛较少，身体功能较好。且 OnTrack 在认知功能上也优于另两组。在 T_2 时刻，OnTrack 和 Onco-Move 在社会功能上显著优于 UC 组，3 组在心理不良应激方面未见显著差异。

【结论】

一个有监督的、中等到高强度的阻抗有氧锻炼项目对于接受辅助化疗的乳腺癌患者是最有效的，对于不能或不愿进行更高强度锻炼项目的患者，以家庭为基础的、低强度身体活动项目也是可行的选择。

（上海交通大学医学院附属仁济医院 吴子平 王耀辉 陆劲松）

二、专家解读

PACES 研究是一项多中心随机对照研究，评估接受辅助化疗的乳腺癌患者中，以 Onco-Move 和 OnTrack 对比 UC 在维持或增强身体健康、减少疲劳、提高 HRQoL 及最佳化疗完成率方面的有效性。

以往研究已证实，辅助化疗可以提高乳腺癌患者的生存，化疗不良反应可以导致药物减量甚至中止化疗，从而影响疗效。化疗引起的疲乏、肌肉萎缩、体力下降会对日常生活、社交活动及 HRQoL 产生负面影响，化疗期间的锻炼项目有益于心及肺功能、肌肉力量、疲乏、情绪、HRQoL 及免疫功能，并可能有利于提高化疗完成率。患者更容易依从以家庭为基础、低强度的方式，而有督导的更高强度的抗阻联合有氧运动项目也许是最有效的。

PACES 研究第一个头对头比较了这两种不同强度运动方式的效果。研究中将准备接受辅助化疗的乳腺癌患者（$n=230$）随机分成 3 组，Onco-Move 和 OnTrack 2 个干预组及 UC 对照组。随机分组前、化疗结束时和随访 6 个月时进行基于性能和自我报告的结果评估。使用广义估计方程来比较各组。主要疗效指标是心、肺功能、肌肉力量和疲劳。次要疗效指标包括自我报告的身体活动水平、日常生活功能、心理压力、HRQoL、重返工作岗位和化疗完成率。2 个干预组的主要疗效指标均明显优于对照组，差异有统计学意义。

在次要疗效指标中，OnTrack 组大幅提高了化疗完成率。2 个干预组中需要调整化疗方案者剂量下调的量也更少。这些发现有潜在的重要临床意义，因为化疗完成率高可以提高无病生存率和总生存率。Courneya 等的探索性研究也初步支持标准化疗中加入运动可以改善预后。PACES 研究还没有足够的亚组分析统计效力来证实化疗完成率与生存的相关性。另一个有趣的探索性分析发现，OnTrack 组有更少的因左心室射血分数下降而延迟或停止曲妥珠单抗治疗的趋势。这表明针对心脏毒性运动可能有潜在的保护作用。然而需要指出的是，OnTrack 组患者推迟或停止使用曲妥珠单抗百分比与 de Azambuja 等报道的研究结果相似，而 Onco-Move 和 UC 组比例则高得多。因此，不能排除这一差异的偶然性。

该研究也是第一个重复了以往研究观察到的中高强度运动对化疗完成率有积极作用的结果。同时还观察到一个在化疗完成率上可能的运动剂量反应关系。研究证实，参与体育锻炼项目的患者更有可能重返工作岗位。这不仅涉及经济收入问题，更意味着在生存质量的提高和回归常态，其社会意义更大。该研究特点是样本量大、多中心参与、失访者少，同时使用客观指标和自我报告的结果进行评估。

研究也指出几个应该注意的局限性。比如研究仅限于辅助化疗患者，如果是在接受新辅助化疗的患者开展类似研究可能更有效，因为患者还没有与手术相关的功能受限（如肩功能）。虽然招募率远高于预期的 25%，但有一半以上符合条件的患者拒绝参加试验。未来的研究需要做更深入的了解，并寻找适当的个体定制方法来鼓励患者积极参与。在招募结肠癌患者时，由于患者进行了大的腹部手术后通常建议手术后 6 周避免剧烈的体育活动，临床医生对患者提及入组研究也是迟疑的，因此还需要更多的研究来了解如何修改现有运动项目来满足此类人群的需求。

研究表明，一个有督导的、中高强度的抗阻联合有氧运动项目对于接受辅助化疗的乳腺癌患者是安全的，也是最有效的。对于不能或不愿进行高强度锻炼项目的患者，以家庭为基础的、低强度身体活动项目也是可行的选择。

该研究的积极意义在于，康复治疗等非药物治疗在系统治疗中的重要性，体现乳腺癌全程管理理念的延伸。该项研究完成的难度很高，对医疗、护理和患者管理产生有益的启发。但是，不同人群和医疗健康保障体系下的推广价值有限，可能影响结果的其他干预因素不易控制，也是研究的局限。不过无论如何，在充满药物研究对比的时代，此类非药物研究更有其独特意义，对临床工作者有着积极的参考价值。

我国在这方面的研究还是空白。我们不仅需要临床医生的规范化诊治，更需要相关的医务人员、志愿者更多地参与到医疗照护、康复项目中，有更多的资金投入或医保覆盖，真正实现乳腺癌患者的全程管理。

（北京大学首钢医院　莫雪莉）

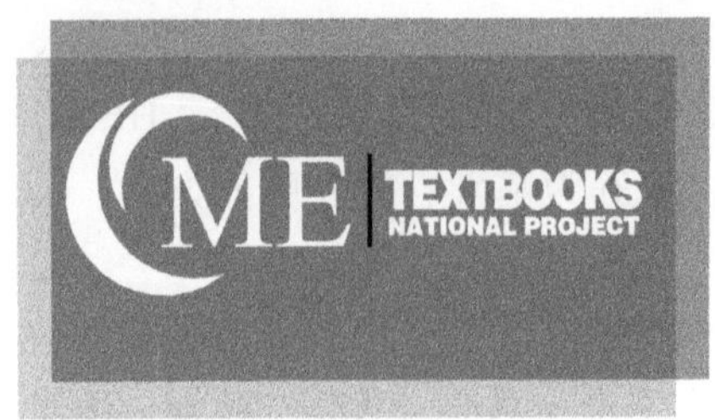

N9831 基因分析：免疫功能基因亚组表达水平预测曲妥珠单抗辅助治疗获益

第 50 章

一、概　　述

【文献来源】

Perez EA, Thompson EA, Ballman KV, et al. Genomic analysis reveals that immune function genes are strongly linked to clinical outcome in the North Central Cancer Treatment Group n9831 Adjuvant Trastuzumab Trial. J Clin Oncol, 2015, 33 (7): 701-708.

【研究背景】

NCCTG N9831 是对早期人表皮生长因子受体 2（HER-2）（+）乳腺癌辅助使用曲妥珠单抗的治疗效果的评估试验。本研究则试图通过基因分析来预测具体可从曲妥珠单抗治疗中获益的人群。

【入组条件】

1. 年龄>18 岁。
2. 组织学证实的、淋巴结阳性或淋巴结阴性的高危 HER-2（+）乳腺癌。
3. 可手术。

【试验设计】

NCCTG N9831 为一项Ⅲ期随机对照试验，主要研究单纯化疗（AC-qwP）、化疗同期加曲妥珠单抗（AC-qwPH）、化疗后序贯使用曲妥珠单抗（AC-qwP-H）之间疗效的差异。主要研究终点指标无病生存率，次要研究终点指标为总生存率、因乳腺癌死亡率、无复发生存率、对侧乳腺癌等。而本研究通过基因分析，将患者分为免疫富集组（IRE 组）和非免疫富集组（NIRE 组），观察其无复发生存率差异。

【试验流程】

试验流程见图 50-1。

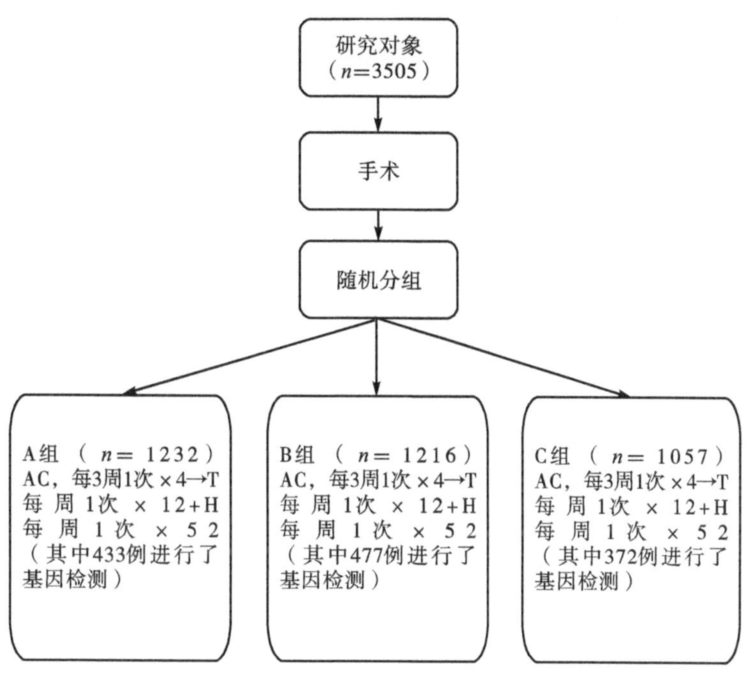

注：AC，蒽环+环磷酰胺；T，紫杉醇；H，曲妥珠单抗

图 50-1　试验流程图

【结果】

1. 对于 A 组而言，IRE 组和 NIRE 组两组无复发生存率无显著差异（*HR* 0.90，95%*CI* 0.60~1.37，*P*=0.64）。

2. 对于所有 IRE 组患者而言，接受过曲妥珠单抗治疗相比未接受过曲妥珠单抗治疗，无复发生存率显著提高（*HR* 0.35，95%*CI* 0.22~0.55，*P*<0.001）。

3. 接受过曲妥珠单抗治疗的 NIRE 组患者的无复发生存率与单一化疗 IRE 组患者差异无统计学意义（*HR* 0.89，95%*CI* 0.62~1.28，*P*=0.53）。

4. 对于 NIRE 组患者，是否接受曲妥珠单抗治疗对无复发生存率无明显影响（*HR* 0.98，95%*CI* 0.68~1.41，*P*=0.91）。

【结论】

富集的免疫基因表达可能是一种预测辅助曲妥珠单抗治疗获益的方式。

（上海交通大学医学院附属仁济医院　吴子平　王耀辉　陆劲松）

二、专家解读

乳腺癌的治疗在过去 10 年取得了惊人的进展，尤其是针对 HER-2（+）患者靶向治疗的进步。NSABP B-31 和 NCCTG N9831 研究的联合分析显示，曲妥珠单抗联合化疗减低患者复发风险达 40%，减低死亡风险达 37%。然而，由于曲妥珠单抗昂贵的药物价格以及近 1/4 的患者对该药耐药，因此，寻找可以预测曲妥珠单抗疗效的标志物尤为重要。

NCCTG N9831 试验入组了 3505 例 HER-2（+）的乳腺癌患者。该试验随机将患者分为 3 组,分别是化疗组（A 组）、化疗序贯曲妥珠单抗组（B 组）及化疗联合曲妥珠单抗组（C 组）。为了发现可以指示 HER-2（+）患者对曲妥珠单抗疗效的基因，本次临床试验在 NCCTG N9831 试验入组的患者中进一步筛选了 433 例仅接受化疗的患者（A 组）和 849 例接受化疗和曲妥珠单抗治疗的患者（B/C 组）行全基因表达谱分析。结合随访数据和生物信息学分析，最终确定了由 14 个免疫功能相关基因构成的预测模型。依据这 14 个基因的表达情况，将患者分为 IRE 和 NIRE 来预测患者接受曲妥珠单抗治疗的获益情况；两组之间的临床病理特征基线无显著性差异；试验研究的终点为无复发生存率。亚组分析显示，IRE 的患者中，化疗和曲妥珠单抗联合治疗组相较单纯化疗组获益显著，无复发生存率的 *HR* 为 0. 35（$P<0.001$）。NIRE 的患者中，联合化疗和曲妥珠单抗治疗组与化疗组相比，未显示出获益，无复发生存率的相对危险度为 0. 89（$P=0.53$）。进一步在128200例的大样本验证队列中，该预测模型仍然显示出良好的预测效能。而在仅接受化疗组中，IRE 的患者和 NIRE 的患者无复发生存率无差异，*HR* 为 0. 90（$P=0.64$）。上述结果表明，依据 14 个免疫功能相关基因的表达情况，可以有效预测 HER-2（+）患者接受化疗联合曲妥珠单抗治疗的获益情况，但是不能预测患者对单纯化疗的疗效获益。

目前曲妥珠单抗治疗费用昂贵，且并非所有 HER-2（+）患者应用曲妥珠单抗治疗均有效。因此，寻找能够预测曲妥珠单抗疗效与耐药的生物学标志物，筛选在靶向 HER-2 治疗中可能获益的患者显得至关重要。目前，诸多研究已经报道了若干可能成为预测指标的标志物，例如 PI3K/mTOR 的异常激活，*PTEN* 缺失及 *c-MYC*、*ERBB*3 基因异常表达都与 HER-2 耐药密切相关。本临床试验首次揭示了免疫功能相关基因的表达水平与曲妥珠单抗疗效密切相关，免疫功能富集的患者从曲妥珠单抗治疗中可以获益，这为今后筛选曲妥珠单抗的疗效标志物提供了新的方向。尽管乳腺癌并不是免疫原性非常强的恶性肿瘤，但是多项研究已经表明了瘤内免疫反应与肿瘤进展和治疗存在着密切关系。例如，FinHER 试验揭示了瘤内免疫细胞浸润程度高的患者接受曲妥珠单抗治疗的获益更大。实际上，曲妥珠单抗杀伤 HER-2（+）的肿瘤细胞并非直接作用，而是通过免疫机制干扰 HER-2 信号。文献报道，曲妥珠单抗治疗过程中，肿瘤组织中免疫反应活跃的患者往往具有更好的预后。这些报道与本次临床试验的结果一致。随着化疗、靶向治疗与免疫系统相互关系的深入研究，我们会更清晰地认识到免疫系统在乳腺癌进展中的调控作用。在此基础上，把免疫功能相关基因纳入乳腺癌分型标准，将有利于优化目前已有的分子分型，使得各亚型分类更精准，更助于预后和治疗敏感性的判断。

（温州医科大学附属第一医院　杨　帆　王瓯晨）

参考文献

[1] Perez EA, Romond EH, Suman VJ, et al. Trastuzumab plus adjuvant chemotherapy for human epidermal growth factor receptor 2-positive breast cancer: Planned joint analysis of overall survival from nsabp b-31 and ncctg n9831. J Clin Oncol, 2014, 32 (33): 3744-3752.

[2] Perez EA, Thompson EA, Ballman KV, et al. Genomic analysis reveals that immune function genes are strongly linked to clinical outcome in the north central cancer treatment group n9831 adjuvant trastuzumab trial. J Clin Oncol, 2015, 33 (7): 701-708.

[3] Lavaud P, Andre F. Strategies to overcome trastuzumab resistance in her2-overexpressing breast cancers: focus on new data from clinical trials. BMC Med, 2014, 12: 132.

[4] Arteaga CL, Sliwkowski MX, Osborne CK, et al. Treatment of her2-positive breast cancer: Current status and future perspectives. Nat Rev Clin Oncol, 2012, 9 (1): 16-32.
[5] Loi S, Michiels S, Salgado R, et al. Tumor infiltrating lymphocytes are prognostic in triple negative breast cancer and predictive for trastuzumab benefit in early breast cancer: Results from the finher trial. An Oncol, 2014, 25 (8): 1544-1550.

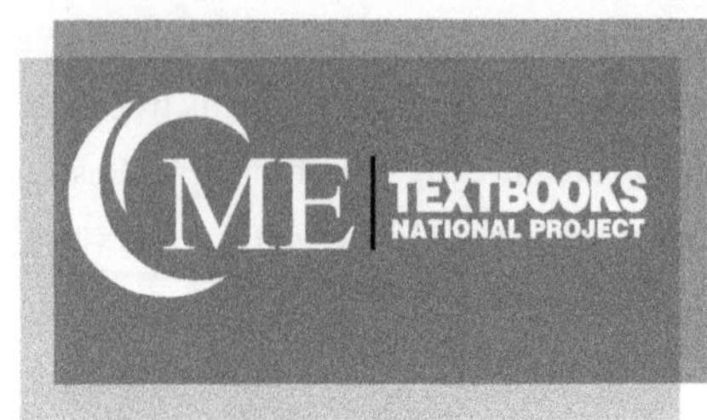

ABCSG-18 地诺单抗辅助治疗临床试验

第 51 章

一、概　　述

【文献来源】

Gnant M, Pfeiler G, Dubsky PC, et al. Adjuvant denosumab in breast cancer（ABCSG-18）: a multicentre, randomised, double-blind, placebo-controlled trial. Lancet, 2015, 386（9992）: 433-443.

【研究背景】

辅助内分泌治疗会损害乳腺癌患者的骨健康，引起骨量减少、骨质疏松、骨折等。双膦酸盐类药物的使用可以预防和消除这些不良反应。该试验旨在研究抗 RANK 配体抗体地诺单抗，在使用芳香化酶抑制剂治疗的绝经后、激素受体阳性的早期乳腺癌患者中的作用。

【入组条件】

1. 绝经后。
2. 激素受体阳性。
3. 无骨转移。
4. 接受辅助非甾体类芳香化酶抑制剂治疗。
5. 排除随机化前已使用芳香化酶抑制剂超过 24 个月的患者。
6. 排除使用过选择性雌激素受体调节剂（如他莫昔芬）的患者。
7. 排除有远处转移的患者。
8. 排除使用过双膦酸盐静脉注射的患者。
9. 口服双膦酸盐的患者中，排除连续使用≥3 年的、随机前 3 个月内使用过以及使用期在3 个月至 3 年间，但在随机前没有到 1 年清除期者。
10. 排除既往使用过地诺单抗的患者。
11. 排除既往有 Paget 病、库欣病、高催乳素血症或其他高代谢性骨病、高钙血症、低钙血症、随机化前 4 周内有外科大手术史或大创伤手术史的患者。

【试验设计】

1. 这是一项前瞻性、双盲、随机、安慰剂对照、多中心的Ⅲ期试验。

2. 主要研究终点指标为患者从随机分组到 X 线确诊的第一次临床骨折的时间。

3. 骨相关次要研究终点指标为总腰椎、全髋关节和股骨颈骨密度从基线到 36 个月时的百分比变化；36 个月时新的椎骨骨折发生率；既往已有椎骨骨折，新发生或者原病灶恶化的发生率。

4. 疾病相关次要研究终点指标为无病生存率、无骨转移生存时间、总生存率。

【试验流程】

试验流程见图 51-1。

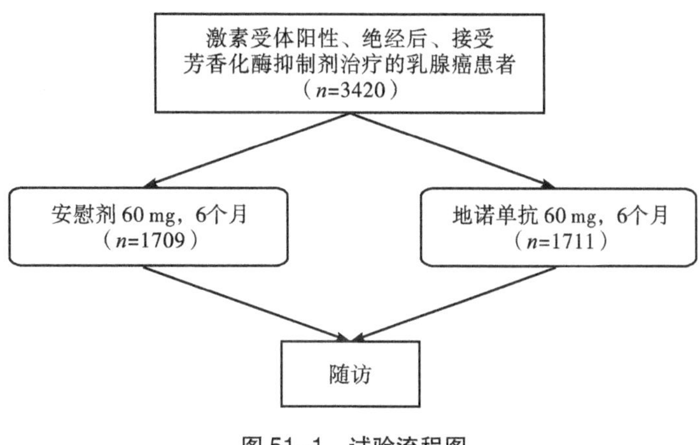

图 51-1　试验流程图

【结果】

1. 出现首次临床骨折的时间：地诺单抗组相比对照组明显延长（*HR* 0.50，95%*CI* 0.39～0.65，*P*<0.0001）。

2. 出现骨折的患者总数：地诺单抗组（92 例）明显少于对照组（176 例），且在所有亚组结果一致。

3. 骨相关次要终点指标：36 个月时，地诺单抗组与对照组相比，在腰椎（10.02%）、全髋关节（7.92%）、股骨颈（6.51%）的骨密度均有提高（*P*<0.0001）。地诺单抗组新发椎骨骨折的发生率明显降低（*OR* 0.53，95%*CI* 0.33～0.85，*P*=0.009）；既往已有椎骨骨折，再次发生或者原病灶恶化的发生率也明显降低（*OR* 0.54，95%*CI* 0.34～0.84，*P*=0.007）。

4. 两组出现的不良反应无显著差异。

【结论】

对使用芳香化酶抑制剂治疗的绝经后乳腺癌患者，每 6 个月 1 次 60 mg 地诺单抗治疗可以降低临床骨折的发生风险，不会增加不良反应。既然其可以显著降低乳腺癌辅助内分泌治疗的主要不良反应的发生，故地诺单抗应考虑应用于临床实践。

（上海交通大学医学院附属仁济医院　王　岩　殷　凯　陆劲松）

二、专家解读一

1. 本试验拟解决临床哪个难题，目前的争议有哪些 ABCSG-18随机对照Ⅲ期研究，绝经后激素受体阳性乳腺癌患者在辅助芳香化酶抑制剂期间接受地诺单抗每6个月1次，共计7次治疗。主要研究终点是至首次发生骨折的时间，次要研究终点是36个月时的骨密度。中位随访38个月时，地诺单抗显著降低了骨折发生率（$P<0.0001$），不受基线骨密度是否正常的影响，同时改善骨健康，36个月时不同部位骨密度检测发现，治疗组均增加，而对照组减低，腰椎和臀部均为$P<0.0001$。该研究还显示接受3年辅助地诺单抗治疗不仅减少了骨折风险，还提高了无病生存率。

2. 本研究的结果和可能的亚组分析中重要的亮点 该研究首先关注骨健康的保护，关注患者长期生活质量，在此基础上，也获得对疾病的较好控制。亚组分析中对导管原位癌及雌激素受体（+）及孕激素受体（+）患者以及肿瘤>2 cm的大部分女性患者（$n=946$）都分别做了疗效比较，显示获益更大。尤其对于导管原位癌的关注，值得在今后的研究中进一步观察。

3. 本研究有无同类的其他研究相比 这是第一个地诺单抗在早期乳腺癌骨保护中的临床研究。双磷酸盐在早期乳腺癌已有数项研究，结果也较为一致，无论是亚组患者人群还是总体人群，对于绝经后女性，双膦酸盐治疗可以改善无病生存率及总生存率。

4. 本研究的重要临床意义 这是一项非常重要的研究，因为它再次表明，利用骨改善药物作为辅助治疗可以改善患者的骨健康和生存结局。肿瘤>2 cm的患者，复发风险降低31%，导管原位癌复发风险降低21%，雌激素受体（+）及孕激素受体（+）患者复发风险降低25%，这3类人群可以从预防复发转移治疗中明显获益。该研究从保护治疗中的骨健康出发，能够同时改善患者的疾病控制时间。对于绝经后激素受体阳性的早期乳腺癌患者，服用芳香化酶抑制剂期间，其保健安排全程管理中应该同时接受地诺单抗的应用。

越来越多的患者将在常规治疗中接受某种形式的骨改善药物，比如双膦酸盐及地诺单抗。

5. 本研究不足之处 地诺单抗对于骨健康及改善预后的最佳剂量，目前一个研究尚不足以回答。辅助内分泌治疗最佳时长已经在改变，芳香化酶抑制剂治疗5年是否足够，目前还没有答案，而地诺单抗的最佳用药时长也仍需新的研究。该研究入组病例的人种集中，不同人种是否会有相同疾病发展特点？年龄>60岁的入组患者占2/3，骨折发生风险较高，较年轻患者获益如何？

（天津市肿瘤医院 郝春芳）

三、专家解读二

从ATAC、BIG 1-98等大型临床试验结果可知，绝经后激素受体阳性的早期乳腺癌患者中第三代芳香化酶抑制剂的疗效要明显优于他莫昔芬，因此芳香化酶抑制剂成为这部分患者首选的内分泌治疗药物。芳香化酶抑制剂的作用机制就是抑制体内的雄激素向雌激素转化，从而达到抑制乳腺癌细胞的作用。但雌激素减少也导致相应的骨密度降低及骨折的风险增加，因此这一治疗主要不良反应就是骨相关事件。

以前的研究者也意识到芳香化酶抑制剂引起的骨相关事件的严重性，并采取了一些防治措施，其中最为重要的便是有关双膦酸盐的临床试验（如ABCSG-12）及应用。尽管一些乳腺癌诊治指南中推荐必要时使用双膦酸盐，但对于双膦酸盐能否降低骨折发生风险以及对乳腺癌患者无病生存率和总生存率有否改善，各临床试验的结果仍然是矛盾的。

地诺单抗是人源化的单克隆抗体，对RANK配体有高亲和特异性的结合。基础研究显示，其能够有效地抑制破骨细胞的活性和骨吸收。ABCSG-18 是一项随机、对照、双盲的大规模Ⅲ期试验。该试验评估了对 3420 例接受芳香化酶抑制剂的绝经后激素受体阳性乳腺癌患者每 6 个月使用 60 mg 地诺单抗或安慰剂的效果。在中位研究时间 38 个月左右时，结果显示，地诺单抗大幅延迟了首次临床骨折的出现时间（*HR* 0.50，95%*CI* 0.39～0.65）。与双膦酸盐不同，地诺单抗甚至在那些基线骨密度正常的患者中也有同样的效果。与以往的临床试验相比，在这个试验中，骨折发生率是非常高的，在安慰剂组中的发生率分别是 3 年 10%、5 年 16%和 7 年 26%。可能的解释就是本试验以临床骨折作为首要研究终点，而其他临床试验严重低估了骨折发生率。此外，在地诺单抗组中的腰椎、全髋和股颈骨的骨密度也有所提高，而在安慰剂组的患者则出现骨密度降低。

在不良反应方面，地诺单抗组与安慰剂组无显著差异。这一点与双膦酸盐也明显不同。双膦酸盐急性期的发热反应、肾损伤及下颌骨坏死等不良反应都明显多于对照组。

尽管单个临床试验的结果不一致，但 meta 分析结果显示，双膦酸盐能够改善绝经后激素受体阳性的早期乳腺癌患者的无病生存率及总生存率，而在这一点上，ABCSG-18 还没有给我们一个明确的答复，我们也期待随着随访时间的延长，能看到更加完整成熟的生存数据。

（哈尔滨医科大学附属肿瘤医院　王劲松）

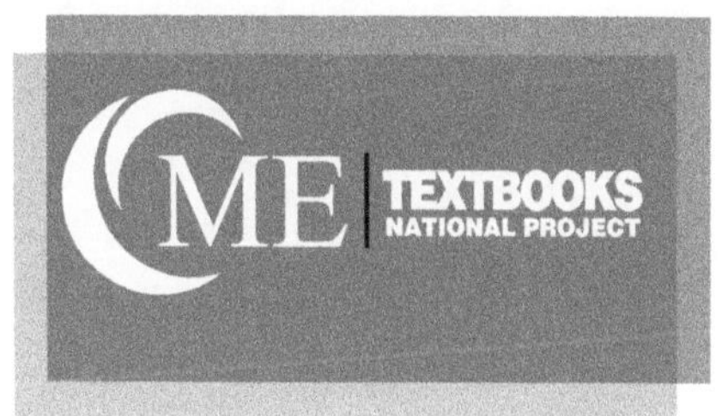

第十篇

乳腺癌辅助放射治疗重大临床试验解读

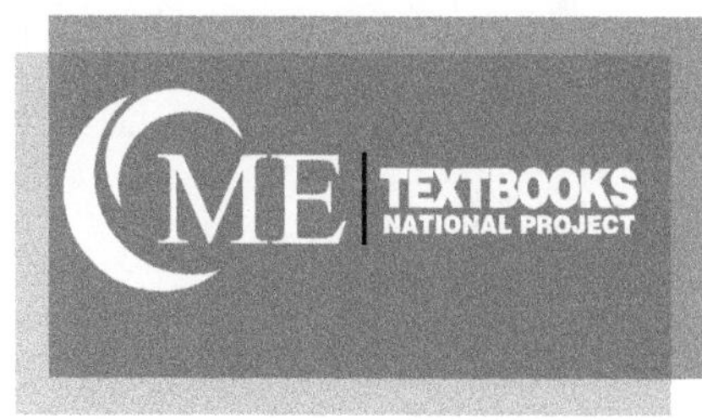

低危浸润性和原位乳腺癌保乳术后 APBI 与 WBI 比较临床试验 5 年随访结果

第 52 章

一、概　　述

【文献来源】

Strnad V, Ott OJ, Hildebrandt G, et al. 5-year results of accelerated partial breast irradiation using sole interstitial multicatheter brachytherapy versus whole-breast irradiation with boost after breast-conserving surgery for low-risk invasive and in-situ carcinoma of the female breast: a randomised, phase 3, non-inferiority trial. Lancet, 2016, 387 (10015): 229-238.

【研究背景】

本临床试验在接受过保乳手术的 0、Ⅰ和ⅡA 乳腺癌患者中，比较增量部分乳腺放射治疗（APBI）和全乳放射治疗的 5 年随访结果。

【入组条件】

1. 年龄≥40 岁。
2. pT_{is}或 $pT_{1\sim2a}$（病灶直径≤3 cm）、pN_0/pN_{mi}、M_0 乳腺癌患者。
3. 乳腺肿瘤已局部切除，至少 2 mm 内的切缘镜检阴性（侵袭性小叶癌或导管原位癌至少需保证 5 mm 阴性切缘）。
4. 没有淋巴管血管侵犯（L_0、V_0）。
5. 低度至中度风险的导管原位癌患者（Van Nuys 预后评分<8 分）。
6. 浸润性癌患者，腋窝清扫标本至少送检 6 个淋巴结或者前哨淋巴结阴性；而单纯导管原位癌患者，腋窝分级，例如前哨淋巴结活检为可选。
7. 保乳手术和放射治疗间隔<12 周；对于接受辅助化疗的患者，放射治疗可稍晚开始，但必须在辅助化疗结束后 4 周内。
8. 排除条件：多发肿瘤或广泛导管内成分患者、Paget 病或病理证实有皮肤累及的患者、既往有乳腺癌病史患者、其他恶性肿瘤病史患者、妊娠或哺乳期患者。

【试验设计】

1. 这是一个多中心、随机、非劣效性、Ⅲ期临床试验。所有入组的接受过保乳手术的低风险浸润性和原位乳腺癌患者，被随机分配到全乳放射治疗结合瘤床加量照射组（全乳放射治疗组）和多导管近距离照射的增量部分乳腺放射治疗组（APBI 放射治疗组）。

2. 首要研究终点指标是同侧局部复发。

3. 次要研究终点指标是无病生存率、总生存率等。

4. 根据所接受的治疗进行分析。

【试验流程】

试验流程图见图 52-1。

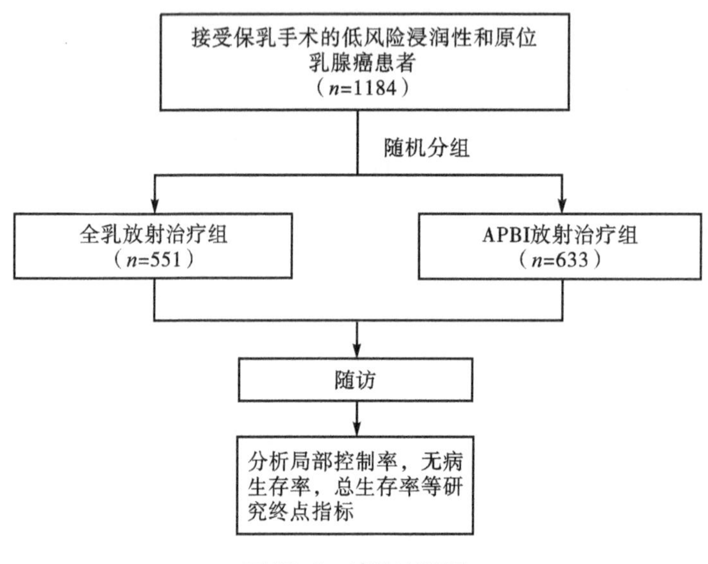

图 52-1 试验流程图

【结果】

1. 从 2004 年 4 月 20 日到 2009 年 7 月 30 日，551 例分配到全乳放射治疗组，633 例患者分配到 APBI 放射治疗组。中位随访时间是 6.6 年。

2. 5 年累积局部复发率，APBI 放射治疗组为 1.44%，全乳放射治疗组为 0.92%（95%*CI* -0.72~1.75，*P*=0.42）。

3. 5 年无病生存率，APBI 放射治疗组为 95.03%，全乳放射治疗组为 94.45%（95%*CI* -2.0~3.16，*P*=0.79）。

4. 5 年总生存率，APBI 放射治疗组为 97.27%，全乳放射治疗组为 95.55%（95%*CI* -0.44~3.88，*P*=0.11）。

5. 没有出现 4 级晚期不良反应。5 年出现 2~3 级晚期皮肤不良反应的风险，APBI 放射治疗组为 3.2%，全乳放射治疗组为 5.7%（*P*=0.08）。5 年出现 2~3 级晚期皮下组织不良反应的风险，APBI 放射治疗组为 7.6%，全乳放射治疗组为 6.3%（*P*=0.53）。5 年出现 3 级严重纤维化的风险，APBI 放射治疗组为 0，全乳放射治疗组为 0.2%（*P*=0.46）。

【结论】

在接受保乳手术的早期乳腺癌患者中，使用多导管近距离治疗的辅助 APBI 放射治疗组的 5 年局部控制率、无病生存率、总生存率并不劣于辅助全乳放射治疗。

（上海交通大学附属仁济医院　殷　凯）

二、专家解读

全乳照射已成为乳腺癌保乳术后的标准治疗，放射治疗作为保乳术后综合治疗不可缺少的一部分，能够显著降低患者同侧乳腺的肿瘤局控率（26%与 7%比较）及肿瘤相关病死率（15 年乳腺癌相关病死率 35.9%与 30.5%比较）。但由于术后辅助全乳照射时间较长、放射不良作用等原因，约 50% 可接受保乳术的患者选择行改良根治术。如何进一步缩短全乳放射治疗组，疗程、提高放射治疗的精准性，是放射治疗面临的挑战。

本研究为多中心、大样本随机对照Ⅲ期临床试验，目的是验证在早期低危乳腺癌保乳术后，接受采用多管组织间插植近距离照射的 APBI 在局部控制率、无瘤生存率及总生存率上是否非劣性于传统的全乳照射联合瘤床加量。共 1184 例早期乳腺癌患者接受了保乳手术切除后被随机分配为全乳照射 50 Gy 加乳腺瘤床推量 10 Gy（全乳放射治疗组，$n=551$）和多管插植照射的 APBI 治疗（APBI 放射治疗组，$n=633$）。结果显示，在 5 年随访时，同侧乳房局部复发的差异为 0.52%，无显著性差异（APBI 放射治疗组 1.44%与全乳放射治疗组 0.92%比较，$P=0.42$）；无瘤生存率和总生存率的差异分别为 0.58%（APBI 放射治疗组 95.03%与全乳放射治疗组 94.45%比较，$P=0.79$）和 1.72%（APBI 放射治疗组 95.55%与全乳放射治疗组 97.27%比较，$P=0.11$），亦无显著性差异。不良反应方面，没有 4 级及以上晚期不良反应。2~3 级晚期皮肤反应的 5 年风险：APBI 放射治疗组为 3.2%，全乳放射治疗组为 5.7%（$P=0.08$），2~3 级皮下组织晚期不良反应的 5 年风险：APBI 放射治疗组为 7.6%，全乳放射治疗组为 6.3%（$P-0.53$）。重度（3 级）纤维化 5 年的风险：APBI 放射治疗组为 0，全乳放射治疗组为 0.2%（$P=0.46$）。治疗之间的差异低于 3%的相关性余量。因此，该研究的 5 年随访结果显示，早期乳腺癌保乳手术后使用多导管近距离放射治疗辅助 APBI 在局控率及生存率方面并不逊色于辅助全乳照射，且不良反应略低于全乳放射治疗组。

随着对乳腺癌术后复发规律及模式的进一步了解发现，约 70%的患者在保乳术后复发均发生于同侧乳房瘤床及其周边 3 cm 内，且同侧乳房其他部位肿瘤复发的概率与是否接受放射治疗及对侧乳腺肿瘤发生的概率相近。同时，乳腺的 α/β 值较低（$\alpha/\beta=3$），因此，理论上采用短疗程大分割的治疗能够取得相近的疗效。因此，需要全乳照射，还是仅需加速部分乳腺照射（APBI）一直是乳腺癌保乳术后放射治疗的研究热点。而随着放射治疗技术的进步，实现 APBI 的方法也呈现多样性，如三维适形放射治疗（3D-CRT）、术中放射治疗（IORT）、多管组织间插植近距离照射、单管球束近距离放射治疗技术等，之前的试验结果显示，外照射 APBI 的Ⅲ期临床研究（3D-CRT 或 IMRT）或因不良反应较高或因统计效能等，均未得到可靠的证据支持；同时，几项大样本的术中放射治疗（TARGIT 和 ELLIOT 试验）研究结果也为阴性，有明显的局部复发。这项大样本、多中心、随机的Ⅲ期临床研究首次证实了多管插置近距离照射的 APBI 技术在随访 5 年时不逊于传统的全乳照射技术，为 APBI 的临床应用从理论走向实践提供了较强等级的临床证据支持。

该研究的局限性在于：一方面，因该研究的随访时间较短，两组的局部复发率均较低，在此基础上未见显著性差异的统计效能较低，同时未能进行分层分析，评价具有哪些风险因素的患者真正能够从中获益，有待于进一步随访观察；另一方面，该研究缺乏统一的病理会诊；再者，该研究所使用的多管插置近距离照射技术方法复杂，需要精确地插入正确的位置，即使在美国也不常用，因此应用范围较为受限。需要指出的是，该项研究对于多管组织间插置技术的应用具有较强的证据支持，而对于术中放射治疗、外照射放射治疗等其他 APBI 技术在早期乳腺癌中的应用尚有待于其他几项研究结果的进一步研究证实。

目前，对于 APBI 适应证的选择一直存在争议，该研究选择 40 岁以上、pT_{is}期或肿块≤3 cm 及 N_0/N_{1mi}作为入组标准，该标准相较于美国 ASTRO 和欧洲的 ESTRO 推荐的适应证相比，入组患者更加年轻，入组了在 APBI 适应证方面始终有争议的导管原位癌，因此，这项研究的入组范围相对更为宽泛。目前，对于 APBI 的患者选择尚无统一标准，仍有待于进一步研究论证。

乳腺癌是一种具有多基因异常谱的异质性疾病，不同分子类型的乳腺癌具有不同的预后，如何根据不同的分子表型来确定相关放射治疗策略，能够既最大限度地提高肿瘤局部控制率，又能够更好地保护正常组织收到最小的照射剂量，是我们未来的发展方向。新的照射治疗技术，如质子重离子治疗，由于具有良好的生物和物理方面的优势，有望实现最大化地控制肿瘤的同时，最好地保护正常器官。

（上海市质子重离子医院　李　萍
复旦大学附属肿瘤医院　傅　深）

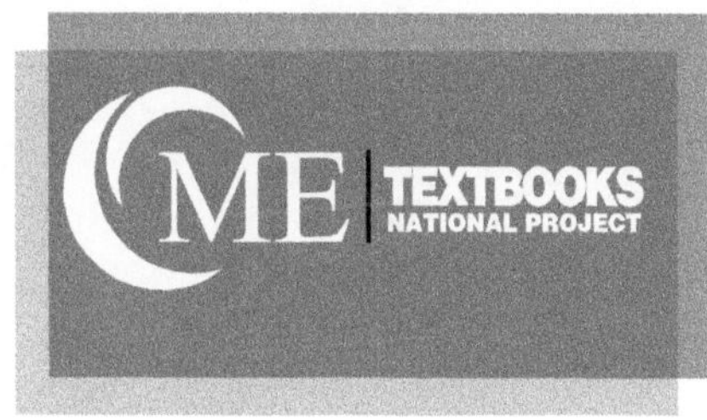

早期乳腺癌保乳术后全乳放射治疗加量与否Ⅲ期临床试验20年随访

第53章

一、概　　述

【文献来源】

Bartelink H, Maingon P, Poortmans P, et al. Whole-breast irradiation with or without a boost for patients treated with breast-conserving surgery for early breast cancer: 20-year follow-up of a randomised phase 3 trial. Lancet Oncol, 2015, 16 (1): 47-56.

【研究背景】

本研究是一个随机对照Ⅲ期试验。在接受保乳手术的Ⅰ期和Ⅱ期乳腺癌患者中，本试验研究全乳放射治疗后16 Gy的加量照射对于总生存率、局部控制率和纤维化的影响。本研究报道20年随访的结果。

【入组条件】

1. 年龄≤70岁。

2. $T_{1\sim2}$、$N_{0\sim1}$、M_0（Ⅰ期和Ⅱ期）乳腺癌患者。

3. 已接受保乳手术（切缘无浸润性癌）和腋窝清扫手术的患者。

4. 排除条件：>70岁、原位癌、1个象限内多个肿瘤灶、其他恶性肿瘤病史、ECOG评分>2分、钼靶发现残留钙化灶、妊娠或哺乳期、肿瘤切除术距离放射治疗开始超过9周或化疗距离放射治疗开始超过6个月。

【试验设计】

1. 这是一个前瞻性随机对照Ⅲ期试验。从1989年5月24日至1996年6月25日，共有5318例接受保乳手术的乳腺癌患者入组，2657例患者随机分配至无加量照射组，2661例患者分配至加量照射组。

2. 首要研究终点是总生存率。

3. 次要终点是局部控制率等。

4. 探索性终点是乳腺癌专病病死率、远处转移时间等。

5. 采用意向性分析。

【试验流程】

试验流程见图 53-1。

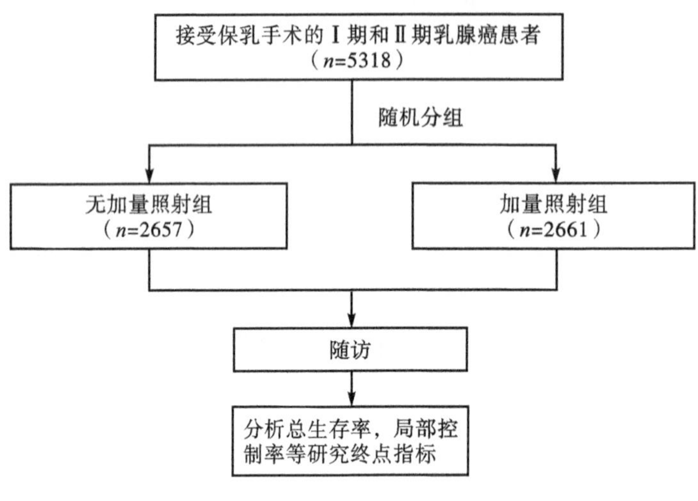

图 53-1 试验流程图

【结果】

1. 中位随访时间为 17.2 年。20 年总生存率无加量照射组为 61.1%，加量照射组为 59.7%，差异无统计学意义（$P=0.323$）。

2. 20 年乳腺癌累积死亡例数无加量照射组为 447 例，加量照射组为 456 例，差异无统计学意义（$P=0.82$）。

3. 20 年累积同侧乳腺癌复发率无加量照射组为 16.4%，加量照射组为 12%，差异有统计学意义（$P < 0.0001$）。

4. 20 年远处转移累积风险无加量照射组为 24.8%，加量照射组为 26.0%，差异无统计学意义（$P=0.29$）。

5. 20 年严重纤维化累积复发率无加量照射组为 1.8%，加量照射组为 5.2%，差异有统计学意义，（$P < 0.0001$）。

【结论】

全乳放射治疗后的加量照射对长期总生存率并无影响，但能提高局部控制率，在年轻患者中能得到最大绝对获益，但是会增加中至重度纤维化的风险。对于超过 60 岁的患者，可避免额外照射剂量。

（上海交通大学附属仁济医院 殷 凯 陆劲松）

二、专家解读

EORTC 22881-10882 试验是一项多中心、双盲、随机对照Ⅲ期试验。主要研究目的是早期乳腺癌患者在保乳术后放射治疗瘤床局部是否加量的总体生存率、局部控制率及局部照射野区纤维化反应发生率的差异。自 1989 年 5 月至 1996 年 6 月，共 5318 例Ⅰ或Ⅱ期乳腺癌患者保乳术后行放射治疗，并按 1∶1 比例随机分入瘤床局部加量照射组（2661 例）及不加量照射组（2657 例）。

荷兰癌症研究所 Bartelink 等分别在 2001 年、2007 年报道了该试验的 5.1 年、10.8 年的随访结果：加量组局部复发风险降低，但不同年龄组的获益程度均不同，其中 40 岁以下的患者获益最大，但同时增加了重度纤维化的风险。对于远处转移率及总生存率来说，两组无显著差异。该文章报道的结果，则是 20 年随访后的结果，中位随访时间为 17.2 年，结果与之前文章报道一致，但特别强调了对于年龄>60 岁的乳腺癌患者，可以避免局部加量。

对于早期乳腺癌患者，国内外大量临床研究结果已经充分证明了保乳术加用放射治疗的必要性。无论在局部控制率还是长期生存率上均与改良根治术相同，术后美容效果和生活质量亦明显优于后者，故保乳术后加放射治疗已成为早期乳腺癌的标准治疗方法。保乳术后加行放射治疗可使局部复发率降低 3~4 倍，并转化为生存获益。但是对于全乳放射治疗后是否需要瘤床局部加量、剂量要求及加量方式方面均存在一定的争议。本研究旨在探索瘤床局部加量的必要性，主要研究终点为总生存率，次要研究终点为局部复发率。

在该项随机对照Ⅲ期试验中，Ⅰ期和Ⅱ期乳腺癌患者，接受保乳术治疗且手术切缘阴性，依据是否在常规全乳放射治疗 50 Gy 的基础上行局部追加 16 Gy 的放射治疗剂量分为两组。加量照射组与不加量照射组 20 年同侧乳房累积肿瘤复发率分别为 12.0%（99%*CI* 9.8%~14.4%）、16.4%（99%*CI* 14.1%~18.8%）；加量照射组与不加量照射组同侧乳房肿瘤复发作为首个治疗失败部位的病例分别为 237 例（9%）和 354 例（13%），相对危险度为 0.65（99%*CI* 0.52~0.81，$P<0.0001$）；加量照射组与不加量照射组 20 年总生存率分别为 59.7%（99%*CI* 56.3%~63.0%）、61.1%（99%*CI* 57.6%~64.3%，$P=0.323$）；加量照射组与不加量照射组 20 年累积严重纤维化发生率分别为 5.2%和 1.8%（$P<0.0001$）。相似的临床试验有 Romestaing 等的 1024 例研究报道，保乳术后全乳放射治疗 50 Gy 之后瘤床采用电子线补量 10 Gy，5 年局部复发率为 3.6%，而未补量组则为 4.5%（$P=0.044$）。而本试验 5 年随访结果：加量照射组与不加量照射组 5 年局部复发率分别为 4.3%和 7.3%（$P<0.001$），两者结论相似。但本试验中的局部复发率偏高，分析原因：两组的入组时间相近，治疗手段及技术相似，故考虑为病例的选择偏倚所致。相比较，近期相关研究中局部复发率均偏低，最可能的解释是更佳的术前影像学分期系统，图像引导手术联合病理明确切缘，优化的 3D 放射治疗计划系统以及有效的辅助全身治疗的应用。

亚组分析发现，患者的年龄与同侧乳腺复发绝对风险存在显著相关性，随着年龄的增加，绝对获益也随之下降。其中≤35 岁患者的绝对危险度降低率最大，其 20 年累积局部复发率加量照射组为 24.4%（99%*CI* 14.9%~33.8%），无加量照射组为 36.0%（99%*CI* 25.8%~46.2%）。故该研究得出对于年龄>60 岁患者可不行局部加量。其实，对于老年女性保乳术后的辅助放射治疗也一直存在争议，相关的重要临床试验如 CALGB 9343 试验及 PRIME Ⅱ试验均提示了在预后较好的老年乳腺癌患者中，保乳术后的放射治疗相比不放射治疗，仅能稍微降低局部复发率（2%~3%），但对区域复发、远处转移以及生存均无影响。因此，NCCN 指南推荐对于Ⅰ期、雌激素受体（+）并接受内分泌治疗的 65 岁以上老年患者，保乳术后的放射治疗可考虑免除。总之，临床上应根据患者的实际个体情况选择适当的治疗方案。

本研究采用的主要放射治疗方式为常规全乳放射治疗（50 Gy/25 f）加瘤床区加量照射（16 Gy/8 Fx），这一治疗模式的弊端是治疗时间过长、治疗费用较高。因此，如何在保证疗效的同时缩短照射时间，减少治疗费用，一直是临床关注的重要问题。放射生物学模型提示乳腺癌组织放射生物学特性更接近乳腺正常组织的晚反应组织特征。依据分割剂量大小放射生物学原理，大分割放射治疗对这类组织的损伤更大，即对肿瘤细胞的杀伤效应更明显，这为乳腺癌的短程放射治疗提供了可能。OCOG 试验及 START 试验提示大分割放射治疗与常规放射治疗的局部复发率、无进展生存期、总生存率及美容效果均无显著性差异，可见乳腺癌患者接受大分割放射治疗的可行性及安全性。由于放射治疗技术的更新，也可采用瘤床区同期加量的治疗模式，有助于进一步提高局部控制率。

总之，对于早期乳腺癌患者，保乳手术后接受全乳放射治疗加局部加量是目前公认的治疗方式。尽管全乳放射治疗后的局部追加剂量照射对于患者的长期生存并无作用，而且还有增加胸壁中度至重度纤维化的风险，但能提高局部肿瘤控制率，在年轻患者中能得到最大获益。对于超过 60 岁的患者，可避免额外照射剂量。本研究的长期随访结果为这部分早期乳腺癌患者选择最佳的个体化治疗提供了依据，结果显示，对于超过 60 岁的患者，可避免额外局部照射剂量的追加，使一部分老龄患者免于接受不必要的放射治疗。同时也提出了新的问题，如何在保证疗效的基础上缩短疗程、保证美容效果。除了放射治疗技术及放射治疗方式的改进，也可通过开展能用于预测放射治疗敏感性的基因或蛋白表达的检测以便于放射治疗及剂量的选择。

（上海交通大学附属仁济医院　谢华英　白永瑞）

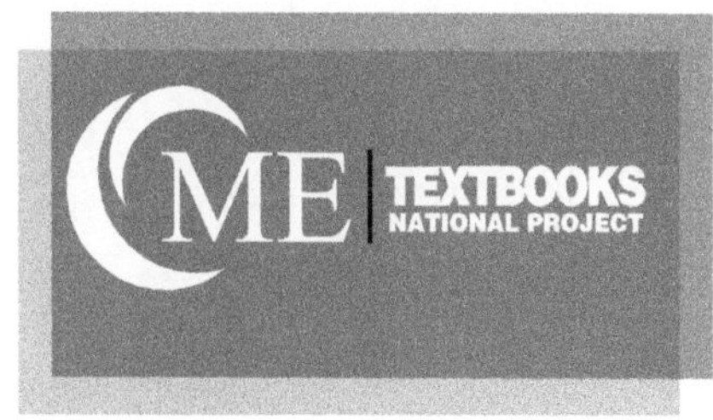

早期乳腺癌术后内乳和锁骨上放射治疗对比全乳或全胸壁放射治疗临床试验

第 54 章

一、概　　述

【文献来源】

Poortmans PM, Collette S, Kirkove C, et al. Internal mammary and medial supraclavicular irradiation in breast cancer. N Engl J Med, 2015, 373 (4): 317-327.

【研究背景】

本临床试验研究早期乳腺癌患者术后全乳或胸壁放射治疗后，增加内乳和锁骨上内侧淋巴结照射放射治疗对生存率的影响。

【入组条件】

1. 组织病理证实的单侧Ⅰ，Ⅱ或Ⅲ期乳腺腺癌。原发肿块位于中央或内侧，不管腋窝有无累及或者外侧肿块累及腋窝。

2. 患者已行乳腺癌根治术或保乳手术和腋窝淋巴结清扫术，后期患者如果行前哨淋巴结活检术及腋窝清扫发现阳性淋巴结也可入组。

【试验设计】

1. 这是一个前瞻性、随机、多中心 3 期临床研究的最终结果分析。患者随机分配接受全乳放射治疗或胸壁放射治疗加区域淋巴结放射治疗（包括内乳、锁骨上、腋窝淋巴结）或单独全乳或胸壁放射治疗。

2. 首要研究终点是总生存率。

3. 次要研究终点是无病生存率、无远处转移生存率、乳腺癌专病死亡率。

4. 随访数据采用意向性分析。

【试验流程】

试验流程见图 54-1。

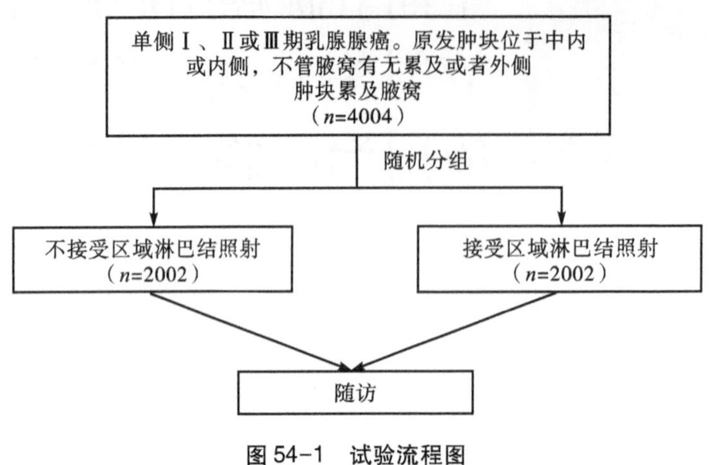

图 54-1 试验流程图

【结果】

1. 10 年随访发现，淋巴结照射组总生存率为 82.3%，对照组为 80.7%（*HR* 0.87，95%*CI* 0.76~1.00，*P*=0.06）。

2. 淋巴结照射组的无病生存率为 72.1%，对照组为 69.1%（*HR* 0.76，95%*CI* 0.61~0.94，*P*=0.01）。

3. 淋巴结照射组的无远处转移生存率为 78.0%，对照组为 75.0%（*HR* 0.86，95%*CI* 0.76~0.98，*P*=0.02）。

4. 淋巴结照射组的乳腺癌专病死亡率为 12.5%，对照组为 14.4%（*HR* 0.82，95%*CI* 0.70~0.97，*P*=0.02）。

【结论】

在早期乳腺癌患者中，区域淋巴结放射治疗对于总生存率有改善趋势，无病生存率和无远处转移生存率显著改善，乳腺癌专病死亡率显著降低。

（上海交通大学附属仁济医院 殷 凯 陆劲松）

二、放疗科专家解读

EORTC 22922 研究是欧洲开展的旨在明确区域淋巴结（内侧锁骨上区及内乳淋巴结）放射治疗对于乳腺癌患者生存作用的随机多中心Ⅲ期试验。该研究开始于 1996 年，共入组 4004 例患者，结束于 2004 年。入组标准为：临床为Ⅰ~Ⅲ期、接受了保乳手术或根治手术的患者；这些患者按计划都需要接受术后胸壁或全乳照射，具体情况是肿块位于乳房内侧或中央时，腋窝淋巴结不论阳性或阴性；肿块位于乳房外侧时，腋窝淋巴结需阳性。患者术后放疗方案是胸壁或全乳照射（50 Gy/25 f），分组为同时接受区域淋巴结照射（2002 例）或不接受区域淋巴结照射（2002 例）。在平均随访时间达到 10 年时，疗效总结显示，在两组患者中，区域淋巴结照射能够提高患者的总生存率（82.3%与 80.7%比较，*P*=0.06）、无病生存率（72.1%与 69.1%比较，*P*=0.04）以及无远处转移生存率（78%与 75%比较，*P*=0.02），同时降低乳腺癌特异死亡率（12.5%与 14.4%比较，$P=0.02$）。两组患者的远期毒性反应均较轻，但照射组略高于未照射组；其中肺纤维化发生率分别为 4.4%、1.4%（$P<0.0001$），心脏损伤发生率分别为 6.5%与 5.6%比较（$P=0.25$）。其中两组患者死亡原因的占比中，67.8%源于乳腺癌，72.3%源于非乳腺癌，两组均无差异。本研究的结论是，对于乳腺癌患者，区域淋巴结照射对患者的总生存率、无疾病生存率和无远处转移生存率均有显著改善，乳腺癌特异死亡率显著降低，放射性不良反应并未明显增加。

虽然从 20 世纪 80 年代以来，已经有大量的临床研究证明，区域淋巴结照射对提高乳腺癌的局部控制、降低局部与区域的肿瘤复发作用肯定。但由于放射性不良反应，尤其是心脏的毒性（内乳淋巴结照射是主要原因）可能抵消了局部控制提高所带来的长期生存获益，也成为一种共识。2005 年，早期乳腺癌临床研究协作组（EBCTCG）对包括42 000例患者的 78 项随机对照试验进行分析，明确得出了术后辅助放射治疗能够通过降低 5 年局部复发率，从而降低患者 15 年乳腺癌死亡率的结论。虽然，在其中纳入的大部分研究中，可以看到多数进入放射治疗组的患者时都接受了区域淋巴结（腋窝、锁骨上、内乳）的照射，但其中关于区域淋巴结照射降低乳腺癌死亡率的证据还不够充分。即使在 2014 年 EBCTCG 再次发表纳入了包括 8135 例患者的 22 个临床试验，其基于患者个体的 meta 分析得出了根治术后辅助放射治疗加区域淋巴结照射能够降低局部区域复发率和乳腺癌死亡率的结论。区域淋巴结照射导致的放射性不良反应是否会抵消其带来的患者生存获益，仍然没有最高级别的循证医学证据。

而本研究完成明确了区域淋巴结照射能够为患者带来生存上的获益。在对 4004 例患者进行长达 10 年的随访后发现，区域淋巴结照射的患者，其心、肺毒性反应发生率很低、没有额外增加死亡率，总生存率有明显的提高。因此，2016 版 NCCN 乳腺癌指南中引用了本研究的结论，将内乳淋巴结照射的证据级别从以往的ⅡB 级上调至Ⅰ级。这就意味着在今后的乳腺癌术后放射治疗中，基于目前精确放射治疗技术的条件，在保证周围正常组织放射剂量与体积安全的情况下，锁骨上区及内乳淋巴结照射应该成为临床常规。

但是，我们认为本研究还存在以下不足：对区域淋巴结的放射治疗技术介绍地不够详细，由于本研究时间跨度较大，多种不同放射治疗技术的使用可能会影响研究结果；本研究不能明确内侧锁骨上区与内乳淋巴结照射对生存贡献的份额，不足以指导放射治疗区域的个性化选择；入组患者未包括肿瘤位于乳房外侧淋巴结阴性的患者，故本研究结果不能外推至该类患者；本研究中关于辅助性内科治疗、肿瘤分子分型等资料不够充分。因此，仍需要进一步的研究来丰富与完善该专题的结论。

（苏州大学附属第二医院　田　野）

参考文献

[1] Veronesi U, Arnone P, Veronesi P, et al. The value of radiotherapy on metastatic internal mammary nodes in breast cancer: results on a large series. Ann Oncol, 2008, 19 (9): 1553-1560.

[2] Chen RC, Lin NU, Golshan M, et al. Internal mammary nodes in breast cancer: diagnosis and implications for patient management-a systematic review. J Clin Oncol, 2008, 26 (30): 4981-4989.

[3] Clarke M, Collins R, Darby S, et al. Effects of radiotherapy and of differences in the extent of surgery for early breast cancer on local recurrence and 15-year survival: an overview of the randomised trials. Lancet, 2005, 366 (9503): 2087-2106.

[4] EBCTCG (Early Breast Cancer Trialists' Collaborative Group), McGale P, Taylor C, et al. Effect of radiotherapy after mastectomy and axillary surgery on 10-year recurrence and 20-year breast cancer mortality: meta-analysis of individual patient data for 8135 women in 22 randomised trials. Lancet, 2014, 383 (9935): 2127-2135.

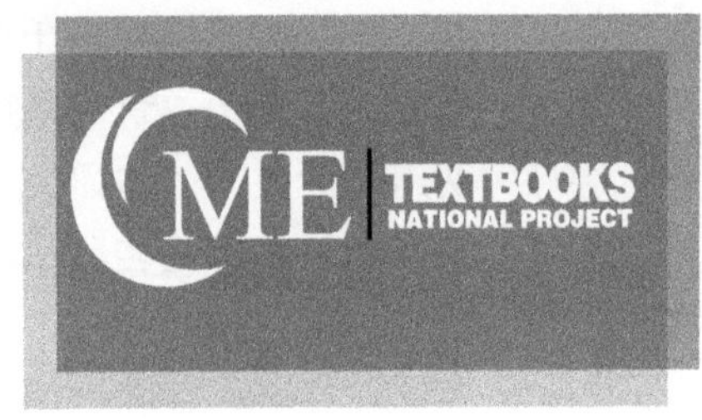

MA. 20试验：早期乳腺癌全乳放射治疗联合区域淋巴结照射疗效研究

第55章

一、概　　述

【文献来源】

Whelan TJ, Olivotto IA, Parulekar WR, et al. Regional nodal irradiation in early-stage breast cancer. N Engl J Med, 2015, 373 (4): 307-316.

【研究背景】

大部分接受保乳手术的乳腺癌患者术后都会接受全乳放射治疗。本临床试验研究全乳放射治疗联合区域淋巴结照射能否改善临床预后。

【入组条件】

1. 患有浸润性乳腺癌的患者，已接受保乳手术和前哨淋巴结活检或腋窝淋巴结清扫术。如果前哨淋巴结活检阳性，患者需要接受Ⅰ级或Ⅱ级腋窝淋巴结清扫术。

2. 原发灶≥5 cm或原发灶≥2 cm并切除少于10个腋窝淋巴结，伴有下列至少1项：组织学分级3级、雌激素受体（ER）（-）或淋巴管侵犯。

3. 所有的患者已接受辅助化疗和（或）内分泌治疗。

4. 排除条件为T_4肿瘤或$N_{2\sim3}$淋巴结、远处转移或严重的非恶性肿瘤疾病（心血管等疾病）。

【试验设计】

1. 这是一项前瞻性、多中心、随机对照研究。患者随机分配接受全乳放射治疗联合区域淋巴结放射治疗（包括内乳、锁骨上、腋窝淋巴结）或单纯全乳放射治疗。

2. 首要研究终点是总生存率。

3. 次要研究终点是无病生存率，无孤立性局部区域复发生存率，无远处转移生存率以及不良反应。

4. 采用意向性分析。

【试验流程】

试验流程见图 55-1。

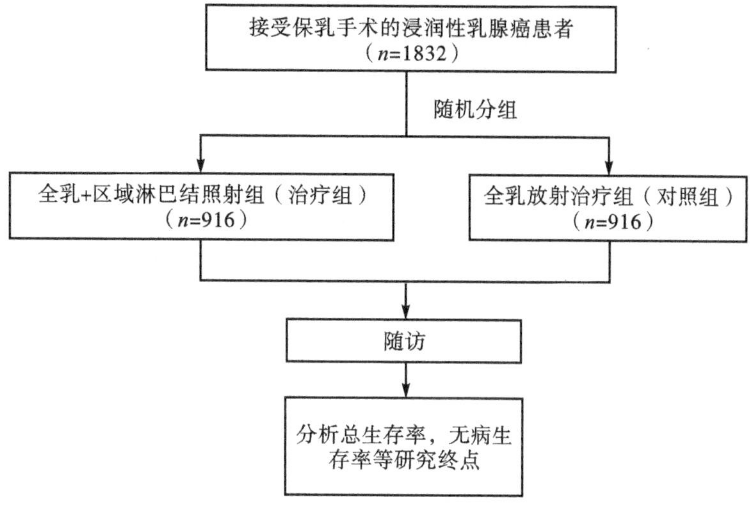

图 55-1　试验流程图

【结果】

1. 自 2000 年 3 月至 2007 年 2 月，共 1832 例患者被随机分配到治疗组或对照组（每组 916 例）。中位随访期为 9.5 年。

2. 10 年随访发现，两组间总生存率没有显著性差异，治疗组为 82.8%，对照组为 81.8%（*HR* 0.91，95%*CI* 0.72～1.13，*P*=0.38）。

3. 治疗组的无病生存率为 82.0%，对照组为 77.0%（*HR* 0.76，95%*CI* 0.61～0.94，*P*=0.01）。

4. 治疗组的无孤立性局部区域复发生存率为 95.2%，对照组为 92.2%（*HR* 0.59，95%*CI* 0.39～0.88，*P*=0.009）。

5. 治疗组的无远处转移生存率为 86.3%，对照组为 82.4%（*HR* 0.76，95%*CI* 0.60～0.97，*P*=0.03）。

6. 治疗组的 2 级或更严重的急性肺炎发生率更高（1.2%与 0.2%比较，*P*=0.01）。

【结论】

在淋巴结阳性或高危淋巴结阴性乳腺癌患者中，全乳放射治疗额外加用区域淋巴结放射治疗不能提高生存率，但减少了乳腺癌的复发率，提高了无病生存率、无孤立性局部区域复发生存率、无远处转移生存率，但不良反应增加。

（上海交通大学附属仁济医院　殷　凯　陆劲松）

二、乳腺外科专家解读

当前，分子分型指导的、优效的全身治疗能够降低远处转移及局部区域复发导致的死亡风险，但更重要的是在此基础上合理的局部区域治疗，将对患者的生存获益发挥更大的作用。

乳腺癌内乳区淋巴结（IMLN）转移状况与腋窝淋巴结一样，都是乳腺癌重要的预后指标。乳腺癌扩大根治术的研究结果显示，腋窝淋巴结阳性患者中28%~52%存在IMLN转移，腋窝淋巴结阴性患者中有5%~17%存在IMLN转移。近几年随着有关乳腺癌内乳区淋巴结放射治疗（IMLNI）获益的几项大型临床试验结果的公布以及2016年NCCN乳腺癌指南在IMLNI方面推荐的更新，IMLNI的获益、不良反应和指征也受到越来越多的关注。

1. 乳腺癌内乳区放射治疗获益 EORTC22922/10925研究入组4004例早期乳腺癌患者，随机分为区域淋巴结照射组（包括IMLN）和无区域淋巴结照射组，中位随访10.9年的结果显示，区域淋巴结放射治疗组的10年总生存率高于无区域淋巴结照射组（82.3%与80.7%比较，*HR* 0.87，95%*CI* 0.76~1.00，*P*=0.06），无病生存率显著高于无区域淋巴结照射组（72.1%与69.1%比较；*HR* 0.89，95%*CI* 0.80~1.00，*P*=0.04），无远处转移生存率也显著高于无区域淋巴结照射组（78.0%与75.0%比较；*HR* 0.86；95%*CI* 0.76~0.98；*P*=0.02），乳腺癌病死率显著改善（12.5%与14.4%比较，*HR* 0.82，95%*CI* 0.70~0.97，*P*=0.02）。研究结果提示，区域淋巴结照射能够提高早期乳腺癌的无病生存率和无远处转移生存率，降低乳腺癌的病死率，而未改善总生存率。分析显示该研究入组患者中，44%为腋窝淋巴结阴性和中央象限肿瘤，43%为腋窝淋巴结1~3枚阳性，这些IMLN转移的低危因素稀释了区域淋巴结照射（包括IMLN）对生存获益的作用。

MA.20研究入组了1832例腋窝淋巴结阳性/高危腋窝淋巴结阴性患者，均接受保乳手术和辅助全身治疗，随机接受全乳±区域淋巴结（包括IMLN）照射，区域淋巴结照射组的10年总生存率与无区域淋巴结照射组无统计学差异（82.8%与81.8%比较，*HR* 0.91，95%*CI* 0.72~1.13，*P*=0.38），但无病生存率显著高于无区域淋巴结照射组（82.0%与77.0%比较，*HR* 0.76，95%*CI* 0.61~0.94，*P*=0.01）。研究结果提示，腋窝淋巴结阳性/高危腋窝淋巴结阴性患者包括IMLN的区域淋巴结照射能够降低乳腺癌复发率，但并未改善患者的总生存率。

French随机临床试验入组1334例患者，均行全乳房切除+ALND，随机分为IMLNI组和内乳区淋巴结无放射治疗组，中位随访11.3年的结果显示，IMLNI组较内乳区淋巴结无放射治疗组总生存率提高3.3%，但差异无统计学意义（62.6%与59.3%比较，*P*=0.8），多因素分析显示，IMLN转移的高危亚组接受IMLNI也无总生存率获益，但该研究存在的不足是试验设计时设定25%的IMLN转移率约有10%的绝对治疗获益，实际上入组患者40%为腋淋巴结阴性，从而降低了该试验的统计学效力。

Budach等对EORTC 22922/10925、MA. 20和French 3项临床研究进行meta分析的结果显示，IMLN和内侧锁骨上区淋巴结放射治疗可以显著提高患者总生存率（*HR* 0.85，95%*CI* 0.75~0.96），无病生存率（*HR* 0.85，95%*CI* 0.77~0.94）和无远处转移生存率（*HR* 0.82，95%*CI* 0.73~0.92）。

基于上述证据，2016年NCCN乳腺癌指南在内乳区放射治疗方面也进行了相应更新，对接受乳房单纯切除手术和保留乳房手术的患者，≥4枚腋窝淋巴结阳性的患者推荐行IMLNI（Ⅰ类证据），1~3枚腋窝淋巴结阳性者强烈考虑行IMLNI（ⅡA类证据）。

DBCG-IMN前瞻性队列研究的结果进一步增强了IMLNI的循证医学证据，该研究共入组3089

例腋窝淋巴结阳性早期乳腺癌患者，其中 1492 例（48%）右侧乳腺癌患者接受 IMLNI，1597 例（52%）左侧乳腺癌患者为了避免放射治疗造成的心脏损伤而不进行 IMLNI，均接受标准的全身治疗，中位随访 8.9 年，结果显示，接受 IMLNI 者的 8 年总生存率高于未接受内乳区放射治疗［75.9%（95%*CI* 73.6%~78.0%）与 72.2%比较（95%*CI* 69.9%~74.4%）］（*HR* 0.82，95%*CI* 0.72~0.94，*P*=0.005），接受 IMLNI 的 8 年累积乳腺癌死亡率低于无内乳区放射治疗［20.9%（95%*CI* 18.8%~23.0%）与 23.4%（95%*CI* 21.3%~25.5%）］（*HR* 0.85，95%*CI* 0.73~0.98，*P*=0.03）。该研究的结论为 IMLNI 能够增加腋窝淋巴结阳性早期乳腺癌患者的总生存率。

2. 内乳区前哨淋巴结活检引导内乳区放射治疗　虽然 2016 年乳腺癌 NCCN 指南推荐≥4 枚 ALN 阳性患者行 IMLNI，1~3 枚 ALN 阳性的强烈考虑行 IMLNI，但是依据腋窝淋巴结转移的状况来判断 IMLN 转移的风险，其中低风险并不意味着 IMLN 无转移，而高风险也不意味着 IMLN 存在转移。乳腺癌扩大根治术的相关研究结果显示，≥4 枚腋窝淋巴结阳性患者中 36.8%~46.2%存在 IMLN 转移，1~3 枚腋窝淋巴结阳性患者中 18.8%~26.7%的 IMLN 转移，腋窝淋巴结阴性患者中 4.4%~16.8%存在 IMLN 转移。值得注意的是，≥4 枚腋窝淋巴结阳性患者中 60%左右为 IMLN 无转移，腋窝淋巴结阴性患者中 9%左右存在 IMLN 转移。因此，NCCN 指南推荐的内乳区放射治疗指征可能会导致 IMLN 的治疗过度或者治疗不足，我们需要利用更准确的操作技术来评估 IMLN 的转移情况，进而为 IMLNI 提供指导。

通过 IMLN 活检明确 IMLN 转移情况后，对 IMLN 转移的患者行 IMLNI 能够取得更好的生存获益，Veronesi 等对 663 例接受 IMLN 活检的患者进行研究，68 例（10.3%，68/663）确诊为 IMLN 转移并接受 IMLNI，结果显示，IMLN 阳性接受放射治疗的 5 年总生存率为 95%，且与 IMLN 阴性不进行放射治疗的总生存率无差异（*P*=0.251）。

内乳区前哨淋巴结活检（IM-SLNB）能够以微创的方法评估 IMLN 转移状况，对 IMLN 进行准确分期，并指导 IMLNI。虽然，自第 6 版 AJCC 指南开始就已经纳入 IM-SLNB 的概念，并将其作为确定乳腺癌分期的诊断技术，但通过传统核素示踪剂注射技术得到的内乳区前哨淋巴结(IM-SLN)显像率较低，这一直限制了 IM-SLNB 临床应用。IM-SLNB 相关研究显示，IM-SLNB 成功率为 60%~100%，但 IM-SLN 显像率平均仅为 13%（范围 0~37%）。本中心通过“新型核素示踪剂注射技术”，在乳腺超声引导下将核素示踪剂注入乳晕周边区 6 点钟位和 12 点钟位的乳腺腺体层内，同时增加注射点的注射体积以提高注射点局部张力，该新型注射技术较传统注射技术能够显著提高 IM-SLN 显像率（71.1%与 15.5%比较，*P*<0.001），而腋窝前哨淋巴结显像率两组间无差异（98.9%与 98.3%，*P*=0.712），IM-SLN 显像的数目两组间也无差异（*P*=0.629）。新型核素示踪剂注射技术的准确性已经得到初步验证，结果显示，该技术能够准确指导 IM-SLNB。

截至目前，通过该技术共对 291 例（95.7%，291/304）患者进行了 IM-SLNB，IM-SLNB 成功率为 96.9%（282/291），IM-SLN 显像率为 70.0%（304/434），检出 IM-SLN 中位数为 2（范围 1~5 枚），分布于第 1（1.5%，7/461）、第 2（41.9%，193/461）、第 3（41.6%，192/461）、第 4（14.3%，66/461）肋间和第 5（0.7%，3/461）肋间，全部转移 IM-SLN 都位于第 2（65.4%，34/52）肋间和第 3（34.6%，18/52）肋间，54.9%（253/461）IM-SLN 位于内乳血管外侧，45.1%（208/461）位于内乳血管内侧。临床腋窝淋巴结阴性患者 IM-SLN 转移率为 8.9%（19/214），临床腋窝淋巴结阳性的 IM-SLN 转移率为 25.0%（17/68）。IM-SLN 转移患者中，47.2%（17/36）发生了分期改变，其中 5 例由ⅠA 期完善至ⅡA 期，4 例由ⅡA 期完善至ⅡB 期，8 例由ⅢA 期完善至ⅢC 期。在术后辅助放疗阶段，IM-SLN 转移患者均接受了 IMLNI。在腋窝淋巴结≥4 枚阳性患者中，58.1%（25/43）因检出的 IM-SLN 阴性而避免了 IMLNI；在腋窝淋巴结 1~3 枚阳性患者中，84.7%（61/72）因 IM-SLN 阴性而避免了 IMLNI。

循证医学的证据已经证实，乳腺癌 IMLNI 能够改善患者的生存、降低乳腺癌的复发风险，NCCN 指南也对 IMLNI 进行了相应的更新，但由于 IMLNI 造成的心、肺损伤不容忽视，因此需要提供更为准确的个体化内乳区放射治疗指征。然而，仅仅依据腋窝淋巴结状况指导内乳区放射治疗，将会导致部分患者治疗过度或治疗不足，然而 IM-SLNB 能够以微创的方法评估 IMLN 转移情况，为 IMLNI 提供准确的放射治疗指征，从而更好地筛选患者进行 IMLNI，使乳腺癌患者获得更大的获益。

（山东省肿瘤医院　王永胜）

三、放疗科专家解读

2015 年在乳腺癌放射治疗领域最引人关注的当属 MA. 20 和 EORTC 22922-10925 临床研究的报道。这 2 个研究的 10 年随访结果报道同时于 2015 年 7 月在 N Engl J Med 发表，杂志同期还配发了相应的专家述评。近几年来，乳腺癌辅助放射治疗的区域淋巴结放射治疗指征和内乳淋巴结照射价值一直是一个备受关注，同时又充满争议的话题。上述 2 个研究的目的均旨在回答这些问题。尽管 MA. 20 和 EORTC 22922-10925 的主要目的都是探讨区域淋巴结预防性照射价值，研究设计也十分类似，但是侧重点略有不同。下面将分别简单介绍如下。

1. 区域淋巴结照射价值　MA. 20 的研究背景在于保乳术后全乳放射治疗获益已经十分确切，但是既往临床研究多侧重于同侧乳房预防性照射的价值，对于保乳术后区域性淋巴结照射价值的数据则少之又少。临床实践中，保乳术后区域淋巴结照射主要是参考乳房切除术后的指征。MA. 20 旨在填补保乳术后区域淋巴结预防性照射获益的研究空白。MA. 20 的主要入组标准为 T_{1-2}，腋窝淋巴结阳性或者高危的腋窝淋巴结阴性患者，其中高危的定义为肿块≥5 cm 或者肿块≥2 cm，腋窝淋巴结清扫个数<10，同时满足 ER（-）、组织学分级Ⅲ级或脉管阳性三者之一。该研究中区域淋巴结照射范围包括锁骨上、下区，内乳淋巴结区，以及在腋窝淋巴结清扫数目少于 10 枚或者转移>4 枚患者中照射Ⅰ/Ⅱ站腋窝淋巴结。共入组 1832 例，其中 916 例接受区域淋巴结照射。中位 9. 5 年的随访结果显示，全乳放射治疗的基础上联合区域淋巴结照射未能显著提高患者的总生存率，区域淋巴结照射组和单纯全乳放射治疗组的 10 年总生存率分别为 82. 8%、81. 8%（*HR* 0. 91，*P*=0. 38）。但是，区域淋巴结放射治疗后患者的 10 年无病生存率和无孤立局部区域复发生存率（95. 2%与 92. 2%比较，*P*=0. 009）和无远处转移生存率（86. 3%与 82. 4%比较，*P*=0. 03）均显著改善。总体而言，MA. 20 的临床研究结果至少证实了区域淋巴结照射在保乳术后腋窝淋巴结阳性患者中的临床获益。但是，在刚刚召开的圣安东尼奥乳腺癌会议上，有学者提出 MA. 20 可能存在过度治疗的问题。尽管存在统计学差异，但是区域淋巴结照射带来的无病生存率、无孤立局部区域复发生存率和无远处转移生存率的绝对获益相对有限。另外，MA. 20 入组患者的临床分期和分子分型等预后因素分布与探索前哨淋巴结阳性患者腋窝淋巴结处理方式的 Z0011 研究十分相似。Z0011 研究中，仅不到 20%的患者接受了区域淋巴结照射，但是也取得 5 年无病生存率 92%左右的良好预后。因此，如何将早期乳腺癌中的复发高危患者真正准确筛选出来，可能才是问题的关键。而如何结合分子分型等基因水平的预后指标去筛选高危患者，可能将成为下一步的研究方向。MA. 20 研究的 10 年随访结果却并未发现包括内乳淋巴结在内的区域淋巴结照射后晚期心脏毒性的显著增加。但是需要警惕的是晚期放射性心脏毒性的中位潜伏期可能长达 10 年以上，在现代放射治疗技术显著降低心脏放射性暴露的情况下，潜伏期可能更长。因此，该研究的心脏安全性尚需更长时间的随访才能下定论。

与 MA. 20 略有不同，EORTC 22922-10925 研究更侧重于讨论内乳淋巴结照射的价值。因此，其入组标准更侧重于挑选内乳复发高危患者，包括腋窝淋巴结阳性或者原发肿块位于内侧或者中央象限的患者。区域淋巴结照射范围包括锁骨上、下区和内乳淋巴结区。该研究并未对手术方式进行限定，23.9%的患者接受了乳房切除术。与 MA.20 研究结果相似，EORTC 22922-10925 研究的区域淋巴结照射也并未带来无病生存率获益，区域淋巴结照射组和未照射组的 10 年无病生存率分别为 82.3%和 80.7%（P=0.06）。与 MA.20 的入组患者相比，EORTC 22922-10925 入组患者更低危。入组的 4004 例患者中 N_0 和 N_1 分别占 44.4%和 43.1%。尽管如此，区域淋巴结照射还是带来了乳腺癌特异死亡的显著降低（12.5%与 14.4%比较，P=0.02）以及 10 年无病生存率（72.1%与 69.1%比较，P=0.04）和远处转移无病生存率（78%与 75%比较，P=0.02）的显著改善。另外，值得注意的是亚组分析显示腋窝淋巴结阳性数目区域淋巴结照射的总生存率以及无病生存率获益并无显著影响。尽管目前对于腋窝淋巴结阴性患者无须进行区域淋巴结照射已经达成共识，但是在该亚组分析结果提示，腋窝淋巴结阴性患者中可能存在部分可以从区域淋巴结放射治疗中获益的复发高危患者。在精准医疗时代，如何结合基因预后指标等信息将这部分高危患者准确地区分出来，继而避免治疗不足，是值得我们思考的问题。

2. 内乳淋巴结照射价值 尽管 EORTC 22922-10925 设计之初的目的是为了探索内乳淋巴结照射价值，但是区域淋巴结靶区将锁骨区和内乳淋巴结均包括在内，因此该研究结果实际并不能准确区分内乳淋巴结照射在区域淋巴结照射中的地位。MA.20、EORTC 22922-10925 研究结果均不能完全终结有关内乳淋巴结照射价值的争议，但是至少提示在区域淋巴结照射时将内乳淋巴结包括在靶区内是合理的，特别是在内乳淋巴结转移高危患者中。在 3DCRT 和 IMRT 等新技术的发展已经可以将内乳淋巴结照射患者的正常组织剂量控制在较安全范围内的情况下，我们不应该对内乳淋巴结照射采取一味的拒绝态度。如何进一步地改进技术降低内乳淋巴结照射患者的正常组织剂量以及更加准确地筛选内乳淋巴结复发地高危地患者进行内乳淋巴结照射，应该是下一步的研究方向。

3. NCCN 乳腺癌指南关于区域淋巴结照射的更新 基于 2015 年新发表的相关临床研究结果，最近更新的 2016 年 NCCN 乳腺癌指南中对于保乳术后以及乳房切除术后的区域淋巴结预防性照射指征和范围推荐均进行了较大幅度的更新。在腋窝淋巴结转移个数超过 4 枚的患者中，区域淋巴结照射（包括锁骨上、下区，内乳淋巴结以及可疑的腋窝淋巴结床）推荐的证据级别由之前的ⅡB级提升到Ⅰ级。在腋窝淋巴结转移个数为 1~3 枚的患者中，区域淋巴结照射推荐的证据级别也由之前的ⅡB 级提升到ⅡA 级。

（上海交通大学医学院瑞金医院 曹 璐 陈家艺）

参考文献

[1] Whelan TJ, Olivotto IA, Parulekar WR, et al. Regional nodal irradiation in early-stage breast cancer. N Engl J Med, 2015, 373 (4): 307-316.

[2] Poortmans PM, Struikmans H, Bartelink H. Regional nodal irradiation in early-stage breast cancer. N Engl J Med, 2015, 373 (19): 1879-1880.

[3] Hennequin C, Bossard N, Servagi-Vernat S, et al. Ten-year survival results of a randomized trial of irradiation of internal mammary nodes after mastectomy. Int J Radiat Oncol Biol Phys, 2013, 86 (5): 860-866.

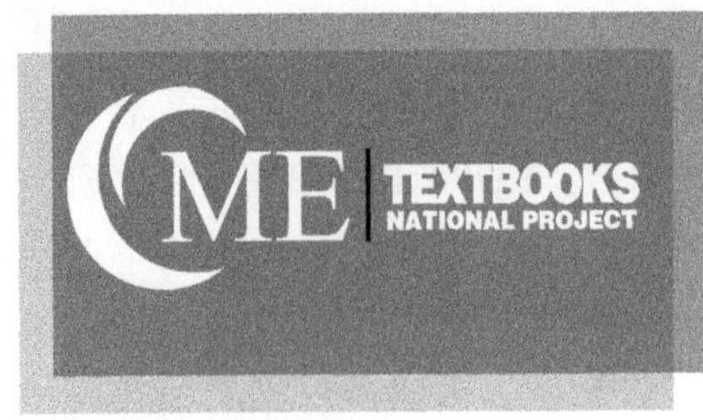

PRIME Ⅱ试验：老年早期低危乳腺癌患者保乳术后辅助放射治疗作用研究

第 56 章

一、概　　述

【文献来源】

Kunkler IH，Williams LJ，Jack WJL，et al. Breast-conserving surgery with or without irradiation in women aged 65 years or older with early breast cancer（PRIME II）：a randomised controlled trial. Lancet Oncol，2015，16（3）：266-273.

【研究背景】

对于大多数罹患早期乳腺癌的老年女性来说，保乳手术后的标准治疗是辅助全乳放射治疗和辅助内分泌治疗。这个临床试验旨在评估5年局部复发风险较低的老年女性患者中省略全乳放射治疗对局部控制造成的影响。

【入组条件】

1. 年龄≥65岁。
2. 患者已行保乳手术和腋窝淋巴结病理分级。
3. $T_{1\sim2}$（肿块最大径≤3 cm）、N_0M_0、激素受体阳性、切缘阴性（≥1 mm）、病理检查无腋窝淋巴结累及（pN_0）、组织学3级或淋巴管侵犯。
4. 接受辅助内分泌治疗。
5. 排除条件为年龄>65岁、双乳均有侵袭性乳腺癌、同时或5年内患其他恶性肿瘤。

【试验设计】

1. 这是一项前瞻性、多中心、随机对照、Ⅲ期试验，658例患者被随机分配到全乳放射治疗组，668例患者分配到无放射治疗组。
2. 首要研究终点是同侧乳腺癌复发率。
3. 次要研究终点是区域复发率、对侧乳腺癌发生率、远处转移率、无病生存率和总生存率。
4. 使用意向性分析。

【试验流程】

试验流程见图 56-1。

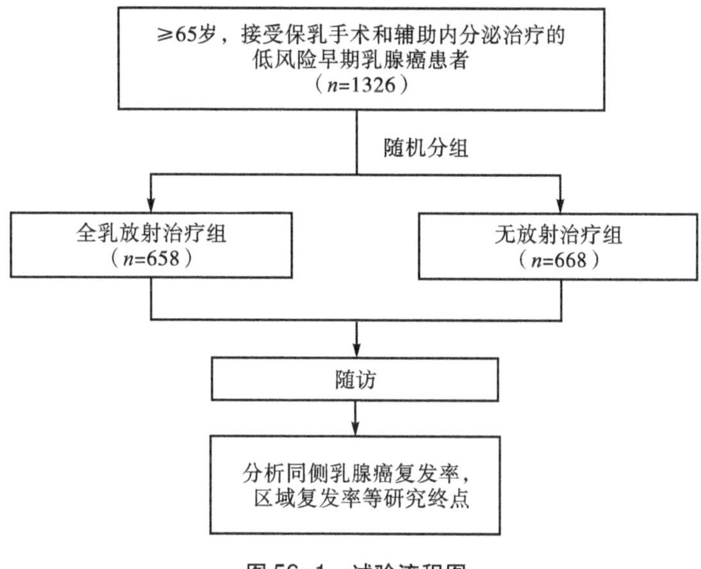

图 56-1　试验流程图

【结果】

1. 5 年随访发现，全乳放射治疗组同侧乳腺癌复发率为 1.3%，无放射治疗组为 4.1%（$P=0.002$）。

2. 对比全乳放射治疗组，无放射治疗组同侧乳腺癌复发的单因素 *HR* 为 5.19（95%*CI* 1.99~13.52；$P=0.0007$）。

3. 两组区域复发率、远处转移率、对侧乳腺癌发生率或第二原发乳腺癌发生率差异无显著性。

4. 两组的 5 年总生存率均为 93.9%（95%*CI* 91.8%~96.0%；$P=0.34$）。

5. 总共 89 例患者死亡，放射治疗组 40 例，其中 4 例死于乳腺癌；无放射治疗组 49 例，8 例死于乳腺癌。

【结论】

在超过 65 岁早期乳腺癌患者随访 5 年后，保乳术后全乳放射治疗和辅助内分泌治疗能显著减少局部复发。

（上海交通大学附属仁济医院　殷　凯）

二、专 家 解 读

PRIME Ⅱ研究是英国开展的一项旨在明确老年早期低危乳腺癌患者保乳术后辅助放射治疗作用的Ⅲ期随机对照研究。该研究开始于 2003 年，共有>65 岁的患者 1326 例入组，在 2009 年底结束。患者的基本特征是：激素受体阳性、临床分期 $T_{1\sim2}N_0$、手术切缘阴性，同时有一项为组织病理学显示淋巴脉管癌栓和分级为Ⅲ级；患者在接受内分泌治疗的基础上，分为保乳术后加全乳40~50 Gy/15~25 f（共658例）或不放射治疗（共668例）两组。研究结果表明，在平均随访期为5年时，接受辅助放射治疗患者同侧乳房的肿瘤局部复发率为1.3%，未接受放射治疗的对照组则为4.1%（$P=0.0002$），术后放射治疗能够明显降低局部复发率。但是，两组患者的5年生存率均为93.9%、肿瘤的区域复发率、远处转移率及对侧乳腺癌发病率，均无统计学差异。所有死亡患者的死因均为其他疾病，而非乳腺癌。

自从早期乳腺癌临床研究协作组（EBCTCG）2005年报告，对于乳腺癌保乳术后患者的辅助放射治疗通过降低局部复发率使15年生存率得到显著提高以来，一些研究试图深入了解术后辅助放射治疗对于早期、低危、特别是老年患者的价值。与PRIME研究类似的报告有，CALGB 9343研究（T_1N_0期、70岁以上患者）、意大利（2009年，年龄为55~75岁）、德国乳腺癌研究组（2010年，年龄>45岁）和BASO（2013年，中位年龄为57岁）等。这些研究的结论均表明，对于（中）老年的早期乳腺癌患者，术后辅助放射治疗能够有效地降低局部复发率，可能使患者生存获益。

CALGB研究10年随访的数据提示，接受辅助放射治疗的患者局部复发率为2%，而不接受放射治疗的患者局部复发率为10%，对于很多身体健康、70岁以上、预期存活时间大10年的老年人而言，10%的复发率是难以接受的。而且PRIME Ⅰ研究提示，辅助放射治疗并未降低患者的生活质量。而且，内分泌治疗给患者带来的获益一般在5年之后，而放射治疗能够有效减低5年内的局部复发率；另外，有研究报道仅49%的患者能够坚持完成长达5年的内分泌治疗疗程。因此，术后辅助放射治疗的作用是不容置疑的。而且大分割、部分乳腺照射及术中放射治疗等精确治疗技术的应用，可以起到降低治疗费用、缩短治疗时间、方便患者的作用。

但是，对于PRIME Ⅱ研究结果的另一种解读是对于早期、低危、保乳术后老年乳腺癌患者来说，肿瘤局部复发率并不高，乳腺癌的特异死亡率很低，放射治疗与否的两组患者生存率一样，部分患者仅需要接受辅助性内分泌治疗就足够了，放射治疗医生与患者可根据实际情况选择是否需要术后辅助性放射治疗。由此看来，对于早期、低危、保乳术后老年患者治疗方案的决策存在多种选择，要将临床分期、肿瘤生物学（病理学）特征、患者并发症与预期存活时间综合考虑。患者应该参与临床决策过程，在充分了解接受与不接受辅助性放射治疗的利弊之后，一并做出最终选择。我们认为，PRIME Ⅱ研究仍然存在以下不足：①对入组患者的并发症情况没有详细的信息与资料；②组织学分级为Ⅲ级的患者数量太少（仅占总入组人数的2.7%），故该研究的结论仅能应用于组织学分级为Ⅰ级和Ⅱ级的患者。今后的研究重点需要明确辅助性放射治疗是否能够降低组织学分级为Ⅲ级的患者局部复发率，并且是否能使患者生存获益；而且应根据患者是否存在并发症进行分层，进一步明确哪些患者能够从术后辅助性放射治疗中获益，避免部分患者过度治疗，为今后个体化治疗提供指导。

（苏州大学附属第二医院　田　野）

参考文献

[1] Clarke M, Collins R, Darby S, et al. Effects of radiotherapy and of differences in the extent of surgery for early breast cancer on local recurrence and 15-year survival: an overview of the randomised trials. Lancet, 2005, 366 (9503): 2087-2106.

[2] Hughes KS, Schnaper LA, Berry D, et al. Lumpectomy plus tamoxifen with or without radiation in women 70 or older with early breast cancer. N Engl J Med, 2004, 351 (10): 971-977.

[3] Tinterri C, Gatzemeier W, Zanini V, et al. Conservative surgery with and without radiotherapy

in elderly patients with early-stage breast cancer：a prospective randomized multicentre trial. Breast, 2009, 18（6）：373–377.

[4] Winzer KJ, Sauerbrei W, Braun M, et al. Radiation and tamoxifen after breast conserving surgery：updated results of a 2 × 2 randomised clinical trial in patients with low risk of recurrence. Eur J Cancer, 2010, 46（1）：95–101.

[5] Blamey RW, Bates T, Chetty U, et al. Radiotherapy or tamoxifen after conserving surgery for breast cancer of excellent prognosis：British Association of Surgical Oncology（BASO）II trial. Eur J Cancer, 2013, 49（10）：2294–2302.

[6] Hughes KS, Schnaper LA, Bellon JR, et al. Lumpectomy plus tamoxifen with or without irradiation in women age 70 years or older with early breast cancer：long-term follow-up of CALGB 9343. J Clin Oncol, 2013, 31（19）：2382–2387.

[7] Walker GA, Kaidar-Person O, Kuten A, et al, Radiotherapy as sole adjuvant treatment for older patients with low-risk breast cancer. Breast, 2012, 21（5）：629–634.

[8] Hershman DL, Kushi LH, Shao T, et al. Early discontinuation and nonadherence to adjuvant hormonal therapy in a cohort of 8769 early-stage breast cancer patients. J Clin Oncol, 2010, 28（27）：4120–4128.

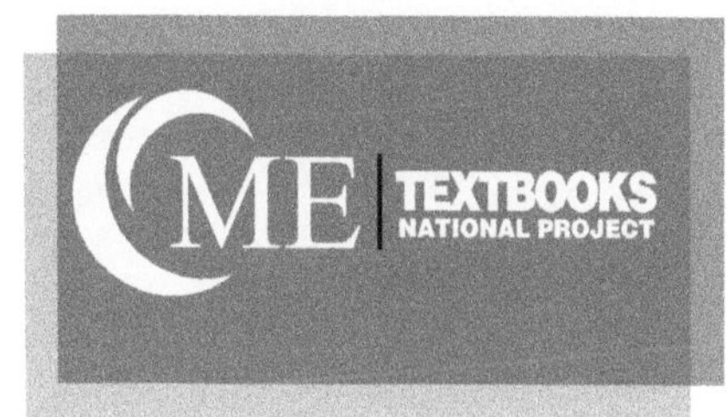

第十一篇

乳腺癌晚期解救治疗重大临床研究解读

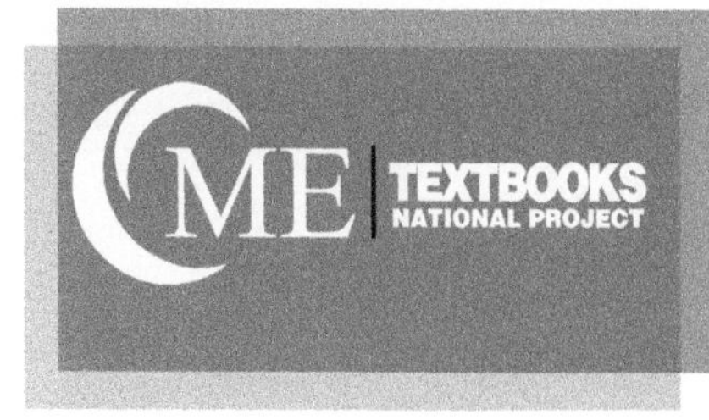

PALOMA-3 试验：HR（+）、HER-2（-）转移性乳腺癌内分泌治疗后进展患者中氟维司群联合 CDK416 抑制剂帕博昔布疗效研究

第 57 章

一、概　　述

【文献来源】

1. Turner NC, Ro J, Andre F, et al. Palbociclib in hormone-receptor-positive advanced breast cancer. N Engl J Med, 2015, 373（3）：209-219.

2. Cristofanilli M, Turner NC, Bondarenko I, et al. Fulvestrant plus palbociclib versus fulvestrant plus placebo for treatment of hormone-receptor-positive, HER-2-negative metastatic breast cancer that progressed on previous endocrine therapy（PALOMA-3）：final analysis of the multicentre, double-blind, phase 3 randomised controlled trial. Lancet Oncol, 2016, 17（4）：425-439.

【研究背景】

激素受体（HR）（+）乳腺癌的生长依赖 CDK4 和 CDK6，它们在细胞周期的 G1 期到 S 期起作用。该试验旨在研究帕博昔布（CDK4 和 CDK6 抑制剂）联合氟维司群在晚期乳腺癌中的作用。

【入组条件】

1. HR（+）、人表皮生长因子受体 2（HER-2）（-）晚期乳腺癌女性患者。
2. 既往内分泌治疗后出现复发或进展（先前内分泌治疗结束的 1 个月内出现疾病进展的转移性乳腺癌患者或完成内分泌治疗后 12 个月内出现疾病进展的辅助治疗患者）。
3. 既往未使用过氟维司群或依维莫司。
4. 排除无法控制的脑转移灶患者和有严重内脏症状危及生命的患者。

【试验设计】

1. 这是一项前瞻性、随机、双盲、安慰剂对照的Ⅲ期试验。

2. 主要研究终点为无进展生存时间。

3. 次要研究终点为总生存率，1、2、3 年的存活率，客观缓解率、缓解时间、临床获益率、药物动力学、安全性等。

4. 采用了意向性分析。

【试验流程】

试验流程见图 57-1。

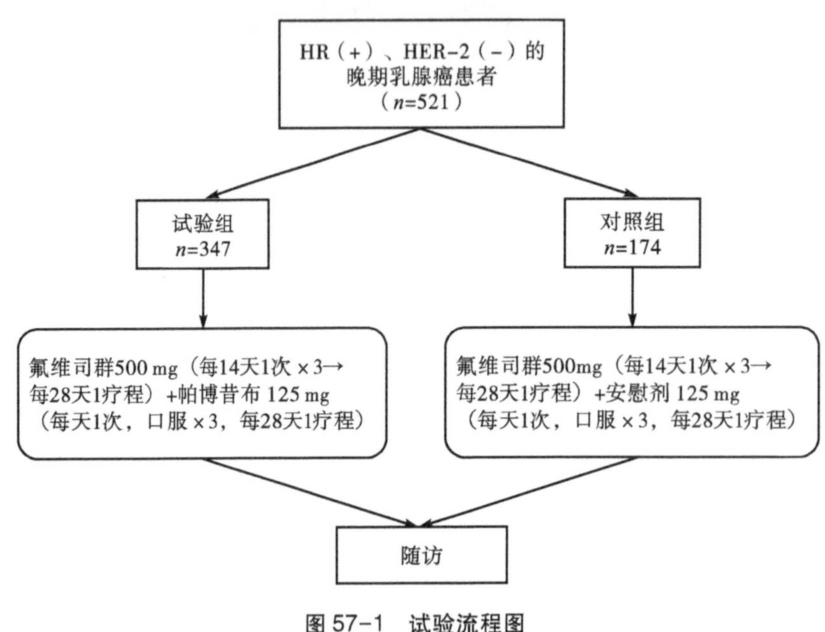

图 57-1 试验流程图

【结果】

1. 中位随访期 8.9 年。

2. **无进展生存时间** 试验组相比对照组无进展生存时间明显延长（中位无进展生存时间为 9.5 个月与 4.6 个月比较，*HR* 0.46，95%*CI* 0.36~0.59，$P < 0.0001$）。

3. **客观缓解率** 试验组与对照组相比，客观缓解率明显提高（19%与 9%比较，*OR* 2.47，95%*CI* 1.36~4.91，$P = 0.0019$），临床获益率明显提高（67%与 40%比较，*OR* 3.05，95%*CI* 2.07~4.61，$P<0.0001$），中位缓解时间延长（112 天与 57 天比较）。

4. **不良反应** 在试验组和对照组分别有 73%和 22%的患者出现了 3~4 级不良反应，主要的不良反应包括中性粒细胞减少、贫血、白细胞减少等。

5. ***PIK3CA* 突变** 在可获得数据的 395 例患者中检测到 129 例有 *PIK3CA* 突变，但不论是否有该突变、不论激素受体表达水平如何，均未显著影响疗效。

【结论】

氟维司群联合帕博昔布相比氟维司群联合安慰剂可显著、持续地改善患者无进展生存期，该治疗效果与内分泌抵抗、激素受体表达水平、*PIK3CA* 突变无关。因此，对于内分泌治疗后进展的激素受体阳性、HER-2（-）的复发转移性乳腺癌，氟维司群联合帕博昔布方案可以作为治疗选择。

（上海交通大学医学院附属仁济医院 王 岩 殷 凯 陆劲松）

二、乳腺外科专家解读

据统计，在所有乳腺癌患者中约有 75%的患者是 HR（+）且 HER-2（-）的，当这部分 HR（+）/HER-2（-）的晚期乳腺癌患者初始雌激素治疗失败后，下一步考虑的方案是化疗，这通常是有效的，但是对于患者来说，需要承受化疗带来的强烈不良反应，因此急需研发新药为这部分患者提供更多的治疗选择。

帕博昔布是一种新型的可阻断细胞周期依赖蛋白激酶 CDK4/6 的抗癌药物，既往的研究表明，CDK4/6 是 HR（+）乳腺癌细胞生长的关键蛋白。强有力的临床前证据支持 CDK4/6 抑制剂与内分泌治疗联合的方案，而对于 HR（+）、HER-2（-）的晚期乳腺癌患者来说，氟维司群是最有效的内分泌治疗方案之一。PALOMA-3 正是为了验证这一临床方案而设计的。

令人兴奋的是，目前 PALOMA-3 Ⅲ期临床研究因其达到主要研究终点指标而被提前终止，该研究表明帕博昔布联合氟维司群可显著改善 HR（+）、HER-2（-）晚期乳腺癌患者的无进展生存时间，与帕博昔布联合安慰剂组相比，无进展生存时间从 4.6 个月延长至 9.5 个月。进一步的亚组分析显示由帕博昔布带来的显著临床获益在绝经前、围绝经期或绝经后患者中持续存在，且与内分泌抗性、HR 受体的表达水平及 *PIK3A* 的突变状态均无关联，进一步表明其作为 HR（+）且 HER-2（-）晚期乳腺癌患者一线治疗方案的潜力。

PALOMA-3 是首个报道的关于 CDK4/6 抑制剂的随机、双盲、多中心Ⅲ期试验，这一研究基于 PALOMA-1 的研究结果基础之上，正是由于 PALOMA-1 出色的Ⅱ期研究结果（帕博昔布联合来曲唑用于一线治疗绝经后 ER（+）、HER-2（-）转移性乳腺癌患者的治疗可显著改善无进展生存时间），帕博昔布得以进入美国食品药品管理局（FDA）的加速审批流程，验证性Ⅲ期临床试验 PALOMA-2 目前正在进行中。在 PALOMA-2 数据公布之前，我们很高兴提前迎来 PALOMA-3 的结果，为晚期 HR（+）乳腺癌患者，尤其是内分泌治疗后进展患者提供了更多的选择。

帕博昔布联合氟维司群治疗的总体耐受性较好，虽然诸如感染、疲倦、恶心、皮疹等不良反应的发生率较安慰剂组高，但严重不良反应的发生率在两组中未有显著差异，仅仅 4%的患者因为不良反应而中止治疗。帕博昔布联合氟维司群治疗最常见的不良反应是中性粒细胞减少，此事件尽管发生频率较高，但是发热性中性粒细胞减少这种严重并发症发生的比率在两组中并无统计学差异。

PALOMA-3 显示出帕博昔布联合氟维司群治疗 HR（+）、HER-2（-）晚期乳腺癌患者可显著获益，但是限制该治疗方案应用的一个不足在于氟维司群可能并非绝经前亦或是绝经后患者的标准治疗手段，因而我们也同样期待 PALOMA-2 的临床试验结果。此外，由于 PALOMA-3 随访时间较短，我们需要更长的时间随访来确定帕博昔布对该部分患者总生存的影响。但是，这都不妨碍该项研究会改变我们现有的临床实践，相信未来帕博昔布将成为 HR（+）、HER-2（-）转移性乳腺癌患者的标准治疗方法之一。

（山东齐鲁医院 杨奇峰）

三、肿瘤内科专家解读

PALOMA-3 Ⅲ期临床研究经独立小组分析显示达到其主要研究终点而被提前终止。该研究显示帕博昔布可显著改善 HR（+）/HER-2（-）乳腺癌患者的无进展生存时间。这是当时首个报道的关于 CDK4/6 抑制剂随机Ⅲ期临床的数据（2016 年 ASCO 上报道了另一个随机Ⅲ期 PALOMA-1 的结果），并发表在 N Engl J Med 上。多中心 PALOMA-3 研究随机入组 521 例转移性乳腺癌患者，这些患者在内分泌治疗进展后以 2∶1 比例随机入组氟维司群+安慰剂（对照组）或氟维司群+帕博昔布（治疗组），并对其疗效进行评估。帕博昔布给药方式为 125 mg/d 口服给药第 1～21 天，每28 天1 次。该项研究的主要终点为无进展生存率，次要研究终点包括总生存率、客观反应率及反应持续时间。这项研究的全部研究结果在 2015 ASCO 年会上公布，最终发表在了 2016 年 2 月的 Lancet oncol 上，中位无进展生存率两组分别为 9.5 个月后和 4.6 个月（*HR* 0.46，95%*CI* 0.36～0.59，*P*<0.0001），这种获益与血浆 DNA 的 *PIK3CA* 突变状态或激素受体表达水平无关。安全性数据显示帕博昔布/氟维司群联合治疗的不良事件发生与先前药物单药使用时的不良反应发生率相似；对于生活质量的数据发表在 2016 年的《肿瘤学年鉴》上，结果显示，帕博昔布/氟维司群联合治疗使患者维持了更好的 QoL。在真实世界中，我们可以依据该临床研究的结果，推荐那些先前内分泌治疗失败的 HR（+）/HER-2（-）转移性乳腺癌患者应用该方案进行解救。

本研究为二线内分泌治疗提供了一种新的选择，之前非甾体类芳香化酶抑制剂失败后常用的选择依西美坦+依维莫司的方案，但依维莫司导致的口腔炎、乏力、非感染性肺炎等不良反应较为严重。值得注意的是，PALOMA-3 入组人群既包括了原发性耐药，也包括了继发性耐药的患者，这提示这两类人都可以从 CDK4/6 抑制剂的解救中获益。此外，其入组人群还包括了绝经前患者，提示临床上使用 LHRHa 联合氟维司群±帕博昔布是可行的。

实际上，帕博昔布并不只是承担了内分泌解救治疗的角色，在一线初治患者中就有一定的地位。据Ⅱ期 PALOMA-1 研究结果，帕博昔布已进入美国 FDA 的加速审批流程，用于一线治疗绝经后 ER（+）/HER-2（-）转移性乳腺癌患者的治疗。在该开放的Ⅱ期研究中，来曲唑基础上加用帕博昔布联合治疗相比来曲唑单独应用可以显著降低 51%的疾病进展风险。联合帕博昔布的中位无进展生存时间为 20.2 个月，单独来曲唑组为 10.2 个月（*HR* 0.488，*P*＝0.0004）。随后，在 2016 年 ASCO 上公布的 PALOMA-2 研究重复了该结果，即将促成无进展生存时间一线治疗适应证的完全批准。

CDK4/6 是细胞分裂周期的重要调节蛋白，诱导细胞从 G1 期到 S 期转化。抑制这两个酶可以阻断细胞的继续分裂，起到杀灭肿瘤细胞作用。临床研究已在淋巴癌、肺癌和乳腺癌患者中观察到临床疗效。需要注意的是，CDK4/6 抑制剂并不只有帕博昔布，还有礼来的 abemaciclib 和诺华的产品。这 3 种药物之间具有一定的差异，如 abemaciclib 的白细胞和中性粒细胞减少较少，而腹泻则较帕博昔布明显增加，脑脊液中药物浓度也明显增加，可能成为将来脑转移治疗的重要手段。

（复旦大学肿瘤医院　张　剑）

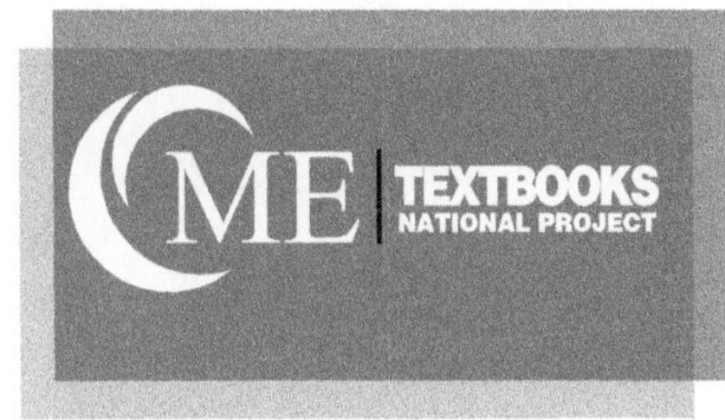

TBCRC 003 试验：拉帕替尼联合曲妥珠单抗治疗 HER-2(+)转移性乳腺癌疗效研究

第 58 章

一、概　　述

【文献来源】

Lin NU, Hao G, Jeffrey TY, et al. Phase II study of lapatinib in combination with trastuzumab in patients with human epidermal growth factor receptor 2-positive metastatic breast cancer: clinical outcomes and predictive value of early [^{18}F] fluorodeoxyglucose positron emission tomography imaging (TBCRC 003). J Clin Oncol, 2015, 33 (24): 2623-2631.

【研究背景】

拉帕替尼联合曲妥珠单抗相比单药拉帕替尼治疗难治性、人表皮生长因子受体 2（HER-2）(+) 转移性乳腺癌能改善预后。本试验旨在研究转移性乳腺癌中早期使用拉帕替尼联合曲妥珠单抗的作用，并探索^{18}F FDG-PET-CT 对临床预后的预测价值。

【入组条件】

1. 转移性乳腺癌。
2. 组织学或细胞学确诊的浸润性乳腺癌。
3. 年龄≥18 岁。
4. ECOG 评分为 0~2 分。
5. 存在至少一处可测量病灶。
6. 原发灶或转移灶 HER-2 过表达（免疫组织化学+++）或基因扩增（荧光原位杂交比值≥2.0）。
7. 有良好的器官功能，包括左心室射血分数（LVEF）≥50%。
8. 既往未使用过拉帕替尼。
9. 允许既往使用曲妥珠单抗或帕妥珠单抗。
10. 排除有活动性脑转移灶的患者；允许有稳定的脑转移灶。
11. 停用化疗达 2 周。

【试验设计】

1. 这是一项非随机的Ⅱ期临床试验。
2. 主要研究终点为客观反应率（部分缓解+完全缓解）。
3. 次要研究终点为安全性、无进展生存时间、临床获益率、总生存率等。

【试验流程】

试验流程见图 58-1。

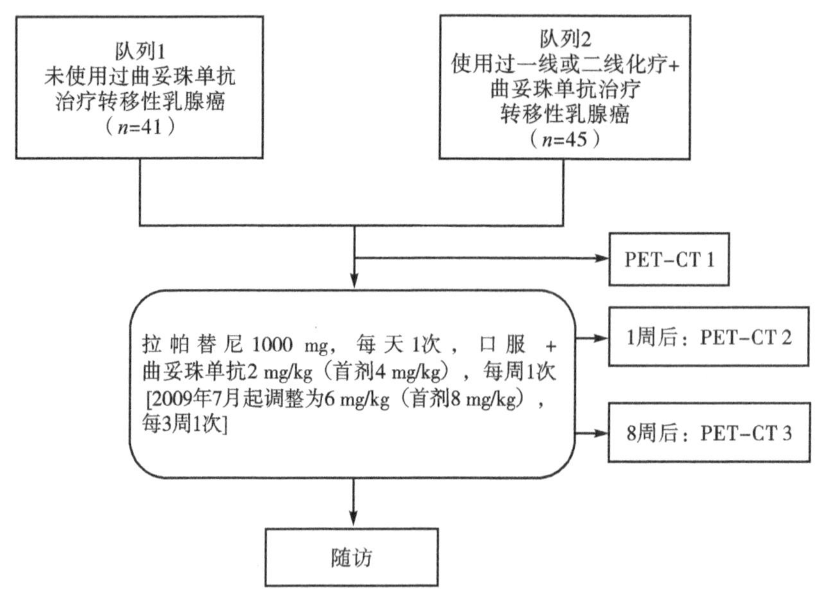

图 58-1 试验流程图

【结果】

1. 中位随访时间 37.1 个月。

2. **客观缓解率** 队列 1 的客观缓解率为 50.0%（95%*CI* 33.8%~66.2%）；队列 2 的客观缓解率为 22.2%（95%*CI* 11.3%~37.3%）。

3. **临床获益率** 队列 1 为 57.5%（95%*CI* 40.9%~73.0%）；队列 2 为 40.0%（95%*CI* 25.7%~55.7%）。

4. **无进展生存时间** 队列 1 的中位无进展生存时间为 7.4 个月；队列 2 的中位无进展生存时间为 5.3 个月。

5. 治疗 1 周后的 ^{18}F FDG-PET-CT 显示无缓解的患者，其预后更难达到客观缓解。阴性预测值在队列 1 为 91%（95%*CI* 74%~100%）；队列 2 为 91%（95%*CI* 79%~100%）。

【结论】

对 HER-2（+）转移性乳腺癌患者，早期使用拉帕替尼联合曲妥珠单抗治疗是有效的。治疗 1

周后行^{18}F FDG-PET-CT 检查可筛选适合靶向治疗的患者而避免化疗毒性。

（上海交通大学医学院附属仁济医院 王 岩 殷 凯 陆劲松）

二、核医学专家解读

对于乳腺癌转移的患者，现今有多种药物及费用的选择，精准的个性化治疗能够减少不必要的毒性作用和无效治疗的花费，使患者在临床治疗中获益。

在 HER-2（+）转移性乳腺癌患者中早期使用拉帕替尼和曲妥珠单抗是有效的，用药 1 周的^{18}F FDG-PET-CT 检查能够预测疗效。对于肿瘤病灶代谢减低不明显的患者其疗效不佳。该项研究突显^{18}F FDG-PET-CT 临床应用的优势。

迄今，^{18}F FDG-PET-CT 前瞻性的研究数据是很少的，该研究方法可推广至术前用药及转移的研究。对于化疗及其他靶向药物治疗的探索需要进一步临床试验。

（上海交通大学附属仁济医院 童林军）

三、临床专家解读

TBCRC 003 临床研究告诉我们如下几个重要结果。①共入组了 87 例患者，85 例患者可作为疗效评估的人群，一线治疗和二线治疗患者的人数分别为 41 例和 45 例；对于 HER-2（+）晚期乳腺癌患者，拉帕替尼联合曲妥珠单抗的双靶向治疗可以获得较好的临床疗效。②HER-2（+）乳腺癌既往是否接受曲妥珠单抗治疗影响双靶向药物的临床疗效，对于接受一线治疗的 HER-2（+）乳腺癌患者，临床总反应率为 50%，临床获益率为 57.5%；而对于接受二线治疗的患者，临床总反应率和临床获益率均低于一线治疗的患者，分别为 22.2%、40.0%；中位无进展生存时间在一线和二线治疗患者中，分别为 7.4 个月、5.3 个月。③在治疗前、治疗开始后 1 周和治疗开始后8 周行 PET-CT 检查，研究发现 PET-CT 的反应可以预测双靶向 HER-2 治疗的疗效：对于治疗 1 周后 PET-CT 检查没有反应（SUV 最高值下降低于 25%）的患者，其无进展生存时间只有 1.6 个月，显著低于 PET-CT 评估有反应患者的 8.8 个月。

TBCRC 003 临床研究对我们临床治疗和研究的思考如下。①对于 HER-2（+）晚期乳腺癌患者，大都推荐化疗联合抗 HER-2 靶向治疗，患者会经历化疗的无进展生存时间；本研究提示不含曲妥珠单抗的化疗联合拉帕替尼对于 HER-2（+）晚期乳腺癌患者仍然可以获得较好的临床反应率，特别是作为一线治疗的患者。故在临床上，对于部分 HER-2（+）晚期乳腺癌患者，临床进展较慢、无病间期较长且没有危及生命的内脏转移患者，如果患者顾忌化疗的不良反应，可考虑选择将曲妥珠单抗联合拉帕替尼作为一线治疗方案。②拉帕替尼可以改善 HER-2（+）晚期乳腺癌治疗的疗效；在新辅助治疗中，拉帕替尼可以显著提高 HER-2（+）乳腺癌的病理完全缓解率，但是在早期乳腺癌辅助治疗中，拉帕替尼并不能改善患者的预后，故临床上需要寻找合适的疗效预测指标指导拉帕替尼的使用。在本研究中，曲妥珠单抗和拉帕替尼治疗 1 周后复查 PET-CT，其 SUV 值的改变可以早期预测治疗的疗效，阴性预测值高于 90%，提示我们可能可将 PET-CT 的反应作为临床选择双靶点抗 HER-2 治疗的潜在预测指标，可开展相应的临床研究并进行进一步验证。③TBCRC 003 临床研究也存在一定的不足，对于 HER-2（+）晚期乳腺癌一线治疗的患者，CLEOPATRA 临床研究显示，在多西他赛联合曲妥珠单抗治疗的基础上，联合帕妥珠单抗治疗可以显著改善患者的无进展生存时间和总生存率，故目前多西他赛+曲妥珠单抗+帕妥珠单抗仍是一线治疗的首选；对于二线治疗的患者，曲妥珠单抗-DM1 优于拉帕替尼+卡培他滨，可考虑优先推荐的方案。本研究入选患者的例数相对较少，曲妥珠单抗和拉帕替尼尚不能作为 HER-2（+）乳腺癌一线和二线治疗的首先推选方案；其次，对于 HER-2（+）晚期乳腺癌患者，临床会较多选择抗 HER-2 靶向药物联合化疗，本研究 PET-CT 检测的 SUV 值改变是否可以预测这部分治疗患者的反应，需要其他临床研究验证。

（上海交通大学医学院附属瑞金医院　陈小松　沈坤炜）

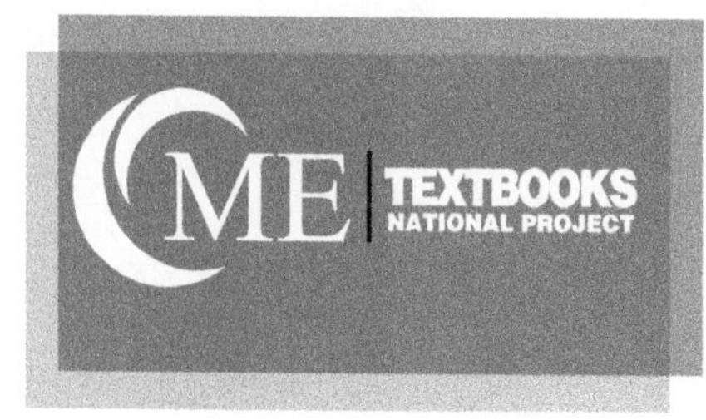

CEREBEL 试验：拉帕替尼加卡培他滨与曲妥珠单抗加卡培他滨治疗 HER-2（+）转移性乳腺癌的疗效比较

第 59 章

一、概　　述

【文献来源】

Pivot X, Manikhas A, Żurawski B, et al. CEREBEL (EGF111438): a phase III, randomized, open-label study of lapatinib plus capecitabine versus trastuzumab plus capecitabine in patients with human epidermal growth factor receptor 2-positive metastatic breast cancer. J Clin Oncol, 2015, 33 (14): 1564-1573.

【研究背景】

人表皮生长因子受体 2（HER-2）（+）乳腺癌细胞易于脑转移，曲妥珠单抗无法通过血-脑脊液屏障，致使这类患者的脑转移成为突出现象。拉帕替尼可以经过血-脑脊液屏障。本研究目的是评价拉帕替尼联合卡培他滨对于脑转移作为乳腺癌首发转移部位发生率的影响。

【入组条件】

1. HER-2（+）转移性乳腺癌，病理证实（荧光原位杂交>2.2 或免疫组织化学+++）。
2. 年龄≥18 岁，ECOG 评分≤2 分。
3. 之前接受过含蒽环类和（或）紫杉类（新）辅助化疗或转移治疗。容许之前使用过曲妥珠单抗治疗。
4. 基线的颅脑磁共振成像（MRI）排除无症状脑转移。

【试验设计】

这是一项开放、多中心、随机对照Ⅲ期试验。HER-2（+）乳腺癌患者，随机分别使用拉帕替尼加卡培他滨或曲妥珠单抗加卡培他滨方案，观察其在控制脑转移方面的疗效差异。分层因素有之前是否接受过曲妥珠单抗治疗、是否对转移灶进行过治疗。主要终点指标为出现由颅脑 MRI 确认的脑转移，并作为首发转移。次要终点指标为从随机化到出现第一次脑转移的时间、在任何时间出现脑转移的发生率、无进展生存时间、总生存时间、总体反应率、反应持续时间和安全性。

主要终点和脑转移终点在改良意向性分析数据集分析，其余的次要终点在意向性分析数据集分析。改良意向性分析是在意向性分析基础上，剔除了可能的无症状脑转移患者。

【试验流程】

试验流程见图 59-1。

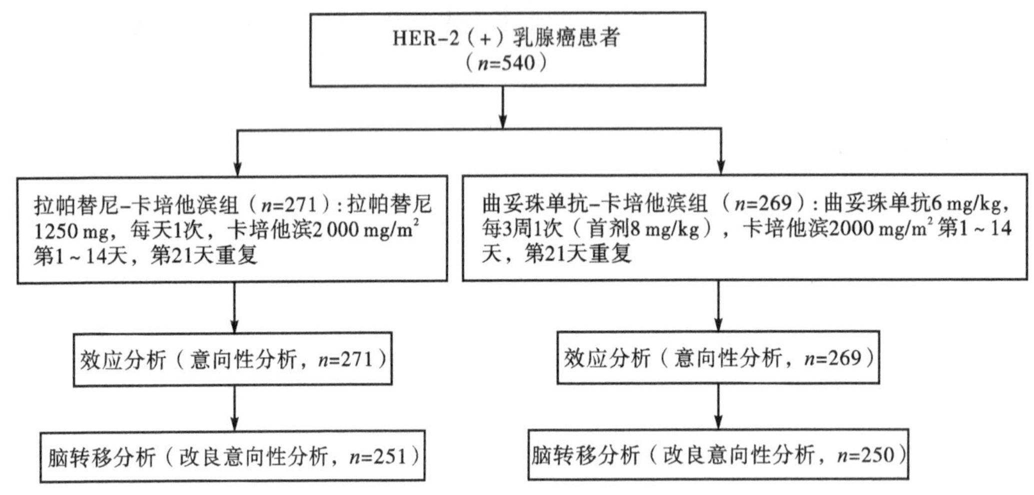

图 59-1 试验流程图

【结果】

1. 脑转移作为首发转移部位的发生率（在改良意向性分析） 拉帕替尼-卡培他滨组为 3%（8/251），曲妥珠单抗-卡培他滨组为 5%（12/250），差异无显著性（治疗差异，-1.6%；95%*CI* 2%～5%）。

2. 脑转移总体发生率 拉帕替尼-卡培他滨组为 7%（17/251），曲妥珠单抗-卡培他滨组为 6%（15/250），*P*=0.8646，差异无显著性。距离第一次脑转移的时间分别为 5.7 个月、4.4 个月。

3. 无进展生存事件发生率（意向性分析） 拉帕替尼-卡培他滨组为 59%（160/271），曲妥珠单抗-卡培他滨组为 50%（134/269）。

4. 中位无进展生存时间 拉帕替尼-卡培他滨组为 6.6 个月（95%*CI* 5.7～8.1 个月），曲妥珠单抗-卡培他滨组为 8.1 个月（95%*CI* 6.1～8.9 个月）。风险比为 1.30（95%*CI* 1.04～1.64）。

5. 死亡患者的比例 在数据截止时，拉帕替尼-卡培他滨组为 26%（70/271），曲妥珠单抗-卡培他滨组为 22%（58/269）。

6. 中位总生存时间 拉帕替尼-卡培他滨组为 22.7 个月（95%*CI* 19.5 个月至未达到），曲妥珠单抗-卡培他滨组 27.3 个月（95%*CI* 23.7 个月至未达到），风险比为 1.34（95%*CI* 0.95～1.90）。

7. 总体反应率客观缓解率 拉帕替尼-卡培他滨组为 27%（73/271），曲妥珠单抗-卡培他滨组 32%（85/269），*P*=0.2731。

8. 反应持续时间 拉帕替尼-卡培他滨组为 6.2 个月（95%*CI* 5.3～10.6 个月），曲妥珠单抗-卡培他滨组为 8.4 个月（95%*CI* 6.0～21.6 个月）。

9. 不良事件 两组相似，但腹泻、呕吐、红疹、黄疸多见于拉帕替尼-卡培他滨组。因不良事件导致治疗中断的发生率，拉帕替尼-卡培他滨组为 11%（29/269），曲妥珠单抗-卡培他滨组为 13%（35/267）。严重不良事件，拉帕替尼-卡培他滨组为 13%（34/269），曲妥珠单抗-卡培他滨组为 17%（45/267）。

【结论】

拉帕替尼-卡培他滨方案和曲妥珠单抗-卡培他滨方案在首发脑转移的发生率、总体脑转移发生率方面差异无显著性。

（上海交通大学医学院附属仁济医院 孙 建 陆劲松）

二、专家解读

乳腺癌患者一旦发生脑转移则预后极差，目前有效的治疗方案包括全脑放射治疗、立体放射外科、外科手术、全身系统治疗（化疗、靶向治疗）等。但全身系统性治疗对于脑转移疗效不佳，原因在于像曲妥珠单抗这类药物不能透过血-脑脊液屏障。拉帕替尼是一种表皮生长因子酪氨酸激酶抑制剂，与曲妥珠单抗不同，其结构为小分子，能够透过血脑脊液屏障，对于乳腺癌脑转移有一定的治疗作用。既往Ⅱ期研究显示，HER-2（+）的脑转移乳腺癌患者，接受拉帕替尼联合卡培他滨治疗后可使脑转移灶缩小。国际多中心Ⅲ期临床试验 EGF100151 纳入既往治疗失败的 HER-2（+）晚期乳腺癌患者，结果显示，拉帕替尼联合卡培他滨组与单用卡培他滨组比较降低了脑转移的发生率（2%与 6%比较，$P=0.0445$），延缓了疾病进展（8.4 个月与 4.4 个月比较，$P<0.001$），生存期延长了 2.4 个月（75.0 周与 64.7 周比较），死亡风险比单药治疗组降低了 22%（$P=0.023$），两组不良反应发生率相似。后续在对照组交叉至试验组后更新的总生存数据仍显示出拉帕替尼组的生存获益。在我国开展的拉帕替尼联合卡培他滨研究（EGF109491）也显示与全球研究的疗效分析结果趋势一致。2013 年 LANDSCAPE 研究是一项单臂Ⅱ期临床研究，结果显示，拉帕替尼联合卡培他滨在既往未经治疗的 HER-2（+）脑转移乳腺癌患者中客观有效率可以达到 65.9%（95%*CI* 50.1%~79.5%），提示拉帕替尼在乳腺癌脑转移治疗中具有一定地位。

CEREBEL 是一项随机、多中心、开放的Ⅲ期研究，比较了拉帕替尼联合卡培他滨与曲妥珠单抗联合卡培他滨作为一线化疗方案治疗 HER-2（+）转移性乳腺癌（无中枢神经转移）的疗效，并对既往是否接受过曲妥珠单抗治疗和是否为一线治疗进行分层分析。结果发现，HER-2（+）乳腺癌患者接受拉帕替尼联合卡培他滨治疗或曲妥珠单抗联合卡培他滨治疗，两组脑转移的发生率相似。

研究中患者接受拉帕替尼联合卡培他滨或曲妥株单抗联合卡培他滨直到发生疾病进展、不可接受的毒性或放弃治疗。主要观察终点为中枢神经系统首发转移的发生率，两组患者中枢神经系统转移率相似（分别为 3%、5%）。对于次要终点，拉帕替尼联合组与曲妥珠单抗联合组比较，中位无进展生存时间（6.6 个月与 8.0 个月比较，*HR* 1.30，95%*CI* 1.04~1.64）更短，总生存时间相似（22.7 个月与 27.3 个月比较，*HR* 1.34，95%*CI* 0.95~1.90）。初始统计学试验设计需要 650 例患者，但是研究在招募了 540 例患者中期分析后终止。

因此，HER-2（+）晚期乳腺癌人群中，拉帕替尼+卡培他滨不优于曲妥珠单抗+卡培他滨，结合 LANDSCAPE 研究的结果，拉帕替尼+卡培他滨的有效性可能受到患者之前使用过曲妥珠单抗的影响。目前，含曲妥珠单抗的治疗方案仍是 HER-2（+）晚期乳腺癌的首选，拉帕替尼+卡培他滨可以作为曲妥珠单抗进展后的选择。对于曲妥珠单抗进展后的患者，曲妥珠单抗联合拉帕替尼双靶向治疗也是选择之一。

（福建省肿瘤医院 刘 健 吴 凡）

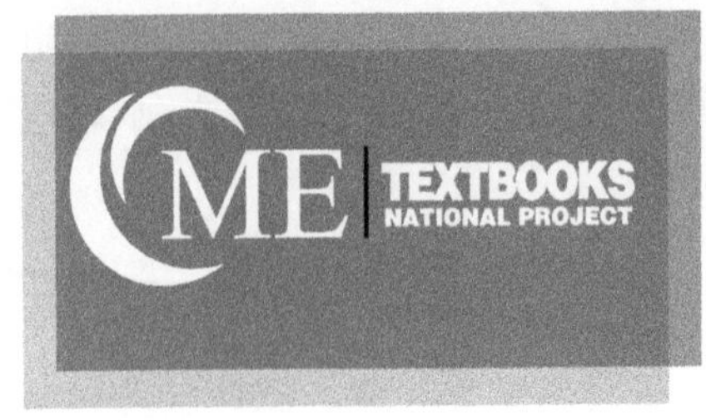

MR. 31 试验：拉帕替尼或曲妥珠单抗联合紫杉类药物治疗进展期 HER-2（+）乳腺癌疗效比较

第 60 章

一、概　述

【文献来源】

Gelmon KA，Boyle FM，Kaufman B，et al. Lapatinib or trastuzumab plus taxane therapy for human epidermal growth factor receptor 2-positive advanced breast cancer：final results of NCIC CTG MA. 31. J Clin Oncol，2015，33（14）：1574-1583.

【研究背景】

现有的临床研究证实，曲妥珠单抗联合化疗可以改善人表皮生长因子受体 2（HER-2）（+）乳腺癌患者的预后。拉帕替尼作为一个小分子酪氨酸激酶抑制剂，已经被允许用于 HER-2（+）乳腺癌患者。已有Ⅲ期试验证明在难治性乳腺癌患者中，拉帕替尼联合卡培他滨可以延长至进展时间，在联合紫杉醇用于一线治疗时，可以延长总生存时间。

【入组条件】

HER-2（+）转移性乳腺癌，ECOG 评分为 0~2 分，复发或疾病进展后没有接受化疗或生物治疗，基线左心室射血分数（LVEF）≥50%，根据实体肿瘤的反应评价标准（RECIST 1.0）有可测量或不可测量的病灶，没有主要脏器危象。抗 HER-2 治疗和（或）紫杉类药物末次使用时间距离入组时间需≥12 个月，停止内分泌治疗及放射治疗 2 周以上，入组前 4 周内完善脑计算机体层摄影术（CT）或磁共振成像（MRI）检查，伴脑转移者不能入组。

【试验设计】

该试验是一个国际多中心随机、开放、Ⅲ期试验，主要终点是无进展生存时间，次要终点是总生存率、客观有效率、临床获益率、不良反应、生活质量。共 652 例患者入组，治疗方案为紫杉类为基础的化疗［紫杉醇 80 mg/m^2（第 1 天、第 8 天、第 15 天、第 28 天）或多西紫杉醇 75 mg/m^2，每 21 天 1 次，共 24 周］，患者以 1∶1 随机接受拉帕替尼（与紫杉类联用时每天口服 1250 mg，24 周之后每天 1500 mg）或曲妥珠单抗（与紫杉类联用时首剂 4 mg/kg，每周 2 mg/kg

维持，与多西紫杉醇联用时首剂8 mg/kg，每 3 周 6 mg/kg 维持，之后每 3 周 6 mg/kg。单用治疗期间以每 3 周 6 mg/kg 维持）至疾病进展。

【试验流程】

试验流程见图 60-1。

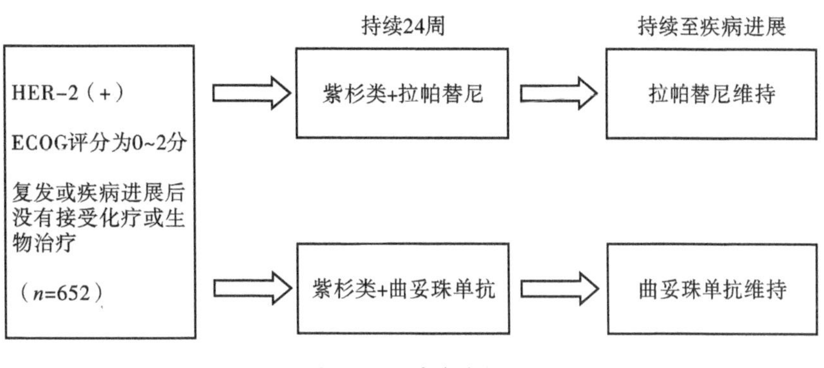

图 60-1　试验流程图

【结果】

1. 中位随访时间为 21. 5 个月。

2. **主要终点**　根据意向性分析，拉帕替尼组治疗的中位无进展生存时间是 9 个月，而曲妥珠单抗组治疗的中位无进展生存时间是 11. 3 个月，拉帕替尼组治疗的无进展生存时间短于曲妥珠单抗组，分层风险比是 1. 37（95%*CI* 1. 13~1. 65，*P*=0. 001）。

3. **次要终点**　在意向性分析人群中，拉帕替尼组较曲妥珠单抗组无明显总生存率获益。拉帕替尼组客观缓解率（54%）与曲妥珠单抗组（55%）相似。拉帕替尼组临床有效率（75. 8%）与曲妥珠单抗组（75. 9%）无显著差异。拉帕替尼组 3~4 级皮疹（8%）较曲妥珠单抗组（0）高（*P*<0. 001），拉帕替尼组 3~4 级腹泻（19%）也较曲妥珠单抗组（1%）高（*P*<0. 001），出现了更多的 3~4 级腹泻和皮疹（8%与 0 比较，*P*<0. 001）。LVEF 降低>20%在曲妥珠单抗组更多见（2. 3%）。

【结论】

作为一线治疗 HER-2（+）转移性乳腺癌，拉帕替尼联合紫杉醇与曲妥珠单抗联合紫杉类相比，拉帕替尼组无进展生存时间更短、不良反应更多。

（湖南省肿瘤医院　田　璨　欧阳取长）

二、专 家 解 读

该试验是一个国际多中心随机、开放、Ⅲ期试验，主要目的是评价拉帕替尼联合紫杉醇对比曲妥珠单抗联合紫杉类在 HER-2（+）转移性乳腺癌一线治疗中的有效性及安全性。该试验共纳入来自 21 个国家的 652 例患者。其中 636 例患者（其中 537 例患者的 HER-2 状态被确认为阳性）被纳入中期分析。中位随访期是 21. 5 个月，主要终点是无进展生存时间。结果显示：根据意向性分析，拉帕替尼组治疗的中位无进展生存时间是 9 个月，而曲妥珠单抗组治疗的中位无进展生存时间是 11.3 个月，拉帕替尼组治疗的无进展生存时间短于曲妥珠单抗组，分层风险比是 1.37（95%*CI* 1.13~1.65，*P*<0.001）。确诊的 HER-2（+）乳腺癌患者拉帕替尼治疗中位无进展生存时间是 9.1 个月，曲妥珠单抗治疗组 13.6 个月，分层风险比是 1.48（95%*CI* 1.20~1.83，*P*=0.001）。在意向性分析人群中，拉帕替尼组较曲妥珠单抗组无明显总生存率获益（*HR* 1.28，95%*CI* 0.95~1.72，*P*=0.11），但在确诊的 HER-2（+）乳腺癌人群中，拉帕替尼组总生存率更差（*HR* 1.47，95%*CI* 1.03~2.09，*P*=0.33）。对于中枢神经系统转移作为首个进展部位，在意向性分析人群中，拉帕替尼组是 18%，曲妥珠单抗组是 24%，确诊的 HER-2（+）患者中，拉帕替尼组为 20%，曲妥珠单抗组为 28%，拉帕替尼组与曲妥珠单抗组比较并没有降低脑转移风险。在拉帕替尼组患者中 17.3%出现粒细胞减少性发热，而在曲妥珠单抗组只有 2.0%，两组间差异无统计学意义（*P*=0.17）。拉帕替尼组 3~4 级皮疹（8%）较曲妥珠单抗组（0）高（*P*<0.001），拉帕替尼组 3~4 级腹泻（19%）也较曲妥珠单抗组（1%）高（*P*<0.001），出现了更多的 3~4 级腹泻和皮疹（8%与 0 比较，P<0.001）。虽然没有心脏死亡事件发生，但 LVEF 降低>20%在曲妥珠单抗组更多见（2.3%），因此，在曲妥珠单抗治疗过程中应密切监测 LVEF。

作为一线治疗 HER-2（+）转移性乳腺癌，拉帕替尼联合紫杉醇与曲妥珠单抗联合紫杉醇相比，拉帕替尼组有一个较短的无进展生存时间和较多的不良反应。目前暂无临床研究证据支持拉帕替尼在一线治疗中的地位，因此在临床决策过程中，拉帕替尼联合紫杉醇不是优选的一线治疗方案。

（湖南省肿瘤医院　田　璨　欧阳取长）

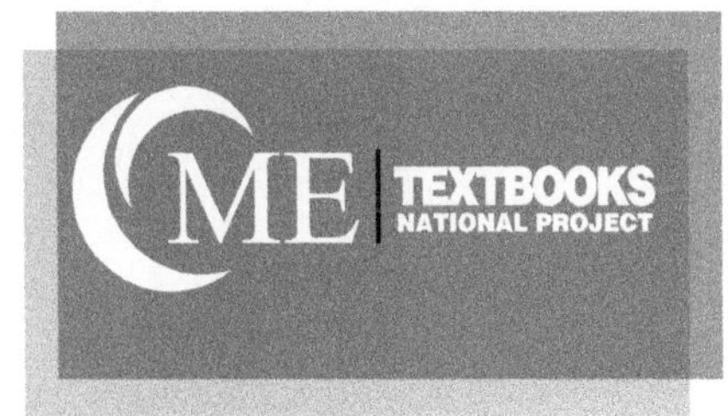

BOLERO-1、BOLERO-3 试验：依维莫司联合曲妥珠单抗+紫杉醇治疗 HER-2（+）晚期乳腺癌疗效研究及其联合探索性生物标志分析

第 61 章

一、概　　述

【文献来源】

Hurvitz SA，Andre F，Jiang Z，et al. Combination of everolimus with trastuzumab plus paclitaxel as first-line treatment for patients with HER-2-positive advanced breast cancer（BOLERO-1）：a phase 3，randomised，double-blind，multicentre trial. Lancet Oncol，2015，16（7）：816-829.

【研究背景】

临床前研究表明，*PTEN* 基因的丢失可导致 PIK/AKT/mTOR 信号通路的过度活化，从而产生曲妥珠单抗的耐药，mTOR 通路抑制剂能够通过恢复 *PTEN* 缺失的肿瘤对曲妥珠单抗的敏感性，逆转曲妥珠单抗耐药。BOLERO1 研究旨在评估在人表皮生长因子受体 2（HER-2）（+）晚期乳腺癌患者一线治疗方案：紫杉醇+曲妥珠单抗中加入依维莫司的有效性和安全性。

【入组条件】

1. 18 岁及以上的 HER-2（+），伴局部复发浸润性乳腺癌而无法根治性切除的患者或者转移性乳腺癌患者。
2. ECOG 评分为 0~1 分。
3. 在随机化前至少 12 个月，没有接受（新）辅助曲妥珠单抗治疗和化疗。
4. 具备可用实体肿瘤的反应评价标准（RECIST）评分测量病灶或者无可测量病灶情况下的骨转移。
5. 之前除内分泌治疗外未接受进展性疾病的系统治疗。

【试验设计】

1. 一项国际多中心、双盲、随机、安慰剂对照Ⅲ期试验。

2. 主要研究终点为研究者评估的无进展生存时间。

3. 次要研究终点为全体人群和激素受体阴性亚群的总生存率、客观缓解率、临床获益率、安全性等。

【试验流程】

试验流程见图 61-1。

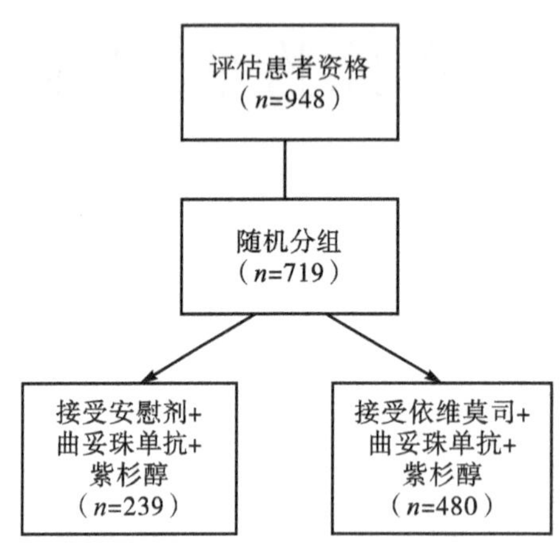

图 61-1 试验流程图

【结果】

1. 2009 年 9 月 10 日至 2012 年 12 月 16 日，719 例患者被随机分配接受依维莫司（480 例）或者安慰剂（239 例）治疗。

2. 中位随访 41.3 个月，425 例患者无进展生存时间，73 例患者继续治疗，依维莫司组 46 例，安慰剂组 27 例。

3. 依维莫司+曲妥珠单抗+紫杉醇治疗组并未提高患者的无进展生存时间，依维莫司组患者的无进展生存时间为 14.95 个月（95%*CI* 14.55～17.91 个月），安慰剂组为 14.49 个月（95%*CI* 12.29～17.08 个月），危险比（*HR*）0.89（95%*CI* 0.73～1.08，$P=0.1166$），未达到研究方案预先设定的显著性阈值（$P=0.0174$）。

4. 在激素受体阴性亚群（311 例）中，依维莫司组的中位无进展生存时间为 20.27 个月（95%*CI* 14.95～24.08 个月），安慰剂组为 13.08 个月（95%*CI* 10.05～16.56 个月），*HR* 0.66（95%*CI* 0.48～0.91，$P=0.0049$），未达到研究方案预先设定的显著性阈值（$P=0.0044$）。

5. 激素受体阳性患者，依维莫司组有 173 例无进展生存时间，安慰剂组有 88 例，*HR* 1.06（95%*CI* 0.82～1.37）。

6. 所有患者中测得的客观反应率在依维莫司组为 67.1%（95%*CI* 62.7～71.3%），安慰剂组为 69.0%（95%*CI* 62.8%～74.8%），相应的临床获益率为 75.8%（95%*CI* 71.9%～79.6%）和 81.2%（95%*CI* 75.6%～85.9%）。

7. 依维莫司组患者最常见的不良反应是口腔炎，发生率为 67%（315/472），安慰剂组为 32%（77/238）；腹泻发生率分别为 57%和 47%；脱发率分别为 47%和 53%。

8. 依维莫司组出现治疗相关的死亡 17 例（4%），而在安慰剂组则未出现。

9. 最常报道的 3~4 级不良事件有中性粒细胞减少（治疗组 25%与安慰剂组 15%比较）、口腔炎（13%与 1%比较）、贫血（10%与 3%比较）、腹泻（9%与 4%比较）。

10. 治疗组出现 17 例与治疗相关的死亡事件，发生率为 4%，而安慰剂组则未发生。

【结论】

尽管全人群分析中，无进展生存时间没有显著性差异，但应用依维莫司治疗的激素受体阴性的患者的无进展生存时间的中位数较对照组提高了 7. 2 个月，即使这种差异并没有达到预先设定的显著性阈值。该研究的安全性与 BOLERO-3 所报道的一致。在给予依维莫司和化疗的患者中，早期监测和管理不良事件十分重要。

（上海交通大学附属仁济医院乳腺中心　巴雅巴尔　殷　凯　陆劲松）

二、专家解读

1. 抗 HER-2 耐药可能机制是 PI3K/AKT/mTOR 通路异常活化　乳腺癌是异质性极强的疾病，15%~20%的乳腺癌患者为 HER-2（+）乳腺癌。作为 *HER-2* 基因（+）乳腺癌的驱动基因，HER-2 是有效的治疗靶点和稳定特异性标志物，但是抗 HER-2 治疗仍有 30%患者存在原发性耐药以及治疗期间引起的获得性耐药。需要进一步探究除 HER-2 外的其他有效生物标志物，以指导更为精准的乳腺癌靶向治疗。

临床前研究显示，HER-2（+）乳腺癌患者中常见 PI3K/AKT/mTOR 通路突变，而 *PIK3CA* 突变和（或）*PTEN* 缺失介导的 mTOR 通路激活能够诱导曲妥珠单抗耐药。*PIK3CA* 突变和 *PTEN* 缺失在曲妥珠单抗原发性耐药和继发性耐药中发生率分别为 13%~31%和 22%~47%。

BOLERO-1、BOLERO-3 研究都是依维莫司用于 HER-2（+）晚期乳腺癌的随机、双盲、安慰剂对照多中心临床研究，试图验证联合阻断 HER-2 和 PI3K/AKT/mTOR 通路的协同效应。BOLERO-1 针对晚期一线治疗的双靶点联合阻断治疗，而 BOLERO-3 则针对曲妥珠单抗耐药后的双靶点联合阻断治疗。BOLERO-3 研究达到主要终点，结果发现在既往用过紫杉类且曲妥珠单抗耐药患者，依维莫司加入到曲妥珠单抗+长春瑞滨治疗可显著延长无进展生存时间［7. 0 个月与 5. 78 个月比较，危险比（*HR*）0. 78，95% 可信区间（*CI*）0. 65~0. 95，*P*=0. 0067］，同时发现获益贡献来源于激素受体阴性亚组（*HR* 0. 65，95%*CI* 0. 48~0. 87）而非激素受体阳性患者（*HR* 0. 93，95%*CI* 0. 72~1. 20）。BOLERO-1 未达主要终点，但在激素受体阴性亚组患者无进展生存时间延长 7 个月绝对差异和进展风险降低 1/3，这一结果与 BOLERO-3 的亚组结果趋势一致。BOLERO-1、BOLERO-3 似乎都提示联合阻断治疗获益因激素受体状态不同而存在获益差异，然而激素受体状态作为依维莫司疗效预测指标的可重复性和可靠性可能还有待进一步的证实。

通过 BOLERO-1、BOLERO-3 临床试验联合探索性生物标志物分析旨在评价包括 *PIK3CA* 突变和 *PTEN* 缺失在内 PI3K 通路异常活化的生物标志物是否能预测抗 HER-2 疗效。

2. BOLERO-1、BOLERO-3 研究提示 PI3K 通路活化标志物可预测依维莫司疗效　BOLERO-1 和 BOLERO-3 研究利用 FFPE 标本库测定基因分子变异，检出的常见变异基因极为相似，且与 TCGA 基因组图谱都具有可比性。检出的 11 个高频变异基因中，9 个为基因扩增，某些为联合扩增，新发突变少见。FGFR 家族基因、PI3K/mTOR 通路基因和 *TP53* 基因均属于高频变异基因。其中 PI3K 通路活化标志物对联合依维莫司无进展生存时间延长具有预测意义：*PIK3CA* 基因型与无进展生存时间关联性分析显示，*PIK3CA* 突变患者能够获益于依维莫司（*HR* 0. 67，95%*CI* 0. 45~1. 00），而野生型患者未显示获益（*HR* 1. 1，95%*CI* 0. 83~1. 46）；*PTEN* 表达状态与无进展生存时间关联性分析中，*PTEN* 低表达/缺失患者使用依维莫司获益显著（*HR* 0.54，95%*CI* 0.31~0.96，*P*=0.035），PTEN 正常者无获益（*HR* 1.00，95%*CI* 0.80~1.26，*P*=0.97）；PI3K 活化状态与无进展生存时间关联分析表明，PI3K 通路过度活化者（由 PTEN 低表达、*PIK3CA* 突变或 *AKT1 E17K* 突变任意一种机制激活）依维莫司获益显著（*HR* 0.67，95%*CI* 0.48~0.93，*P*=0.016），但 PI3K 通路未活化者则不能够获益（*HR* 1.19，95%*CI* 0.87~1.62，*P*=0.28）。另外，PI3K 通路标志物分析提示 *PIK3CA* 突变的预后较差。

3. HER-2 靶向研究：*PIK3CA* 突变提示预后差但无法预测抗 HER-2 治疗疗效 CLEOPATR 研究和 EMILIA 研究的抗 HER-2 治疗标志物分析，均提示 *PIK3CA* 突变提示预后差但均无疗效预测作用。CLEOPATRA 研究治疗组帕妥珠单抗联合曲妥珠单抗和多西他赛与对照组曲妥珠单抗和多西他赛合并分析发现，*PIK3CA* 野生型（无突变）提示无进展生存时间预后更好（*HR* 0.63，*P*=0.0001）。EMILIA 研究中，拉帕替尼+卡培他滨对照组 *PIK3CA* 突变者的结局差于野生型患者（无进展生存时间：4.3 个月与 6.4 个月比较；总生存时间：17.3 个月与 27.8 个月比较），而 TDM-1 治疗组无进展生存时间获益与 *PIK3CA* 突变状态无关。针对拉帕替尼新辅助化疗 Neo-ALTTO 等研究的标志物 meta 分析，结果同样提示 *PIK3CA* 突变对病理完全缓解（pCR）率降低的预后意义，但无法预测特定抗 HER-2 药物的 pCR 率。*PIK3CA* 突变者相比野生型者 pCR 率显著降低（16%与 30%比较，*P*<0.001），然而 *PIK3CA* 突变者对各种抗 HER-2 药物治疗的 pCR 率相似。上述研究一致提示 *PIK3CA* 突变是独立的不良预后因素，但无法独立预测特定抗 HER-2 药物疗效。

4. BOLERO-1、BOLERO-3 研究是首次大数据解析 PI3K 通路变异的抗 HER-2 疗效预测作用 BOLERO-1、BOLERO-3 的 meta 生物标志物分析是迄今最大规模的 NGS 癌症基因组分析，首次证明在 HER-2（+）晚期乳腺癌中 PI3K 通路分子变异与靶向治疗疗效相关，并再次印证了 *PIK3CA* 突变提示预后不良。

BOLERO-1、BOLERO-3 研究中，NGS 检测有效样品共计 549 例，分别占 BOLERO-1 和 BOLERO-3 样品的 42%和 43%，其中 76%为原发性肿瘤、24%为转移性。二代测序显示原发性与转移性肿瘤的基因突变差异无统计学意义。来自 BOLERO-1 的样品中 *PIK3CA* 突变和 *PTEN* 缺失的比例分别为 30%和 16%，来自 BOLERO-3 的样品中 *PIK3CA* 突变和 *PTEN* 缺失的比例分别为 32%和 12%。*PK3CA* 突变和（或）*PTEN* 缺失和（或）*AKT1* 突变提示 PI3K 通路活跃，这类患者分别占 BOLERO-1 和 BOLERO-3 样品的 47%和 41%。

PI3K 通路的可能激活分子机制变异，特别是 *PIK3CA* 突变或 *PTEN* 缺失/低表达，均能独立预测依维莫司疗效获益，而无 PI3K 通路变异者则不能够从依维莫司治疗中获益。PI3K/AKT/mTOR 通路检测，尤其是 *PIK3CA* 基因的突变和 *PTEN* 表达的缺失，将可能用于筛选依维莫司获益人群，对 HER2（+）进展期乳腺癌临床治疗决策的进一步精细化产生深远影响。

5. ctDNA 的标志物识别可能提供更精确和更多的疗效信息 BOLERO-1、BOLERO-3 的 meta 分析的样本是肿瘤组织，而非循环肿瘤 DNA（circulating tumor DNA，ctDNA）。据 2015 圣安东尼奥乳腺癌大会上 BELLE-2 研究公布的数据，对于内分泌治疗耐药的激素受体阳性 HER-2（-）晚期乳腺癌患者，PI3K 抑制剂 buparlisib 联合氟维司群治疗比单用氟维司群治疗无进展生存时间延长了 1.9 个月。生物标志物探索亚组是组织包埋法检测组织 *PIK3CA/PTEN* 变异以及治疗前 ctDNA 液体活检 *PIK3CA/PTEN* 变异。在包埋组织表现出 PI3K 激活的亚型（*n*=372）中，buparlisib 有改善无进展生存时间的趋势，但是差异无统计学意义。在液体活检 ctDNA 确定的 PIK3CA 亚型中，无进展生存时间为 7.0 个月与 3.2 个月。由液体活检确定的非 *PIK3CA* 突变的亚型中，两种治疗方案未观察到无进展生存时间差异（6.8 个月与 6.8 个月比较；*HR* 1.05；*P*=0.642）。在科室临床小样本病例分析中，晚期 HER-2（+）乳腺癌抗 HER-2 耐药后经 ctDNA 检测出 *PIK3CA H1047R* 突变和

（或）*PTEN* 缺失，在后续曲妥珠单抗联合依维莫司治疗中均显示临床有效，并获得较好的无进展生存时间。在血样中获得的循环 ctDNA 已经成为了一种具有足够敏感性的，可靠和最小侵袭性的评估方法，可能更加精准反映肿瘤转移和复发的驱动基因状态。另外，在探索性分析中 ctDNA 有助于乳腺癌治疗的动态监测。综上，通过 ctDNA 评估 *PIK3CA* 突变/*PTEN* 缺失可能有助于找出能在 mTOR 抑制剂或者 PI3K 抑制剂治疗中获益的患者。

尽管 BOLERO-1、BOLERO-3 的 meta 分析是探索性分析，但提示携带 *PIK3CA* 突变，*PTEN* 缺失或 PI3K 信号通路活动过度的 HER-2（+）进展期乳腺癌患者可能从依维莫司治疗中得到无进展生存时间的获益。

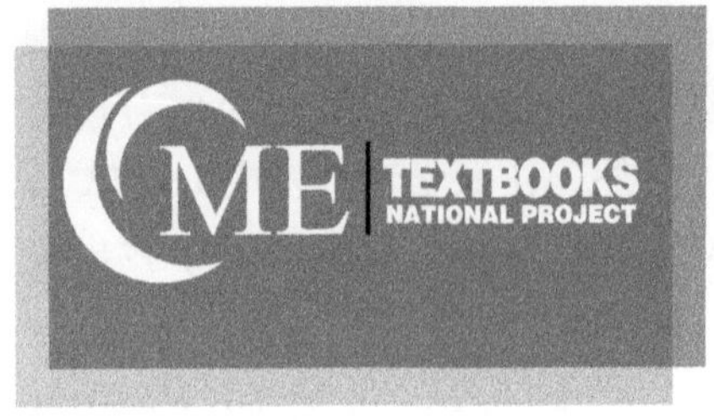

紫杉醇联合曲妥珠单抗和帕妥珠单抗方案治疗HER-2（+）转移性乳腺癌的Ⅱ期临床试验

第62章

一、概　　述

【文献来源】

Dang C，Iyengar N，Datko F，et al. Phase II study of paclitaxel given once per week along with trastuzumab and pertuzumab in patients with human epidermal growth factor receptor 2-positive metastatic breast cancer. J Clin Oncol，2015，33（5）：442-447.

【研究背景】

CLEOPATRA 试验展示了帕妥珠单抗联合曲妥珠单抗和多烯紫杉醇治疗乳腺癌的无疾病进展时间和总生存时间的结果。每周 1 次给予紫杉醇治疗相比多烯紫杉醇是有效和低毒性的。为了评估每周 1 次给予紫杉醇联合曲妥珠单抗和帕妥珠单抗的有效性和安全性，设计了这个Ⅱ期临床试验。

【入组条件】

1. 18 岁及以上的人表皮生长因子受体 2（HER-2）（+）的转移性乳腺癌患者。
2. ECOG 评分 0~1 分。
3. 有可测量或不可测量疾病，之前未接受过治疗或接受过 1 个疗程治疗。
4. 足够的器官功能，入组 4 周内心脏超声评估左心室射血分数（LVEF）≥50%。
5. 入组前已用曲妥珠单抗辅助治疗且颅内转移灶稳定控制≥2 个月。
6. 排除条件：既往 12 个月内有心血管发病史、先前曾使用帕妥珠单抗、≥2 级神经病变。

【试验设计】

这是一项Ⅱ期临床试验，患者接受紫杉醇 80 mg/m²，每周 1 次共 6 个月，同时帕妥珠单抗首剂 840 mg/m²，每 3 周 420 mg/m² 维持，曲妥珠单抗首剂 8 mg/kg，每 3 周 6 mg/kg 维持，治疗持续至疾病进展。主要终点为 6 个月无进展生存时间，次要终点为 6 个月时的总生存率和中位总生存率，安全性和耐受性等。

【试验流程】

试验流程见图 62-1。

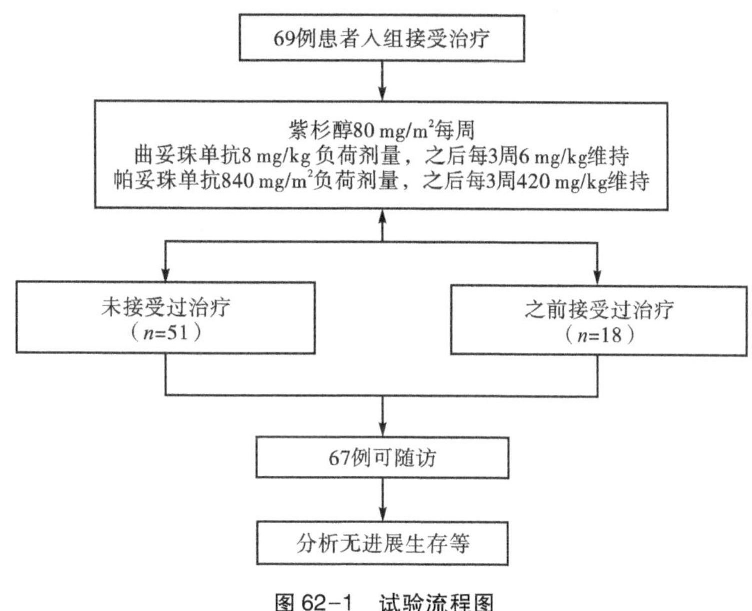

图 62-1 试验流程图

【结果】

1. 2011 年 1 月至 2013 年 12 月，69 例患者被纳入研究，平均年龄 53 岁（26~84 岁），中位治疗是 13.8 个月（0~38.7 个月）。

2. 在 51 例未接受过其他方案化疗的患者和在曾经接受过其他方案化疗的 18 例患者给予本治疗方案。

3. 中位随访 21 个月时，6 个月的疾病无进展生存率是 86%（95%*CI* 75%~92%），之前未接受过化疗患者的无进展生存率是 89%（95%*CI* 76%~95%），之前接受过化疗患者的无进展生存率是 78%（95%*CI* 51%~91%）。

4. 中位随访 21 个月时的中位无进展生存时间是 19.5 个月（95%*CI* 14~26）。之前接受过化疗患者的中位无进展生存时间为 16.4 个月［95%*CI* 8.5 个月~未达到（NR）］，之前未接受过化疗的患者的中位无进展生存时间为 24.2 个月（95%*CI* 14 个月~NR）。

5. 治疗 1 年评估患者生存和无进展生存率为 70%（95%*CI* 56%~79%），有、无先前治疗的患者中分别为 66%（95%*CI* 40%~83%）和 71%（95%*CI* 55%~82%）。

6. 67 例患者中 1 例自动出组，2 例失访，64 例患者中有 54 例获得临床受益，7 例完全缓解（CR），31 例部分缓解，16 例疾病稳定（SD）。

7. 治疗的耐受性较好，没有未预期的不良反应，没有发生有症状的左心室收缩功能下降。

【结论】

每周 1 次给予紫杉醇联合曲妥珠单抗和帕妥珠单抗是高度有效的，并且耐受性良好，可作为多西他赛为基础化疗方案的有效备选方案。

（上海交通大学附属仁济医院乳腺中心 巴雅巴尔 殷 凯 陆劲松）

二、专家解读

既往针对帕双靶治疗在 HER-2（+）乳腺癌中应用的 CLEOPRATRA 研究显示，帕妥珠单抗+曲妥珠单抗+多西他赛组较帕妥珠单抗+曲妥珠单抗+安慰剂组显著改善无进展生存率和总生存率。

该研究是一个单臂、无对照小样本Ⅱ期试验，主要研究目的是评估紫杉醇周疗联合曲妥珠单抗和帕妥珠单抗在 HER-2（+）乳腺癌中的有效性和安全性。该研究入组了 HER-2（+）转移性乳腺癌患者、≥18 岁、ECOG 0~1 分、前期接受过 0~1 种治疗、器官功能良好、LVEF≥50%、入组前可使用过曲妥珠单抗治疗、脑转移稳定≥2 个月的患者 67 例。随访 21 个月发现总体 6 个月无进展生存率为 86%，前期没接受过治疗的 51 例患者 6 个月无进展生存率 89%，前期接受过治疗的 18 例患者无进展生存率为 66%；在所有患者中，中位治疗周期数为 14.5 个月（1.2~38.7 个月，至少治疗 1 周期以上），中位使用周期数为 20 个周期（2~55 个周期），中位使用的紫杉醇化疗的周期数为 10 个周期（2~29 个周期），中位使用靶向治疗周期数为 20 个周期（2~55 个周期）。

该研究达到了它预设的主要研究终点：6 个月的无进展生存率在 65%以上。与 CLEOPATRA 研究不同的是，在该试验中，74%的患者为一线治疗，26%为二线治疗患者（而 CLEOPATRA 研究中仅 10%的患者为较早阶段的治疗），该Ⅱ期研究的患者中，32%为既往辅助/新辅助治疗中接受过曲妥珠单抗治疗的患者，20%患者在一线治疗中使用过曲妥珠单抗，其中 9%的患者在辅助/新辅助/一线治疗中使用过曲妥珠单抗。相较 CLEOPATRA 研究而言，该研究的患者中约 1/4 为二线治疗，且有更高比例的纳入患者在既往使用过曲妥珠单抗，因此，这可能是导致它有效率较低的原因（客观缓解率为 84%，其中 11%为完全缓解率，48%为部分缓解率，25%为 SD）。

另一方面，该研究虽然无进展生存率及总生存率在数据方面相较 CLEOPATRA 研究而言不够好，这是基于该研究纳入人群不同的缘故。但根据目前的临床研究数据，结论还是有一定的客观性：本研究中位无进展生存时间 19.5 个月（16~24 个月），其中既往未接受过治疗者为 24.2 个月（14 个月~NR），类似于 CLEOPATRA 研究中一线治疗的患者中位无进展生存时间（18.5 个月）；在治疗后 1 年的统计数据中，一线治疗的患者生存率及无疾病进展生存时间类似于 CLEOPATRA 研究数据。目前该临床研究仍处于观察阶段，并未给出终极研究数据，后续获益值得期待。

在不良反应方面，所有接受治疗的患者中，虽然长时间接受靶向治疗+化疗，患者的治疗耐受性良好，无严重不良事件发生，相对于 CLEOPATRA 研究数据报道而言，此研究患者发生 3 级及 3 级以上不良反应发生率均在 6%以下，无一例粒细胞减少性发热发生，且无治疗相关心力衰竭事件发生。

此研究还进行了生物标志物的测定，目前暂未公布临床研究数据。随着含帕妥珠单抗的各项临床研究（TRYPHAENA、APHINITY、KAITLIN）数据公布，联合帕妥珠单抗治疗带来的临床获益逐渐得到肯定，因此，联合帕妥珠单抗的临床治疗策略也将是之后的治疗实践方向；在晚期一线治疗中，基于目前报道的有效性及安全性研究数据，双靶向治疗（曲妥珠单抗+帕妥珠单抗）联合多西他赛已经作为一项标准治疗方案。可能在以后将逐渐改变新辅助/辅助治疗的指南推荐，并提供一系列临床研究思路，改变今后的抗 HER-2 靶向治疗策略，以期获得更好的临床疗效。

本研究提示，紫杉醇周疗方案联合曲妥珠单抗及帕妥珠单抗可以带来临床获益，同时具有良好的耐受性，这对于蒽环治疗后的 HER-2（+）晚期乳腺癌患者来说，可能是可以选择的另一个治疗方案。

（湖南省肿瘤医院　刘莉萍　欧阳取长）

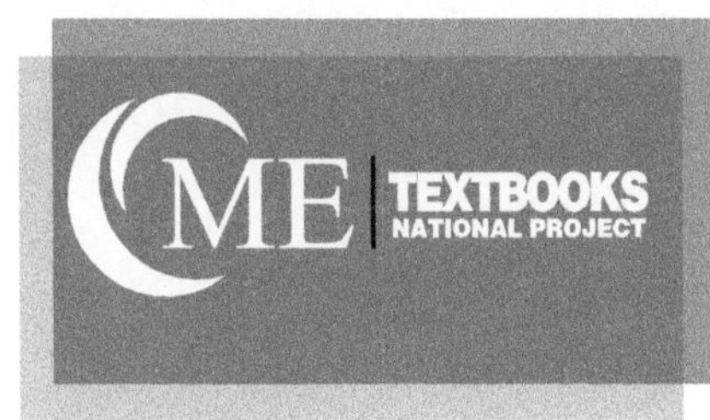

FIRST 研究：氟维司群对比阿那曲唑用于一线治疗总生存分析

第 63 章

一、概　　述

【文献来源】

Ellis MJ, Llombart-Cussac A, Feltl D, et al. Fulvestrant 500 mg versus anastrozole 1 mg for the first-line treatment of advanced breast cancer: overall survival analysis from the phase II FIRST study. J Oncol, 2015, 33 (32): 3781-3787.

【研究背景】

比较氟维司群 500 mg 和阿那曲唑 1 mg 作为晚期乳腺癌的一线治疗方案的总生存率。

【入组条件】

1. 绝经后妇女。
2. 雌激素受体阳性的局部晚期转移性乳腺癌患者。
3. 局部进展肿瘤或转移灶未经过治疗。
4. 允许患者之前曾接受过内分泌治疗，但必需在随机化前 1 年已经结束。

【试验设计】

1. 这是一个多中心、随机、开放Ⅱ期试验。
2. 首要研究终点是总生存率。
3. 耐受性分析监测了氟维司群停用后至多 8 周和阿那曲唑停用后至多 1 个月的严重不良事件。

【试验流程】

试验流程见图 63-1。

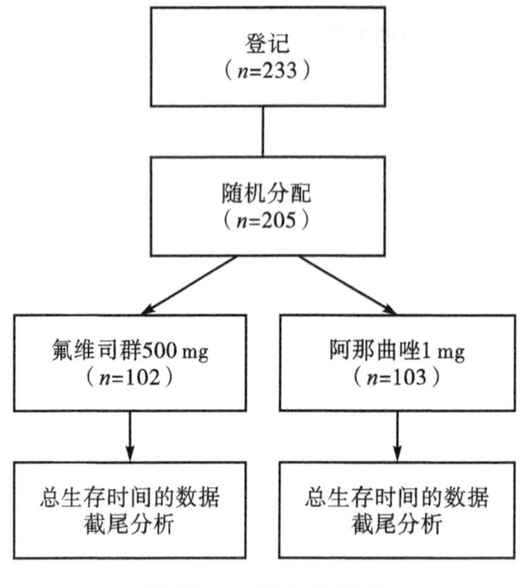

图 63-1　试验流程图

【结果】

1. 205 例患者被随机分配接受氟维司群 500 mg 组（102 例）及阿那曲唑 1 mg 组（103 例），截至总生存率随访分析时，氟维司群 500 mg 组和阿那曲唑 1 mg 组分别有 61.8%（$n=63$）和 71.8%（$n=74$）的患者死亡。

2. 氟维司群 500 mg 组中位总生存时间为 54.1 个月，阿那曲唑 1 mg 组中位总生存时间 48.4 个月高，氟维司群 500 mg 组的总生存时间较长（HR 0.70，95%CI 0.50~0.98，$P=0.04$）。

3. 3 年的无事件生存率在氟维司群 500 mg 组和阿那曲唑 1 mg 组分别为 64%、58%，5 年分别为 47%、38%。

5. 敏感性分析显示两组之间的随访时间没有显著差异，而且总生存率结果不是由于患者是否同意随访造成的。

6. 研究者认为主要的严重不良事件和治疗没有关联。仅 2 例患者出现与治疗相关的严重不良事件（1 例高血压，1 例肺栓塞），均发生在氟维司群 500 mg 组。

【结论】

这个临床试验的总生存率分析有诸多限制，包括在原始设计中没有计划总生存率分析，而是在疾病进展时间结果分析之后增加的研究内容，而且并不是所有患者参加了增加的总生存随访。但就目前的结果提示，氟维司群 500 mg 比阿那曲唑延长了总生存时间。这个结果有待更大的Ⅲ期 FALCON 前瞻性临床试验的确认。

（上海交通大学附属仁济医院乳腺中心　巴雅巴尔　殷　凯　陆劲松）

二、专家解读

氟维司群为选择性雌激素受体调节剂（SERD），其与雌激素受体（ER）α 的亲和力是他莫昔芬（TAM）的 50 倍，兼具结合、阻断和降解 ER 的功能。本身没有拟雌激素样作用，在所有组织中均表现出 ERα 拮抗剂的效应，即所谓的“纯 ER 拮抗剂”。

芳香化酶抑制剂（AIs）是绝经后进展期乳腺癌的标准一线内分泌治疗药物。氟维司群问世之后，许多研究都尝试将其与芳香化酶抑制剂进行比较，试图为进展期乳腺癌的治疗寻求更优秀的药物。但不管是早期的 0020 和 0021 试验（氟维司群 250 mg，每 28 天 1 次对比阿那曲唑用于既往内分泌治疗失败者），还是后来的 EFECT 研究（氟维司群-负荷剂量方案对比依西美坦用于既往内分泌治疗失败者），在肿瘤缓解率、临床获益率及至进展时间（TTP）上也都仅仅得出了非劣效性的结论，即两者疗效相当，并未证明氟维司群优于芳香化酶抑制剂；甚至在用于一线内分泌治疗时，氟维司群 250 mg，每 28 天 1 次的疗效都没有超过他莫昔芬。这给临床留下了很多困惑的地方：在绝经后进展期乳腺癌患者中，芳香化酶抑制剂已被证明优于他莫昔芬，而氟维司群与芳香化酶抑制剂疗效相当，由此推理氟维司群应优于他莫昔芬；而且从作用机制上来看，氟维司群作为 ER 的“纯”拮抗剂和下调剂，理论上疗效应优于 ER 拮抗/激动剂——他莫昔芬，但临床研究数据并不支持。

在思考这一问题的同时，人们也意识到 250 mg 可能并不是氟维司群的合适剂量。首先，药效学研究数据表明其生物学效应确实与剂量相关。50、125 和 250 mg 氟维司群可以剂量依赖性地下调乳腺癌组织中 ERα 蛋白的水平，而且 250 mg 时亦未达平台。另外，在一项氟维司群新辅助治疗的Ⅱ期研究——NEWEST 研究中证实，氟维司群 500 mg 用法（500 mg，每 28 天 1 次+第 14 天 500 mg）较 250 mg，每 28 天 1 次可以更大程度地下调 Ki-67 指数和 ER 的表达。

基于以上，设计了 FIRST 研究，旨在探索是否可以通过提高氟维司群剂量实现疗效上的突破。研究为Ⅱ期研究，对比高剂量氟维司群和阿那曲唑一线用于绝经后进展期乳腺癌内分泌治疗的疗效，主要终点为临床获益率（CBR，定义为经历了客观缓解和稳定期≥24 周的患者比例），次要终点包括客观缓解率、TTP、临床获益持续时间（DoCB）和缓解持续时间（DoR）。结果表明，两组 CBR 相似（氟维司群 500 mg 与阿那曲唑比较 72.5%、67.0%，P=0.386），客观缓解片亦无差异（36.0%与 35.5%比较），但 TTP 则表现出明显差异（23.4 个月与 13.1 个月比较），氟维司群 500 mg 组进展风险下降 34%（HR 0.66，95%CI 0.47~0.92，P=0.01）。在 TTP 结果出来之后，研究团队修改了研究方案，要求继续随访总生存率的结果，但由于部分研究中心和患者拒绝进一步随访，仅得到部分患者（氟维司群 500 mg 组 61.8%，阿那曲唑组 71.8%）总生存率的数据。

在随访到的患者中，氟维司群 500 mg 组（n=63，占 61.8%）中位总生存时间为 54.1 个月，阿那曲唑组（n=74，占 71.8%）为 48.4 个月（HR 0.70，95%CI 0.50~0.98，P=0.04）。从数据上来看，氟维司群 500 mg 实现了生存的延长，有望成为绝经后进展期乳腺癌内分泌治疗的一线选择。但由于总生存率非预先设计的研究终点指标，并非随访了所有患者的总生存率，故从研究设计的角度来说，该结论可信性受到一定挑战。但深入挖掘相关研究数据发现，该结论虽然为计划之外，但是在意料之中，也在情理之中。分析如下：①FIRST 研究中另外 2 个次要终点指标，DoCB 和 DoR 均是氟维司群 500 mg 组优于阿那曲唑组。也就是说，对于达到临床获益或者实现肿瘤缓解的患者来说，氟维司群 500 mg 治疗所带来的获益或缓解时间更长。这一点，在氟维司群的其他研究中也有所体现。早期的北美 0021 试验及 EFECT 研究、FACT 研究中均可看到：虽然在

CBR 和客观缓解率上没有看到差异，但氟维司群治疗的患者 DoR 在数字上都要大于对照组。CONFIRM 研究同样证实氟维司群 500 mg 的 DoR 更长。而更长的 DoR 或 DoCB 转变为 TTP 的延长甚至总生存时间的延长是在情理之中的事情。②氟维司群治疗带来的 DoR 延长从其作用机制上亦可解释。由于氟维司群作用导致 ER 表达的下调，相对于其他内分泌治疗药物，可从一定程度上减少或推迟 ER 途径介导的耐药发生。因此，氟维司群治疗可带来更长的 DoR 或 DoCB，也就有可能转化为生存的获益。

早期关于氟维司群（250 mg 方案、负荷剂量方案）的众多研究结论仅仅提示其可以作为乳腺癌内分泌治疗临床决策时的一个选择，并未发现其较其他内分泌治疗药物优越性。FIRST 研究首次证实了氟维司群 500 mg 能够带来生存获益。也成为继芳香化酶抑制剂之后能够提高乳腺癌治疗效果的另一单药。如果这一结论能得到Ⅲ期 FALCON 研究的证实，将有望改变现有的指南，使其成为一线治疗的重要选择。

（安徽医科大学第一附属医院　马　泰
安徽省立医院　潘跃银）

参考文献

[1] Howell A, Robertson JF, Quaresma Albano J, et al. Fulvestrant, formerly ICI 182, 780, is as effective as anastrozole in postmenopausal women with advanced breast cancer progressing after prior endocrine treatment. J Clin Oncol, 2002, 20 (16): 3396-3403.

[2] Osborne CK, Pippen J, Jones SE, et al. Double-blind, randomized trial comparing the efficacy and tolerability of fulvestrant versus anastrozole in postmenopausal women with advanced breast cancer progressing on prior endocrine therapy: results of a North American trial. J Clin Oncol, 2002, 20 (16): 3386-3395.

[3] Chia S, Gradishar W, Mauriac L, et al. Double-blind, randomized placebo controlled trial of fulvestrant compared with exemestane after prior nonsteroidal aromatase inhibitor therapy in postmenopausal women with hormone receptor-positive, advanced breast cancer: results from EFECT. J Clin Oncol, 2008, 26 (10): 1664-1670.

[4] Howell A, Robertson JF, Abram P, et al. Comparison of fulvestrant versus tamoxifen for the treatment of advanced breast cancer in postmenopausal women previously untreated with endocrine therapy: a multinational, double-blind, randomized trial. J Clin Oncol, 2004, 22 (9): 1605-1613.

[5] Robertson JF, Nicholson RI, Bundred NJ, et al. Comparison of the short-term biological effects of 7alpha - [9- (4, 4, 5, 5, 5-pentafluoropentylsulfinyl) - nonyl] estra-1, 3, 5, (10) - triene-3, 17beta-diol (Faslodex) versus tamoxifen in postmenopausal women with primary breast cancer. Cancer Res, 2001, 61 (18): 6739-6746.

[6] Kuter I, Gee JM, Hegg R, et al. Dose-dependent change in biomarkers during neoadjuvant endocrine therapy with fulvestrant: results from NEWEST, a randomized phase II study. Breast Cancer Res Treat, 2012, 133 (1): 237-246.

[7] Robertson JF, Llombart-Cussac A, Rolski J, et al. Activity of fulvestrant 500 mg versus anastrozole 1 mg as first-line treatment for advanced breast cancer: results from the FIRST study. J Clin Oncol, 2009, 27 (27): 4530-4535.

[8] Robertson JF, Lindemann JP, Llombart-Cussac A, et al. Fulvestrant 500 mg versus anastrozole 1 mg for the first-line treatment of advanced breast cancer: follow-up analysis from the randomized'FIRST' study. Breast Cancer Res Treat, 2012, 136 (2): 503-511.

[9] Bergh J, Jönsson PE, Lidbrink EK, et al. FACT: an open-label randomized phase Ⅲ study of fulvestrant and anastrozole in combination compared with anastrozole alone as first-line therapy for

patients with receptor-positive postmenopausal breast cancer. J Clin Oncol, 2012, 30 (16): 1919-1925.

[10] Di Leo A, Jerusalem G, Petruzelka L, et al. Results of the CONFIRM phase III trial comparing fulvestrant 250 mg with fulvestrant 500 mg in postmenopausal women with estrogen receptor-positive advanced breast cancer. J Clin Oncol, 2010, 28 (30): 4594-4600.

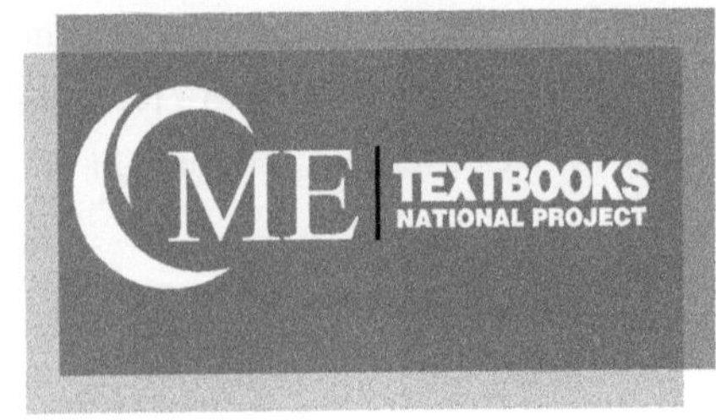

KEYNOTE-012 试验 pembrolizumab 治疗进展期三阴性乳腺癌患者疗效研究

第 64 章

一、概　　述

【文献来源】

Nanda R，Chow LQ，Dees EC，et al. Pembrolizumab in patients with advanced triple-negative breast cancer：phase Ib KEYNOTE-012 study. J Clin Oncol，2016，34（21）：2460-2467.

【研究背景】

大量研究显示免疫控制点抑制剂（immune checkpoint inhibition）是有效的抗肿瘤措施。同时一些证据支持免疫治疗三阴性乳腺癌中的治疗效果。本试验旨在评估程序化细胞凋亡蛋白 1（PD-1）抑制剂 pembrolizumab 在进展期三阴性乳腺癌中的安全性与抗肿瘤效应。

【入组条件】

1. 年龄≥18 岁。
2. 三阴性复发或转移性乳腺癌。
3. 实体肿瘤的反应评价标准（RECIST）1.1 规定可测量的 PD-L1 阳性肿瘤。
4. ECOG 评分为 0~1 分。
5. 允许之前有任何次数的全身治疗。
6. 排除标准：在研究入组前 7 天内使用过全身性类固醇药物；在首次 pembrolizumab 治疗后 2 周内化疗；活动性脑转移灶；之前曾使用过抗 PD-1/抗 PD-L1/抗 CLTA-4 抗体；活动性自身免疫性疾病。

【试验设计】

KEYNOTE-012 是一项多中心、非随机的ⅠB 期临床试验（ClinicalTrials. gov 注册码：NCT01848834）。研究在三阴性乳腺癌、胃癌、尿路上皮癌、头颈部肿瘤患者中，PD-L1 阳性患者予单药 PD-1 抑制剂 pembrolizumab 10 mg/kg，静脉注射，每 2 周 1 次的治疗效果及安全性。首要有效性研究终点为总缓解率（ORR）。次要有效性研究终点为无进展生存时间、总生存率。

【结果】

1. 111 例三阴性乳腺癌患者检测 PD-L1 表达，其中 58.6%PD-L1 阳性。32 例女性患者（平均年龄 50.5 岁，范围 29~72 岁）纳入并评估 pembrolizumab 的安全性及抗肿瘤效应。

2. 中位给药剂量数为 5（范围 1~36 个剂量）。常见不良反应与其他临床试验相似，如关节痛、乏力、肌肉痛、恶心等，5 例（15.6%）出现≥3 级不良反应，1 例发生治疗相关死亡。

3. 27 患者进行抗肿瘤活性评估，总缓解率为 18.5%，中位反应时间为 17.9 周（7.3~32.4 周），中位反应持续时间尚未到达（15.0~≥47.3 周）。

4. 有 22 例为无进展生存，中位无进展生存时间为 1.9 个月（95%*CI* 1.7~5.5 个月），6 个月时无病生存率为 24.4%。

5. 中位总生存时间为 11.2 个月（95%*CI* 5.3 个月~未达到），6 个月和 12 个月时的总生存率分别为 66.7%和 43.1%。

【结论】

本文为 pembrolizumab 2 周疗法用于进展期三阴性乳腺癌患者提供了初步的临床疗效分析及安全性评估的证据。Pembrolizumab 单药 3 周疗法（200 mg，每 3 周）的临床试验正在进行中（ClinicalTrials. gov 注册码：NCT02447003）。

二、专家解读

乳腺癌患者约有 20%为三阴性乳腺癌。由于缺乏雌激素受体和 HER-2 表达，根据目前的分子分型，其治疗缺乏有效的特异性靶点，唯一批准的系统治疗只有化疗，三阴性乳腺癌化疗后部分患者可能出现严重化疗反应，而且生存获益并不理想，因此，三阴性乳腺癌中新的治疗策略亟待发现。

部分学者认为 PD-1/PD-L1 通路激活与乳腺癌（尤其三阴性乳腺癌）不良预后相关。有研究报道显示三阴性乳腺癌组中 PD-L1mRNA 表达显著高于非三阴性乳腺癌患者（$P<0.001$）。PD-1 抑制剂 pembrolizumab 已经证明在多种肿瘤类型表现出临床抗肿瘤活性，美国食品药品管理局批准该药用于治疗晚期转移性黑色素瘤。KEYNOTE-012 试验主要目的在于评估进展转移性三阴性乳腺癌中抗 PD-1 单药 pembrolizumab 的安全性与抗肿瘤效应。

安全性研究发现，32 例患者中 18 例患者（56.3%）发生了治疗相关的不良事件，最常见的是关节痛（18.8%）、乏力（18.8%）、肌痛（15.6%）和恶心（15.6%）。其中 4 例患者（12.5%）经历了 3 级事件，1 例患者（3.1%）经历了 4 级事件，3 例（9.4%）出现了严重的不良反应事件。1 例患者因弥散性血管内凝血死亡，首次应用 pembrolizumab 后第 10 天出现弥散性血管内凝血，第 14 天死亡。可能的免疫相关不良反应主要包括 3 级结肠炎、3 级肝炎、2 级甲状腺功能减退症。出现的不良反应大多易于管理，未影响患者治疗。抗肿瘤活性研究显示，27 例可评估的患者中，1 例完全缓解（3.7%）和 4 例部分缓解（14.8%），总缓解率（ORR）达 18.5%，7 例（25.9%）达到疾病稳定，12 例治疗期间疾病进展，中位缓解时间 17.9 周（7.3~32.4 周），中位缓解持续时间尚未达到（15 周至>40 周）。22 例出现无进展生存，中位无进展生存率为 1.9 个月，6 个月时无进展生存率达 24.4%。中位总生存时间达 11.2 个月，6 个月和 12 个月时总生存率分别为 66.7%和 43.1%。5 例出现缓解患者中，3 例持续接受 pembrolizumab 治疗≥1 年，研究者 Nanda 认为患者对 pembrolizumab 治疗产生了持久性应答。

同样的，Emens 等在 2015 年美国癌症研究协会发布了以 PD-L1 为靶点的单克隆药物 MPDL3280A 在三阴性乳腺癌中疗效研究的 I A 期临床试验结果，37 例患者 PD-L1（+），21 例出现可评估的抗肿瘤效果，2 例（10%）达到完全缓解，3 例（14%）部分缓解，6 例无进展生存时间达 24 周甚至更长，客观有效率达 24%。

KEYNOTE-012 试验中 ORR 达 18.5%，Emens 等试验 ORR 达 24%，而一项以卡培他滨为二线方案治疗转移性三阴性乳腺癌的Ⅲ期临床试验显示其 ORR 仅 9%。研究显示，抗 PD-1/PD-L1 靶向治疗在晚期转移性三阴性乳腺癌中是有效的，并且部分患者可产生长期持续性应答。这在三阴性乳腺癌的其他治疗方案中并不常见，为转移性三阴性乳腺癌患者提供了新的治疗方向。

目前在三阴性乳腺癌中应用 PD-1/PD-L1 作为生物标志物仍为时尚早。两项研究均为小样本研究，需要扩大样本量进一步研究以提高研究结果的可信度。同时研究主要目标人群集中于转移性三阴性乳腺癌，患者均在抗 PD-1/PD-L1 靶向治疗前接受过多次辅助化疗，其肿瘤具有高侵袭性、高增殖活性的生物学特性，研究对象具有高选择性，不能完全反应三阴性乳腺癌患者对于抗 PD-1/PD-L1 靶向治疗的反应性，而且 PD-1（+）三阴性乳腺癌中仅小部分出现应答，哪些人群能够从抗 PD-1/PD-L1 靶向治疗中获益尚无统一认识。上述研究均为 I 期非随机对照研究，不能反映抗 PD-1/PD-L1 靶向治疗与一般抗肿瘤治疗相比患者的获益程度。目前关于抗 PD-1/PD-L1 临床试验的给药方案均参考自黑色素瘤与非小细胞肺癌的相关试验，如何优化最佳给药方案需进一步探索。同时目前抗 PD-1/PD-L1 靶向治疗主要集中在单药治疗的疗效及安全性研究，其与其他抗肿瘤药物联合治疗的研究很少。如何进行抗 PD-1/PD-L1 靶向治疗的进一步研究是亟待解决的问题。扩大样本量、扩大研究对象、优化给药方案、联合其他抗肿瘤药物等均可能成为后续研究方向，其临床价值需要更加充分严谨的临床试验证据进行评估证实。

随着免疫治疗的研究进展，三阴性乳腺癌患者可能出现更为详尽的分子分型标志，发掘出更多新的治疗靶点和药物，实现三阴性乳腺癌患者的个体化治疗，争取更大的临床获益。

（华中科技大学同济医学院附属同济医院　李兴睿）

参考文献

[1] Nanda R, Chow LQ, Dees EC, et al. Pembrolizumab in patients with advanced triple-negative breast cancer: phase Ib KEYNOTE-012 study. J Clin Oncol, 2016, 34 (21): 2460-2467.

[2] Muenst S, Soysal SD, Gao F, et al. The presence of programmed death 1 (PD-1) - positive tumor-infiltrating lymphocytes is associated with poor prognosis in human breast cancer. Breast Cancer Res Treat, 2013, 139 (3): 667-676.

[3] Mittendorf EA, Philips AV, Meric-Bernstam F, et al. PD-L1 expression in triple-negative breast cancer. Cancer Immunol Res, 2014, 2 (4): 361-370.

[4] Pivot XB, Li RK, Thomas ES, et al, Activity of ixabepilone in oestrogen receptor-negative and oestrogen receptor-progesterone receptor-human epidermal growth factor receptor 2-negative metastatic breast cancer. Eur J Cancer, 2009, 45 (17): 2940-2946.

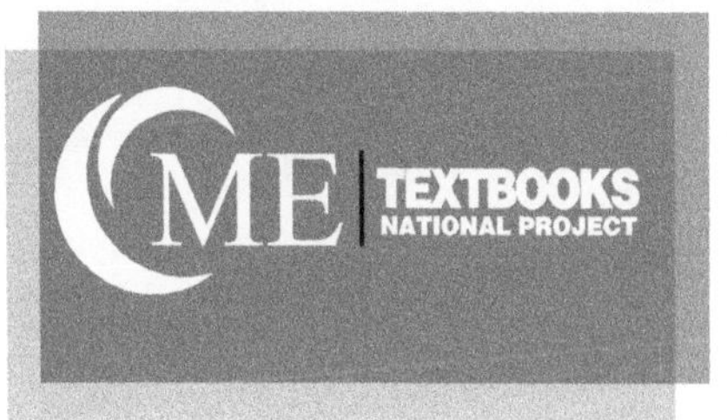

第三部分

国际重要乳腺癌相关指南更新解读

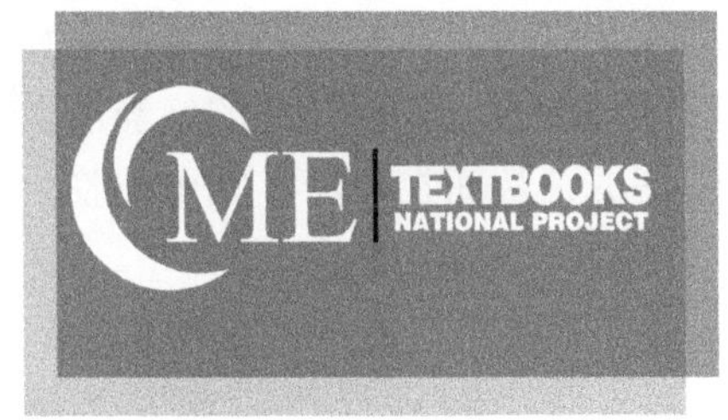

ASCO 阳性乳腺癌患者的辅助内分泌治疗指南更新解读——卵巢功能抑制跻身辅助治疗机遇还是挑战?

第 65 章

2016 年 2 月，美国临床肿瘤学会（ASCO）在 J Clin Oncol 上就卵巢抑制（OFS）这一问题对激素受体（HR）（+）乳腺癌患者的辅助内分泌治疗指南进行了更新。该更新指南对符合入选标准的 4 项研究（E3193、SOFT、TEXT 和 ABCSG-12）进行系统评价，以权衡雌激素受体（ER）（+）的绝经前乳腺癌患者在接受标准辅助治疗基础上加用 OFS 的获益及风险。

该更新指南主要围绕两个临床问题展开。其一，ER（+）的绝经前乳腺癌患者是否应当在标准辅助治疗基础上加用 OFS，哪一类患者应当加用？其二，如果推荐 OFS，其是否应与他莫昔芬或芳香化酶抑制剂（AI）联用？

针对第一个问题，专家组的推荐为：①高危患者应当在辅助内分泌治疗基础上加用 OFS，而低危患者不应加用 OFS；②对于通常会被建议接受辅助化疗的Ⅱ期或Ⅲ期患者，应当在内分泌治疗基础中加用 OFS；③对于高危的Ⅰ期或Ⅱ期患者，若考虑化疗，也可在内分泌治疗基础中加用 OFS；④对于无需化疗的Ⅰ期患者，应当接受内分泌治疗，而非 OFS；⑤对于淋巴结阴性且肿瘤≤1 cm（T_{1a}、T_{1b}）的患者，应当接受内分泌治疗，而非 OFS。针对第二个问题，专家组的推荐为 OFS 可与他莫昔芬或 AI 联用。

上述推荐与其他权威指南或共识（包括 NCCN 乳腺癌指南、St. Gallen 共识、BCY2 指南以及中国乳腺癌内分泌治疗专家共识等）相比，不仅导向一致，更为细化，确为临床实践提供了治疗框架。然而，指南来源于试验，但试验却远不如真实世界复杂。在临床实践中，我们需注意以下几个问题。

1. OFS 的最佳辅助治疗时长仍存争议 既往有关 OFS 研究的数量繁多，且治疗时长多为 2~3 年，但这些研究多受混杂因素的干扰，比如：一些研究入组了 HR（-）的患者；另一些研究入组了接受辅助化疗的患者，但并未考虑到化疗常会引起绝经前患者的 OFS，从而未在研究设计时通过分层等方式规避该因素的影响；也并非所有的试验均对 ER（+）患者给予他莫昔芬治疗。鉴于这些因素所导致的研究结果可信度下降，2011 年的 ASCO 指南中并不推荐在辅助他莫昔芬和（或）辅助化疗基础上加用 OFS。近年来，相继公布的随机对照试验即该更新指南中纳入的 4 项研究无论在研究设计还是统计分析上均可谓竿头添彩、后出转精，且在提示 OFS 有生存获益的研究中其治疗时长为 5 年，因此在该更新指南中专家组推荐 OFS 应治疗 5 年。但现有的随机对照试验并无直接比较 OFS 不同辅助治疗时长对生存和安全性的影响差异，故何为 OFS 最佳治疗时长仍未可知。

2. OFS 与 10 年他莫昔芬的抉择困境 在更新指南所纳入的 4 项研究进行设计之初，ATLAS

和 aTTom 研究结果远未公布，因此当时 10 年他莫昔芬治疗的地位尚未确立，更遑论在这 4 项研究中设立 10 年他莫昔芬治疗组并与 OFS 相比较了。因此，对于复发风险较高、需要化疗的绝经前乳腺癌患者而言，OFS 与 10 年他莫昔芬孰优孰劣目前尚无循证医学证据，从而在临床实践中面临治疗决策时的两难境地。

3. OFS 的不良反应不容忽视 大量数据证实，加用 OFS 可增加围绝经期症状和骨质疏松风险，可导致患者生活质量下降。因此，专家组建议在治疗之初，应先采用促性腺激素放素（GnRH）激动剂使得 OFS 抑制可逆，若患者可耐受 OFS 不良反应并计划继续接受 OFS 治疗，则可继续予以 GnRH 激动剂治疗或改为手术及放射治疗的不可逆性卵巢去势。另一方面，临床医生应充分权衡 OFS 的获益-风险比。若患者对 OFS 的不良反应无法耐受或对不良反应进行治疗后无法缓解，则应考虑中断 OFS，不建议盲目追求获益罔顾患者体验。当然，对于接受 OFS 的患者还应监测其骨密度，尤其是 OFS 与 AI 联用时更应关注。

4. 预测 OFS 获益的指标时移世易 基于临床试验本身的研究设计和数据解读，更新指南中采用是否接受化疗这一临床替代指标来决定患者是否需要接受 OFS。然而，“不接受化疗”并不等同于“不需要化疗”，化疗决策本身可受诸多因素影响，如患者应该化疗却不愿化疗或因合并疾病等化疗禁忌证而不能化疗等。另一方面，随着分子分型及基因检测等概念的引入和发展，化疗指征也并非一尘不变。更新指南中建议高危患者采用 OFS，而低危患者则不建议。但如何定义患者的复发风险，更新指南及相关临床试验均未给予明示，同时处于灰色地带的中危患者是否给予 OFS 目前尚无充分数据支持。因此，单纯根据患者是否接受化疗来简单粗暴地区分患者是否加用 OFS 已不能适应现今治疗策略制订的需求，OFS 获益的预测指标亟需进一步深化。

5. 警惕 OFS 治疗是否达到理想的绝经状态 GnRH 激动剂治疗在使患者达到绝经状态方面可能并非无懈可击，已有研究发现，部分患者在接受 GnRH 激动剂治疗过程中出现雌激素水平升高，即不符合绝经标准，提示 OFS 不全。但由于检测方法、检测指标及单次检测的不确定性，目前尚无充分数据支持应在 GnRH 激动剂治疗过程中监测雌激素水平。但更新指南中提到，患者及临床医生应对治疗中可能提示卵巢功能恢复的生理变化提高警惕，如月经恢复和（或）围绝经期症状的周期性波动等。

6. OFS 在 ER（-）乳腺癌中的地位尚未确立 该更新指南并未探讨 OFS 在 ER（-）乳腺癌中的应用价值。就 OFS 的内分泌治疗价值而言，目前尚无证据支持其可改善 ER（-）乳腺癌患者的预后。然而，临床前研究显示三阴性乳腺癌多存在促黄体素释放素（LHRH）受体，若在移植瘤模型中采用 GnRH 激动剂处理，可抑制肿瘤生长、减少肿瘤转移及增加细胞凋亡。同时 POEMS 研究亦发现，化疗联合 GnRH 激动剂或能较单纯化疗改善 HR（-）患者的预后。另一方面，就 OFS 的保护卵巢价值而言，POEMS 等研究提示，在 HR（-）患者中化疗联合 GnRH 激动剂可以保护卵巢功能、减少卵巢早衰并增加妊娠和生育的概率。但是，由于相关数据仍有欠缺，OFS 在 ER（-）乳腺癌中的应用价值仍有待进一步探究。

随着临床试验的不断累积，OFS 在乳腺癌辅助治疗中的地位逐渐由既往的混沌不明到现今的拨云见日，可谓重现生机。然而，OFS 在临床实践中仍面临诸多挑战和质疑，期待将来不断有新的数据充实将其逐一化解，使 OFS 的应用日臻清晰明朗。

（复旦大学附属肿瘤医院 殷文瑾
上海交通大学医学院仁济医院 陆劲松）

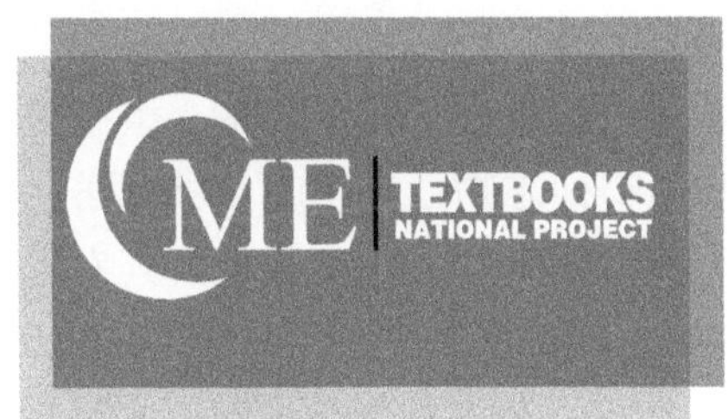

2015年ASCO临床实践指南：应用生物标志物指导女性转移性乳腺癌系统性治疗建议

第66章

本指南目的是为合理使用乳腺肿瘤生物标志物检测结果指导女性转移性乳腺癌系统性治疗提供推荐建议。采用方法是基于对2006年至2014年9月期间发表的系统综述，荟萃分析、随机对照试验研究及预期性的回顾性研究等医学文献的系统性分析，组织专家组（讨论），形成该临床实践指南的推荐意见。共计筛选出17篇符合标准文章进行深入分析，其中11项研究报道了原发灶和转移性病灶在表达激素受体或人类表皮生长因子受体2（HER-2）上的不一致性，1项随机对照临床研究阐述了生物标志物用来决定是否改变或继续临床治疗，另有5项预期性回顾研究评估了生物标志物的临床效用。

1. 可获取组织标本的新诊断转移性乳腺癌患者，应予活检以确认疾病进展，并检测雌激素受体（ER）、孕激素受体（PR）和HER-2状态。患者还需告知，若原发灶和转移灶检测结果不一致，目前尚缺乏证据说明依据哪种标本决定治疗方案预后更好。鉴于原发灶和转移灶的结果存在不一致性，若符合临床状况及患者治疗目标，共识建议优先检测转移灶的ER、PR和HER-2状态以指导治疗（类型：基于原发灶与转移灶之间的生物标志物转变的证据，尚无证据说明生物标志物的改变与系统治疗的选择影响预后。证据质量：欠充分。建议强度：中度）。

2. 转移性乳腺癌系统治疗决策应基于临床评估、判断和患者意愿。目前尚无证据显示单独依据除ER、PR、HER-2外的生物标志物进行初始治疗可改善患者预后（类型：循证。证据质量：低。建议强度：中等）。

3. 对组织生物标志物的建议：已接受系统治疗的转移性乳腺癌患者，应该基于临床评估、病情进展或治疗反应的判断、患者的治疗目标来决定是否更换新药或治疗方案或中断治疗。目前尚无证据显示单独基于除ER、PR、HER-2外的生物标志物改变治疗方案可改善预后、生活质量或成本效益（类型：循证。证据质量：低。建议强度：中等）。

4. 癌胚抗原（CEA）、糖类抗原（CA）153和CA27-29可用作辅助评价指标以帮助转移性乳腺癌治疗的临床决策。目前的数据尚不足以建议单独使用CEA、CA153和CA27-29检测治疗反应。由于缺乏评价标志物临床应用的研究设计，该建议为基于临床经验的非正式共识，因此，临床医生不使用这些标志物作为辅助评估手段也是合理的（类型：非正式共识。证据质量：不充分。建议强度：中等）。

5. 对循环肿瘤标志物的建议：已接受系统治疗的转移性乳腺癌患者，应该基于临床评估、病情进展或治疗反应的判断、患者的治疗目标来决定是否更换新药或治疗方案或中断治疗。目前尚无证据显示单独基于循环肿瘤标志物的生物标志物改变治疗方案可改善预后、生活质量或成本-效益（类型：循证。证据质量：中等。建议强度：中等）。

所谓肿瘤生物标志物是指肿瘤发生与增殖过程中，由肿瘤细胞合成、释放或者机体对肿瘤反应而产生的异常增高物质，有助于肿瘤的诊断、分型、治疗指导和预后分析。乳腺癌是一组高度异质性的肿瘤，为便于临床和病理医生准确检测和合理运用这些生物标志物，美国临床肿瘤学会（ASCO）于 1996 年第一次发布了乳腺癌肿瘤标志物使用的临床实践指南，并于 2000 年由其专家委员会进行了修订和更新，此后 2007 年再次发布了关于乳腺癌标志物的使用建议，随后在 2010 年更新了一项雌激素受体及孕酮受体检测指导，在 2013 年更新了 HER-2 检测的指导准则。此后在 2015 年 8 月 20 日及 2016 年 2 月 8 日分别发布了利用乳腺肿瘤的生物标志物指导转移性乳腺癌患者的系统性治疗和用于指导早期浸润性乳腺癌和 ER、PR 和 HER-2 情况已知的女性患者的全身辅助治疗决策的临床实践指南，本质上在于促进合理地选择使用生物标志物来指导或影响乳腺癌的系统性疗法。下面重点介绍一下 2015 年更新的利用生物标志物来对转移性乳腺癌女性的系统性疗法提供指导性的决策。

乳腺癌首次出现转移时，对转移灶再活检及评估 ER、PR 及 HER-2 状态在所有病例中都被认为是合理的。对可获取的病灶进行活检以确认恶性病变诊断，且转移灶 ER、PR 和 HER-2 的状态可能与原发灶不同，专家组根据现有数据发现，转移灶 ER 阳性转阴性的比例为 5.7%~7.5%、阴性转阳性的比例为 3.0%~8.8%；PR 阳性转阴性的比例为 17%~24%、阴性转阳性的比例为 6.9%~7.3%；HER-2 改变的绝对数约 5.5%，故具有临床意义。对于这些受体状态的改变有一些可能的解释，包括现有检测手段的性能分析、肿瘤异质性及肿瘤生物进化。新证据表明，肿瘤之间及肿瘤内部的异质性要比既往所认为的更重要，不同的转移部位可能包含不同的生物标志表达谱，肿瘤内的细胞克隆分子谱也不同。因此，专家组推荐对一个转移部位进行 ER、PR 和 HER-2 的状态及性能检测。然而，对于转移部位生物标志物改变的患者，尚缺乏足够数据证明根据此结果更改系统治疗方案是否对疗效有影响。专家组认为在符合临床状况及患者治疗目标的情况下，当原发灶与转移灶 ER、PR 和 HER-2 表达不一致时，应根据转移灶的检测结果指导治疗，医生需在综合考虑临床治疗效果和患者接受相关治疗后的预后情况进行临床判断。此外，专家组认为，由于现有病理学条件下检测到的 ER、PR 及 HER-2 结果可靠度局限，应对发生骨转移的患者这种特殊情况提高警惕。骨活检标本的脱钙作用可能会影响 ER、PR 及 HER-2 检测结果。因此只要有可能，应使标本在检测前的处理过程中不进行脱钙。应用 ethylenedi-aminetetra-acetic acid 以及减少甲酸脱钙时间为可行方法；然而，这两种方法都有缺陷，并且在临床应用前均需进行验证。将有活性的肿瘤组织从宿主骨骼物理分离，可使至少一部分肿瘤组织不必经过脱钙处理，这点细针活检标本无法达到。对于乳腺癌骨转移病灶的穿刺活检，将伴有血凝块的组织与骨组织碎片分别用标本容器送检可能不必经过脱钙处理，可用于检测乳腺癌骨转移灶的 HER-2 状态。若无法检测到未经脱钙的标本，应谨慎解读阴性结果，并考虑对额外或更合适的标本进行检测。即在原发灶与转移灶受体表达不一致的情况下，临床医生应确保应用了恰当的检测程序，因其潜在影响着患者的治疗。

在临床实际工作中 CEA、CA153、CA27-29 常被作为补充性评估来帮助对转移性乳腺癌做出治疗的决策，新版指南也提及，CEA、乳腺 CA153 以及癌抗原 CA27-29 可以用来辅助评估和制订合理的治疗方案。但目前不提倡仅仅靠检测这些标志物的水平变化来监测治疗效果。因为目前尚无针对这些生物标志物的临床应用价值的高质量研究，单独使用 CEA、CA153 或 CA27-29 来监测治疗反应数据还不充分，因此这项建议仅属于基于临床经验和专家组的一项非正式共识。临床医生可自由选择是否使用这 3 种生物标志物来辅助评估和制订合理的治疗方案，而不用这些肿瘤标志物作为补充性评估也是合理的。

外周血中的肿瘤标志物，包括循环肿瘤细胞及循环肿瘤细胞核苷酸等已经成为研究热点，但本共识指出，对于转移性乳腺癌，启动系统治疗的决策应基于临床评估、判断和患者个人意愿，已经接受全身治疗的转移性乳腺癌患者，应该基于临床评估、疾病进展情况与治疗反应情况以及患者治疗目的决定是否要切换另一种药物或方案或终止治疗。目前并没有证据支持在这种情况下，单纯根据除 ER、PR 和 HER-2 以外的循环血生物标志物的检测结果而启动治疗能改善预后、生活质量或成本-获益比的证据。

总之，对于转移性乳腺癌患者系统治疗决策的制订需要综合考虑临床评估、诊断结果及患者自身对不同治疗方案的倾向性。对于已经接受系统治疗的患者，如果考虑中断系统治疗或更改药物治疗方案，应基于疾病的进展和治疗的应答情况进行谨慎的临床评估和判断，同时也要考虑到患者对于治疗的个人意愿和个人经济状况。目前尚无充足证据表明，仅依据 ER、PR、HER-2 的检测结果而更改治疗方案能够明显改善患者的健康结局、生活质量以及降低医疗费用，更缺乏应用肿瘤标志物 CEA、CA153、CA27-29 及循环血肿瘤细胞等指导治疗策略改变的直接临床研究结果，但不影响其作为补充性辅助性评估及今后开展高质量的基于生物标志物指导意义的临床研究。因此，指南建议在制订治疗决策时，原发病灶、转移组织及血液循环系统的生物标志物水平均需纳入考虑，由临床医生依据具体情况最终决策。

（上海交通大学医学院仁济医院　徐迎春　王理伟）

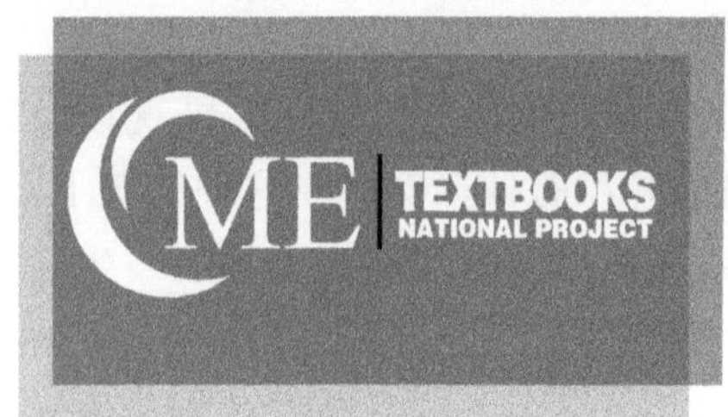

2016 年 NCCN 乳腺癌指南更新解读

第 67 章

美国国家综合癌症网络（NCCN）指南 2016 V2 版系统性治疗部分更新要点：NCCN 近期发布了《NCCN 乳腺癌临床实践指南 2016 V2 版》（简称 NCCN 指南），对乳腺癌诊治的各个环节进行了规范。本文总结指南全身治疗更新内容，并结合循证医学证据进行了解读。最新版指南主要更新的内容为新增了对于新辅助治疗的概述；在术前和术后辅助化疗方案中删除了 FAC/CAF 方案与 FEC/CEF 方案；将卵巢功能抑制联合芳香化酶抑制剂纳入绝经前患者辅助内分泌治疗方案；palbociclib 联合氟维司群成为绝经后局部晚期-复发转移性乳腺癌内分泌治疗新选择；更新了曲妥珠单抗 DM1 在转移性人表皮生长因子受体 2（HER-2）（+）乳腺癌中的适应证等。本文旨在帮助肿瘤科医生更好地将循证医学证据运用于临床实践。

专家解读：全世界每年新发乳腺癌病例数稳居女性恶性肿瘤之首，为导致女性癌症相关死亡的重要原因之一。为推动乳腺癌的规范化诊治，许多国际学术组织先后以循证医学证据为基础制定了临床实践指南。NCCN 制订的 NCCN 指南，是得到国际肿瘤学界广泛认可的权威指南之一。NCCN 指南从乳腺癌筛查、诊断、手术、放射治疗与全身治疗等各个方面对于乳腺癌的诊治进行了规范。全身治疗包括内分泌治疗、化疗、靶向治疗等等，在乳腺癌综合治疗中占有举足轻重的地位。本文就 2016 年 NCCN 指南中全身治疗的更新内容作进一步的解读。

一、新辅助治疗

新辅助治疗，又称术前全身治疗，指在手术前给予患者全身治疗，取得一定疗效后再进行手术。该理念最早出现于 20 世纪 70 年代，最初目的是为了让一些不能手术的患者经过化疗重新争取到根治性手术的机会。随着医学的发展，新辅助治疗的适应证也在逐渐扩大。目前已成为乳腺癌重要治疗策略。因此，2016 年 NCCN 指南基于临床实践结果，对乳腺癌新辅助治疗进行了归纳与总结，新增了“术前全身治疗原则”（BINV-L），概述了术前全身治疗的原则、适应证、治疗选择与疗效评价等内容。

1. 新辅助治疗的目的及特点 早期 NSABP B-18、NSABP B-27 等多项随机临床研究探索了同种化疗方案在新辅助或辅助治疗中使用的疗效，结果显示，术前或术后接受化疗对乳腺癌患者无病生存时间或总生存时间并没有影响。

但基于临床实践的结果，NCCN 指南总结了新辅助化疗存在如下优势：①使原本难以切除的局部晚期患者获得根治性手术的机会；②对于具有保乳意愿，但肿瘤较大难以在保乳前提下根治性切除肿瘤的患者，新辅助化疗可以降低乳腺癌临床分期，增加保乳手术的机会；③根据肿瘤对治疗反应，提供患者个体化预后信息，新辅助治疗后达到病理完全缓解（pathologic complete response，pCR）的早期乳腺癌患者往往可以获得较为满意的无病生存时间与总生存时间，病理缓解与远期生存获益之间的相关性在三阴性乳腺癌中最为显著，其次为 HER-2（+）乳腺癌，而在激素受体（hormone receptor，HR）（+）乳腺癌中最弱；④为施行基因检测、乳房重建计划提供时机。

此外，新辅助治疗前后均可获得组织学与血液标本，有利于开展新药研究或治疗方案的优化，也为探索药物反应相关标志物或耐药机制提供良好研究模型，是一个理想的临床研究平台。

但新辅助化疗本身可能导致部分肿瘤信息的改变或者丢失，使得术后病理分期无法完全代表真实的分期情况，从而有可能影响后续治疗方案的选择以及对疗效及预后的评价。因此 NCCN 乳腺癌专家团（panel）特别提醒：倘若高估了患者的临床分期，新辅助治疗可能会导致过度治疗；而若是低估了临床分期，则会导致局部治疗不足。有研究结果提示，接受术前全身治疗的患者较接受术后全身治疗的患者局部复发率更高，可能就是由于新辅助治疗后局部治疗不足导致的。因此对于乳腺癌进行准确的分期并筛选出适合接受新辅助治疗的患者尤为重要。

2. 新辅助治疗适应证　新辅助治疗并非适用于所有患者。无法手术切除的乳腺癌中，术前全身治疗的适应证包括炎性乳癌、$N_{2\sim3}$区域淋巴结转移、T_4 肿瘤；对于可手术切除者，具有保乳诉求但原发肿瘤较大者可以考虑新辅助治疗。

新辅助治疗对于特定类型的患者可能并不适用，包括浸润性病灶范围无法确定者、肿瘤边界不清晰者、临床无法触及或评估的乳腺肿块者，此类患者应由多学科团队评估后做出决定。

3. 术前全身治疗的选择

（1）新辅助化疗：虽然新辅助化疗的价值得到了临床的一致认可，但是目前尚无理想的统一治疗方案。原则上，对乳腺癌有效的药物或者化疗方案均可以用于新辅助化疗。NCCN 指南认为新辅助与辅助化疗治疗目的均为控制微转移灶（亚临床转移），减少远处转移，因此推荐用于辅助治疗的化疗方案均可考虑作为新辅助治疗（见新辅助/辅助化疗方案部分，BINV-K）。

（2）新辅助内分泌治疗：对于 HR 强阳性的乳腺癌患者，可以考虑新辅助内分泌治疗。他莫昔芬最早作为新辅助内分泌治疗应用于不能耐受化疗的乳腺癌患者，随后多项临床研究比较了芳香化酶抑制剂（aromatase inhibitor，AI）在新辅助治疗中的疗效与安全性，基于以上临床实践结果，NCCN 指南推荐的新辅助内分泌治疗方案为 AI（绝经前患者应联合卵巢抑制剂）或他莫昔芬。对于绝经后患者，优先考虑 AI 治疗。

（3）抗 HER-2 分子靶向治疗：HER-2 是位于 17 号染色体的促癌基因，在 15%～20%的乳腺癌中过表达。在曲妥珠单抗以前，HER-2 扩增被认为是不良预后因素。抗 HER-2 分子靶向药物的出现极大改善了 HER-2（+）乳腺癌的预后。

对于适合接受新辅助治疗的 HER-2（+）乳腺癌，首选方案为化疗联合以曲妥珠单抗为基础的治疗。NCCN 新辅助治疗原则中说明，HER-2（+）的肿瘤应该接受至少 9 周的曲妥珠单抗术前治疗。

近年来多项研究表明，双靶向治疗联合化疗能在单靶向治疗联合化疗基础上进一步显著提高新辅助治疗后 pCR 率。NeoSphere 研究结果提示在多西他赛联合曲妥珠单抗方案基础上加入帕妥珠单抗可以显著提高 pCR 率（乳腺 pCR 绝对值提高 16.8%，95%*CI* 3.5%～30.1%，P=0.0141），进一步随访结果显示，双靶向联合多西他赛组 3 年无病生存率为 92%，曲妥珠单抗联合多西他赛组为 85%（*HR* 0.60，95%*CI* 0.28～1.27）。

TRYPHAENA 研究是一项随机Ⅱ期临床试验，评估了帕妥珠单抗与曲妥珠单抗在以蒽环类或卡铂为基础新辅助治疗中的疗效与安全性。225 例局部晚期（$T_{2\sim3}$，$N_{2\sim3}$，M_0；$T_{4a\sim c}$，任何 N，

M_0)、炎性乳癌(T_4,任何 N,M_0)或直径>2 cm 的 HER-2(+)乳腺癌随机接受 6 个周期 FEC 方案+双靶向序贯多西他赛+双靶向治疗、FEC 方案序贯多西他赛+双靶向治疗、多西他赛+卡铂+双靶向治疗。各治疗组 pCR 率为 57.3%~66.2%,其中多西他赛+卡铂+双靶向治疗组 pCR 率最高,为 66.2%。安全性方面,各组中发生左心射血分数改变的比例都相似。基于以上研究,美国食品药品管理局(FDA)批准了帕妥珠单抗用于 TNM 分期中 T_2 以上或者 N_1 以上的 HER-2(+)乳腺癌。虽然在辅助治疗领域尚未能证实帕妥珠单抗联合曲妥珠单抗能带来无病生存时间的提高,考虑到帕妥珠单抗在新辅助治疗及晚期领域所展现的 pCR 率的显著提高与无法忽视的生存获益,对于在新辅助治疗中未采用帕妥珠单抗的患者,NCCN 指南仍将帕妥珠单抗纳入了辅助治疗选择之一。

NeoALLTO 研究结果显示,拉帕替尼与曲妥珠单抗的双靶向治疗联合紫杉醇疗效优于单靶向联合紫杉醇。但 NSABP-41 和 CALGB40601 研究却未能证实双靶向治疗的优越性。随后发表的 ALLTO 研究在辅助治疗中的初步结果提示拉帕替尼与曲妥珠单抗 pCR 率的提高未能转化成生存获益。

近期公布的 I-SPY 2 研究探索了曲妥珠单抗-DM1 联用帕妥珠单抗方案在 HER-2(+)乳腺癌新辅助治疗中的疗效,研究提示曲妥珠单抗-DM1+帕妥珠单抗可能优于目前标准的曲妥珠单抗联合紫杉醇方案。其Ⅲ期临床试验结果可能会为 HER-2(+)乳腺癌的新辅助治疗带来更多治疗选择。

NCCN 乳腺癌专家团建议临床医生对新辅助治疗疗效进行定期评估。疗效评价应该包括体格检查与影像学检查(钼靶或乳腺 MRI,初次影像学检查异常者;临床怀疑肿瘤进展者)。可手术乳腺癌患者接受新辅助治疗期间若出现疾病进展,应该及时予以手术。患者手术前是否需要再接受影像学检查及接受何种影像学检查需要由多学科团队共同决定。

二、术后辅助治疗

1. 绝经前患者辅助内分泌治疗的新选择 NCCN 指南建议所有原发浸润性乳腺癌均应明确 ER、PR 的状态,对于 ER 或 PR 阳性浸润性乳腺癌,无论患者年龄、淋巴结情况、是否需要进行辅助化疗,均应考虑接受辅助内分泌治疗。

随机对照临床试验 SOFT 和 TEXT 研究结果显示,卵巢抑制(OFS)联合 AI 较 OFS 联合他莫昔芬显著降低了患者的复发率。在 SOFT 和 TEXT 临床试验中,HR 阳性的绝经前早期乳腺癌患者随机接受 5 年的依西美坦联合 OFS 或他莫昔芬联合 OFS 治疗。通过促性腺激素释放激素(gonadotropin-releasing hormone,GnRH)类似物曲普瑞林、去势手术或卵巢放射治疗抑制卵巢功能。结果显示,依西美坦联合 OFS 组的无病生存率为 92.8%,高于他莫昔芬联合 OFS 组的 88.8%,差异具有统计学意义(*HR* 0.66,95%*CI* 0.55~0.80,*P*<0.001),两组间总生存率差异无统计学意义(*HR* 1.14,95%*CI* 0.86~1.51,*P*=0.37)。

在 SOFT 试验中,HR(+)的绝经前乳腺癌患者随机接受他莫昔芬、他莫昔芬联合 OFS 或依西美坦联合 OFS 治疗 5 年。初步分析结果提示,他莫昔芬联合 OFS 治疗患者无病生存率并不优于他莫昔芬单药组。经过中位 67 个月的随访,两组的 5 年无病生存率分别为 86.6%、84.7%(*HR* 0.83,95%*CI* 0.66~1.04,*P*=0.10)。但亚组分析结果显示具有高危复发因素(年轻、高级别肿瘤、淋巴结阳性、接受过化疗)的患者联合 OFS 能改善预后。而在低危患者中,卵巢抑制并未带来进一步临床获益,原因之一为此类患者预后较好,仅接受他莫昔芬治疗患者 5 年无病生存率就高达 95%。以上研究的最终生存数据还有待进一步的随访结果。

安全性方面，近期公布的 SOFT 试验患者报告结局中，加用 OFS 组患者较他莫昔芬单药组更容易出现潮热、性欲低下、阴道干涩等症状，而单药组患者更容易出现阴道分泌物增多。但在整体治疗期间，两组生活质量较基线的改变均非常小。

根据 SOFT 和 TEXT 研究结果，NCCN 指南在诊断时为绝经前患者的辅助内分泌治疗推荐条目中，加入了“芳香化酶抑制剂 5 年+卵巢抑制或切除（Ⅰ类证据）”，并且加入新的注解：“根据 SOFT 和 TEXT 研究的结果，有高危复发风险的绝经前女性患者需考虑芳 AI 或他莫昔芬治疗 5 年联合卵巢抑制治疗，高复发风险女性是指年轻、高肿瘤级别、淋巴结阳性等”。并将“他莫昔芬治疗 5 年（Ⅰ类证据）±卵巢抑制剂或卵巢切除（Ⅱ类证据）”中的“Ⅱ类证据”更改为“Ⅰ类证据”（见 BINV-J）。

（2）新辅助/辅助化疗方案的优化与探索：蒽环类、紫杉类药物联合或序贯的化疗方案仍是乳腺癌目前新辅助与辅助治疗的主流方案。如何优化化疗方案使疗效最大化是研究的热点。Ⅲ期临床试验 ECOG1199 试验比较了 AC 方案（多柔比星/环磷酰胺）分别序贯单周或 3 周的多西他赛或紫杉醇在淋巴结阳性或高危淋巴结阴性乳腺癌中的疗效，其 10 年随访结果显示紫杉醇周疗方案与多西他赛 3 周方案相比于紫杉醇 3 周方案能显著改善患者无病生存时间（分别为 HR 0.84，$P=0.011$ 与 HR 0.79，$P=0.001$），延长患者总生存时间（分别为 HR 0.87，$P=0.09$ 与 HR 0.86，$P=0.054$）。且亚组分析提示紫杉醇周疗可显著改善三阴性乳腺癌预后（无病生存时间 HR 0.69，$P=0.010$；总生存时间 HR 0.69，$P=0.019$）。

提高疗效的另一途径是根据乳腺癌的分子分型选择最佳治疗方案，例如在针对三阴性乳腺癌的化疗方案中加入铂类。两项大型、随机、Ⅱ期试验结果为铂类在三阴性乳腺癌新辅助治疗中的应用提供了重要证据。GeParSixto 试验中 315 名三阴性乳腺癌患者采用紫杉醇、非聚乙二醇化脂质体多柔比星及贝伐珠单抗作为新辅助化疗方案，其中同时接受卡铂的患者 pCR 率为 53.2%，明显高于未接受铂类治疗者的 36.9%（$P=0.005$）。CALGB 40603 试验则采用 2×2 的试验设计，评价了在标准新辅助方案中加入卡铂和（或）贝伐珠单抗在Ⅱ～Ⅲ级三阴性乳腺癌中的疗效。结果显示，在紫杉、蒽环为基础的新辅助治疗中加入卡铂可以显著提高 pCR 率（54%与 41%比较；$P=0.0029$）。在安全性方面，两项研究均显示，卡铂的加入提高了不良事件的发生率，主要包括中性粒细胞减少与血小板下降。虽然上述临床试验结果均证实在三阴性乳腺癌新辅助治疗中加入卡铂可以显著提高 pCR 率，但 NCCN 专家团认为仍需等待进一步长期随访结果，NCCN 指南中并未推荐在三阴性乳腺癌的新辅助化疗方案中加入卡铂。

在 2015 年圣安东尼奥乳腺癌大会（SABCS）上公布的两项研究最新生存数据，GeParSixto 随访结果显示卡铂能改善三阴性乳腺癌患者无病生存率（85.8%与 76.1%比较，HR 0.56，$P=0.350$）。而 CALGB 40603 试验尽管 pCR 率明显增高，但含卡铂的加入未能为三阴性乳腺癌患者带来生存获益，两组 3 年无事件生存率分别为 76.5%和 71.6%（$P=0.36$），3 年总生存率分别为 81.9%和 84.6%（$P=0.53$）。因此目前铂类在早期三阴性乳腺癌中的疗效还尚存争议。

随着新证据的不断涌现，化疗方案的优化还包括及时淘汰不再具有优势的方案。NSABP-36 研究比较了 6 个周期 FEC 方案（氟尿嘧啶/表柔比星/环磷酰胺）与 4 个周期 AC 方案在淋巴结阴性乳腺癌中的疗效，该项Ⅲ期临床研究的目的为探索长周期化疗能否带来无病生存率的获益。经过 8 年的随访，结果显示接受 6 个周期 FEC 方案的患者无病生存率并不优于 4 周期 AC 方案，3 级以上不良事件显著高于对照组，主要包括乏力（8.45%与 3.55%比较）、发热性中性粒细胞减少（9.42%与 3.70%比较）、血小板减少（4.41%与 0.74%比较）。FEC 组有 5 例因毒性导致的死亡病例，AC 组为 2 例。另一项Ⅲ期临床研究评估了 NSABP-36 试验中患者的生活质量与月经情况，结果显示，接受 6 个周期 FEC 方案治疗患者生活质量更差，且化疗后绝经比例更高。

基于以上结果，NCCN 在术前和术后辅助化疗方案中删除了 FAC/CAF 方案（氟尿嘧啶/多柔比星/环磷酰胺）和 FEC/CEF 方案（见 BINV-K）。既往研究证明 FEC 序贯多西他赛或单周紫杉醇疗效优于 FEC，因此在推荐方案中保留了 FEC/FAC 序贯 3 周多西他赛、紫杉醇周疗方案，但是在 FAC 序贯紫杉醇周疗的方案中，将 FAC 治疗周期由 6 个疗程改为 4 个。

（3）辅助化疗期间的卵巢保护：卵巢早衰（premature ovarian failure，POF）及其导致的不孕是化疗可能造成的不良后果之一。NCCN 指南建议肿瘤科医生应在化疗前告知所有绝经前女性化疗对于生育的危害并询问患者是否有生育计划。

两项大型、随机、对照临床试验探索了在化疗前及期间使用药物抑制卵巢功能是否可以有效保护卵巢功能、提高生育能力。POEMS 临床试验评估了 ER/PR（-）的绝经前乳腺癌患者辅助化疗中联合 OFS 对于卵巢的保护作用。结果证明，联合戈舍瑞林可以显著降低 POF 发生率（8%与22%比较，$P=0.04$）、提高患者生育能力（怀孕发生率：21%与 11%比较，$P=0.03$）。PROMISE 研究中纳入了 281 例Ⅰ～Ⅲ期的绝经前乳腺癌患者［包括 HR（+）或 HR（-）］，在化疗的基础上联合曲普瑞林治疗。经过中位随访时间 7.3 年，结果显示，联合曲普瑞林组患者 POF 发生率为 8.6%，显著低于对照组的 25.9%（$P<0.001$）；两组怀孕发生率分别为 5.4%与 3%（*OR* 1.84；95%*CI* 0.54～6.27，$P=0.39$），无统计学差异。

NCCN 指南中提到虽然多项临床试验结果提示在化疗期间联合 GnRH 激动剂可以保护卵巢功能，减少卵巢早衰的发生率，但是月经与具有生育能力之间并不能划等号，目前化疗联合 GnRH 激动剂后卵巢功能和生育功能的长期数据仍然不足。此外，HR（+）患者接受 GnRH 激动剂能否提高生育能力目前仍存在争议（见 BINV-C）。

（4）辅助内分泌治疗期间骨改良药物的应用：接受辅助内分泌治疗患者容易出现骨质丢失、骨质疏松甚至骨折等并发症，因此 NCCN 指南建议接受辅助 AI 治疗或者因治疗导致绝经的患者均应定期检测骨密度。既往推荐使用双膦酸盐提高患者骨密度。最新公布的随机、对照、Ⅲ期临床试验 ABCSG-18 研究探索了地诺单抗在绝经后接受 AI 治疗的早期乳腺癌患者中的骨保护作用。3420 例患者随机接受了每 6 个月 1 次地诺单抗 60 mg 或安慰剂皮下注射。结果显示地诺单抗可以显著降低绝经后患者骨折的发生率、提高了骨密度，且安全性良好。

因此 NCCN 指南将地诺单抗也加入了推荐，修改了注解："使用双膦酸盐或地诺单抗提高骨密度是可以接受的，但最佳治疗时间尚未明确，使用时间 3 年以上的获益尚不知。"（见 BINV-16）。

在辅助内分泌治疗期间联合骨改良药物还可以改善患者预后。ABCSG-12 结果显示，绝经前患者接受 AI 或他莫昔芬联合 OFS 治疗期间，联合唑来膦酸可以显著降低复发风险（*HR* 0.64；95%*CI* 0.46～0.91；$P=0.01$）。在 2015 年 SABCS 公布的 ABCSG-18 研究最新结果也显示，在意向治疗人群中地诺单抗较安慰剂能降低患者的复发风险（*HR* 0.81，$P=0.051$），在肿瘤>2 cm 患者中差异更为显著（*HR* 0.66，$P=0.016$）。以上研究提示骨改良药物用于辅助治疗在降低内分泌治疗所致骨折风险的同时，也可改善患者的生存结局。NCCN 指南对此持保守态度，认为双膦酸盐或地诺单抗的此类应用仍存在争议。

三、Ⅳ期或复发转移性乳腺癌的全身治疗

1. 局部晚期复发转移性乳腺癌内分泌治疗的新选择 Palbociclib 是一种高选择性 CDK4/6 激酶抑制剂，与内分泌联合治疗 ER（+）转移性乳腺癌时展现了良好的抗肿瘤效果，继氟维司群成为绝经后患者晚期内分泌治疗的新选择。一项Ⅱ期、开放性、随机临床试验评估了 palbociclib 与来曲唑联用作为 ER（+）、HER-2（-）转移性乳腺癌一线治疗的疗效与安全性。结果显示

palbociclib 联合来曲唑组的中位无进展生存时间为 20.2 个月，较来曲唑单药组的 10.2 个月提高了 1 倍（*HR* 0.488；95%*CI* 0.319～0.748）。安全性方面，联合治疗组 3 级以上不良事件发生率较对照组明显升高，包括中性粒细胞减少（54%与 1%比较）和白细胞下降（19%与 0 比较）。基于 PALOMA-1/TRIO-18 研究结果，FDA 于 2015 年 2 月通过快速通道批准了 palbociclib 联合来曲唑作为绝经后 ER 阳性 HER-2 阴性乳腺癌转移一线治疗方案。

另一项Ⅲ期临床试验 PALOMA-3 研究比较了 palbociclib 联合氟维司群与氟维司群单药在 ER 阳性 HER-2 阴性患者中的疗效与安全性。研究入组了 521 例内分泌治疗后进展的转移性乳腺癌患者，按 2∶1 随机接受氟维司群联合 palbociclib 或安慰剂治疗。绝经前或围绝经期患者同时接受戈舍瑞林治疗。研究结果显示，联合组较对照组能显著延长无进展生存时间（9.2 个月与 3.8 个月比较，*HR* 0.42；*P*<0.000001）。安全性方面，因不良事件导致的治疗中断在两组中发生率无明显差异（2.6%与 1.7%比较）。联合组 3 级以上不良事件主要为中性粒细胞减少（83%与 4%比较），但两组发热性中性粒细胞减少的发生率均控制在 0.6%。目前生存数据仍不成熟，有待进一步的随访。基于该项研究结果，FDA 批准了 palbociclib 联合氟维司群治疗经治的 HR（+）、HER-2（-）的转移性乳腺癌患者。

NCCN 指南已将 palbociclib 联合来曲唑纳入绝经后 ER（+）、HER-2（-）转移性乳腺癌一线内分泌治疗推荐方案。更新指南又在复发或Ⅳ期乳腺癌的内分泌治疗推荐方案中加入了 palbociclib 联合氟维司群方案，适用于对于 HR（+）、HER-2（-）的内分泌治疗失败患者，且这些患者为绝经后女性或绝经前接受 LHRH 激动剂进行卵巢抑制患者（见 BINV-N）。

2. HER-2（+）乳腺癌靶向治疗原则的调整　HER-2（+）局部晚期、复发转移乳腺癌首选以曲妥珠单抗为基础的治疗。多项大型Ⅲ期临床研究结果奠定了曲妥珠单抗联合紫杉类药物作为标准治疗的地位。后临床研究结果证明，在曲妥珠单抗联合紫杉类药物基础上加入帕妥珠单抗可进一步延长无进展生存时间和总生存时间（18.5 个月与 12.4 个月比较，*P*<0.001；56.5 个月与 40.8 个月比较，*P*=0.0002）且不增加心脏毒性的风险。因此目前 NCCN 推荐的一线治疗首选方案为帕妥珠单抗联合曲妥珠单抗与紫杉类药物，其中联合多西他赛为Ⅰ类证据。

近年来，抗 HER 2 药物治疗领域最受瞩目的药物即为曲妥珠单抗-DM1。EMILIA 研究在经曲妥珠单抗治疗后病情进展的进展期 HER-2（+）乳腺癌中对比了曲妥珠单抗-DM1 与拉帕替尼联合卡培他滨方案的疗效与安全性。结果显示曲妥珠单抗-DM1 可显著延长患者无进展生存时间（独立评估：9.6 个月与 6.4 个月比较）与总生存时间（30.9 个月与 25.1 个月比较），降低了 32%的死亡风险（*HR* 0.68，95%*CI* 0.55～0.85；*P*<0.001）。因此 NCCN 指南将曲妥珠单抗-DM1 作为既往接受过曲妥珠单抗治疗的 HER-2（+）乳腺癌的首选方案。

Ⅲ期临床试验 MARIANNE 研究进一步探索了曲妥珠单抗-DM1 在局部晚期或转移性乳腺癌一线治疗中的疗效与安全性。1095 例 HER-2（+）乳腺癌患者随机接受一线曲妥珠单抗-DM1±帕妥珠单抗治疗，或者曲妥珠单抗联合紫杉类化疗。结果显示曲妥珠单抗-DM1 联合帕妥珠单抗组中位无进展生存时间不劣于曲妥珠单抗联合紫杉类化疗组（分别为 15.2 个月、13.7 个月，*HR* 0.87，97.5%*CI* 0.69～1.08；*P*=0.14）。曲妥珠单抗-DM1 单药组无进展生存时间也不劣于曲妥珠单抗联合紫杉类化疗（14.1 个月与 13.7 个月比较，*HR* 0.91，97.5%*CI* 0.73～1.13；*P*=0.31）。安全性方面，曲妥珠单抗联合紫杉类化疗组、曲妥珠单抗-DM1 单药组、曲妥珠单抗-DM1 联合帕妥珠单抗组 3 级以上不良事件的发生率分别为 54.1%、45.4%、46.2%。健康相关生活质量在曲妥珠单抗-DM1 单药组与曲妥珠单抗-DM1 联合帕妥珠单抗组均明显优于曲妥珠单抗联合紫杉类化疗组。

MARIANNE 临床试验数据显示曲妥珠单抗-DM1 及曲妥珠单抗-DM1 联合帕妥珠单抗疗效不劣于曲妥珠单抗联合紫杉类化疗，但能提供患者更好的生活质量。出于以上考虑，NCCN 指南将曲妥珠单抗-DM1纳入HER-2（+）转移性乳腺癌一线治疗选择（见BINV-O及BINV-22）。但出于对远期生存获益的考量，帕妥珠单抗、曲妥珠单抗联合紫杉类化疗仍作为HER-2（+）转移性乳腺癌一线治疗推荐方案，曲妥珠单抗-DM1仅在患者不适用于该推荐方案时考虑。

此外，基于临床实践，NCCN指南将曲妥珠单抗单药从HER-2（+）乳腺癌一线治疗方案中移除了。

以上为作者对2016年NCCN乳腺癌临床实践指南全身治疗更新的解读，希望有助于临床医生更好地理解和掌握NCCN指南的变更及其所对应的循证医学证据。在将指南运用于临床实践时，还需要结合每位患者的情况提供个体化的治疗建议，最终与患者共同选择最适的治疗方案。笔者相信随着NCCN指南的不断更新，乳腺癌的诊治将逐渐走向规范化的道路，使更多的乳腺癌患者获益。

（复旦大学附属肿瘤医院 龚成成 王碧芸）

参考文献

[1] Forouzanfar MH, Foreman KJ, Delossantos AM, et al. Breast and cervical cancer in 187 countries between 1980 and 2010: a systematic analysis. Lancet, 2011, 378 (9801): 1461-1484.

[2] Gradishar WJ, Anderson BO, Balassanian R, et al. Invasive Breast Cancer Version 1. 2016, NCCN Clinical Practice Guidelines in Oncology. J Natl Compr Canc Netw, 2016, 14 (3): 324-354.

[3] Mauri D, Pavlidis N, Ioannidis JP. Neoadjuvant versus adjuvant systemic treatment in breast cancer: a meta-analysis. J Natl Cancer Inst, 2005, 97 (3): 188-194.

[4] Rastogi P, Anderson SJ, Bear HD, et al. Preoperative chemotherapy: updates of National Surgical Adjuvant Breast and Bowel Project Protocols B-18 and B-27. J Clin Oncol, 2008, 26 (5): 778-785.

[5] Gralow JR, Burstein HJ, Wood W, et al. Preoperative therapy in invasive breast cancer: pathologic assessment and systemic therapy issues in operable disease. J Clin Oncol, 2008, 26 (5): 814-819.

[6] Killelea BK, Yang VQ, Mougalian S, et al. Neoadjuvant chemotherapy for breast cancer increases the rate of breast conservation: results from the National Cancer Database. J Am Coll Surg, 2015, 220 (6): 1063-1069.

[7] Liedtke C, Mazouni C, Hess KR, et al. Response to neoadjuvant therapy and long-term survival in patients with triple-negative breast cancer. J Clin Oncol, 2008, 26: 1275-1281.

[8] Cortazar P, Zhang L, Untch M, et al. Pathological complete response and long-term clinical benefit in breast cancer: the CTNeoBC pooled analysis. Lancet, 2014, 384 (9938): 164-172.

[9] von Minckwitz G, Untch M, Blohmer JU, et al. Definition and impact of pathologic complete response on prognosis after neoadjuvant chemotherapy in various intrinsic breast cancer subtypes. J Clin Oncol, 2012, 30 (15): 1796-1804.

[10] Mauri D, Pavlidis N, Ioannidis JP. Neoadjuvant versus adjuvant systemic treatment in breast cancer: a meta-analysis. J Natl Cancer Inst, 2005, 97 (3): 188-194.

[11] Cataliotti L, Buzdar AU, Noguchi S, et al. Comparison of anastrozole versus tamoxifen as preoperative therapy in postmenopausal women with hormone receptor-positive breast cancer: the Pre-Operative "Arimidex" Compared to Tamoxifen (PROACT) trial. Cancer, 2006, 106 (10): 2095-2103.

[12] Smith IE, Dowsett M, Ebbs SR, et al. Neoadjuvant treatment of postmenopausal breast cancer with anastrozole, tamoxifen, or both in combination: the Immediate Preoperative Anastrozole, Tamoxifen, or Combined with Tamoxifen (IMPACT) multicenter double-blind randomized trial. J Clin Oncol, 2005, 23 (22): 5108-5116.

[13] Eiermann W, Paepke S, Appfelstaedt J, et al. Preoperative treatment of postmenopausal breast

cancer patients with letrozole: a randomized double-blind multicenter study. Ann Oncol 2001, 12 (11): 1527-1532.

[14] Ellis MJ, Ma C. Letrozole in the neoadjuvant setting: the P024 trial. Breast Cancer Res Treat, 2007, 105 (Suppl 1): S33-S43.

[15] Masuda N, Sagara Y, Kinoshita T, et al. Neoadjuvant anastrozole versus tamoxifen in patients receiving goserelin for premenopausal breast cancer (STAGE): a double-blind, randomised phase 3 trial. Lancet Oncol, 2012, 13 (4): 345-352.

[16] Torrisi R, Bagnardi V, Rotmensz N, et al. Letrozole plus GnRH analogue as preoperative and adjuvant therapy in premenopausal women with ER positive locally advanced breast cancer. Breast Cancer Res Treat, 2011, 126 (2): 431-441.

[17] Wolff AC, Hammond MEH, Schwartz JN, et al. American Society of Clinical Oncology/College of American Pathologists guideline recommendations for human epidermal growth factor receptor 2 testing in breast cancer. J Clin Oncol, 2007, 25 (1): 118-145.

[18] Dawood S, Broglio K, Buzdar AU, et al. Prognosis of women with metastatic breast cancer by HER-2 status and trastuzumab treatment: an institutional-based review. J Clin Oncol, 2010, 28 (1): 92-98.

[19] Petrelli F, Borgonovo K, Cabiddu M, et al. Neoadjuvant chemotherapy and concomitant trastuzumab in breast cancer: a pooled analysis of two randomized trials. Anticancer Systemics, 2011, 22 (2): 128-135.

[20] Joensuu H, Kellokumpu-Lehtinen PL, Bono P, et al. Adjuvant docetaxel or vinorelbine with or without trastuzumab for breast cancer. N Engl J Med, 2006, 354 (8): 809-820.

[21] Gianni L, Pienkowski T, Im YH, et al. Efficacy and safety of neoadjuvant pertuzumab and trastuzumab in women with locally advanced, inflammatory, or early HER-2-positive breast cancer (NeoSphere): a randomised multicentre, open-label, phase 2 trial. Lancet Oncol, 2012, 13 (1): 25-32.

[22] Schneeweiss A, Chia S, Hickish T, et al. Pertuzumab plus trastuzumab in combination with standard neoadjuvant anthracycline-containing and anthracycline-free chemotherapy regimens in patients with HER-2-positive early breast cancer: a randomized phase II cardiac safety study (TRYPHAENA). Ann Oncol, 2013, 24 (9): 2278-2284.

[23] Baselga J, Bradbury I, Eidtmann H, et al. Lapatinib with trastuzumab for HER-2-positive early breast cancer (NeoALTTO): a randomised, open-label, multicentre, phase 3 trial. Lancet, 2012, 379 (9816): 633-640.

[24] Robidoux A, Tang G, Rastogi P, et al. Lapatinib as a component of neoadjuvant therapy for HER-2-positive operable breast cancer (NSABP protocol B-41): an open-label, randomised phase 3 trial. Lancet Oncol, 2013, 14 (12): 1183-1192.

[25] Tamoxifen for early breast cancer: an overview of the randomised trials. Early Breast Cancer Trialists' Collaborative Group. Lancet, 1998, 351 (9114): 1451-1467.

[26] Pagani O, Regan MM, Walley BA, et al. Adjuvant exemestane with ovarian suppression in premenopausal breast cancer. N Engl J Med, 2014, 371: 107-118.

[27] Francis PA, Regan MM, Fleming GF, et al. Adjuvant ovarian suppression in premenopausal breast cancer. N Engl J Med, 2015, 372: 436-446.

[28] Ribi K, Luo W, Bernhard J, et al. Adjuvant tamoxifen plus ovarian function suppression versus tamoxifen alone in premenopausal women with early breast cancer: patient-reported outcomes in the suppression of ovarian function trial. J Clin Oncol, 2016, 34 (14): 1601-1610.

[29] Sparano JA, Wang M, Martino S, et al. Weekly paclitaxel in the adjuvant treatment of breast cancer. N Engl J Med, 2008, 358 (16): 1663-1671.

[30] Sparano JA, Zhao F, Martino S, et al. Long-term follow-up of the E1199 phase III trial evaluating the role of taxane and schedule in operable breast cancer. J Clin Oncol, 2015, 33 (21): 2353-2360.

[31] VonMinckwitz G, Schneeweiss A, Loibl S, et al. Neoadjuvant carboplatin in patients with triple-negative and HER-2-positive early breast cancer (GeparSixto; GBG 66): a randomised phase 2 trial. Lancet Oncol, 2014, 15 (7): 747-756.

[32] SikovWM, Berry DA, Perou CM, et al. Impact of

the addition of carboplatin and/or bevacizumab to neoadjuvant once-per-week paclitaxel followed by dose-dense doxorubicin and cyclophosphamide on pathologic complete response rates in stage II to III triple-negative breast cancer: CALGB 40603 (Alliance). J Clin Oncol, 2015, 33 (1): 13-21.

[33] VonMinckwitz G, Loibl S, Schneeweiss A, et al. Abstract S2 - 04: early survival analysis of the randomized phase II trial investigating the addition of carboplatin to neoadjuvant therapy for triple-negative and HER-2-positive early breast cancer (GeparSixto). Cancer Research, 2016, 76 (4 Suppl): S2-S4.

[34] Sikov W, Berry D, Perou C, et al. Abstract S2 - 05: event-free and overall survival following neoadjuvant weekly paclitaxel and dose-dense AC +/- carboplatin and/or bevacizumab in triple-negative breast cancer: Outcomes from CALGB 40603 (Alliance). Cancer Research, 2016, 76 (4 Suppl): S2-S5.

[35] EllisP, Barrett-Lee P, Johnson L, et al. Sequential docetaxel as adjuvant chemotherapy for early breast cancer (TACT): an open-label, phase III, randomised controlled trial. Lancet, 2009, 373 (9676): 1681-1692.

[36] Martín M, Rodríguez-Lescure A, Ruiz A, et al. Randomized phase 3 trial of fluorouracil, epirubicin, and cyclophosphamide alone or followed by paclitaxel for early breast cancer. J Natl Cancer Inst, 2008, 100 (1): 805-814.

[37] Moore HC, Unger JM, Phillips KA, et al. Goserelin for ovarian protection during breast-cancer adjuvant chemotherapy. N Engl J Med, 2015, 372 (10): 923-932.

[38] Gnant M, Pfeiler G, Dubsky PC, et al. Adjuvant denosumab in breast cancer (ABCSG - 18): a multicentre, randomised, double-blind, placebo-controlled trial. Lancet, 2015, 386 (9992): 433-443.

[39] Gnant M, Mlineritsch B, Schippinger W, et al. Endocrine therapy plus zoledronic acid in premenopausal breast cancer. N Engl J Med, 2009, 360 (7): 679-691.

[40] Finn RS, Crown JP, Lang I, et al. The cyclin-dependent kinase 4/6 inhibitor palbociclib in combination with letrozole versus letrozole alone as first-line treatment of oestrogen receptor-positive, HER-2-negative, advanced breast cancer (PALOMA-1/TRIO-18): a randomised phase 2 study. Lancet Oncol, 2015, 16 (1): 25-35.

[41] Turner NC, Ro J, Andre F, et al. Palbociclib in hormone-receptor-positive advanced breast cancer. N Engl J Med, 2015, 373: 209-219.

[42] Slamon DJ, Leyland-Jones B, Shak S, et al. Use of chemotherapy plus a monoclonal antibody against HER-2 for metastatic breast cancer that overexpresses HER-2. N Engl J Med, 2001, 344 (11): 783-792.

[43] Marty M, Cognetti F, Maraninchi D, et al. Randomized phase II trial of the efficacy and safety of trastuzumab combined with docetaxel in patients with human epidermal growth factor receptor 2-positive metastatic breast cancer administered as first-line treatment: the M77001 study group. J Clin Oncol, 2005, 23 (19): 4265-4274.

[44] Baselga J, Cortes J, Kim SB, et al. Pertuzumab plus trastuzumab plus docetaxel for metastatic breast cancer. N Engl J Med, 2012, 366 (2): 109-119.

[45] Swain SM, Ewer MS, Cortes J, et al. Cardiac tolerability of pertuzumab plus trastuzumab plus docetaxel in patients with HER-2-positive metastatic breast cancer in CLEOPATRA: a randomized, double-blind, placebo-controlled phase III study. Oncologist, 2013, 18 (3): 257-64.

[46] Verma S, Miles D, Gianni L, et al. Trastuzumab emtansine for HER-2-positive advanced breast cancer. N Engl J Med, 2012, 367 (19): 1783-1791.

[47] Vogel CL, Cobleigh MA, Tripathy D, et al. Efficacy and safety of trastuzumab as a single agent in first-line treatment of HER-2-overexpressing metastatic breast cancer. J Clin Oncol, 2002, 20 (3): 719-726.

[48] Kostler WJ, Steger GG, Krainer M, et al. Single-agent trastuzumab versus trastuzumab plus cytotoxic chemotherapy in metastatic breast cancer: a single-institution experience. Anticancer Drugs, 2005, 16 (2): 185-190.

乳腺癌临床与转化性研究进展 2016 试题

一、单选题（以下每题有 5 个备选答案，请从中选择 1 个最佳答案，并在答题卡上将相应字母所属的圆圈涂黑）（60 分）

1. 在高危 HER-2（-）乳腺癌中，早期乳腺癌中蒽环类化疗药物临床试验的联合分析显示，无非浸润性疾病生存率在多西他赛联合环磷酰胺（TC）与蒽环、紫杉联合方案（TaxAC）差异有（　　）
   A. TC 与 TaxAC 等效
   B. TC 非劣效于 TaxAC
   C. TC 优效于 TC
   D. TaxAC 优效于 TC
   E. TaxAC 非劣效于 TC

2. 2015 年 12 月公布的 GeparSixto 临床研究的结果，含卡铂的新辅助化疗方案可以提高病理完全缓解率和 3 年无病生存率的乳腺癌类型有（　　）
   A. HER-2（+）乳腺癌
   B. Luminal B 型乳腺癌
   C. 三阴性乳腺癌
   D. 三阴性和 HER-2（+）乳腺癌
   E. Luminal B 型 HER-2（+）乳腺癌

3. UK Age 临床试验中，40 岁开始钼靶筛查（干预组）与 50 岁开始筛查者（对照组）比较，错误的是（　　）
   A. 入组的人员来自英国国民医疗服务体系乳腺筛查项目（NHSBSP）的 23 家参与单位的女性
   B. 目的是探讨早期开始筛查是否降低乳腺癌死亡率
   C. 主要终点为乳腺癌特异性死亡率
   D. 筛查开始后 10 年内，干预组比对照组显著降低年乳腺癌死亡率
   E. 对于 40~49 岁的女性，年度钼靶筛查不可以降低早期乳腺癌死亡率

4. HER-2（+）转移性乳腺癌患者，拉帕替尼加卡培他滨与曲妥珠单抗加卡培他滨对比的Ⅲ期随机开放研究，即 CEREBEL 临床试验中正确的是（　　）
   A. 之前使用过曲妥珠单抗治疗的患者不得入组参加试验
   B. 如某一患者中途从曲妥珠单抗改为拉帕替尼治疗，则归入拉帕替尼-卡培他滨组参加统计分析脑转移发生率的差异
   C. 拉帕替尼-卡培他滨方案和曲妥珠单抗-卡培他滨方案，在脑转移作为首发转移的发生率，和总体脑转移发生率方面差异无统计学意义
   D. 脑转移总体发生率为拉帕替尼-卡培他滨组 7%（17/251），曲妥珠单抗-卡培他滨组 6%（15/250），差异有显著性
   E. 腹泻、呕吐、红疹、黄疸多见于曲妥珠单抗-卡培他滨组

5. 新辅助化疗后病理证实残留浸润癌的 HER-2（-）乳腺癌患者，予卡培他滨辅助治疗的研究（CREATE-X/JBCRG-04），根据该研究结果，正确的是（　　）
   A. 本研究是多中心、开放、随机对照Ⅲ期试验。对于新辅助化疗（NAC）后，病理证实残留浸润的 HER-2（+）乳腺癌患者，术后随机给予或不给予卡培他滨治疗，观察疗效和不良反应的差异
   B. 之前口服过氟尿嘧啶类药物的患者可以入组参加试验
   C. 卡培他滨组 5 年无病生存时间显著优于标准治疗组
   D. 卡培他滨组 5 年总生存率为 89.3%，标准治疗组为 83.9%，差异无统计学意义
   E. 由于研究不能达到观察主要终点的目的，在独立数据监测委员会的建议下终止试验

6. MA.31 研究显示，拉帕替尼组和曲妥珠单抗组的脑转移发生风险差异无统计学意义，与之结论一致的研究是（　　）
   A. CEREBEL 试验

B. CREATE-X/JBCRG-04 试验
C. LANDSCAPE 试验
D. EORTC 10053 Lapatam 试验
E. LUX-Breast 3 试验

7. IBIS-I 是以下哪种药物预防乳腺癌效果的研究（　　）
A. 来曲唑　　B. 阿那曲唑
C. 他莫昔芬　　D. 多柔比星
E. 依西美坦

8. IBIS-Ⅱ将以下哪组对乳腺癌的预防效果进行了对比（　　）
A. 阿那曲唑与来曲唑
B. 阿那曲唑与他莫昔芬
C. 他莫昔芬与来曲唑
D. 他莫昔芬与依西美坦
E. 依西美坦与来曲唑

9. 对乳房钼靶联合辅助超声筛查乳腺癌的敏感度和特异度的研究是（　　）
A. MA. 17R　　B. MA. 20
C. ATLAS　　D. ALTTO
E. J-START

10. PACES 试验主要是研究在辅助化疗过程中，低强度身体锻炼和中到高强度身体锻炼对体能、疲劳、化疗完成率的影响，以下关于 PACES 试验说法错误的是（　　）
A. 这是一项多中心临床试验
B. 试验分为 ONTRACK、ONCOMOVE、UC 三个分组
C. 对于接受辅助化疗的乳腺癌患者，一个有监督的、中到高强度的阻抗有氧锻炼项目是最有效的
D. 对于不能或不愿进行高强度锻炼项目的患者，常规护理也可以取得一样的效果
E. 有严重骨病、肺源性心脏病、心及脑血管疾病、营养不良以及精神认知障碍的患者不予入组

11. 以下关于 *N9831* 基因分析的说法错误的是（　　）
A. NCCTG N9831 为一项Ⅲ随机临床对照试验
B. NCCTG N9831 是对早期 HER-2（+）乳腺癌辅助使用曲妥珠单抗治疗效果的评估试验，并通过基因分析预测具体可从曲妥珠单抗治疗中获益的人群
C. 试验中曲妥珠单抗使用期限为 1 年
D. 本文将患者分为免疫富集组（IRE）和非免疫富集组（NIRE），观察其无复发生存率差异
E. 对于 HER-2（+）早期乳腺癌患者，富集的免疫基因表达无法使其从辅助曲妥珠单抗治疗中获益

12. NSABP B35 试验是一项研究绝经后导管内癌保乳放射治疗后阿那曲唑和他莫昔芬辅助治疗的作用的Ⅲ期、随机、双盲试验，以下关于 NSABP B35 试验说法错误的是（　　）
A. 该试验主要针对绝经后导管原位癌患者，比较他莫昔芬和阿那曲唑作为辅助内分泌治疗的效果
B. 行保乳术，切缘阳性、淋巴结阳性，术后未行全乳放射治疗的患者也可以入组
C. 阿那曲唑组在无乳腺癌生存时间上优于他莫昔芬组
D. 绝经后导管原位癌（或小叶原位癌）女性，雌激素或孕激素受体阳性，无浸润成分可以入组
E. 行乳腺切除术、有浸润性乳腺癌或导管原位癌病史以及 5 年内有其他恶性肿瘤病史的患者不予入组

13. 以下关于保乳手术患者部分乳腺切除后残腔切缘切除与否的随机对照试验（NCT01452399），说法错误的是（　　）
A. 试验的目的在于研究对常规保乳手术的患者，扩大残腔切缘可以降低切缘阳性率
B. 本试验的主要研究终点为病理诊断的切缘阳性率、再次手术率，次要研究终点为切除组织体积、患者自觉术后乳房美观程度
C. 通过肿块切除活检或已行部分乳腺切除术的患者不得入组
D. 试验结果表明在常规肿块切除后，对乳腺切除后残腔切缘进行再切除可以降低切缘阳性率以及再次手术率
E. 试验组患者术后自觉乳房美观程度不及对照组患者

14. 以下关于 Z0011 临床试验，说法错误的是（　　）

A. 试验的目的在于研究一些特定的早期乳腺癌患者，前哨淋巴结阳性后是否可以免除腋窝淋巴结清扫

B. 本试验是一项多中心的Ⅲ期前瞻性随机对照试验，首要研究终点是总生存率，短期的首要研究终点是手术并发症

C. 本试验是一项非劣效性假设检验试验

D. 试验入组的患者为：临床 $T_{1\sim2}N_0$期浸润性乳腺癌；未接受过新辅助治疗（包括化疗和内分泌治疗）；HE 染色确诊 1～2 枚阳性腋窝淋巴结；接受保乳手术，切缘阴性；术后接受全乳切线野放射治疗（不采用第三野淋巴结定向放射治疗）及后续辅助治疗

E. 10 年随访结果提示试验组在局部复发和远期生存方面劣于对照组

15. PrECOG 0105 是一项早期三阴性乳腺癌及 *BRCA*1/2 突变相关的乳腺癌患者接受 iniparib 联合吉西他滨及卡铂新辅助化疗临床研究，以下关于临床试验描述正确的一项是（　　）

A. PrECOG 0105 试验是一项单臂Ⅲ期新辅助治疗临床试验

B. iniparib 原被认为是 PARP1 抑制剂，目前认为其可能促进活性氧自由基生成

C. 该研究中，与不缓解组相比，缓解组的中位同源重组缺陷及杂合性缺失评分（HRD-LOH）更低

D. HRD-LOH 分数较低意味着获得较好的病理缓解

E. 在排除了 *BRCA*1/2 胚系突变携带者后，HRD-LOH 将不具有显著差异

二、简答题（共 40 分）

16. 新辅助化疗的优势有哪些？

17. ASCO 受体阳性乳腺癌患者的辅助内分泌治疗指南中推荐的 ER（+）绝经前乳腺癌患者在标准辅助治疗基础上加用卵巢抑制在临床中如何实践？

18. 简述首发Ⅳ期乳腺癌手术的土耳其研究（MF07-01 试验）的结果。

19. 目前正在进行临床试验的免疫调节点抑制剂有哪些种类？简述其中一类药物的作用机制。

20. 简述切除乳房自体组织进行乳房重建的种类。

学员注册登记表

姓　名		年　龄		性　别	
科　别		学　历		职　称	
工作单位				电话（办）	
通讯地址					
邮政编码		传　真		电话（宅）	
手　机		电子邮箱			
编　号		成　绩		阅卷人	

CME TEXTBOOKS NATIONAL PROJECT 国家级继续医学教育项目教材

答 题 卡 （乳腺癌临床与转化性研究进展 2016）

注 1：请将每一题所选项后的圆圈完全涂黑，例“●”。

1. A ○　B ○　C ○　D ○　E ○
2. A ○　B ○　C ○　D ○　E ○
3. A ○　B ○　C ○　D ○　E ○
4. A ○　B ○　C ○　D ○　E ○
5. A ○　B ○　C ○　D ○　E ○
6. A ○　B ○　C ○　D ○　E ○
7. A ○　B ○　C ○　D ○　E ○
8. A ○　B ○　C ○　D ○　E ○
9. A ○　B ○　C ○　D ○　E ○
10. A ○　B ○　C ○　D ○　E ○
11. A ○　B ○　C ○　D ○　E ○
12. A ○　B ○　C ○　D ○　E ○
13. A ○　B ○　C ○　D ○　E ○
14. A ○　B ○　C ○　D ○　E ○
15. A ○　B ○　C ○　D ○　E ○

注 2：解答 16~20 题请按题目要求详细阐述，如果版面不够使用，可以另附 A4 规格的纸张补充，并与答题卡一并寄回《国家级继续医学教育项目教材》编辑部。

16. 新辅助化疗的优势有哪些？

17. ASCO 受体阳性乳腺癌患者的辅助内分泌治疗指南中推荐的 ER（+）绝经前乳腺癌患者在标准辅助治疗基础上加用卵巢抑制在临床中如何实践？

18. 简述首发Ⅳ期乳腺癌手术的土耳其研究（MF07-01 试验）的结果。

19. 目前正在进行临床试验的免疫调节点抑制剂有哪些种类？简述其中一类药物的作用机制。

20. 简述切除乳房自体组织进行乳房重建的种类。

请沿虚线剪下

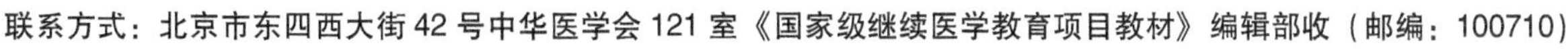

联系方式：北京市东四西大街 42 号中华医学会 121 室《国家级继续医学教育项目教材》编辑部收（邮编：100710）
电　　话：010-8515 8455　8515 8590　6521 1202　6521 1203

学习培训及学分申请办法

一、《国家级继续医学教育项目教材》系国家卫生和计划生育委员会科教司、全国继续医学教育委员会批准，由全国继续医学教育委员会、中华医学会联合主办，中华医学电子音像出版社编辑出版，该教材面向全国医学领域不同学科、不同专业的临床医生，专门用于继续医学教育培训。

二、学员学习教材后在规定时间内（以出版日期为起点，期限 1~2 年）可向本教材编委会申请继续医学教育Ⅱ类学分证书，具体办法如下：

1. 学习者将“学员注册登记表”“答题卡”一并寄回，编委会可授予Ⅱ类学分证书。
2. “学员注册登记表”“答题卡”及学分申请费用请寄至：100710 北京市东四西大街 42 号中华医学会 121 室《国家级继续医学教育项目教材》编委会康彤威收，电话：010-8515 8455/8515 8590/6521 1202。
3. 编委会收到“学员注册登记表”“答题卡”后，将按规定申领继续医学教育Ⅱ类学分证书并统一邮寄给学员。

三、学员在解答试题过程中，必须注意和遵守以下规定：

1. 答题卡用黑色或蓝色的钢笔、圆珠笔填写，正楷字体书写，字迹务必清晰。如果字体、字迹模糊不清，将影响阅卷成绩。
2. 学员必须在规定的时间（以出版日期为起点，期限 1~2 年）完成试题，并把试题寄回编委会。
3. 解答试题，如果版面不够使用，可以另附 A4 规格的纸张补充，并与答题卡一并寄回。

《国家级继续医学教育项目教材》编委会